"十二五"职业教育国家规划教材

经全国职业教育教材审定委员会审定

供高等职业教育护理、助产、临床医学、中医学、药学、口腔医学、医学检验技术、医学影像技术、康复治疗技术等医学相关专业使用

人体解剖与组织胚胎学

（第5版）

主 编 郭家松

副主编 马永臻 董 博

编 委 （按姓氏汉语拼音排序）

董 博 四川护理职业学院

郭家松 南方医科大学

黄声鸣 临汾职业技术学院

马永臻 山东医学高等专科学校

宋先兵 安徽医学高等专科学校

孙 佳 滨州职业学院

汤银娟 湘南学院

吴炳锐 广西医科大学玉林校区

夏福友 遵义医药高等专科学校

周 雯 海南医学院

科学出版社

北 京

内 容 简 介

　　本教材理论部分由绪论、细胞与基本组织、运动系统、消化系统、呼吸系统、泌尿系统、生殖系统、循环系统、内分泌系统、感觉器、神经系统和人体胚胎发育总论共 12 章组成，配有 11 个实验指导。与传统人体解剖与组织胚胎学教材相比，本教材力求简洁，对人体解剖学和组织胚胎学的相关内容进行了有机的整合，避免了相似内容的重复，让整本教材的设计更加科学合理，以便用有限的篇幅突出重点，解释难点。本教材除涵盖了必需的基本学科知识外，在各章节中还插入了医者仁心、案例、链接模块，在章末设置了目标检测题。作为形态学教材，本书精选了大量解剖学绘图和组织学图片，并配套有数字化资源。

　　本教材可供高等职业教育护理、助产、临床医学、中医学、药学、口腔医学、医学检验技术、医学影像技术、康复治疗技术等医学相关专业使用，也可作为参加相关专业执业资格考试的参考书。

图书在版编目（CIP）数据

　　人体解剖与组织胚胎学 / 郭家松主编 . —5 版 . —北京：科学出版社，2023.1

　　"十二五"职业教育国家规划教材

　　ISBN 978-7-03-072202-7

　　Ⅰ . ①人… 　Ⅱ . ①郭… 　Ⅲ . ①人体解剖学 – 高等职业教育 – 教材 ②人体组织学 – 高等职业教育 – 教材 　Ⅳ . ① R32

　　中国版本图书馆 CIP 数据核字（2022）第 074975 号

責任编辑：王昊敏 / 责任校对：杨　赛
责任印制：赵　博 / 封面设计：涿州锦晖

科 学 出 版 社 出版

北京东黄城根北街16号
邮政编码：100717
http://www.sciencep.com

北京汇瑞嘉合文化发展有限公司 印刷

科学出版社发行　各地新华书店经销

*

2003年8月第　一　版　开本：850×1168　1/16
2023年1月第　五　版　印张：18
2023年8月第二十八次印刷　字数：542 000

定价：98.80元
（如有印装质量问题，我社负责调换）

前 言

党的二十大报告指出:"培养造就大批德才兼备的高素质人才,是国家和民族长远发展大计。"教材是教学内容的重要载体,是教学的重要依据、培养人才的重要保障。本次教材编写旨在贯彻党的二十大报告精神和党的教育方针,落实立德树人根本任务,坚持为党育人、为国育才。

本教材是依据现行版教学标准,在分析了前四版教材的使用情况、收集大量相关院校教学反馈意见的基础上修订而成。

本教材第一版至第四版名为《解剖组胚学》,分上、下册,其中上册为解剖学内容,下册为组织胚胎学内容。本轮修订我们把书名改为《人体解剖与组织胚胎学》,不再分上、下册,同时对解剖学和组织胚胎学的相关内容进行了有机的整合,从第四版的上册18章+下册20章共38章内容整合为本教材的12章,避免了各个系统先讲解剖学再讲组织胚胎学所出现的内容分割以及相似内容重复的问题。在此基础上,编写组紧紧围绕高等职业教育的培养目标和要求,力求突出鲜明的高等职业教育教学特色,从近年来全国教学改革的实际出发,对解剖学和组织胚胎学的相关内容进行了系统梳理和规划整合。

近年来,思政、人文、基础与临床结合等理念越来越受到重视,因此,在本次修订中,我们适度融入了课程思政内容,落实立德树人根本任务;同时,加强基础理论知识与临床实践的联系、体现学科最新研究进展。本教材在相关内容处设置了医者仁心、案例以及链接模块,增强了教材的思想性、趣味性和启发性,突出了实用性、科学性和先进性。

作为形态学课程,解剖学和组织胚胎学教学都离不开图片,这也是大部分同类教材编写过程的痛点。本轮修订我们重新绘制了整套高质量彩图,更新了大量组织学图片,相信这批彩图的使用不仅对本教材的原创性和整体质量的提升有重大意义,也能帮助学生更好地理解和掌握相关知识。

本教材在编写过程中得到了各位编者所在单位和科学出版社的大力支持和帮助,在此一并表示感谢!因编者水平有限,若教材中存在任何疏漏与不足之处,请予以批评指正,以便及时修订完善。

郭家松

2023 年 8 月

配 套 资 源

欢迎登录"中科云教育"平台，**免费**数字化课程等你来！

"中科云教育"平台数字化课程登录路径

电脑端

➤ 第一步：打开网址 http://www.coursegate.cn/short/4BSF7.action

➤ 第二步：注册、登录

➤ 第三步：点击上方导航栏"课程"，在右侧搜索栏搜索对应课程，开始学习

手机端

➤ 第一步：打开微信"扫一扫"，扫描下方二维码

➤ 第二步：注册、登录

➤ 第三步：用微信扫描上方二维码，进入课程，开始学习

PPT 课件，请在数字化课程中各章节里下载！

目 录

Contents

第1章 绪论

一、人体解剖与组织胚胎学的概念和在医学中的地位

（一）人体解剖与组织胚胎学的概念

人体解剖与组织胚胎学是从宏观到微观研究正常人体的形态结构、发生发育规律及其功能关系的科学，常被广义地称为解剖学，依据不同的研究方法和研究目的又可分为人体解剖学、组织学和胚胎学3门学科。

1. **人体解剖学**（human anatomy） 又称为大体解剖学。最早是借助解剖刀切割后用肉眼观察人体的形态结构、各器官位置和毗邻关系。这种方法从古代沿用至今，目前仍然是解剖学最基本的研究和学习方法。随着学科发展，人体解剖学又逐渐细分出许多新的分支学科，其中应用比较广泛的有：**系统解剖学**（systematic anatomy）是按系统顺序逐一研究和描述人体各器官的形态结构；**局部解剖学**（regional anatomy）是按人体部位，由浅入深地研究局部有哪些器官及它们的毗邻关系；**断层解剖学**（sectional anatomy）是以断层的方法研究和描述人体各器官形态结构和毗邻关系；**临床应用解剖学**（clinical anatomy）是以某些具体的临床应用为目的进行人体解剖学的相关研究。

2. **组织学**（histology） 又可称为显微解剖学。是借助光学显微镜和电子显微镜技术研究人体微细结构及其相关功能的科学。其研究内容包括细胞、基本组织及各器官内部的细胞与组织构成。

3. **胚胎学**（embryology） 是用显微镜观察和实验的方法，研究人体发生、发育及其生长变化规律的科学。其研究内容包括生殖细胞成熟、受精、胚胎发育、胚胎与母体的关系及先天畸形等。

🔥 医者仁心

世界解剖日与解剖学之父

2019年8月，国际解剖学工作者协会联合会第19届大会隆重纪念了现代解剖学之父——安德烈·维萨里（1514—1564）逝世455周年，大会决定将每年10月15日（维萨里逝世日期）定为世界解剖日。维萨里于1543年出版的《人体构造》纠正了200多处前人的错误认识。哥白尼的《天体运行论》于同一年出版，他们俩常被认为是科学革命的两大代表人物。在中国解剖学会的倡导下，2019年以来我国许多医学院校都开展了世界解剖日系列活动，以纪念维萨里及表达对遗体捐献者的敬意。

（二）人体解剖与组织胚胎学在医学中的地位

人体解剖与组织胚胎学是所有医学相关专业最重要的基础课程之一，它与其他医学各课程均有极为密切的关系。只有掌握人体解剖与组织学的基础知识，才能正确理解各种组织与器官的生理功能和病理变化，分辨人体的正常与异常，从而对疾病做出正确的诊断、预防和治疗。所以，恩格斯曾说过"没有解剖学就没有医学"。通过本课程获得的知识必将为医学专业其他课程的学习和临床医疗工作打下坚实的基础。

医者仁心

医学界的"无语良师"

人体解剖学是一门实践的科学，开展研究和教学都需要大量的遗体作为标本，这些标本不说话，却是最耐心的师长，被医学界称为"无语良师"，被医学生们称为"大体老师"。他们生前有的是医学专家或革命先辈，更有大量平凡而伟大的普通群众。每一位医学生都应该心怀尊重和感恩之心，认真向"无语良师"学习，不负良师所托，掌握扎实的医学知识，培养有责任心和感恩心的道德情操，成为一名合格的医学工作者。

二、人体细胞、组织、器官和系统的基本概念

细胞（cell）是人体结构和功能的基本单位。早在 19 世纪 30 年代，德国科学家施莱登（Schleiden）和施万（Schwann）就分别提出所有的植物和动物均是由细胞构成，现已知人体共有约 10^{14} 个细胞。形态与功能相同或相似的细胞连同它们分泌的细胞外基质共同形成组织（tissue），然后这些组织按一定的方式有机组合构成器官（organ）、系统（system）乃至人体。人体的组织可以归纳为四大类，即上皮组织、结缔组织、肌组织和神经组织。由不同组织按特定方式组合形成具有一定形态并能完成一定功能的结构，称为**器官**，如心、脑、脾、肺、胃等。在功能上有密切联系的若干个器官通过特定方式结合在一起称为**系统**。人体有 9 大系统，包括运动系统、消化系统、呼吸系统、泌尿系统、生殖系统、循环系统、感觉器、神经系统和内分泌系统。各系统在神经系统和内分泌系统的调节下，互相联系，密切配合，共同构成一个协调统一的完整人体。值得注意的是，人体的各器官和系统并不能绝对区分，常常是你中有我，我中有你。如绝大部分的器官内均有血管、神经和淋巴管，在消化系统的舌与呼吸系统的鼻腔中有特殊感受器。也有些器官同时服务于不同的系统，如咽是消化系统和呼吸系统的共同通道，男性尿道是泌尿系统和生殖系统的共同通道。另外，不同学科有时会对系统有不同的提法，如循环系统也称为脉管系统，在解剖学的概念中它包括了心血管系统和淋巴系统。

三、人体解剖与组织胚胎学的学习方法

人体解剖与组织胚胎学中需要记忆的名词概念特别多。很多学生会感到人体中各种细胞、组织和器官的形态特征、位置分布、相互关系等难以理解、记忆和掌握。如果同学们能把握以下几种观点，应该对学好这门学科会有很大的帮助。

1. 进化发展的观点　正常人体的形态结构是由长期系统进化发展而来的，人体的结构与低等动物有很大的区别，但是高等动物与人体有许多相似之处，所以我们要善于利用一些动物的标本来学习人体解剖与组织胚胎学的知识。另外，从受精卵、胚胎、新生儿直到人体的成熟和衰老，人体所有的组织、器官和系统也一直处于动态变化过程。因此，只有用进化发展的观点来学习人体解剖与组织胚胎学，才能正确全面地认识人体、理解人体出现的变异和畸形。

2. 理论与实践相结合的观点　重视直观学习与实践，充分利用好尸体标本、模型、切片等实物进行观察、辨别，在同学之间进行活体观察、触摸体表结构与标志，或利用一些动物的标本进行解剖与观察，也可以充分利用数字化教学资源等加强对形态结构的理解和记忆。

3. 形态与功能相互联系的观点　人体所有的结构都是为了某种具体的功能而存在，即形态结构与生理功能相互依存又相互影响。学习过程中要始终把形态与功能相对应，结合功能加强对形态结构的记忆和理解，如可以从视觉功能的实现来理解眼睛的解剖结构。又如，因人实现了直立行走，下肢与上肢出现了明显的分工，所以它们相对应的骨、肌肉甚至血管都有了较大的差异。

4. 局部与整体相统一的观点　人体每个器官或系统虽然都有独特的形态和功能，但是它们又是整体的一部分，任何结构都不能离开整体而单独存在。所以在学习某个具体的结构时要尽可能把相关的

其他结构联系起来，能从局部联想到整体，也能从整体的角度来理解局部的形态与功能。

5. 平面与立体相联系的观点　同一个细胞、组织或器官，由于所切割的方向或部位不同，在切片或断层上所显示的形态结构就不相同。如从细胞的周边部切割，切面上无细胞核；从细胞中央部切断，则可见细胞核。一个中空性器官，由于切割的方位不同，可以呈现完全不同的形态（图 1-1，图 1-2）。因此，在观察二维结构或图像时需要有空间思维的习惯，如将在显微镜下所见的各种形态结构与其整体三维结构相联系，才能正确判断细胞、组织或器官的形态结构。

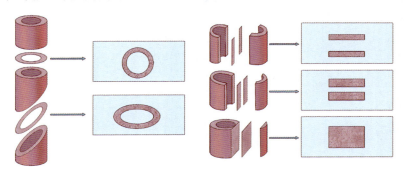

图 1-1　直行管状结构不同切面所表现的形态

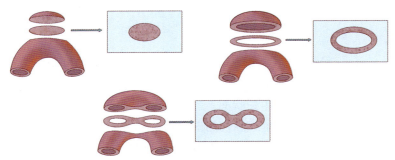

图 1-2　弓形管状结构不同切面所表现的形态

四、人体解剖与组织胚胎学的常用术语

（一）人体解剖学常用术语

为了正确描述人体各器官的形态结构、位置及它们之间的相互关系，以便统一认识，便于交流，避免混乱，国际上规定了统一的解剖学姿势、轴、切面和方位术语。

1. **解剖学姿势**（anatomical position）　是指身体直立，两眼平视正前方，上肢自然下垂于身体两侧，下肢并拢，手掌与足尖向前（图 1-3）。这是为了说明人体局部或器官及其结构的位置关系而规定的一种标准姿势。在描述人体某一部位或器官的位置关系时，无论人体处于何种体位，均以解剖学姿势为准进行描述。

2. **轴**　在解剖学姿势的基础上，假想出来的通过人体某个部位或结构的 3 条相互垂直的轴线称为轴（图 1-4）。这在描述某些结构的形态，特别是分析关节的运动时特别重要。

（1）垂直轴　为上、下方向的垂直线。与身体长轴平行，与地平面垂直。

（2）矢状轴　为前、后方向的水平线。与垂直轴和冠状轴相互垂直。

（3）冠状轴　为左、右方向的水平线。与垂直轴和矢状轴相互垂直。

3. **切面**　人体及任何一个局部均可在解剖学姿势下做 3 个相互垂直的切面（图 1-4）。

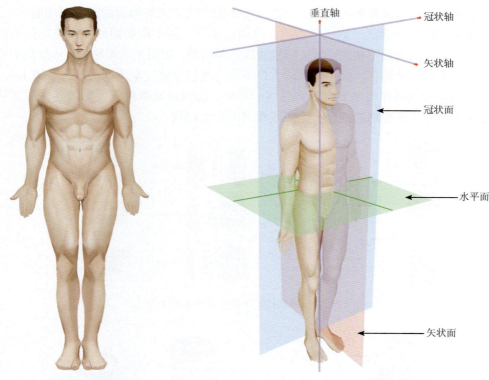

图 1-3　人体解剖学姿势　　　　　　图 1-4　人体的轴和切面

（1）**矢状面**　沿前、后方向将人体垂直纵切为左、右两部分的切面。其中通过人体正中，将人体分为左、右对称两半的矢状面，称为**正中矢状面**。

（2）**冠状面**　沿左、右方向将人体垂直纵切为前、后两部分的切面。

（3）**水平面**　沿水平方向将人体横切为上、下两部分的切面。

此外，描述器官的切面时，一般以器官本身长轴为准，与器官长轴平行的切面，称为**纵切面**，与器官长轴垂直的切面，称为**横切面**。

4.**方位术语**　是指在解剖学姿势的基础上，用来表示人体结构的相互位置关系的专业术语，这些名词均有对应关系，也是相对而言。

（1）**上和下**　近头顶者为上，近足底者为下。如眼位于鼻的左、右上方，口位于鼻的下方。

（2）**前和后**　近胸腹面者为前，又称为**腹侧**；近背腰面者为后，又称为**背侧**。

（3）**内侧和外侧**　距正中矢状面较近者为内侧，较远者为外侧。如鼻位于眼内侧，耳位于眼外侧。描述四肢时，前臂内侧又称为**尺侧**，外侧又称为**桡侧**；小腿内侧又称为**胫侧**，外侧又称为**腓侧**。

（4）**内和外**　对于空腔器官，近内腔者为内，远内腔者为外。

（5）**浅和深**　是描述与身体表面或器官表面相对距离关系的术语。离表面近者为浅，离表面远而距离人体中心近者为深。

（6）**近侧和远侧**　在四肢，距肢体根部近者，称为近侧，距肢体根部远者，称为远侧。

（二）组织胚胎学常用术语

组织学与胚胎学均高度依赖于切片、染色与显微镜技术，在描述过程也形成了一些国际通用的术语，最常用的有以下几种。

1.**显微结构**　也称为光镜结构，是指利用光学显微镜所观察到的结构。

2.**超微结构**　又称亚微结构或电镜结构，是在电子显微镜下所观察到的微细结构。

3.**苏木精 - 伊红染色**　简称 HE 染色，是指由碱性染色剂苏木精和酸性染色剂伊红进行的染色，是组织学中最常用的染色方法。

4.嗜酸性 组织和细胞的碱性成分对酸性染料（如伊红）的亲和性。

5.嗜碱性 组织和细胞的酸性成分对碱性染料（如苏木精）的亲和性。

6.中性 组织和细胞的中性成分对酸性或碱性染料的亲和力都不强的特性。

五、组织学常用技术

因为组织学是研究人体微细结构的科学，需要观察的结构已经超出了人肉眼的分辨率，所以必须依赖光学或电子显微镜的放大功能。因显微镜下光线或电子束的穿透力有限，应用显微镜技术观察细微结构之前，一般都要将组织制备成薄片并加以染色。

（一）普通光学显微镜技术

普通光学显微镜（常简称为光镜），是以可见光为光源的显微镜，受光波波长的限制，其分辨率最高为 0.2μm，最终放大倍数可达 1000 倍左右，可观察到组织、细胞的一般微细结构。普通光学显微镜可以用于观察各种染色后的组织薄片，其中最常用的制片和染色技术分别为石蜡切片技术及 HE 染色技术。

1.石蜡切片技术

（1）固定 将小块新鲜组织浸入固定液固定 6 ～ 24 小时。目的是保持组织、细胞的原有形态结构不发生变化。

（2）脱水 是指将固定后的组织依次浸泡在浓度递增的乙醇中，用乙醇替代组织内的水分。

（3）透明 是用二甲苯置换出组织中的乙醇的过程，这个过程会使组织变成透明状。

（4）包埋 二甲苯透明后的标本需要浸泡在 56℃熔化的石蜡中 3 次，使石蜡充分渗入组织细胞内，最后把组织块包埋在石蜡中，冷却后形成蜡块。

（5）切片 经修理后的蜡块用石蜡切片机切成 6 ～ 8μm 厚的薄片，于温水中使蜡片张开，裱贴于载玻片上，即成为石蜡切片。切片经烤干、二甲苯脱蜡及从高浓度到低浓度乙醇处理复水后才能用于染色。

2.HE 染色技术 目的是使组织细胞内各微细结构染上不同颜色，以利于观察。HE 染色的原理是苏木精为碱性染料，可将细胞内的酸性物质如染色质和核糖体等染成蓝色；伊红是酸性染料，可将细胞内的蛋白质和细胞外基质中的胶原纤维等碱性成分染为红色。

以上方法制作的切片在普通光学显微镜下即可直接观察，镜下结果如图 1-5 所示。

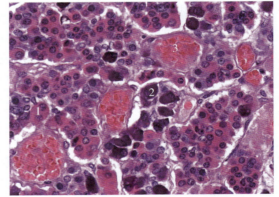

图 1-5 石蜡切片及 HE 染色显示人垂体结构
1.嗜酸性细胞；2.嗜碱性细胞；3.红细胞

（二）几种特殊光学显微镜技术

普通光学显微镜是以可见光作为光源，主要通过染色后切片中的不同颜色来辨别细胞和组织结构的形态与分布。另外还有一些显微镜是利用其他特殊的光源及特殊的成像装置达到不同的观察目的。

1.荧光显微镜技术 是利用紫外光激发组织切片中的自发荧光分子或经荧光素标记的结构或分子而产生不同颜色的荧光。可判断不同分子或结构在切片中的分布。

2.相差显微镜技术 是利用光的衍射和干涉现象，通过显微镜中特殊的环状光阑把相差变为振幅差来观察活细胞或未染色的标本。

3.激光共聚焦显微镜技术 是利用激光束对荧光染料标记的组织切片进行连续精确的断层扫描，获取的数据经电脑合成为二维或三维的荧光图像（图 1-6）。目前常用的激光共聚焦显微镜

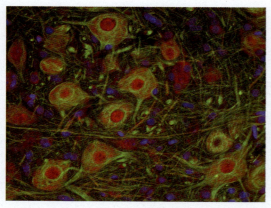

图 1-6　激光共聚焦显微镜显示免疫荧光组织化学
染色的脊髓前角运动神经元

可以同时对四种不同的荧光标记分子进行显色，在研究组织中不同分子的精准定位或共定位时具有独特的优势。

（三）几种特殊的制片技术

石蜡切片是组织学研究中应用最广泛的制片方法，但是有一些组织不宜采用石蜡切片，而常采用一些特殊的制片方法，如下所述。

1. 涂片　血液、精液等液体标本可直接涂抹在载玻片上，干燥后再进行固定和染色。

2. 铺片　疏松结缔组织或肠系膜等可撕成薄片后铺在载玻片上，待干燥后进行固定和染色。

3. 磨片　骨和牙等坚硬组织可以直接磨成极薄的磨片进行染色观察。

4. 冰冻切片　临床需要快速出结果时，可将从患者体内取出的组织经液氮冷冻后立刻用恒冷箱切片机进行切片，此技术可大大缩短制片的时间。另外，在免疫组织化学研究中也常常采用冰冻切片的方法代替石蜡切片。

（四）几种特殊染色技术

1. 组织化学技术　是通过化学反应原理，显示组织、细胞内某些化学成分。例如，过碘酸希夫（PAS）反应可使多糖类物质形成紫红色产物，从而可在普通光学显微镜下观察糖原或多糖在组织中的分布。

2. 免疫组织化学技术　是应用抗原与抗体结合的免疫学原理，检测组织中各种大分子的存在与分布。现在常用特异性抗体结合抗原分子，再用辣根过氧化物酶或荧光染料标记的二抗结合一抗，使得信号经过两次放大，极大地提高了检测的敏感度。

3. 原位杂交技术　根据核酸分子互补原理，即两条单链核酸分子的碱基序列是互补的，用已知碱基序列并具有标志物的 RNA 或 DNA 片段，即核酸探针，与组织切片中的细胞内待测核酸（RNA 或 DNA 片段）进行杂交，通过标志物的显示，可在光镜或电镜下观察细胞内被检测的 mRNA 和 DNA 片段的存在和分布。

4. 放射自显影技术　是将放射性核素或其标志物注入体内，然后取材切片，并在切片上涂上薄层感光乳胶。在曝光、显影和定影后，放射性核素或其标志物存在的部位则使乳胶中的溴化银还原为黑色的银颗粒。可借助光镜或电镜获知被检测物在组织和细胞中的分布及相对含量。

（五）电子显微镜技术

电子显微镜（简称电镜）是以电子束代替光线，以电磁透镜代替光学透镜，使组织中的超微结构能在极高的放大倍数下成像。目前最常用的电镜有透射电镜和扫描电镜两种。

1. 透射电镜　在进行透射电镜观察前，需进行非常复杂和严格的制片和染色处理。大致过程包括取材、戊二醛和锇酸固定、丙酮脱水、环氧树脂包埋、超薄切片机切片（50 ～ 80nm 厚）、乙酸铀和柠檬酸铅染色等步骤。透射电镜的分辨率最高可达 0.2nm，能将物体放大几千倍、几万倍，甚至 100 万倍。透射电镜常用于观察细胞内部和细胞外基质的超微结构（图 1-7）。

2. 扫描电镜　是将电子束在组织细胞表面进行扫描，故不需对组织细胞进行超薄切片。这些组织细胞经固定、脱水、干燥和喷镀金属后即可在扫描电镜下观察，其分辨率较透射电镜低。扫描电镜主要用于观察细胞、组织和器官的表面立体结构（图 1-8）。

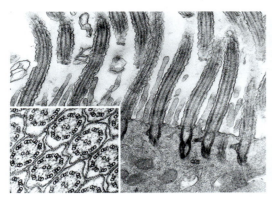

图 1-7 透射电镜显示气管上皮细胞纤毛结构

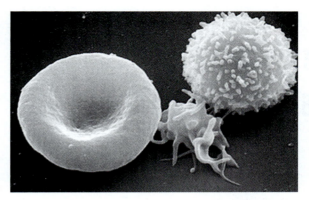

图 1-8 扫描电镜显示红细胞、白细胞和血小板

目标检测

一、单项选择题

1. 普通光学显微镜的最高分辨率为（　　　）

   A. 0.2μm　　　　B. 2μm　　　　C. 0.2nm

   D. 2nm　　　　　E. 0.2mm

2. 透射电镜的最高分辨率为（　　　）

   A. 0.2μm　　　　B. 2μm　　　　C. 0.2nm

   D. 2nm　　　　　E. 10nm

二、名词解释

1. 人体解剖学　2. 组织学　3. 胚胎学　4. 组织　5. 器官

6. 解剖学姿势　7. 正中矢状面

（郭家松）

第 2 章
细胞与基本组织

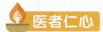

医者仁心

细胞病理学之父——鲁道夫·魏尔肖

鲁道夫·魏尔肖（Rudolf Virchow）出生于波美拉尼亚湾的希费本（现在波兰的斯维得温），1843 年获柏林大学医学博士学位，1849 年起担任维尔茨堡大学的病理学教授。在施莱登、施万的细胞学说影响下，1858 年，他出版了著作《细胞病理学》，在其中系统论述了细胞病理学理论。他强调"细胞皆源于细胞"，所有的疾病都是细胞的疾病，这一说法推翻了当时占主流地位的体液病理学说，极大地推动了细胞病理学的发展，为现代医学研究疾病病因、过程和结局奠定了基础。鲁道夫·魏尔肖也因此被称为细胞病理学之父。

第 1 节 细 胞

一、细胞的结构

细胞（cell）是生物体形态结构和生理功能的基本单位。组成生物体的细胞可分为**原核细胞**和**真核细胞**两大类。原核细胞结构简单，而真核细胞结构复杂，出现了细胞核和由内膜系统形成的各种细胞器。人体的细胞属于真核细胞。这些细胞大小不等、形态功能各异（图 2-1），但是，它们都有相同的基本结构，即均由细胞膜、细胞质和细胞核 3 部分结构组成（图 2-2）。

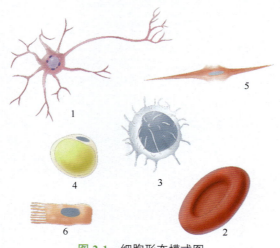

图 2-1　细胞形态模式图

1. 神经细胞；2. 红细胞；3. 白细胞；4. 脂肪细胞；5. 平滑肌细胞；6. 上皮细胞

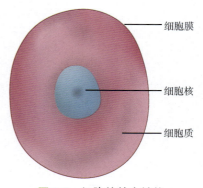

图 2-2　细胞的基本结构

细胞膜

细胞核

细胞质

细胞学说的建立

　　1665 年，英国学者罗伯特·胡克在《显微制图》中首次使用"细胞"一词来描述植物的微观结构。1838 年，德国植物学家施莱登提出"细胞"是构成生物体的基本单位。1839 年，德国动物学家施万通过观察大量动物组织，发现动物也是由细胞构成的。但是，施莱登和施万对于细胞来源的观点并不完全正确，他们将细胞形成看作与无机物结晶完全相同的过程。直到 1858 年，德国病理学家魏尔肖提出"细胞皆源于细胞"。魏尔肖关于细胞来源的描述对细胞学说做出了重要补充，完善了细胞学说理论。从第一次在显微镜下观察到细胞到细胞学说的建立，人们对细胞和生命的认识经历了漫长的探索和研究。

（一）细胞膜

　　细胞膜（cell membrane）是细胞外表面的膜，又称质膜。细胞质内的某些细胞器也有膜包裹，细胞膜和细胞内膜系统被统称为**生物膜**，生物膜具有共同的结构特点。

　　1. 细胞膜的结构　细胞膜主要由脂类、蛋白质和糖类组成，其中脂类和蛋白质为主要成分。目前比较公认的生物膜分子结构是**液态镶嵌模型**。该理论认为，膜的分子结构以脂质双分子层为主体，脂质分子排列有序，并具有液体的流动性，蛋白质分子有的镶嵌在其中，有的附着在表面（图 2-3）。电镜下可见细胞膜呈两暗夹一明的 3 层结构，内、外层电子密度高，中间层电子密度低，这 3 层结构构成的膜称为**单位膜**。单位膜每层厚约 2.5nm，总厚约 7.5nm。

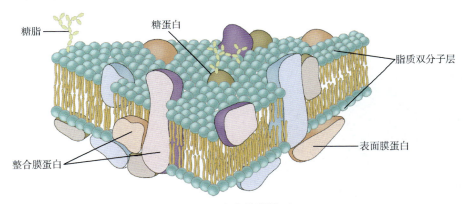

糖脂　糖蛋白　脂质双分子层　表面膜蛋白　整合膜蛋白

图 2-3　液态镶嵌模型

　　（1）**脂类**　细胞膜上的脂类约占膜成分的 50%，主要由磷脂、胆固醇和糖脂构成，以磷脂为主。

　　（2）**膜蛋白**　指镶嵌在细胞膜脂质双分子层中的蛋白质，大多数细胞的细胞膜中，膜蛋白约占膜成分的 50%，髓鞘的膜蛋白含量较低。膜蛋白可分为**表面膜蛋白**（又称外在膜蛋白）和**整合膜蛋白**（又称内在膜蛋白）两类。外在膜蛋白附着于细胞膜的内、外表面，与细胞的变形运动、吞噬、分裂、传递细胞外信号等多种功能有关。内在膜蛋白嵌于脂质双分子层中，参与构成膜受体、载体、酶和抗原等。

　　（3）**糖类**　指细胞膜上的糖类，分布于细胞膜外侧，以糖链形式存在，占膜成分的 2% ～ 10%，又称膜糖。膜糖可在电镜下观察到，称为**细胞衣**。细胞衣往往构成具有特异性的膜抗原或膜受体，与细胞识别、黏附、迁移等有关。

　　2. 细胞膜的生物学特性

　　（1）**膜的不对称性**　即膜成分的分布不均匀。各种脂类在脂质双分子层中的分布不同，不同的膜蛋白在细胞膜中有一定的位置，膜糖只分布在细胞膜外表面。这种不对称性与膜功能的方向性密切相关。

（2）膜的流动性　膜脂和膜蛋白可以运动，因此细胞膜具有类似于液体流动的特性。膜的流动性与物质运输、细胞识别、信号转导等功能密切相关。

3. 细胞膜的功能　细胞膜将细胞中的生命物质与外界环境分隔开，为细胞的生命活动提供了稳定的内环境。同时还具有物质运输、信号转导、细胞识别等多种功能。

（二）细胞质

细胞质（cytoplasm）又称胞质或胞浆，包括胞质溶胶、细胞器、细胞骨架和内含物。细胞内各种生理功能和代谢过程主要由细胞质来实现。

1. **胞质溶胶**（cytosol）　又称细胞基质，是无定形的胶状物质，构成细胞的内环境。主要成分是水，另有无机盐、糖类、氨基酸及少量游离的大分子物质，如蛋白质等，为细胞进行功能活动提供必需的条件。

2. **细胞器**（organelle）　指细胞质内具有特定形态结构，能执行某些特殊功能的有形成分。常见的细胞器有线粒体、核糖体、内质网、高尔基体、溶酶体、中心体、过氧化物酶体等（图2-4）。

（1）**线粒体**　是由内外两层单位膜构成封闭的囊状结构，光镜下呈线状或颗粒状。其外膜平滑，内膜向内折叠形成板状或管状结构，称**线粒体嵴**（图2-5）。内外膜之间为膜间隙，也称外腔。线粒体嵴之间为内腔，内腔中充满均质状的线粒体基质，基质内含有一系列氧化酶系，能把营养物质完全氧化，并形成腺苷三磷酸（ATP），为细胞活动提供能量，是细胞的能量代谢中心。线粒体基质中还含有 DNA、RNA 及核糖体，能合成少量线粒体内的蛋白质。

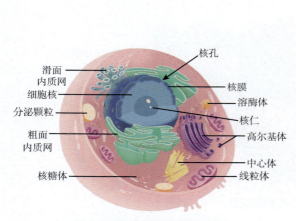

图 2-4　细胞超微结构模式图

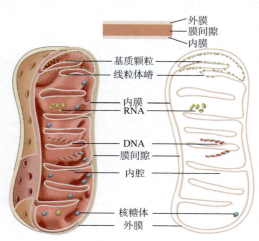

图 2-5　线粒体结构模式图

链接

线粒体起源的内共生学说

1890 年，Altman 等提出了线粒体是共生于细胞内的可独立生活的有机体。1970 年，Marglius 在《真核细胞的起源》一书中全面系统地论述了内共生学说。该学说认为，有一种需氧菌可以利用体内的酶系等在有氧条件下将糖酵解产生的丙酮酸进一步分解，释放更多的能量。需氧菌被原始真核细胞吞噬后，可能在长期互利共生中演化形成了线粒体。内共生学说得到许多证据的支持。例如，线粒体有自己特有的更类似于原核生物的 DNA 而与细胞核 DNA 有明显的差别，线粒体能独立合成自己的 DNA 和 RNA 等。

（2）**核糖体**　又称核糖核蛋白体，主要化学成分是核糖体 RNA（rRNA）和蛋白质，是细胞内合成蛋白质的场所。核糖体没有膜包被，由大、小两个亚基组成（图2-6）。核糖体在细胞内以两种状态存在：①**游离核糖体**，是单个或由核糖核酸串连成的多聚核糖体，游离在胞质溶胶内，主要合成细胞自身需要的结构性蛋白质；②**附着核糖体**，是附着在内质网膜或核膜表面的多聚核糖体，主要合成分泌性蛋白（如抗体、激素等）、溶酶体酶和膜蛋白。光镜下呈嗜碱性。

（3）**内质网**　是呈扁囊状或管泡状的膜性结构（图 2-7）。内质网互相连接成网，与外层核膜延续，并与高尔基体相连，形成细胞内的内膜系统。内质网膜上结合有多种酶，与细胞的各种代谢活动有关。根据内质网膜表面是否附着核糖体，分为粗面内质网和滑面内质网两种（图 2-8）。①**粗面内质网**，表面附着大量核糖体。光镜下呈嗜碱性染色。可对核糖体上合成的蛋白质进一

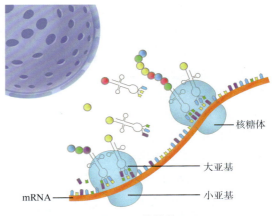

图 2-6　核糖体

步修饰，还有胞内转运蛋白质的功能，分泌性蛋白在粗面内质网以出芽的方式形成运输小泡，被运送到高尔基体，加工浓缩形成分泌颗粒，排到细胞外或形成酶原颗粒。②**滑面内质网**，表面无核糖体附着。光镜下呈嗜酸性。滑面内质网含多种酶系，与脂质合成、糖原合成、药物代谢、Ca^{2+} 储存等多种代谢活动有关。不同类型细胞中滑面内质网的功能各有不同。

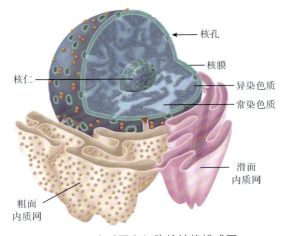

图 2-7　内质网和细胞核结构模式图

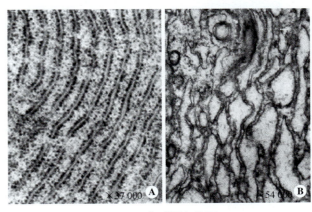

图 2-8　内质网电镜图
A. 粗面内质网；B. 滑面内质网

（4）**高尔基体**　常位于细胞核附近，在光镜下很难分辨。电镜下可见其由扁平膜囊、小泡和大泡 3 种基本结构组成。①扁平膜囊：由 3～8 层相互连通的扁平囊泡平行排列而成。扁平囊泡有两个不同的面，凸面称形成面，是未成熟面，朝向细胞核。凹面称分泌面，是成熟面，朝向细胞表面。②小泡：由一层单位膜包裹，散布在扁平囊泡的形成面，通常由内质网芽生断离而成，内含粗面内质网合成的蛋白质；小泡与扁平囊泡融合，蛋白质在其中加工、浓缩成为糖蛋白或溶酶体酶，分泌面将不同的蛋白质分类、包装，以芽生方式形成大泡。③大泡：是膜包裹的成熟蛋白，从扁平囊泡的分泌面脱离，可移向细胞膜并与细胞膜融合，以胞吐方式将分泌物排出；也可成为细胞质中的结构，如溶酶体和过氧化物酶体。高尔基体的主要功能是将细胞合成的产物加工、浓缩并用膜包装起来，为细胞提供一个内部运输系统，同时参与膜的更新和转化，参与溶酶体、过氧化物酶体的形成。

（5）**溶酶体**　是由一层单位膜围成的球形小体，大小不一，直径 0.2～0.8μm（图 2-9）。内含 60 余种水解酶，能将蛋白质、多糖、脂类和核酸等水解为小分子物质。不同类型细胞的溶酶体内包含的酶可不同，同一细胞内不同的溶酶体中，酶的种类和数量也可能不相同。溶酶体有**初级溶酶体**和**次级溶酶体** 2 种。初级溶酶体来自高尔基体的分泌面，以芽生方式分离脱落形成。次级溶酶体体积较大，是由初级溶酶体与自噬体或吞噬体融合而成。

溶酶体可以消化分解进入细胞内的外源性异物及衰老受损的细胞器，故称为细胞内消化器。异物在次级溶酶体中被水解酶消化分解成小分子，透过溶酶体膜扩散到细胞质内，供给细胞本身的需要。剩余一些不能消化的产物，形成**残余体**，如脂褐素颗粒。细胞内衰老或损伤的细胞器被来自滑面内质网的膜包围形成**自噬体**，再与初级溶酶体的膜融合，形成次级溶酶体并完成消化作用，对细胞结构的更新具有重要意义。

（6）**中心体**　由两个互相垂直的短筒状中心粒构成。每个中心粒壁由9组三联微管构成，相邻的三联微管相互斜向排列，呈风车旋翼状（图2-10）。中心体是细胞分裂的推动器，在分裂间期，中心体不易见到，但在细胞进入分裂期时特别明显。中心体与细胞分裂时期纺锤体形成及染色体移动有关，此外，还参与纤毛、鞭毛、轴丝等结构形成。

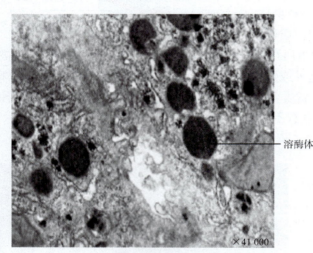

图2-9　溶酶体电镜图

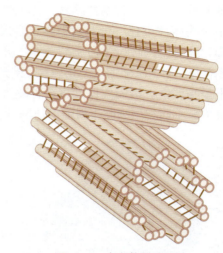

图2-10　中心粒模式图

（7）**过氧化物酶体**　又称微体，是由一层单位膜包裹的卵圆形或圆形小体。过氧化物酶体内含40多种酶，分为3类：氧化酶、过氧化物酶和过氧化氢酶。主要功能是解毒及调节细胞氧张力。过氧化物酶体普遍存在于各种细胞内，在肝细胞、肾小管上皮细胞及支气管上皮细胞内更为丰富。

3. **细胞骨架**（cytoskeleton）　是真核细胞质中的蛋白质纤维网架体系，主要由微管、微丝和中间丝构成。

（1）**微管**　由微管蛋白和少量的微管结合蛋白组成。微管具有维持细胞形状的作用，还参与运输。此外，微管是构成纺锤体、纤毛、鞭毛和中心体的主要成分。

（2）**微丝**　又称肌动蛋白丝，是由肌动蛋白组成的实心的丝状结构。微丝直径5～6nm，普遍存在于各种细胞内，微丝除了维持细胞形状外，还与细胞的吞噬、变形、分裂、物质运输、胞吐与胞吞及肌细胞的收缩等都有关。

（3）**中间丝**　是一种实心细丝，其直径约为10nm，介于微丝与微管之间。中间丝也由蛋白质构成，不同细胞的中间丝成分不同，具有组织特异性。中间丝的结构比微管和微丝的更加稳定，它能在细胞内形成完整的网状细胞骨架系统，增强细胞的机械强度，也参与细胞连接的形成。

4. **内含物**（inclusion）　是某些细胞内储存的有一定形态的代谢产物，如脂肪细胞的脂滴、肝细胞的糖原、黑色素细胞产生的黑色素颗粒等。

（三）细胞核

细胞核的形状常为圆形或卵圆形，细胞核通常位于细胞中央，也有的被挤向细胞的一侧（如脂肪细胞、杯状细胞）。大多数细胞通常只有一个细胞核，也有细胞有两个或多个核（如肝细胞、破骨细胞），甚至几十个乃至几百个（如骨骼肌细胞）。成熟红细胞和血小板没有细胞核。细胞核的形态结构在细胞周期中变化很大，在分裂间期才能看到完整的细胞核，由核膜、染色质、核仁及核基质等组成（图 2-7）。

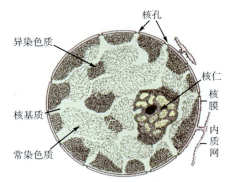

图 2-11　细胞核超微结构模式图

1. **核被膜（nuclear envelope）**　简称核膜，是细胞核与细胞质之间的界膜，由内、外两层单位膜构成，分别称为**内核膜**和**外核膜**。两层膜之间的腔隙，称为**核周隙**。外核膜表面附有核糖体，并与内质网的膜相连，核周隙与内质网腔相通。内核膜表面光滑，附着一层致密的纤维蛋白网状结构，称**核纤层**。核纤层起支撑核膜的作用，并与染色质结合，为染色质提供了结构支架。内、外核膜融合之处形成小孔，称**核孔**（图 2-11），是核与细胞质之间物质交换的通道。核孔数量在不同细胞中差异较大，与细胞功能活动有一定关系，一般分化程度低或代谢活跃的细胞，其核孔数目较多。

2. **染色质（chromatin）**和**染色体（chromosome）**　是遗传物质的载体。染色质出现于细胞分裂间期，由染色质细丝构成，主要化学成分是 DNA 和组蛋白。根据螺旋化程度及功能状态不同，染色质分为**常染色质**和**异染色质**。常染色质处于功能活性状态，染色质纤维呈伸展状态，光镜下较稀疏、染色浅。异染色质转录不活跃，染色质纤维螺旋程度高，处于凝缩状态，光镜下染色深。细胞进行有丝分裂时，染色质细丝螺旋盘曲缠绕成为具有特定形态结构的染色体，光镜下，染色体清晰可见。分裂结束后，染色体解除螺旋化，分散在细胞核内，又重新形成染色质。染色质的基本结构单位是**核小体**。

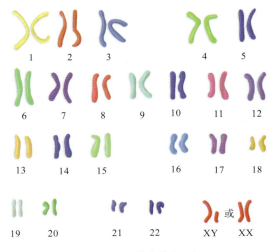

图 2-12　染色体组型

染色体的数目是恒定的。人体成熟的生殖细胞有 23 条染色体，称为**单倍体**；而体细胞有 46 条（23 对）染色体，称为**二倍体**，其中常染色体 44 条，性染色体 2 条。常染色体男女相同，性染色体男性为 XY，女性为 XX。每条染色体由两条纵向排列的姐妹染色单体构成。两条姐妹染色单体由着丝粒相连。染色体是成双配对的，即每种形态的染色体有一对，它们分别来自双亲的对应染色体，故又称同源染色体，它们含有相同的基因序列。分裂中期的染色体，按其形态特征按顺序排列的图案，称为染色体组型（图 2-12）。男性为 46，XY；女性为 46，XX。

3. **核仁（nucleolus）**　呈圆球形，无膜包绕。核仁的数量为 1～2 个，其大小变化随细胞类型而异。在细胞进行有丝分裂时，核仁同核膜一样，先消失再重建。电镜下，其中心为纤维网状结构，周围呈颗粒状结构。核仁的主要化学成分是蛋白质、RNA 和 DNA。核仁是 rRNA 合成、加工和装配核糖体亚基的场所。

4. **核基质（nuclear matrix）**　是以纤维蛋白成分为主的纤维网架结构，又称核骨架。

细胞核是遗传信息储存、复制和转录的场所，遗传信息指导细胞内蛋白质合成，从而调控细胞增殖、生长、分化、衰老和死亡，是细胞生命活动的控制中心。

二、细胞周期

从细胞分裂结束产生新的细胞开始，到下一次分裂结束为止的细胞生命过程，称为**细胞周期**。细胞周期可分为两个阶段，即**分裂间期**和**分裂期（M 期）**。分裂间期以细胞内 DNA 的合成为中心，又可区分为 DNA 合成前期（G_1 期）、DNA 合成期（S 期）和 DNA 合成后期（G_2 期）。细胞周期中各期所需的时间各不相同。正常细胞周期的时间以 M 期最短，G_1 期历时较长。细胞通过延长 G_1 期的时间调控其增殖速度（图 2-13）。

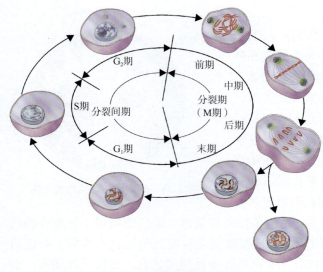

图 2-13　细胞周期示意图

（一）细胞周期的主要变化

1. G₁ 期　又称 DNA 合成前期。G₁ 期是从上一次细胞分裂结束，产生新的细胞开始。刚形成的两个子细胞，其体积较原有的细胞小，物质代谢活跃，迅速合成 RNA 和蛋白质，细胞体积逐渐增大。这一期为下一阶段 S 期的 DNA 复制做好物质和能量的准备。

进入 G₁ 期的细胞并不都进入下一期继续增殖：①增殖细胞能及时从 G₁ 期进入 S 期，保持旺盛的分裂能力，如消化道上皮细胞及骨髓细胞等；②暂不增殖细胞或休止期的细胞可较长时期停留在 G₁ 期（这种情况也称为 G₀ 期），在受到一定刺激后才进入 S 期继续增殖，如肝细胞等；③还有一类细胞进入 G₁ 期后，失去分裂能力，终身处于 G₁ 期，最后分化、衰老直至死亡，如高度分化的神经细胞、肌细胞及成熟的红细胞等。

2. S 期　又称 DNA 合成期。S 期主要特征是复制 DNA，使 DNA 含量增加一倍，保证将来分裂时两个子细胞的 DNA 含量不变；同时也合成组蛋白及非组蛋白。G₁ 期与 S 期之间有一个限制点，G₁ 期细胞一旦通过此点，便能完成随后的细胞周期进程。

3. G₂ 期　又称 DNA 合成后期。这一时期合成大量 RNA 和一些蛋白质，如构成纺锤体的微管蛋白等，主要为 M 期做准备。

4. M 期　即分裂期，细胞形态结构发生显著变化，染色体凝集及分离，核膜、核仁破裂及重建，纺锤体和收缩环在细胞质形成，细胞质和细胞核一分为二，细胞分裂完成（图 2-14）。以染色体的形成和变化过程为主要依据，M 期可再分为 4 个时期。①**前期**：染色质细丝螺旋化，开始形成染色体。中心体复制，并向细胞两极移动，纺锤体形成。②**中期**：核膜和核仁完全消失，染色体已移到细胞中央的赤道平面，每条染色体已纵裂为两条单体，但仍有着丝点相连。两个中心体分别移到细胞两极，由纺锤丝与染色体的着丝点相连构成纺锤体。③**后期**：纺锤丝收缩，两条染色单体分离，并移向细胞两极，因此全部染色体分成相等的两群，分别集聚于两极。与此同时，细胞拉长，细胞中部的细胞膜下环行微丝束收缩形成收缩环，细胞中部缩窄。④**末期**：染色体解螺旋化，重新形成染色质。核膜和核仁重新出现。细胞中部继续缩窄形成分裂沟，最后分裂为两个子细胞。

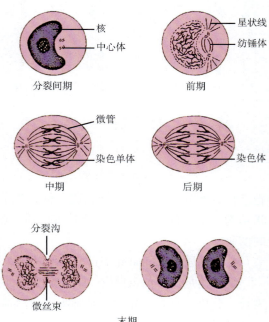

图 2-14　细胞周期形态结构的变化

（二）细胞分裂

细胞分裂（cell division）指亲代细胞经过分裂形成子代细胞的过程，是细胞生命活动的重要特征之一。细胞分裂的方式包括有丝分裂、减数分裂和无丝分裂 3 种。不同分裂方式的分裂过程各具特点。

1. **有丝分裂**（mitosis）　是高等真核生物体细胞分裂的主要方式。有丝分裂的过程中，DNA 复制一次，细胞分裂一次，染色体及细胞质被平均地分配到子代细胞。染色质凝集、纺锤体和收缩环的形成是有丝分裂的 3 个重要特征（图 2-14）。

2. **减数分裂**（meiosis）　发生于有性生殖细胞的成熟过程中，主要特征是 DNA 只复制一次，细胞连续分裂两次，因此子代细胞中染色体数目比亲代细胞减少一半，成为单倍体。减数分裂对于维持生物遗传的稳定性有重要意义。减数分裂过程中可发生遗传物质的交换和重组，使生殖细胞呈现出遗传上的多样性。

3. **无丝分裂**（amitosis）　又称为直接分裂，无丝分裂前也出现细胞和细胞核的体积增大及 DNA 复制，但进入分裂期后，细胞的核膜不消失，也无纺锤丝形成及染色体组装。分裂期，细胞核拉长，高尔基体移至中心体附近，细胞核从中间断裂，细胞质随之一分为二，一个亲代细胞分裂形成两个子代细胞。无丝分裂中，两个子代细胞获得的遗传物质和胞质成分不一定均等。衰老的细胞及癌细胞可发生无丝分裂。

第 2 节　上皮组织

案例 2-1

　　李某，男，49 岁，长期吸烟。5 年前开始慢性咳嗽、咳白色泡沫痰，有时为脓痰，反复加重。胸部 X 线检查示双肺纹理增多、紊乱。双肺闻及干、湿啰音。支气管镜检查示：支气管黏膜上皮内杯状细胞增多，部分鳞状上皮化生。初步诊断为慢性支气管炎。

问题：1. 被覆上皮分为哪几类？
　　　　2. 正常的支气管上皮属于哪一类？

　　上皮组织（epithelial tissue）简称上皮（epithelium），由形态较规则及排列紧密的上皮细胞和极少量的细胞外基质组成。根据结构和功能的不同，上皮组织可分为被覆上皮、腺上皮和特殊上皮 3 种类型。上皮组织具有保护、吸收、分泌和排泄等功能。

一、被覆上皮

覆盖于人体外表面或衬贴在有腔器官的腔面的上皮组织，称**被覆上皮**（covering epithelium）。

（一）被覆上皮的基本特征

　　被覆上皮有以下共同特征：①细胞数量多，排列紧密，细胞外基质少。②细胞呈现明显的极性，一端朝向身体表面或有腔器官的腔面，称游离面，与游离面相对的另一面朝向深部的结缔组织，称基底面。游离面和基底面的结构有明显区别，细胞的侧面与相邻细胞形成细胞连接。③没有血管，细胞所需的营养依靠结缔组织内的血管透过基膜供给。④有丰富的神经末梢。

（二）被覆上皮的分类

　　根据构成上皮的细胞层数，被覆上皮分为单层上皮和复层上皮。单层上皮由一层细胞组成，所有细胞的基底面都附着于基膜，游离面伸到上皮表面；复层上皮由多层细胞组成，只有最深层的细胞附着于基膜上。根据表层细胞垂直切面的形态不同，单层上皮可进一步分为单层扁平上皮、单层立方上皮、单层柱状上皮和假复层纤毛柱状上皮，复层上皮可分为复层扁平上皮、变移上皮、复层柱状上皮和复层立方上皮（表 2-1）。

表 2-1　被覆上皮的类型及其主要分布

被覆上皮	上皮类型	分布
单层上皮	单层扁平上皮	内皮：心、血管和淋巴管的腔面 间皮：胸膜、腹膜和心包膜的表面 其他：肺泡和肾小囊等上皮
	单层立方上皮	肾小管、甲状腺滤泡上皮等
	单层柱状上皮	胃、肠、胆囊和子宫等腔面
	假复层纤毛柱状上皮	呼吸管道等的腔面
复层上皮	复层扁平上皮	未角化的：口腔、食管和阴道的腔面 角化的：皮肤表皮
	变移上皮	肾盏、肾盂、输尿管及膀胱的腔面
	复层柱状上皮	睑结膜、男性尿道等的腔面
	复层立方上皮	汗腺导管、乳腺导管

　　1. 单层扁平上皮　很薄，由一层扁平细胞组成。从表面看，细胞不规则或呈多边形，细胞核椭圆形，位于细胞中央，细胞边缘呈锯齿状或波浪状，互相嵌合（图 2-15）。在垂直切面上，细胞扁薄，细胞质很少，仅含核的部分略厚。衬贴在心、血管和淋巴管腔面的单层扁平上皮称**内皮**，游离面光滑，有利于血液和淋巴液流动。分布在胸膜、腹膜和心包膜表面的单层扁平上皮称**间皮**，细胞游离面湿润光滑，可减少器官活动时的相互摩擦。

　　2. 单层立方上皮　由一层排列整齐的立方形细胞组成（图 2-16）。从表面看，每个细胞呈多角形；垂直切面上，细胞呈正方形，细胞核呈圆形，位于细胞中央。单层立方上皮分布于肾小管、甲状腺滤泡等处，具有吸收与分泌功能。

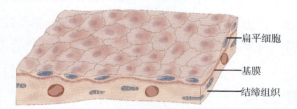

图 2-15　单层扁平上皮模式图

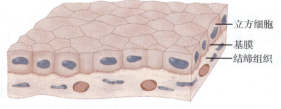

图 2-16　单层立方上皮模式图

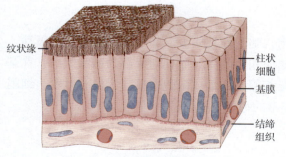

图 2-17　单层柱状上皮模式图

　　3. 单层柱状上皮　由一层棱柱状细胞组成（图 2-17）。上皮表面呈多角形；垂直切面上，细胞呈柱状，细胞核长圆形，多位于细胞近基底部。此种上皮主要分布于胃、肠、子宫和输卵管等器官的腔面，具有吸收或分泌功能。

　　被覆在小肠和大肠的管腔面的单层柱状上皮中，柱状细胞间有许多散在的**杯状细胞**，细胞顶部膨大，充满黏液性分泌颗粒，基底部较细窄。细胞核位于基底部，常为较小的三角形或扁圆形，染色质浓密，着色较深。杯状细胞是一种腺细胞，分泌黏液，有滑润上皮表面和保护上皮的作用。被覆在子宫和输卵管等腔面的单层柱状上皮，细胞游离面具有纤毛，称**单层纤毛柱状上皮**。

　　4. 假复层纤毛柱状上皮　由柱状细胞、梭形细胞、锥形细胞和杯状细胞等几种形状、大小不同的细胞组成（图 2-18）。由于几种细胞高矮不等，细胞核的位置也深浅不一，从上皮垂直切面看很像复层上皮，但实际为单层上皮，这些高矮不等的细胞基底端都附在基膜上，只有柱状细胞和杯状细胞的顶端伸到上皮游离面。这种上皮主要分布在呼吸管道的腔面，柱状细胞游离面上的纤毛可定向节律性摆动，将含有灰尘和细菌等病原体的黏液推向咽部，从而起到清洁和保护呼吸道的作用。

5. **复层扁平上皮**（stratified squamous epithelium）　由多层细胞组成，在垂直切面上，可见几种不同形态的细胞，浅层为多层扁平细胞，中层为数层多边形细胞，基底层为一层立方形或矮柱状细胞。最表层的扁平细胞不断退化并脱落。基底层的细胞具有旺盛的分裂能力，新生的细胞向浅层迁移，以补充表层衰老脱落的细胞。上皮的基底面借基膜与深层的结缔组织相连，连接面凹凸不平，呈现出较大的接触面积，既使上皮组织得到充分的营养供给，又使二者的连接更加稳固。复层扁平上皮分布于皮肤表面及口腔、食管和阴道等器官的腔面，具有耐摩擦和阻止异物侵入等保护作用。受损伤后，上皮有很强的修复能力。位于皮肤表面的复层扁平上皮，其浅层细胞已无细胞核，细胞质中充满角蛋白，称**角化的复层扁平上皮**；衬贴在口腔和食管等腔面的复层扁平上皮，其浅层细胞是有核的活细胞，含角蛋白少，称**未角化的复层扁平上皮**（图 2-19）。

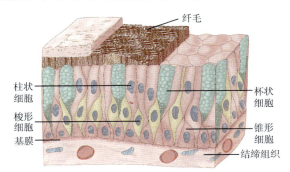

图 2-18　假复层纤毛柱状上皮模式图

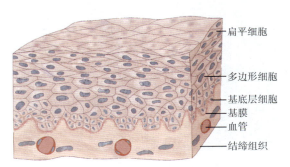

图 2-19　未角化的复层扁平上皮模式图

6. **变移上皮**（transitional epithelium）　主要衬贴在肾盏、肾盂、输尿管和膀胱的腔面（图 2-20）。变移上皮的特点是细胞形状和层数可随所在器官的收缩与扩张而发生变化。例如，膀胱空虚时，上皮变厚，细胞层数较多，细胞呈多边形、梨形、矮柱状或立方形。当膀胱充盈时，上皮变薄，细胞层数减少，细胞形状也变扁。

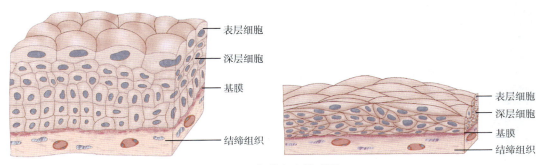

图 2-20　变移上皮模式图

7. **复层柱状上皮**（stratified columnar epithelium）　表层为一层排列较整齐的柱状细胞，中间几层为多边形细胞，基底层是矮柱状细胞。此种上皮主要分布在眼睑结膜、男性尿道等的腔面，具有保护作用。

8. **复层立方上皮**（stratified cuboidal epithelium）　由多层细胞构成，表层细胞为立方形。在体内相对较少，主要分布在汗腺、唾液腺、乳腺等腺体的导管。

（三）上皮的特殊结构

上皮组织呈现明显的极性，故上皮细胞具有游离面、基底面和侧面 3 种功能表面。在各个功能表面常形成特殊结构，以与其功能相适应。

1. 上皮细胞的游离面结构

（1）**细胞衣**　又称糖衣，为一薄层绒毛状的结构，是细胞膜的糖蛋白、糖脂及蛋白聚糖向外伸出的糖链。细胞衣具有黏着、支持、保护、物质交换及识别等功能。

（2）**微绒毛**　是上皮细胞游离面伸出的细小指状突起，内含微丝，直径约 0.1μm。电镜下，吸收功能强的上皮细胞（如小肠上皮细胞和肾近曲小管上皮细胞）游离面有较长而密集、整齐排列的微绒毛，形成光镜下所见的**纹状缘**或**刷状缘**。微绒毛的功能是显著扩大细胞的表面积，有利于细胞对物质的吸收。

（3）**纤毛**　是细胞游离面伸出的较长的突起，电镜下可见纤毛内有纵向排列的微管（图 2-21）。纤毛长 5～10μm，直径约 0.2μm，光镜下可清晰分辨（图 2-22）。纤毛具有定向节律性摆动的能力。

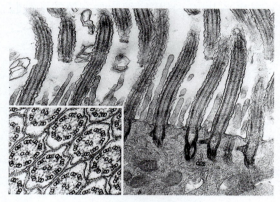

图 2-21　纤毛电镜图

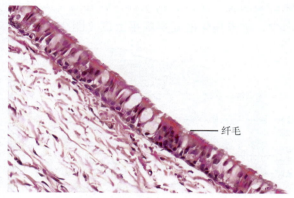

图 2-22　假复层纤毛柱状上皮光镜图

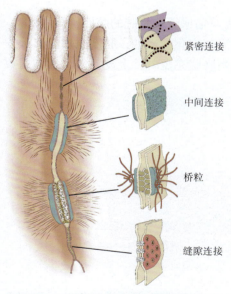

图 2-23　细胞连接超微结构模式图

2. 上皮细胞的侧面结构　电镜下，在上皮细胞的侧面可看到多种形式的细胞连接（图 2-23）。

（1）**紧密连接**　又称闭锁小带。位于相邻细胞间的近顶端侧面，相邻两细胞的细胞膜上有呈网格状的融合点，彼此相对并紧贴在一起，细胞间隙消失。紧密连接呈箍状环绕细胞，除连接相邻细胞外，更重要的是封闭细胞顶部的细胞间隙，阻挡大分子物质进入深部组织。

（2）**中间连接**　又称黏着小带。位于紧密连接下方，呈带状，环绕细胞。相邻细胞之间有一狭小的间隙，间隙中有较致密的丝状物连接相邻细胞的细胞膜。此种连接在上皮细胞间和心肌细胞间常见，具有保持细胞形状和传递细胞收缩力的作用。

（3）**桥粒**　又称黏着斑。两侧细胞膜的胞质面有较厚的致密物质构成的附着板，细胞质中的角蛋白附着其上，并折成袢状返回细胞质，起固定和支持作用。桥粒是一种很牢固的细胞连接，在易受机械性刺激和摩擦的复层扁平上皮中尤为多见。

（4）**缝隙连接**　又称通信连接。位于柱状上皮深部。细胞间隙很窄，相邻两细胞的间隙中有许多间隔大致相等的中空的连接点，使相邻细胞间可直接相通。缝隙连接可传递化学信息和电信号，调节细胞的分化和增殖。

有两个或两个以上的连接同时出现时称为**连接复合体**。

3. 上皮细胞的基底面结构

（1）**基膜**　又称基底膜，是上皮基底面与深部结缔组织间的薄膜（图 2-24）。电镜下可将其分为 2 层：上皮细胞分泌的**基板**和结缔组织分泌的**网板**。基膜有支持和连接作用，利于上皮细胞与深部结缔组织进行物质交换。

图中标注：紧密连接　中间连接　桥粒　缝隙连接　纤毛

（2）**质膜内褶**　是上皮细胞基底面的细胞膜折向细胞内形成，内褶间含丰富的线粒体（图 2-25）。主要作用是扩大细胞基底部的表面积，有利于水和电解质的迅速转运。肾小管上皮中多见。

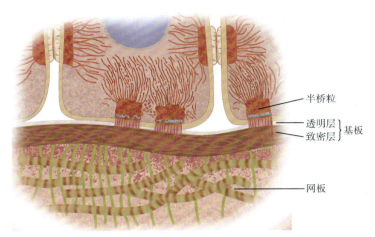

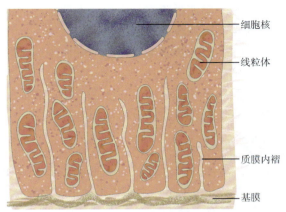

图 2-24　基膜和半桥粒的超微结构模式图　　　　　　图 2-25　质膜内褶的超微结构模式图

（3）**半桥粒**　位于上皮细胞基底面，是桥粒结构的一半，局部细胞膜增厚，角蛋白丝附着成袢状（图 2-24）。主要作用是将上皮细胞固着在基膜上。

> **链接**
>
> **特 殊 上 皮**
>
> 除了被覆上皮和腺上皮之外，体内还有少量特化的上皮，具有特殊功能，称为特殊上皮。有能感受特定理化刺激的感觉上皮，如味蕾；还有位于腺上皮和基膜之间的具有收缩功能的肌上皮。这些特殊上皮的细胞内都含有角蛋白等上皮细胞的特征性标志物，提示其为上皮性来源。

二、腺上皮和腺

机体主要行使分泌功能的上皮，称腺上皮（glandular epithelium）。以腺上皮为主要成分组成的器官称腺（gland）。腺细胞的分泌物中含酶、黏蛋白或激素等，各有特定的作用。

（一）内分泌腺

内分泌腺（endocrine gland）没有导管，腺细胞排列成团块状或条索状，内含丰富的毛细血管。分泌物直接释放入血，如甲状腺、肾上腺等。

（二）外分泌腺

外分泌腺（exocrine gland）有导管，分泌物经导管排出到器官腔面或身体表面，如汗腺、唾液腺等。根据组成外分泌腺的细胞数目，可分为单细胞腺（如杯状细胞）和多细胞腺。多细胞腺一般都由分泌部和导管两部分组成。根据导管有无分支，外分泌腺可分为单腺和复腺，而分泌部的形状可为管状、泡状或管泡状。因此，外分泌腺依据形态可分为单管状腺、单泡状腺、单曲管状腺、分支管状腺、分支泡状腺、复管状腺、复泡状腺和复管泡状腺等（图 2-26）。

1. **分泌部**（secretory portion）　多由一层腺细胞围成，中央有腔。泡状和管泡状的分泌部常称腺泡。根据

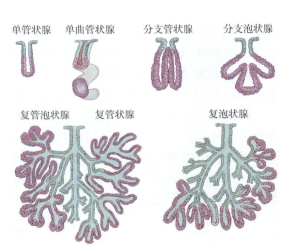

图 2-26　外分泌腺的形态分类

腺细胞分泌物的不同，将腺泡分为以下3种。

（1）**浆液性腺泡**　由浆液性腺细胞构成。细胞多呈锥体形，细胞核呈圆形，靠近细胞基底部，基底部细胞质呈强嗜碱性，顶部细胞质含大量嗜酸性酶原颗粒。

（2）**黏液性腺泡**　由黏液性腺细胞构成。细胞核呈扁圆形，位于细胞基底部，细胞顶部细胞质充满大量黏原颗粒，着色较浅。

（3）**混合性腺泡**　由浆液性腺细胞和黏液性腺细胞共同组成。浆液性腺细胞呈半月形包围着黏液性腺细胞，形成半月。

2. **导管**（duct）　与分泌部直接相通，由单层或复层上皮围成，主要功能是排出分泌物，有些腺的导管还可以吸收或分泌水和电解质。

案例 2-2

患者，女，53岁，间断性左乳头血性溢液2周。B超检查发现，左乳头外侧局部导管扩张，最宽处达0.3cm。左乳腺小叶手术切除送病理检查，发现左乳腺高级别导管内癌，累及上皮全层，但未侵犯基膜和间质。诊断：左侧乳腺导管原位癌。

问题：1. 乳腺是外分泌腺还是内分泌腺？
　　　2. 基膜分布在乳腺导管上皮细胞的哪个部位？基膜的结构是怎样的？

链接

癌

生活中，人们习惯把所有的恶性肿瘤统称为癌症。医学上，不是所有的恶性肿瘤都叫作癌。只有来源于上皮组织的恶性肿瘤称为癌。例如，鳞状上皮的恶性肿瘤称为鳞状细胞癌，简称鳞癌；腺上皮的恶性肿瘤称为腺癌。而来源于间叶组织的恶性肿瘤则称为肉瘤，如骨肉瘤。间叶组织由胚胎时期的间充质分化而成，包括固有结缔组织、骨组织、软骨组织、肌组织等。

第3节　结缔组织

案例 2-3

患者，女，45岁，右腋窝处有一小球状肿块，局部红、肿、热，表面有脓性液体。初步诊断：急性蜂窝组织炎。

问题：1. 炎症累及了局部的哪些组织？
　　　2. 哪些细胞可能参与局部的炎症反应？

结缔组织（connective tissue）是人体内分布最广泛、形式最多样的一大类组织。与上皮组织相比，结缔组织细胞成分较少，细胞外基质相对较多，细胞无极性，有丰富的血管。细胞外基质包括纤维、基质和组织液，构成细胞生存的微环境。结缔组织具有支持、连接、防御、保护、营养和修复等作用。

根据细胞和纤维的种类及基质的状态不同，结缔组织可分为固有结缔组织、软骨组织、骨组织、血液等多种类型，一般所说的结缔组织是指固有结缔组织。所有的结缔组织均来源于胚胎时期的间充质。**间充质**是胚胎时期填充在中胚层的松散组织，由间充质细胞及大量无定形基质组成。**间充质细胞**具有很强的增殖分化能力，可分化为各种结缔组织细胞及内皮细胞和平滑肌细胞等。成年人结缔组织中仍然保留少量未分化的间充质细胞。

一、固有结缔组织

根据结构和功能的不同，固有结缔组织又可分为疏松结缔组织、致密结缔组织、脂肪组织和网状组织。

（一）疏松结缔组织

疏松结缔组织（loose connective tissue）又称蜂窝组织，广泛分布在机体各种器官、组织及细胞之间，起支持、连接、防御、保护、营养、修复等作用。构成疏松结缔组织的细胞种类多，纤维排列较稀疏，无定形基质多（图 2-27）。

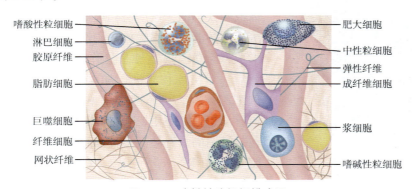

图 2-27　疏松结缔组织模式图

1. 细胞　疏松结缔组织内的细胞种类较多，有成纤维细胞、巨噬细胞、浆细胞、肥大细胞、脂肪细胞、未分化的间充质细胞及白细胞等（图 2-27）。各类细胞的数量和分布随部位和功能状态而异，其中成纤维细胞是相对固定的细胞。

（1）成纤维细胞　是疏松结缔组织的主要细胞，细胞呈扁平状，有多个突起；细胞边缘不清；胞质丰富，呈弱嗜碱性；细胞核较大，呈卵圆形，着色浅，核仁明显（图 2-28）。电镜下，可见成纤维细胞胞质内含丰富的粗面内质网、游离核糖体和发达的高尔基体。处于功能静止状态的成纤维细胞称为**纤维细胞**，细胞较小，呈梭形，细胞器不发达，核着色深，核仁不明显。机体创伤修复时，需要合成大量的纤维和基质，此时静止状态的纤维细胞则转变为功能活跃的成纤维细胞，恢复其合成和分泌功能。

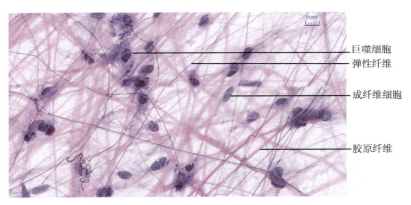

图 2-28　疏松结缔组织光镜图（平铺片）

（2）巨噬细胞　大小不一，直径 20～50 μm，形态不规则，一般为圆形或卵圆形。当其功能活跃时，可伸出一些短而钝的伪足；胞质较丰富，多为嗜酸性，内含吞噬颗粒；细胞核较小，呈圆形或肾形，染色较深（图 2-28）。电镜下，可见细胞表面有许多皱褶及微绒毛，胞质内含大量溶酶体、吞噬体、吞饮小泡、残余体及发达的高尔基体，细胞膜内侧还有较多微丝和微管（图 2-29）。这些结构与巨噬细胞的运动、吞噬和黏附性有关。

巨噬细胞是血液单核细胞进入结缔组织后形成的，当机体某些部位发生炎性病变时，病变组织及病原体产生的一些化学物质，能刺激巨噬细胞产生活跃的变形运动，聚集于病变部位，此类化学物质

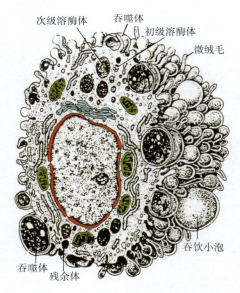

次级溶酶体　吞噬体
初级溶酶体
微绒毛

吞饮小泡

吞噬体
残余体

图 2-29　巨噬细胞超微结构模式图

称为**趋化因子**。巨噬细胞的这种向趋化因子定向移动的特性称**趋化性**，在趋化因子的作用下，静止的巨噬细胞活化为游走的巨噬细胞。

巨噬细胞行使多种功能，参与免疫应答：①吞噬作用，巨噬细胞有很强的吞噬功能，能吞噬细菌、异物颗粒和溢出血管的红细胞及衰老死亡细胞的碎片等，摄入胞质形成**吞噬体**或**吞饮小泡**，然后与初级溶酶体融合，形成次级溶酶体。溶酶体酶能将被吞噬的异物消化或降解，不能降解的物质则形成**残余体**。②抗原呈递作用，巨噬细胞吞噬蛋白质性抗原后，对抗原物质进行加工或处理再转变为抗原肽，运输到细胞表面，再传递给 T 淋巴细胞，T 淋巴细胞产生免疫应答。③分泌作用，巨噬细胞能分泌数十种生物活性物质，包括溶菌酶、补体及多种细胞因子，如红细胞生成素、白细胞介素 -1 等。

（3）浆细胞　呈圆形或卵圆形，胞质丰富，嗜碱性，核周质着色浅，形成一淡染区；细胞核偏向细胞的一侧，核仁明显，异染色质呈团块状紧靠核膜内侧，辐射状排列，形似车轮（图 2-30），细胞核的结构特点是光镜下识别浆细胞的重要标志。电镜下，可见浆细胞的胞质内有大量平行排列的粗面内质网、游离的核糖体及发达的高尔基体，此为光镜下细胞质显示嗜碱性的原因。浆细胞在一般的结缔组织内很少，常出现在慢性炎症病原微生物易于侵入的部位，如消化管、呼吸道固有层的结缔组织中。浆细胞由血液中的 B 淋巴细胞接受抗原刺激后转化而来。

浆细胞可合成与分泌免疫球蛋白，即抗体，参与机体的体液免疫反应。一种浆细胞只能产生一种特异性的抗体。

（4）肥大细胞　常沿小血管和小淋巴管分布。在身体易于接触外界抗原的部位，如在皮肤、呼吸道和消化道上皮下方的结缔组织内，肥大细胞特别多。肥大细胞体积较大，呈圆形或椭圆形，胞质内充满粗大的嗜碱性和异染性颗粒，颗粒呈水溶性；细胞核小而圆，位于中央，着色浅（图 2-31）。电镜下，可见肥大细胞内含有大量分泌颗粒，颗粒内含致密性物质，呈结晶体样或细粒状（图 2-32）。

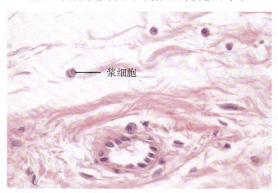

浆细胞

图 2-30　疏松结缔组织光镜图（切片）

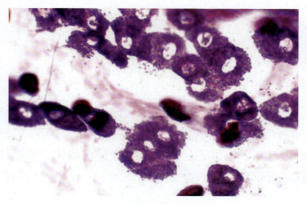

图 2-31　肥大细胞光镜图

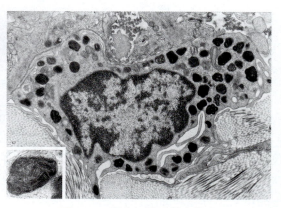

图 2-32　肥大细胞透射电镜图

肥大细胞与过敏反应关系密切，其胞质内含有白三烯，颗粒内含有肝素、组胺和嗜酸性粒细胞趋化因子等物质。肝素具有抗凝血的作用。白三烯和组胺可使毛细血管扩张和通透性增加，促进血液循环，有利于血管中的细胞进入结缔组织，行使防御和免疫功能。

当白三烯和组胺增多时，可引起水和血浆蛋白分子渗出，导致组织水肿，出现荨麻疹；并使呼吸道黏膜水肿和支气管平滑肌收缩，引起支气管哮喘；严重者可使全身小动脉扩张而导致血压急剧下降，引起休克。这些局部或全身症状统称为**过敏反应**。能导致肥大细胞释放白三烯和脱颗粒的抗原物质称为**过敏原**，常见的过敏原有花粉、某些药物及蛋白质等。

（5）脂肪细胞　体积较大，直径 100～200μm，呈圆形，有些因相互挤压呈多边形。胞质内充满脂滴，在 HE 染色的标本中，脂肪细胞中的脂滴被溶剂溶解，只留下周缘很薄的胞质，细胞呈空泡状；细胞核呈扁圆形，被挤向细胞的一侧而呈戒指状（图 2-27）。脂肪细胞能合成和储存脂肪，参与机体的能量代谢。

（6）未分化的间充质细胞　分布在毛细血管周围，形状与纤维细胞相似，呈梭形或星形。未分化的间充质细胞是成体结缔组织中的干细胞，保留着间充质细胞多向分化的潜能。当机体需要时，可增殖和分化为成纤维细胞、脂肪细胞及平滑肌细胞等。

（7）白细胞　来自血液，在趋化因子的作用下，常以变形运动穿出毛细血管和微静脉，迁移到疏松结缔组织中，参与免疫应答或炎症反应。

2. 细胞外基质　包括丝状的纤维、无定形的基质和不断循环更新的组织液，构成细胞生存的微环境。

（1）纤维　疏松结缔组织中含有 3 种纤维，即胶原纤维、弹性纤维和网状纤维。

1）胶原纤维：在疏松结缔组织中分布最广泛、含量最多。新鲜的胶原纤维呈白色，故又称白纤维。在 HE 染色的标本中，胶原纤维被染成粉红色，成束分布，方向不定，粗细不等，长短不一，呈波浪状并交织成网（图 2-27，图 2-28）。胶原纤维直径 1～20μm，是由更细的**胶原原纤维**组成，电镜下胶原原纤维有 60～70nm 的明暗相间的周期性横纹。胶原纤维具有韧性大、抗拉力强的特性。

2）弹性纤维：含量较胶原纤维少，新鲜的弹性纤维呈黄色，故又称为黄纤维。在 HE 染色标本中，呈红色，但折光性比胶原纤维强，地衣红染色的弹性纤维呈紫色或深棕红色。弹性纤维较细，直径 0.2～1.0μm，交织成网，断端常卷曲（图 2-27，图 2-28）。弹性纤维由弹性蛋白和微原纤维束组成。弹性纤维富有弹性，能伸展拉长并还原。

3）网状纤维：细而短，直径 0.2～1.0μm，有分支，互相交织成网（图 2-27）。网状纤维在疏松结缔组织中数量极少，一般沿小血管分布，主要分布于网状组织或结缔组织与其他组织的交界处。网状纤维主要由 Ⅲ 型胶原蛋白构成，表面被覆糖蛋白，在 HE 染色的标本中不着色，镀银染色的标本中呈棕黑色。电镜下网状纤维也有 60～70nm 的周期性横纹。

（2）基质　呈无定形的凝胶状，填充在细胞和纤维之间，其化学成分主要为蛋白聚糖、结构性糖蛋白及组织液。

蛋白聚糖由蛋白质和糖胺聚糖结合而成。蛋白质包括核心蛋白和连接蛋白，糖胺聚糖包括透明质酸、硫酸软骨素、硫酸角质素、硫酸皮肤素、肝素和硫酸乙酰肝素等。透明质酸是曲折盘绕的长链大分子，长达 2.5μm，是蛋白聚糖的主干。小分子糖胺聚糖则以核心蛋白为中心向外呈辐射状排列，构成蛋白聚糖亚单位，每个蛋白聚糖亚单位通过连接蛋白与透明质酸结合构成蛋白聚糖聚合体，呈多微孔的筛状结构，称为**分子筛**（图 2-33）。分子筛允许小于微孔的物质（如 O_2、CO_2 及营养物质）通过，对大于微孔的颗粒状物质如细菌等则具有屏障作用。癌细胞和溶血性链球菌分泌的透明质酸酶能分解透明质酸，破坏分子筛的结构，从而扩散。蛋白聚糖有许多亲水基团，能结合大量水分子，呈均质凝胶状。

基质中的结构性糖蛋白包括纤维粘连蛋白、层粘

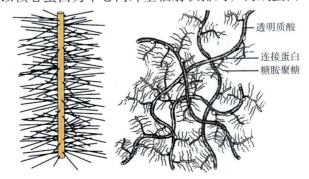

透明质酸

连接蛋白
糖胺聚糖

图 2-33 分子筛模式图

连蛋白和软骨粘连蛋白等，其中纤维粘连蛋白是基质中最主要的结构性糖蛋白。其分子表面具有与多种细胞、胶原纤维及蛋白聚糖相结合的基团，因此纤维粘连蛋白是将这3种成分有机连接的媒介。此外，纤维粘连蛋白还能黏附细菌等抗原物质，启动巨噬细胞对抗原物质的特异性吞噬作用。

（3）组织液　由从毛细血管动脉端渗出的水和一些小分子物质（氨基酸、葡萄糖和电解质等）组成，经过组织内的物质交换后，再通过毛细血管静脉端或毛细淋巴管吸收入血液或淋巴内。组织液是细胞摄取营养物质和排出代谢产物的中介，成为细胞赖以生存的内环境。正常情况下，组织液不断地生成，又不断地被吸收，始终不断地循环更新，从而保持动态平衡。一旦这种动态平衡遭到破坏，基质中的组织液含量就会增多或减少，组织液水分过度损失或积留，导致组织脱水或组织水肿。

（二）致密结缔组织

致密结缔组织（dense connective tissue）是一种以纤维成分为主的固有结缔组织，根据纤维的性质和排列方式，可区分为规则致密结缔组织和不规则致密结缔组织。

1. 规则致密结缔组织（regular dense connective tissue）　结构特点是大量密集成束的胶原纤维平行排列成束，纤维束之间的成纤维细胞称为腱细胞（图2-34）。规则致密结缔组织构成肌腱、腱膜和大部分的韧带。

2. 不规则致密结缔组织（irregular dense connective tissue）　特点是粗大的胶原纤维纵横交织，排列紧密，纤维之间细胞成分较少（图2-35）。主要分布于皮肤的真皮、硬脑膜、巩膜及一些器官的被膜等处。

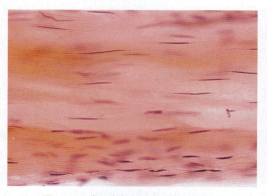

图2-34　规则致密结缔组织光镜图

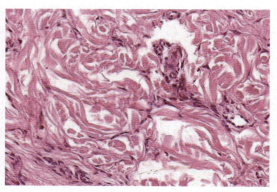

图2-35　不规则致密结缔组织光镜图

（三）脂肪组织

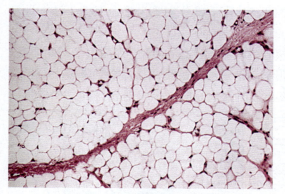

图2-36　黄色脂肪组织光镜图

脂肪组织（adipose tissue）是一种以脂肪细胞为主要成分的结缔组织。光镜下可见许多脂肪细胞聚集在一起，疏松结缔组织将其分隔成小叶（图2-36）。按其细胞形态结构和功能的不同，脂肪组织可以分为黄色脂肪组织和棕色脂肪组织两种类型。

1. 黄色脂肪组织（yellow adipose tissue）　为通常所称的脂肪组织，呈黄色，在某些哺乳动物呈白色。其脂肪细胞大多只含一个大脂滴，故又称单泡脂肪细胞。单泡脂肪细胞呈圆形、椭圆形或多边形。黄色脂肪组织主要分布于皮下、网膜、系膜、内脏器官的周围及骨髓腔等处，是体内的能量储存库，并对脏器起支持和保护作用。

2. 棕色脂肪组织（brown adipose tissue）　呈棕色，胞质中含有多个分散的脂滴、大量线粒体及糖原颗粒，细胞核呈圆形或椭圆形，多位于中央。由于棕色脂肪细胞胞质中含有多个脂滴，又称为多泡脂肪细胞。新生儿时期，棕色脂肪分布比较广泛，随着年龄的增大，棕色脂肪迅速减少，成人体内含量极少。其主要功能是为机体提供热能。

（四）网状组织

网状组织（reticular tissue）由网状细胞和网状纤维构成。网状细胞呈星形，有多个突起，相邻细胞的突起互相连接成网；胞质较多，弱嗜碱性；细胞核较大，呈圆形或卵圆形，着色浅，核仁明显。电镜下，网状细胞内可见大量的粗面内质网。网状细胞产生网状纤维，其纤维常沿网状细胞的胞体和突起分布，并交织成网，成为网状细胞依附的支架（图 2-37）。网状组织在机体内不单独存在，而是参与构成造血组织和淋巴组织，为血细胞的发生和淋巴细胞的发育提供适宜的微环境。

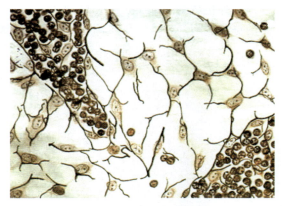

图 2-37　网状组织模式图

二、软骨组织与软骨

 案例 2-4

患者，男，14 岁。半年前扭伤右踝关节，此后常突然出现踝部疼痛，并持续数分钟，运动后踝关节酸痛。右踝关节外观无畸形或肿胀，踝关节活动正常。MRI 检查示：右距骨顶关节面软骨剥脱，右跟腓韧带损伤，右踝关节囊积液。诊断：1. 右距骨剥脱性骨软骨炎；2. 右跟腓韧带断裂。

问题：1. 关节面软骨由哪种软骨组织构成？
　　　2. 韧带由哪种组织构成？

（一）软骨组织

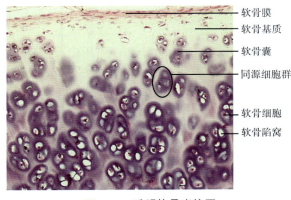

图 2-38　透明软骨光镜图

软骨组织由软骨细胞和软骨基质组成。成熟软骨细胞的核小而圆，可见 1 ～ 2 个核仁，胞质弱嗜碱性（图 2-38），电镜下可见胞质内有丰富的粗面内质网和发达的高尔基体，还有糖原和脂滴，线粒体较少。

软骨基质是软骨细胞分泌的细胞外基质，由纤维成分和基质组成。基质的化学成分与疏松结缔组织的相似，但硫酸软骨素含量高。软骨基质内无血管，O_2 和营养物质主要来自软骨膜。软骨细胞所在的腔称为**软骨陷窝**。软骨陷窝周围有一层含硫酸软骨素较多的基质，染色时呈强嗜碱性，称**软骨囊**。靠近软骨膜的软骨细胞较幼稚，体积小而扁，常单个分布；位于软骨中部的软骨细胞大而圆，成群分布，每群有 2 ～ 8 个细胞聚集一起，它们由一个细胞分裂增生而来，故称**同源细胞群**（图 2-38）。根据软骨组织中主要纤维种类的不同，将软骨分为透明软骨、纤维软骨和弹性软骨。

1. **透明软骨**（hyaline cartilage）　分布较广，早期胚胎的骨架、成体的关节软骨、肋软骨及气管的软骨环都属于这种软骨。新鲜时呈半透明状，较脆，易折断。透明软骨由软骨组织和覆盖其表面的软骨膜构成。透明软骨中的纤维是直径为 10 ～ 20nm 的胶原原纤维，因其折光率与基质相近，故在光镜下不易分辨。

2. **纤维软骨**（fibrocartilage）　分布于椎间盘、关节盘、耻骨联合及关节软骨的肌腱附着处，新鲜时呈乳白色。纤维软骨与致密结缔组织连接处，两者之间无明显界限。纤维软骨的结构特点是软骨基质中含有大量平行或交错排列的胶原纤维束，由Ⅰ型胶原蛋白组成，纤维束间的基质很少，软骨细胞小而少，成行分布于纤维束之间（图2-39）。

　　3. 弹性软骨（elastic cartilage）　分布于耳郭、外耳道、咽鼓管、会厌和喉软骨等处，基质中含有大量交织成网的弹性纤维（图2-40）。弹性软骨新鲜时呈黄色，具有较强的弹性。

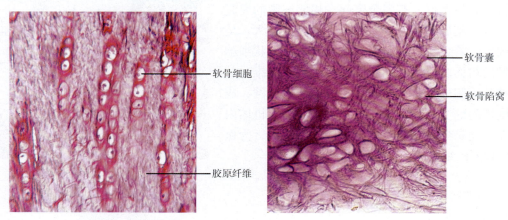

图 2-39　纤维软骨　　　　　　　　　　图 2-40　弹性软骨

（二）软骨

　　软骨（cartilage）由软骨组织及周围的软骨膜构成，关节面的关节软骨没有软骨膜覆盖。软骨膜是致密结缔组织，分内、外两层，外层纤维多，细胞少，血管少，主要起保护作用；内层纤维少，细胞多，血管多，分布其中的梭形小细胞称**骨祖细胞**，可增殖分化为软骨细胞，在软骨的生长和修复中起重要作用。软骨膜内的血管为软骨组织提供了营养物质，营养物质的交换通过通透性强的软骨基质进行。软骨能承受压力，耐摩擦，有一定的支持和保护作用。

三、骨组织与骨

　　骨由骨组织、骨膜和骨髓等构成，具有支持、保护及构成关节参与身体的运动等作用。骨组织还是人体的钙、磷贮存库。

（一）骨组织

　　骨组织（osseous tissue）由多种细胞和钙化的细胞外基质构成。钙化的细胞外基质称为**骨基质**。
　　1. 骨组织的细胞　有骨祖细胞、成骨细胞、骨细胞和破骨细胞（图2-41）。其中骨细胞最多，位于骨基质内，其他几种细胞均位于骨组织的边缘。

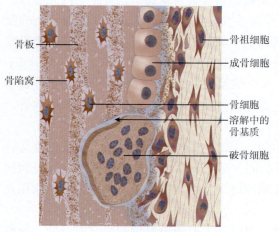

图 2-41　骨组织结构模式图

　　（1）骨祖细胞　位于骨膜内和骨组织的血管周围。细胞小，呈梭形，胞质弱嗜碱性，具有很强的增殖分化能力，可分化为成骨细胞（图2-41）。

　　（2）成骨细胞　分布在骨组织表面，常排列成行，胞体较大，呈立方形或矮柱状，表面有细小突起，与相邻细胞形成缝隙连接。成骨细胞的核大而圆，胞质呈嗜碱性（图2-41）。电镜下可见丰富的粗面内质网、游离核糖体和高尔基体，分泌合成多种功能蛋白，调节骨组织的生长和代谢。成骨细胞合成和分泌胶原纤维和基质，在无钙盐沉积时称为**类骨质**。类骨质钙化后转变成骨基质。成骨细胞被骨基质包埋后成为骨细胞。

（3）骨细胞　单个分布于骨板之间或骨板之内，细胞小，呈扁椭圆形，多突起，细胞器较少（图 2-41）。骨细胞的胞体位于骨陷窝内，突起位于骨小管内（图 2-42）。相邻骨细胞的突起形成缝隙连接，骨小管彼此相通。骨陷窝和骨小管内含组织液，可营养骨细胞并带走代谢产物。

（4）破骨细胞　是一种多核巨细胞，数量少，常位于骨组织表面，由多个单核细胞融合而成；胞体巨大，胞质嗜酸性，核 5 ～ 50 个或更多（图 2-41），胞质内含有丰富的溶酶体和线粒体，有溶骨作用。

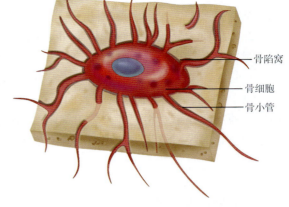

图 2-42　骨细胞结构模式图

2. 骨基质　由无机质和有机质构成，含水很少。

（1）无机质　又称**骨盐**，约占骨组织干重的 65%，主要化学成分为钙、磷等，以羟基磷灰石结晶的形式存在，呈细针状，沿胶原原纤维长轴规则排列。

（2）有机质　由成骨细胞分泌形成，90% 是胶原纤维，还有少量无定形基质。骨组织的胶原纤维约为人体胶原纤维总量的 50%。无定形基质呈凝胶状，含多种蛋白聚糖，如骨钙蛋白、骨桥蛋白等，起黏合和调节骨钙化的作用。

骨组织中的胶原纤维分层排列，与骨基质紧密结合构成**骨板**。同一骨板内的纤维相互平行，相邻骨板的纤维相互垂直，这种多层板状结构增强了骨的支持能力。

（二）骨

长骨由骨密质、骨松质、骨膜、关节软骨及骨髓等构成。根据骨基质排列方式的不同，骨组织分为骨密质和骨松质。

1. **骨密质**（compact bone）　分布于骨干和骨骺的外侧面，骨板排列规律，按骨板的排列方式可分为环骨板、骨单位和间骨板（图 2-43）。

（1）环骨板　是环绕骨干外表面和内表面的骨板，分别称为**外环骨板**和**内环骨板**。外环骨板厚，数层至十余层，较整齐。内环骨板薄，仅由几层骨板组成，不甚规则。横向穿越内、外环骨板的小管称**穿通管**，内含血管、神经、结缔组织和组织液（图 2-43）。

（2）骨单位　又称**哈弗斯系统**，位于内、外环骨板之间，数量最多，是对长骨起支持作用的主要结构单位。骨单位呈纵行的圆筒状，由 4 ～ 20 层同心圆排列的骨板围绕**中央管**而构成（图 2-44）。中央管与穿通管相通。骨单位内的骨小管相互通连，最内层的骨小管开口于中央管。相邻骨单位的骨小管不相通。

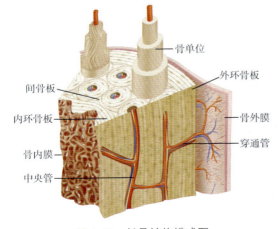

图 2-43　长骨结构模式图

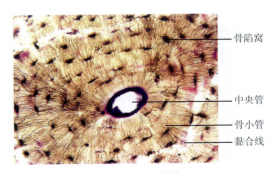

图 2-44　骨单位

（3）间骨板　是骨单位被吸收后残留的部分，位于骨单位之间或骨单位与环骨板之间，呈扇形或不规则形，其中无血管通道（图2-43）。

2. 骨松质　分布于长骨的骨骺和骨干的内侧面，呈多孔网状。数层骨板交错形成针状或片状骨小梁，骨小梁相互交错连接形成骨松质。

3. 骨膜　分为骨外膜和骨内膜，有保护和营养骨的作用。

（1）骨外膜　位于长骨的外表面（除关节面外），分两层。外层是致密结缔组织，将骨外膜固定于骨；内层是薄层疏松结缔组织，含骨祖细胞、小血管、神经等。骨祖细胞参与骨的生长和修复。

（2）骨内膜　位于骨髓腔面、骨小梁的表面、穿通管和中央管的内表面，含骨祖细胞及血管。

（三）骨的发生和生长

1. 骨的发生　骨发生于胚胎时期中胚层的间充质。有些部位间充质先密集成膜状，再分化为骨祖细胞，进而分化为成骨细胞，形成骨组织，这一过程称**膜内成骨**。有些部位的间充质先分化为透明软骨，而后软骨细胞退化，骨祖细胞进入并分化成为成骨细胞，在退化的软骨基质处成骨，这一过程称**软骨内成骨**（图2-45）。

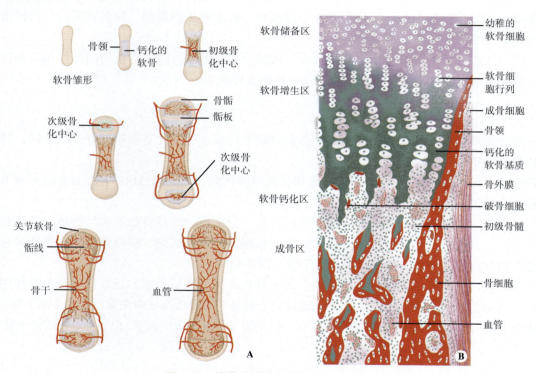

图2-45　软骨内成骨及长骨生长示意图

A. 软骨内成骨及长骨的生长；B. 软骨被骨取代的过程

2. 骨的生长和改建　骺板是长骨生长的基础。骺板以软骨内成骨的方式进行成骨。从骨骺端到骨髓腔之间，骺板依次分为4个区（图2-45）。

（1）软骨储备区　软骨细胞较小，分散存在，软骨基质呈弱嗜碱性。

（2）软骨增生区　软骨细胞快速分裂，细胞变大，同源细胞群纵向排列成行。

（3）软骨钙化区　软骨细胞肥大、退化死亡，软骨基质变薄、钙化，呈强嗜碱性。

（4）成骨区　靠近骨髓腔。破骨细胞破坏和吸收钙化的软骨基质，形成纵行的隧道，成骨细胞在残留的软骨基质表面成骨，形成过渡型骨小梁。骨小梁之间为初级骨髓腔。

青春期结束后，骺板被骨组织取代，形成骺线，长骨不再生长。一生中，骨组织持续进行改建，成骨细胞和破骨细胞的活动维持着动态平衡。

3. 影响骨生长和改建的因素　骨的生长发育除受遗传因素控制外，也受激素、维生素、细胞因子等的影响。维生素 D 能促进肠道对钙和磷的吸收，提高血钙和血磷水平，有利于类骨质的钙化。生长激素和甲状腺激素可促进骺板软骨的生长。雌激素和维生素 D 缺乏、糖皮质激素和甲状旁腺激素水平过高等可以导致骨质疏松症，其特征是骨量低、骨组织微细结构退化和骨强度下降。

案例 2-5

患者，女，50 岁，腰背疼痛 1 年，加重 1 个月就诊。1 年前滑倒后腕部骨折，后治愈。双光能 X 线骨密度检查示：第 1 ～ 4 腰椎（L$_1$ ～ L$_4$）骨密度 T–2.5（即低于正常值 2.5 个标准差）。临床诊断为骨质疏松症。

问题：1. 导致该患者骨质疏松的原因是什么？
　　　2. 骨质疏松患者的骨组织结构有何变化？

四、血　液

血液（blood）是一种液态的结缔组织，在心血管系统中循环流动。血液由**血浆**和**血细胞**组成，占成人体重的 7% ～ 8%。在从血管采取的血液中加入适量抗凝剂（如肝素或枸橼酸钠），沉淀后，血液可分为 3 层：上层为淡黄色的血浆，下层深红色的是红细胞，中间的薄层为白细胞和血小板。

案例 2-6

患儿，男，5 个月，发热咳嗽 4 天，体温 39.5℃，拒奶，精神差。血白细胞 20×10^9/L，中性粒细胞 88%，淋巴细胞 12%。胸部 X 线检查示：双肺下野点片状阴影。临床诊断为支气管肺炎。

问题：1. 该患儿的白细胞数量是否正常？各类白细胞的功能是什么？
　　　2. 支气管肺炎为什么会导致白细胞数量的变化？

（一）血浆

血浆相当于结缔组织中的细胞间质，约占血液容积的 55%，为淡黄色的黏稠液体，其中 90% 是水，其余为血浆蛋白（如白蛋白、球蛋白、纤维蛋白原等）、激素、糖、维生素、无机盐和各种代谢产物等。血液在体外凝固时，溶解状态的纤维蛋白原转变为不溶解状态的纤维蛋白，纤维蛋白将血液中的细胞成分及大分子血浆蛋白包裹起来，形成血凝块，并析出淡黄色的清亮液体，称**血清**。

（二）血细胞

血细胞约占血液容积的 45%，包括红细胞、白细胞和血小板，它们悬浮于血浆中。光镜下观察血细胞的形态结构，通常采用瑞特（Wright）染色（又称血常规染色）或吉姆萨（Giemsa）染色的血涂片标本（图 2-46）。在正常生理情况下，血细胞有一定的形态结构，并有相对稳定的数量。

1. 红细胞（erythrocyte，red blood cell，RBC）　数量最多，扫描电镜下，红细胞呈双凹圆盘状，直径 7.0 ～ 8.5μm。中央较薄，约 0.8μm，周缘较厚，约 2μm（图 2-47）。血涂片中，红细胞中央染色较浅，周缘染色较深（图 2-46）。

成熟红细胞无细胞核，也无细胞器，胞质内充满了**血红蛋白**（hemoglobin，Hb），血红蛋白是一种含铁的蛋白质，易与酸性染料结合，被染成橘红色。血红蛋白具有结合与运

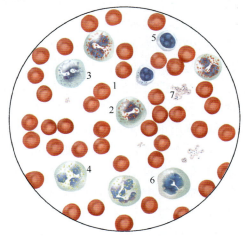

图 2-46　血细胞模式图
1. 红细胞；2. 嗜酸性粒细胞；3. 嗜碱性粒细胞；4. 中性粒细胞；5. 淋巴细胞；6. 单核细胞；7. 血小板

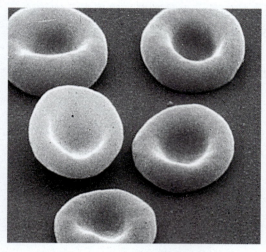

图 2-47　红细胞扫描电镜图

输 O_2 和 CO_2 的功能。煤气中毒时，血红蛋白与大量一氧化碳（CO）结合，血红蛋白对 CO 的亲和力比对 O_2 的亲和力大得多，而且结合后不易分离，阻碍了其与 O_2 的结合，导致组织缺氧，甚至死亡。

红细胞的数目及血红蛋白的含量可有生理性改变，如婴儿高于成人，高原地区居民高于平原地区居民。循环血液中红细胞总容量低于同年龄、同性别、同种族、同海拔人群正常值低限称为**贫血**。

红细胞膜上有一种嵌入糖蛋白，即血型抗原 A 和（或）血型抗原 B，构成了人类的 ABO 血型抗原系统。血型鉴定是安全输血的前提，在临床输血中具有重要意义。红细胞自身异常（如遗传性球形红细胞增多症），或红细胞外在环境异常（如血浆渗透压降低），均可导致红细胞膜破裂，

血红蛋白逸出，称为**溶血**；蛇毒、溶血性细菌等也能引起溶血。溶血后残留的红细胞膜囊称为**血影**。

红细胞的平均寿命约 120 天。衰老红细胞经过脾或肝时被巨噬细胞吞噬清除。进入血液的红细胞有些未完全成熟，残留部分核糖体，用煌焦油蓝染色呈蓝色细网状，称为**网织红细胞**。成人网织红细胞占红细胞总数的 0.5%～1.5%，新生儿则可达 3%～6%。骨髓造血功能障碍的患者，网织红细胞降低；缺铁性贫血患者经治疗后网织红细胞增加，说明治疗有效。

🔥 医者仁心

ABO 血型的发现者——卡尔·兰德斯坦纳

在血型发现之前，人们就已经开始尝试给失血的患者输血，并发现在人和动物之间输血后会致命。即便输人血，也有人在输血后迅速死亡。20 世纪初，奥地利病理学家卡尔·兰德斯坦纳对不同来源的血液进行观察研究，发现了 A、B、O 三种血型。后来，人们又发现了 AB 型。ABO 血型系统的发现和同型输血原则的确立，从根本上避免了输血事故的发生，挽救了大量患者的生命。兰德斯坦纳也因此于 1930 年获得诺贝尔生理学或医学奖。

2. 白细胞（leukocyte，white blood cell，WBC）　为无色有核的球形细胞，体积比红细胞大，多数能以变形运动的方式穿过微血管管壁，进入结缔组织或淋巴组织，发挥防御和免疫功能。血液中白细胞的数值可受各种生理因素的影响，如劳动、运动、饮食后及妇女月经期时白细胞的数目略有增多。在疾病状态下，白细胞总数及各种白细胞的百分比值都可发生变化。

光镜下，根据白细胞胞质有无特殊颗粒，可将其分为**有粒白细胞**和**无粒白细胞**两类。有粒白细胞又根据颗粒的染色性，分为中性粒细胞、嗜酸性粒细胞和嗜碱性粒细胞。无粒白细胞有单核细胞和淋巴细胞两种，其胞质内无特殊颗粒，但含有嗜天青颗粒（图 2-46）。

（1）中性粒细胞　是数量最多的白细胞，占白细胞总数的 50%～70%。细胞直径 10～12μm，核的形态多样，呈杆状或分叶状，分叶核一般为 2～5 叶，叶间有细丝相连。中性粒细胞的胞质染成粉红色，胞质中充满许多细小、分布均匀的颗粒。一般认为核分叶越多，表明细胞越接近衰老。中性粒细胞胞质颗粒可分为**嗜天青颗粒**和**特殊颗粒**两种。嗜天青颗粒是一种溶酶体，能消化吞噬细菌和异物。特殊颗粒体积较细小，呈淡红色，约占颗粒总数的 80%，是一种分泌颗粒，内含吞噬素和溶菌酶等，能杀死细菌。中性粒细胞具有活跃的变形运动、趋化性和吞噬功能。在趋化因子的刺激下，能以变形运动的方式穿出毛细血管，聚集到细菌周围，中性粒细胞吞噬细菌后，成为**脓细胞**。中性粒细胞在血液中停留 6～7 小时，在组织中存活 1～4 天。

（2）**嗜酸性粒细胞**　占白细胞总数的 0.5%～3.0%，直径 10～15μm，核多为 2 叶，胞质内充满粗大、分布均匀、染成橘红色、略带折光性的嗜酸性颗粒。嗜酸性颗粒属于特殊的溶酶体，除了含有

一般的溶酶体酶外，还含有芳基硫酸酯酶、组胺酶、阳离子蛋白等。嗜酸性粒细胞也能做变形运动，并具有趋化性。其释放的组胺酶能分解组胺，芳基硫酸酯酶能灭活白三烯，从而减弱过敏反应。嗜酸性粒细胞还能释放阳离子蛋白和各种酶类，直接杀灭寄生虫。因此，在过敏性疾病或寄生虫感染时，血液中嗜酸性粒细胞增多。嗜酸性粒细胞在血液中一般停留 6～8 小时，在结缔组织中可存活 8～12 天。

（3）**嗜碱性粒细胞**　数量最少，占白细胞总数的 0%～1%。细胞直径 12～15μm。核分叶或呈 S 形或不规则形，着色较浅，常被颗粒掩盖。胞质内含有大小不等、分布不均、染成蓝紫色的嗜碱性颗粒，颗粒内含肝素、组胺和嗜酸性粒细胞趋化因子。胞质中含白三烯。肝素具有抗凝血作用，组胺与白三稀均参与过敏反应。嗜碱性粒细胞在组织中可存活 12～15 天。

（4）**单核细胞**　占白细胞总数的 3%～8%。是体积最大的白细胞，直径 14～20μm，核呈肾形或马蹄形。核常偏位，色较浅。胞质较丰富，呈弱嗜碱性，内含许多细小的嗜天青颗粒，为特化的溶酶体。电镜下，细胞表面有皱褶和微绒毛，胞质内有许多吞噬泡。单核细胞在血流中停留 1～5 天后，穿越血管壁进入结缔组织，分化为各种类型的巨噬细胞。

（5）**淋巴细胞**　占白细胞总数的 20%～30%。大小不等，直径 6～8μm 的为小淋巴细胞，9～12μm 的为中淋巴细胞，13～20μm 的为大淋巴细胞。外周血中的淋巴细胞大部分为小淋巴细胞，细胞核呈圆形，一侧常有小凹陷，染色质致密呈块状，着色深。胞质很少，在核周形成一窄带，嗜碱性、染成蔚蓝色，含少量嗜天青颗粒。淋巴细胞是唯一能从组织返回血液的血细胞，其寿命从数天至数年不等。

3. **血小板**（blood platelet，PLT）　是骨髓中巨核细胞脱落的胞质小块，无细胞核，但表面有完整的细胞膜。血小板体积较小，直径 2～4μm，呈双凸扁盘状，当受到机械或化学刺激时，则伸出小突起，不规则，常聚集成群。周边部呈均质浅蓝色，称透明区；中央有密集的蓝紫色颗粒，称颗粒区。颗粒区有特殊颗粒、致密颗粒和少量溶酶体。血小板在止血和凝血过程中起重要作用。血小板寿命 7～14 天。

（三）血细胞的发生

人的血细胞最早是在胚胎卵黄囊壁的血岛生成。胚胎第 6 周，从卵黄囊迁入肝的造血干细胞开始造血，随后，脾也出现短暂造血功能。从胚胎第 4 个月至终生，骨髓成为主要的造血器官，产生红细胞系、粒细胞系、单核细胞系和巨核细胞 - 血小板系。

案例 2-7

患者，男，19 岁，因发热、骨痛、牙龈出血、尿血 1 周入院。伴有发热，体温最高达 39.5℃，四肢骨痛，面色苍白，全身乏力，咽痛伴咳嗽及少许黏液痰，双下肢有散在出血点。2 个月前因家中装修有接触高浓度油漆（含苯）史。查体：体温 39.5℃，右眼底视网膜及黄斑区可见散在出血点，牙龈肿胀，大部分牙龈有渗血。血常规：RBC 2.75×10^{12}/L，Hb 78g/L，WBC 41.2×10^{12}/L，PLT 23×10^{12}/L。尿 RBC+++，腹部 B 超示肝脾大。骨髓涂片检查提示骨髓增生极度活跃，早幼粒细胞占 90%，红系、巨核细胞系受抑制，全片未见巨核细胞，过氧化物酶反应（+）。临床诊断为急性早幼粒细胞性白血病（M3 型）。

问题：1. 该患者的血常规有哪些异常？
　　　2. 血细胞发生的正常过程是怎样的？

1. **骨髓的结构**　骨髓分为红骨髓和黄骨髓。红骨髓主要分布在扁骨、不规则骨和长骨骺端的骨松质中，造血功能活跃，产生各种血细胞；黄骨髓内主要是脂肪组织和少量的幼稚血细胞，机体需要时可以转化为红骨髓，恢复造血功能。红骨髓以网状组织构成网架，网孔中充满不同发育阶段的各种血细胞，以及少量**造血干细胞**和基质细胞。基质细胞包括巨噬细胞、成纤维细胞、脂肪细胞和间充质细胞等。红骨髓内有丰富的血窦，发育成熟的血细胞经血窦进入血循环。

2. **造血干细胞**和**造血祖细胞**　造血干细胞是最原始的造血细胞，起源于人胚的卵黄囊血岛。出生后，造血干细胞主要存在于红骨髓，脾、肝、淋巴结和外周血中也有少量分布。造血干细胞具有高度自我复制能力，能分化形成不同的造血祖细胞。造血祖细胞由造血干细胞分化而来，只能向一个或几个血细胞系定向增殖分化，故也称为定向干细胞，主要包括红细胞系、中性粒细胞系、巨噬细胞系和巨核细胞系等。

3. **血细胞发生进程及其形态变化规律**　血细胞的发生是造血干细胞经增殖、分化直至成为各种成熟血细胞的过程。造血干细胞首先形成造血祖细胞，再进一步分化为形态上可以识别的各种血细胞。各种血细胞发生过程大致可以分为三个阶段：原始阶段、幼稚阶段（又分早、中、晚三期）和成熟阶段（图2-48）。在各系血细胞的发生过程中，其形态演变有以下共同的变化规律：①胞体由大变小，但巨核细胞则由小变大；②胞核由大变小，红细胞的核最后消失，粒细胞的核由圆形逐渐变成杆状乃至分叶状，而巨核细胞的核由小变大，核内染色质由细疏逐渐变粗密，核的着色由浅变深，核仁由明显渐至消失；③胞质的量由少逐渐增多，胞质嗜碱性逐渐变弱，但单核细胞和淋巴细胞仍保持嗜碱性，胞质内的特殊结构或成分从无到有并逐渐增多，如红细胞中的血红蛋白、粒细胞中的特殊颗粒等；④细胞分裂能力从有到无，但淋巴细胞仍保持很强的潜在分裂能力。

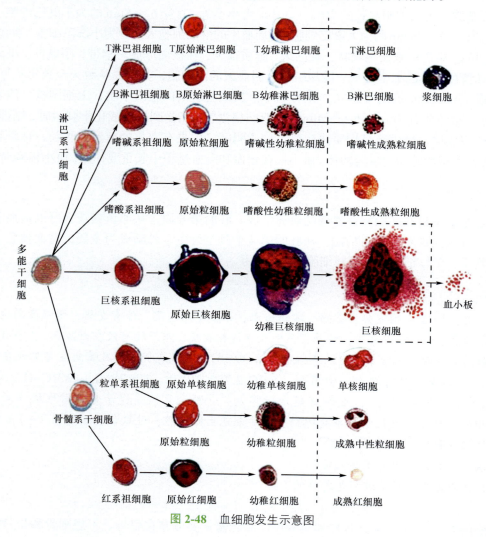

图 2-48　血细胞发生示意图

第4节　肌　组　织

　　肌组织（muscle tissue）主要是由具有收缩功能的肌细胞组成，肌细胞之间有少量的结缔组织。肌细胞呈长条状，故又称为**肌纤维**。肌细胞的细胞膜称**肌膜**，细胞质称**肌质**。根据肌纤维的形态结构、分布和功能的差异，将肌组织分为骨骼肌、心肌和平滑肌。光镜下见骨骼肌和心肌纤维纵切面有明暗相间的横纹，二者称**横纹肌**；平滑肌纤维无横纹。骨骼肌的运动受意识支配，称随意肌；心肌和平滑肌的运动不受意识支配，称不随意肌。

 案例 2-8

　　患者，男，35 岁，剧烈运动后出现双下肢疼痛、乏力。心肌酶谱示：肌酸激酶（CK）17 630 U/L。临床诊断：横纹肌溶解症。

问题：1. 什么是横纹肌？

　　　2. 横纹肌溶解症的结构特点如何？

一、骨　骼　肌

骨骼肌（skeletal muscle）借肌腱附着于骨骼。许多平行排列的骨骼肌纤维与结缔组织结合在一起构成肌肉（图 2-49）。包裹在整块肌肉外面的致密结缔组织称**肌外膜**。肌外膜的结缔组织深入肌肉，将肌纤维分隔成大小不等的肌束，包绕肌束的结缔组织称**肌束膜**。分布在每条肌纤维周围的少量疏松结缔组织称**肌内膜**。结缔组织有血管和神经分布，对肌组织有支持、连接、营养和保护的作用。

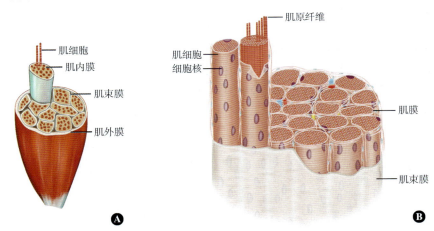

图 2-49　骨骼肌结构模式图

A. 骨骼肌低倍示意图；B. 一个肌束高倍示意图

（一）骨骼肌纤维的光镜结构

　　骨骼肌纤维呈细长圆柱形，直径 10 ～ 100μm，长 1 ～ 40mm。一条肌纤维含有几十个乃至几百个核，位于肌膜下方，核呈扁椭圆形，染色较浅（图 2-50）。肌质嗜酸性，含有许多与细胞长轴平行排列的**肌原纤维**，肌原纤维呈细丝状，直径 1 ～ 2μm。每条肌原纤维上都有明、暗带相间排列，且各条肌原纤维的明带和暗带都相应地排列在同一平面上，构成骨骼肌纤维的周期性横纹。明带着色浅，又称 I 带；暗带着色深，又称 A 带。在暗带中部有一浅色带称 H 带，H 带中央有一着色深的 M 线。明带中央有一

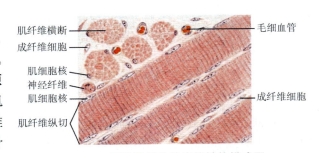

图 2-50　骨骼肌纤维的光镜结构模式图

着色深的细线，称 Z 线。相邻两条 Z 线之间的一段肌原纤维称为**肌节**。每个肌节由 1/2I 带 +A 带 +1/2I 带组成（图 2-51），长 1.5 ～ 3.5μm，是肌原纤维的基本结构和功能单位。

（二）骨骼肌纤维的超微结构

1. 肌原纤维（myofibril） 由数千条平行排列的粗、细两种肌丝组成。**粗肌丝**长约 1.5μm，直径约 15nm，位于肌节的 A 带，中部借 M 线固定，两端游离。**细肌丝**长约 1μm，直径约 5nm，它一端固定在 Z 线上，另一端插到 A 带的粗肌丝之间，其末端游离，止于 H 带外侧。明带内只有细肌丝，暗带中央的 H 带内只有粗肌丝，而 H 带两侧的 A 带内既有粗肌丝又有细肌丝（图 2-51）。粗肌丝和细肌丝平行排列，部分重叠，组成了光镜下所见的明带和暗带。

（1）粗肌丝的分子结构　粗肌丝由肌球蛋白分子组成。肌球蛋白分子形似豆芽状，分为头部和杆部，头部形如豆瓣，杆部如同芽体，在头和杆的连接点可以屈伸。杆部朝向粗肌丝的中央，而头部朝向粗肌丝的两端并突出表面，故又称横桥。肌球蛋白分子头部具有 ATP 酶的活性并能与 ATP 结合，当头部与细肌丝肌动蛋白上的位点接触时，ATP 酶被激活并分解 ATP 释放能量，使横桥产生屈伸运动，牵拉细肌丝滑动。

（2）细肌丝的分子结构　细肌丝由肌动蛋白、原肌球蛋白和肌钙蛋白组成。肌动蛋白是细肌丝的主要成分。许多球形的肌动蛋白单体相互连接成串珠状的长链，2 条链相互缠绕形成双股螺旋链，构成肌动蛋白分子。每个肌动蛋白单体上都有一个与肌球蛋白头部相结合的位点。原肌球蛋白由双股螺旋多肽链组成，多肽链分子首尾相连，嵌于肌动蛋白双股螺旋链的浅沟内，掩盖肌动蛋白与肌球蛋白头部相结合的位点。肌钙蛋白由 3 个球形亚单位组成，附着于原肌球蛋白分子上，能与 Ca^{2+} 结合。

2. 横小管（transverse tubule） 是肌膜内陷形成的管道，它的走向与肌纤维长轴垂直。人与哺乳动物的横小管位于明暗带交界处，同一水平的横小管在细胞内分支吻合环绕在每条肌原纤维周围（图 2-52）。横小管的功能是将肌膜的兴奋迅速传到肌纤维内。

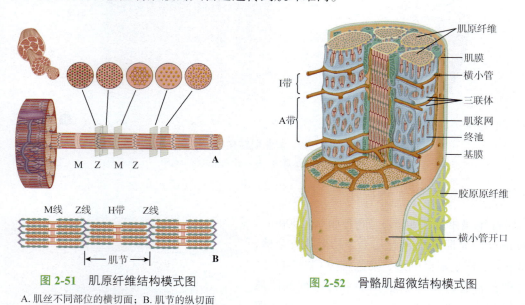

图 2-51　肌原纤维结构模式图
A. 肌丝不同部位的横切面；B. 肌节的纵切面

图 2-52　骨骼肌超微结构模式图

3. 肌质网（sarcoplasmic reticulum） 是肌纤维内特化的滑面内质网，位于横小管之间，纵行包绕在每条肌原纤维周围，又称**纵小管**。位于横小管两侧的肌浆网末端膨大称**终池**。每条横小管与其两侧的终池共同组成**三联体**（图 2-52）。肌质网具有贮存和释放 Ca^{2+} 的作用。当肌纤维兴奋经横小管传至肌质网膜时，肌质网内储存的 Ca^{2+} 释放到肌质触发肌纤维收缩。

（三）骨骼肌纤维的收缩原理

目前公认的骨骼肌纤维收缩机制是肌丝滑动学说。骨骼肌纤维收缩的主要过程为：①运动神经末梢将神经冲动传递给肌膜；②兴奋经横小管传向肌质网，肌质网内的 Ca^{2+} 释放到肌浆；③ Ca^{2+} 与肌钙蛋白结合，肌钙蛋白分子发生构型和位置的改变，使原肌球蛋白的位置变化，暴露出肌动蛋白上与肌球蛋白的结合位点，二者迅速结合；④ ATP 酶被激活并分解 ATP 释放能量，横桥发生屈伸运动，牵拉细肌丝向 M 线滑动。⑤肌节中 I 带变窄，A 带长度不变，H 带因细肌丝的插入可消失，肌节缩短，肌纤维收缩。⑥收缩结束后，Ca^{2+} 从肌质内被泵回肌质网，肌钙蛋白恢复原来的构型，原肌球蛋白恢复原位又掩盖肌动蛋白与肌球蛋白结合的位点，肌球蛋白横桥与肌动蛋白脱离，骨骼肌处于松弛状态（图 2-53）。

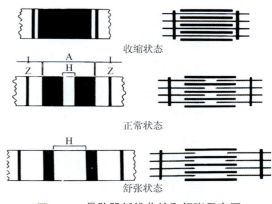

图 2-53　骨骼肌纤维收缩和舒张示意图

二、心　　肌

心肌（cardiac muscle）主要分布于心脏，少量心肌细胞存在于近心脏的大血管近段。心肌收缩具有自动节律性。

案例 2-9

患者，男，18 岁，发热一周，心悸半天。患者一周前出现发热，体温 38.0℃，伴咽痛、咳嗽，半天前出现心悸，无胸痛、晕厥。心电图提示室性心动过速，心肌酶谱示肌钙蛋白 T 0.21ng/ml，血常规示 WBC 13.2×10^9/L。临床诊断为病毒性心肌炎。

问题：肌钙蛋白构成心肌纤维的什么结构？

（一）心肌纤维的光镜结构

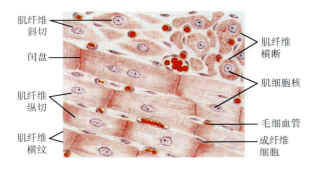

图 2-54　心肌光镜结构模式图

与骨骼肌纤维比较，心肌纤维有下列特点：①心肌纤维呈短圆柱状，有分支，并相互连接呈网状；②心肌纤维的连接处有着色深的粗线，称**闰盘**；③核呈卵圆形，1～2 个，居细胞中央；④肌质较丰富，含丰富的线粒体、糖原、少量脂滴和脂褐素，肌原纤维和横纹不如骨骼肌明显（图 2-54）。

（二）心肌纤维的超微结构

与骨骼肌纤维比较，心肌纤维超微结构有下列特点（图 2-55）：①粗、细肌丝也形成肌节，但肌原纤维粗细不等，其间有丰富的线粒体；②横小管较粗，位于 Z 线水平；③肌浆网不甚发达，终池小而少，横小管两侧的终池往往不能同时存在，多见横小管与一侧的终池相邻形成二联体，三联体极少见；④闰盘位于 Z 线水平，常呈阶梯状，在横向连接部位有中间连接和桥粒，起牢固的连接作用，在纵向连接部位有缝隙连接，便于细胞间化学信息的交流和电冲动的传导，以保证许多心肌纤维收缩的同步性和协调性（图 2-56）。

心房肌纤维除有收缩功能外，还有内分泌功能，可分泌心房钠尿肽，或称心钠素，具有排钠、利尿和扩张血管、降低血压等作用。

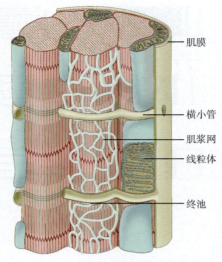

图 2-55 心肌纤维超微结构模式图

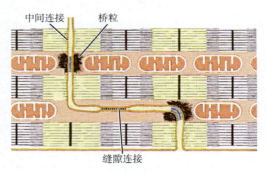

图 2-56 闰盘超微结构模式图

心 肌 炎

心肌炎是指各种原因引起的心肌的炎症性病变。心肌炎可由多种因素引起，分为感染性和非感染性两大类。感染性心肌炎可由细菌、病毒、螺旋体、立克次体、真菌、原虫、蠕虫等引起；非感染性心肌炎的病因包括变态反应（如风湿热等），化学、物理或药物（如多柔比星等）因素等。心肌损害的轻重程度差别很大，临床表现各异，轻症患者无任何症状，而重症患者可发生心力衰竭、心源性休克甚至猝死。大部分患者经治疗可痊愈，有些患者在急性期之后发展为扩张型心肌病，可反复发生心力衰竭。

三、平 滑 肌

平滑肌（smooth muscle）广泛分布于血管壁和内脏器官，又称内脏肌。平滑肌纤维收缩缓慢，但持续时间长。

（一）平滑肌纤维的光镜结构

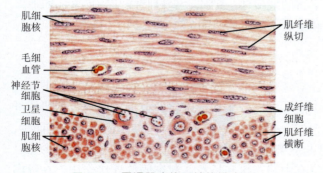

图 2-57 平滑肌光镜下结构模式图

平滑肌纤维呈长梭形，大小不一，一般长200μm，中央横径8μm。妊娠子宫的平滑肌纤维可长达500μm。有一个细胞核，呈椭圆形或杆状，位于细胞中央，当细胞收缩时，核常扭曲成螺旋状。肌质较丰富，无横纹（图2-57）。

（二）平滑肌纤维的超微结构

平滑肌纤维肌膜向下凹陷形成许多小凹。小凹相当于横纹肌的横小管。肌质中无肌原纤维及肌节的结构，含有粗肌丝、细肌丝，大量的密斑、密体和中间丝。密斑、密体和中间丝构成平滑肌纤维的细胞骨架系统。密斑和密体都是电子密度高的小体，密斑位于肌膜的内侧，为细肌丝的附着点。密体位于胞质中，为梭形小体，是细肌丝和中间丝的共同附着点。密体相当于横纹肌的Z线。中间丝连于密斑、密体之间，构成菱形的细胞骨架。

平滑肌纤维的粗、细肌丝不形成肌节的结构，细肌丝一端固定于密斑或密体，另一端游离于肌质中。粗肌丝则均匀分布于细肌丝之间。粗肌丝呈圆柱形，表面有成行排列的横桥，相邻的两行横桥摆动方向相反。若干条粗肌丝和细肌丝聚集形成肌丝单位，又称**收缩单位**。平滑肌纤维之间存在缝隙连接，有利于众多平滑肌纤维同时收缩而形成功能整体。平滑肌纤维的收缩也是通过肌丝滑动进行收缩的。由于肌丝单位在肌纤维内倾斜排列，相连的两排横桥摆动方向相反，肌丝滑动时，肌纤维呈螺旋状扭曲并缩短。

第 5 节　神经组织

神经组织（nervous tissue）主要由**神经细胞**（nerve cell）和**神经胶质细胞**（neuroglial cell）组成，两者都是高度分化和具有突起的细胞。神经细胞又称**神经元**（neuron），具有感受刺激、整合信息和传导冲动的功能，有些神经元还有内分泌功能。神经胶质细胞分布于神经元之间，对神经元起支持、营养、保护和分隔等作用。当神经受损时，它们也参与神经组织的再生活动。

 案例 2-10

　　患儿，女，2 岁。早产，出生后缺氧。不会说话或认人，不能走路。临床诊断为大脑性瘫痪。

　问题：神经组织由哪些细胞构成？

一、神经元与突触

神经元是神经系统形态结构和功能的基本单位，神经元的突起通过突触彼此连接，形成极其复杂的网络来调节各种生理活动。

（一）神经元

神经元形态多样，但都由胞体和突起两部分构成（图 2-58）。突起分树突和轴突两种，树突通常接收刺激并将兴奋传至胞体，轴突则将兴奋从胞体传出。

1. 胞体　是细胞的营养和代谢中心，主要分布在脑和脊髓的灰质及神经节内。其形态多样，有锥体形、梨形、梭形、星形和球形等；胞体大小差异很大，直径 5 ～ 150μm。

（1）**细胞膜**　是可兴奋膜，有些膜蛋白是特异的化学信息的受体，有些是离子通道。离子通道对神经元感受刺激和传导冲动起重要作用。

（2）**细胞核**　位于胞体中央，大而圆，异染色质少，着色浅，核仁大而明显（图 2-59）。

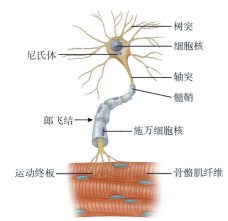

图 2-58　神经元结构模式图

（3）**细胞质**　除含有发达的高尔基体，丰富的线粒体、滑面内质网及溶酶体、脂褐素外，还有尼氏体和神经原纤维两种特征性结构。

尼氏体呈斑块状或颗粒状，分布在核周质和树突内，在 HE 染色或尼氏（Nissl）染色标本上，染成紫蓝色（图 2-59）。电镜观察，尼氏体由许多平行排列的粗面内质网及游离核糖体构成。尼氏体的功能是合成细胞器更新所需的结构蛋白、合成神经递质所需的酶类及肽类的神经调质。

神经原纤维呈丝状并相互交织成网，分布于胞体、树突和轴突内，呈平行排列（图 2-60），在镀银染色切片中，被染成棕黑色。电镜观察，神经原纤维由神经丝和微管聚集排列成束而形成，构成细胞骨架，并与细胞运动、物质运输和信息传导有关。

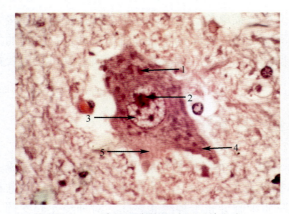

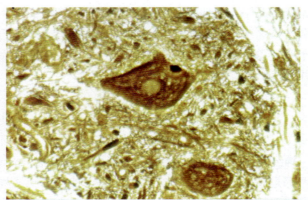

图 2-59　神经元光镜图（尼氏染色）　　　　图 2-60　神经元光镜图（镀银染色）

1. 尼氏体；2. 核仁；3. 细胞核；4. 树突；5. 轴丘

2. 突起　分为**树突**和**轴突**。神经元有 1 个或多个树突，比较短，呈树枝状分支，树突表面常有多种形状的小突起，称为**树突棘**。树突也含有尼氏体和神经原纤维。树突的功能主要是接受刺激，并将兴奋传向胞体。

一个神经元只有一个**轴突**，轴突细长，短者几微米，长者可达 1m 以上，神经元的胞体越大，其轴突越长。轴突表面光滑，直径较均一，分支少，轴突末端分支较多，最终形成轴突终末。胞体发出轴突的部位有一圆锥形浅染区，称**轴丘**。轴丘及轴突内均无尼氏体，可借此与树突鉴别。轴突表面的细胞膜称**轴膜**，内含的胞质称**轴质**。轴突的功能是传导神经冲动，神经冲动沿轴膜向轴突终末传递。

3. 神经元的分类　神经元种类繁多，一般按神经元突起数量、功能及释放的神经递质分类如下。

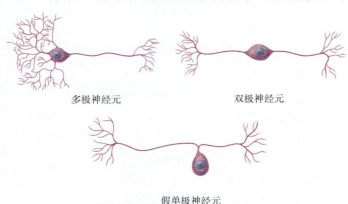

多极神经元　　　　　　　双极神经元

假单极神经元

图 2-61　各类神经元模式图

（1）按突起数量可分为　①**多极神经元**，有一个轴突和多个树突，多数神经元属于此类；②**双极神经元**，有一个树突和一个轴突，如视网膜内的双极神经元等；③**假单极神经元**，从胞体发出一个突起，距胞体不远分为 2 支，一支分布到周围的其他器官，称周围突，另一支进入中枢神经系统，称中枢突，如脑神经节和脊神经节内的感觉神经元等（图 2-61）。

（2）按功能可分为　①**感觉神经元**，又称传入神经元，多为假单极神经元，能感受各种刺激，将刺激传向中枢；②**运动神经元**，又称传出神经元，多为多极神经元，能把神经冲动传给肌细胞和腺细胞，支配肌肉的运动和腺细胞的分泌；③**中间神经元**，又称联络神经元，主要为多极神经元，位于前两种神经元之间，起信息加工和传递作用（图 2-62）。

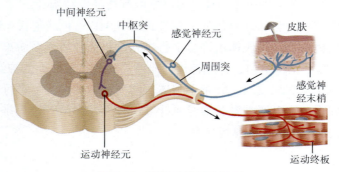

图 2-62　不同功能的神经元

（3）按释放的神经递质（或神经调质）可分为　胆碱能神经元、胺能神经元、肽能神经元、氨基酸能神经元 4 类。一般一个神经元只释放一种神经递质（或神经调质）。

医者仁心

和死神赛跑的"渐冻症"院长

2020 年，新冠疫情期间，武汉市金银潭医院是最早开始收治新冠肺炎患者的医院之一，且收治的大都是重症和危重患者。金银潭医院院长张定宇拖着因患"渐冻症"而行动不便的身体，与时间赛跑、与病毒抗争，用"渐冻"的身体托起了无数的希望。早在 2018 年，张定宇就被确诊为渐冻症。张定宇说，既然拦不住时间流逝，那就让它更有意义。他率队战斗在疫情一线，救死扶伤，勇于担当，用实际行动为年轻医生做表率。

链接

渐 冻 症

渐冻症主要为上、下运动神经元由于各种原因发生变性，使得大脑无法控制肌肉运动，逐渐出现无力、肌肉萎缩等症状。主要包括肌萎缩侧索硬化、进行性肌萎缩、原发性侧索硬化和进行性延髓麻痹 4 种类型。渐冻症在全球范围内患病率约为 4.5/10 万。

（二）突触

突触（synapse）是指神经元与神经元之间，或神经元与效应细胞之间的一种特化的细胞连接，是神经元传递信息的功能部位。神经元通过突触相互衔接组成复杂的神经网络和神经传导通路，从而完成神经系统的各种功能活动。

1. 突触的类型　根据突触连接部位的不同，突触可分为轴 - 树突触、轴 - 棘突触和轴 - 体突触，分别是一个神经元的轴突终末与另一个神经元的树突、树突棘或胞体连接，此外还有轴 - 轴突触和树 - 树突触等。根据突触传导信息的方式，可把突触分为**化学性突触**和**电突触**。前者以释放神经递质的方式传导冲动，后者通过缝隙连接以电信号传导冲动。化学性突触最常见，通常所说的突触是指化学性突触。

2. 化学性突触　电镜观察，化学性突触的结构由突触前成分、突触间隙和突触后成分组成（图 2-63）。

（1）突触前成分　指轴突终末的膨大部分，包括**突触前膨大**和**突触前膜**。突触前膨大内含许多单位膜包裹的突触小泡，还有少量线粒体、神经丝和微管等。突触小泡内含神经

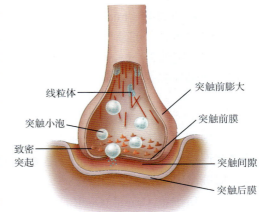

线粒体　　突触前膨大

突触小泡　　突触前膜

致密突起　　突触间隙

突触后膜

图 2-63　化学性突触超微结构模式图

递质或神经调质，突触小泡的形状和大小因含不同的神经递质（或神经调质）而各不相同。轴突终末与另一个神经元相接触处轴膜特化增厚的部分，称突触前膜，突触前膜胞质面含有电子密度高的锥形致密突起突入胞质内。

（2）突触间隙　是突触前膜和突触后膜之间的狭小间隙，宽 15 ～ 30nm。间隙内含有消化、水解神经递质的酶。

（3）突触后成分　主要为特化增厚的**突触后膜**，膜上含有能与神经递质特异性结合的受体，一种受体只能与一种神经递质结合，所以，不同递质对突触后膜所起的作用不同。

当神经冲动传导到轴突终末时，突触前膜 Ca^{2+} 通道开放，Ca^{2+} 由细胞外进入突触前成分，在 ATP 的参与下，突触小泡与细胞骨架脱离，移至突触前膜并与之融合，神经递质以出胞方式释放到突触间隙内，与突触后膜上的相应受体结合，引起突触后神经元的膜电位发生变化，使突触后膜发生兴奋或

抑制。突触间隙内的神经递质大部分被相应的水解酶灭活，部分被重摄取入突触前成分内，重新利用形成突触小泡。

二、神经胶质细胞

神经胶质细胞广泛分布于中枢神经系统和周围神经系统。

（一）中枢神经系统的神经胶质细胞

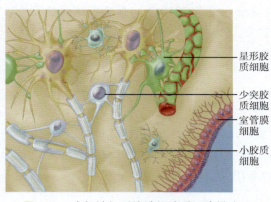

图 2-64　中枢神经系统神经胶质细胞模式图

中枢神经系统的神经胶质细胞有 4 种，在 HE 染色切片中难以分辨，用镀银染色或免疫组织化学方法可显示细胞的全貌（图 2-64）。

1. 星形胶质细胞（astrocyte）　体积大，数量最多。胞体呈星形；核大，呈圆形或卵圆形，染色浅；胞质内含有许多微细交错排列的胶质原纤维。可分为**纤维性星形胶质细胞和原浆性星形胶质细胞**，前者富含原纤维，突起长而直，分支较少，主要分布在白质；后者含原纤维较少，突起粗而短，分支多，主要分布在灰质。星形胶质细胞的突起伸展充填在神经元胞体及其突起之间，起支持和分隔神经元的作用。一些胶质细胞的突起末端膨大称脚板，附在毛细血管壁上，参与血脑屏障的构成（图 2-64）。

2. 少突胶质细胞（oligodendrocyte）　胞体较小；核呈卵圆形，染色较深；突起短，分支少，其突起末端包卷神经元的轴突形成髓鞘（图 2-64）。

3. 小胶质细胞（microglia）　体积最小，胞质少，核染色深，突起细长有分支（图 2-64）。中枢神经系统损伤时，可参与吞噬活动。

4. 室管膜细胞（ependymal cell）　被覆于脑室和脊髓中央管腔面，呈立方形、柱状或扁平状（图 2-64）。室管膜细胞具有支持和保护作用，并参与脑脊液形成。

（二）周围神经系统的神经胶质细胞

1. 施万细胞（Schwann cell）　呈薄片状，胞质较少，细胞表面有基膜。施万细胞是周围神经系统的髓鞘形成细胞，此外，还能分泌多种神经营养因子和细胞外基质，对神经元突起的生长及神经再生均有促进作用。

2. 卫星细胞（satellite cell）　是神经节内包裹神经元胞体的一层扁平或立方形细胞，具有营养和保护神经节细胞的作用。

三、神经纤维

神经纤维（nerve fiber）由神经元的长轴突和包裹在外的神经胶质细胞组成。根据神经元轴突是否有**髓鞘**（myelin sheath）包裹，神经纤维可分为**有髓神经纤维**和**无髓神经纤维**。神经纤维主要构成中枢神经系统的白质和周围神经系统。

（一）有髓神经纤维

1. 周围神经系统的有髓神经纤维　由多个施万细胞一个接着一个包绕轴突形成。施万细胞的细胞膜呈同心圆包卷轴突形成髓鞘。髓鞘呈节段性，相邻节段间无髓鞘的缩窄处称**郎飞结**。相邻两个郎飞结之间的一段神经纤维称**结间体**。每一结间体的髓鞘由一个施万细胞形成（图 2-65）。电镜下髓鞘呈明暗相间的同心圆板层结构。髓鞘的化学成分主要是类脂和蛋白质，类脂含量很高，约占 80%，在常规染色标本上，因类脂被有机溶剂溶解，仅见残留的网状蛋白质。在髓鞘外面包有神经膜，它由施万细胞最外面的一层细胞膜和基膜构成。

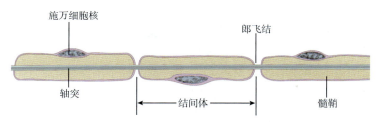

图 2-65　周围神经系统的有髓神经纤维模式图

2. 中枢神经系统的有髓神经纤维　由少突胶质细胞突起末端的扁平薄膜包卷轴突而形成。一个少突胶质细胞有多个突起，可分别包卷多个轴突，其胞体位于神经纤维之间（图 2-64）。

有髓神经纤维的神经冲动是通过郎飞结处的轴膜传导，呈跳跃式传导，故传导速度快。有髓神经纤维的结间体越长，神经冲动跳跃的距离也越大，传导速度也就越快。

（二）无髓神经纤维

1. 中枢神经系统的无髓神经纤维　没有特异性的神经胶质细胞包裹，而是裸露地走行于有髓神经纤维或神经胶质细胞之间。

2. 周围神经系统的无髓神经纤维　周围神经中部分施万细胞首尾相连，成串排列，细胞间衔接紧密，无郎飞结。大量细小的轴突单独或成束走行于施万细胞的纵沟内，被施万细胞包裹但不形成髓鞘结构（图 2-66）。由此形成的结构为无髓神经纤维。

无髓神经纤维因无髓鞘和郎飞结，神经冲动只能沿着轴突的轴膜连续传导，故其传导速度比有髓神经纤维慢得多。

周围神经系统的神经纤维集合在一起，外包结缔组织、血管和淋巴管而成的条索状结构称**神经**。包裹在神经外面的致密结缔组织称**神经外膜**。神经内的神经纤维，被致密结缔组织分隔成大小不等的神经纤维束，包裹每束神经纤维的结缔组织称**神经束膜**。每条神经纤维又有薄层疏松结缔组织包裹，称**神经内膜**。

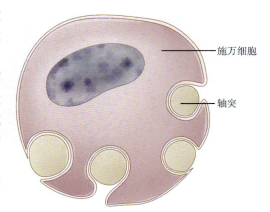

图 2-66　周围神经系统的无髓神经纤维模式图

四、神经末梢

神经末梢（nerve ending）是指周围神经纤维的终末部分与其他组织一起形成的特有结构。包括接受体表和内脏感觉的感觉神经末梢及支配肌肉或腺细胞等效应器官的运动神经末梢。

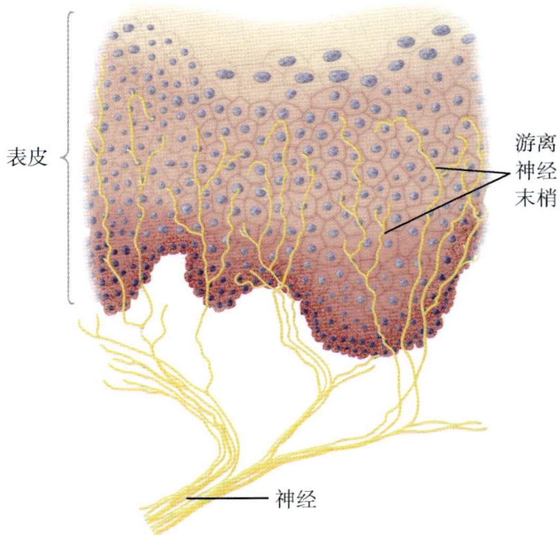

（一）感觉神经末梢

感觉神经末梢是感觉神经元（假单极神经元）周围突的终末部分，该终末与其他结构共同组成感受器，接受内外环境的各种刺激，并将刺激转化为神经冲动传向中枢。感觉神经末梢按其结构可分为游离神经末梢和有被囊神经末梢。

1. 游离神经末梢　由感觉神经元周围突终末失去髓鞘后分支形成（图 2-67），分布在表皮、角膜和毛囊等的上

图 2-67　表皮内的游离神经末梢模式图

皮细胞间及结缔组织内，能感受冷热、疼痛和轻触的刺激。

2. 有被囊神经末梢

（1）触觉小体　呈卵圆形，长轴与皮肤表面垂直，外包有结缔组织被囊，内有很多横列的扁平细胞，裸露的轴突分成细支盘绕在扁平细胞间（图2-68）。分布在皮肤真皮乳头内，感受触觉。

（2）环层小体　呈圆形或卵圆形，体积较大，其被囊由数十层呈同心圆排列的扁平细胞组成，中央为一均质状的圆柱体，裸露的轴突伸入圆柱体内。分布在皮下组织、肠系膜、韧带等处，感受压觉和振动觉。

（3）肌梭　分布于骨骼肌内，呈梭形。外面为结缔组织被囊，内含几条细小骨骼肌纤维，称为梭内肌纤维。感觉神经纤维进入肌梭时失去髓鞘，呈环状包绕梭内肌纤维的中段，在梭内肌纤维的两端分布有运动神经末梢（图2-69）。肌梭是一种本体感受器，主要感受骨骼肌纤维的伸缩、牵拉变化。

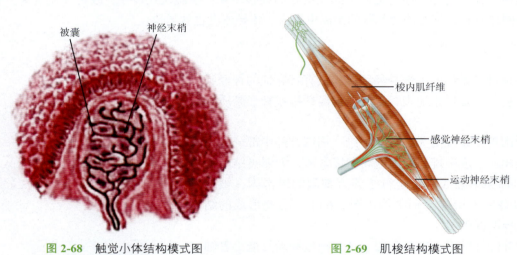

图 2-68　触觉小体结构模式图　　　　图 2-69　肌梭结构模式图

（二）运动神经末梢

运动神经末梢是运动神经元的轴突终末部分，它分布于肌组织及腺体内，支配肌纤维的收缩和腺细胞的分泌。可分为躯体和内脏运动神经末梢两类。

1. 躯体运动神经末梢　分布于骨骼肌。运动神经元轴突终末失去髓鞘，反复分支呈爪状，每一分支形成葡萄状终末，与一条骨骼肌纤维建立突触连接，称**运动终板**或称神经肌连接（图2-70）。一个运动神经元所支配的全部骨骼肌纤维合称一个运动单位。

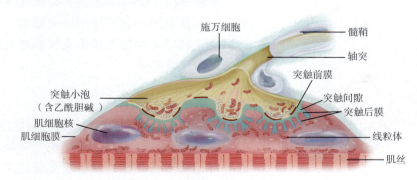

图 2-70　运动终板超微结构模式图

2. 内脏运动神经末梢　分布于心肌、平滑肌、腺体等处，是自主神经节发出的无髓神经纤维末梢，轴突终末分支呈串珠状膨大的小结称为膨体，与效应细胞构成突触结构。

链接

神经干细胞

　　神经干细胞是一类具有多向分化潜能和自我更新能力的未分化细胞，不仅存在于胚胎时期，也存在于成体侧脑室附近的脑室 - 脑室下区和大脑海马齿状回等部位。神经干细胞在特定环境下可增殖分化为神经元、星形胶质细胞和少突胶质细胞，替换正常凋亡的细胞或参与损伤修复。神经干细胞的发现和研究是近年来神经生物学领域最重要的进展之一。神经干细胞移植被认为是治疗神经损伤和神经退行性疾病的新策略。

目标检测

一、单项选择题

1. 不参与蛋白质合成和加工的结构是（　　）
   - A. 游离核糖体
   - B. 粗面内质网
   - C. 滑面内质网
   - D. 高尔基体
   - E. 附着核糖体

2. 被覆上皮的分类依据是（　　）
   - A. 细胞的大小
   - B. 细胞的多少
   - C. 细胞层数和表层细胞形态
   - D. 分布和功能
   - E. 上皮细胞的结构和功能活动

3. 属于细胞外基质成分的是（　　）
   - A. 神经原纤维
   - B. 弹性纤维
   - C. 骨骼肌纤维
   - D. 平滑肌纤维
   - E. 神经纤维

4. 产生类骨质的细胞是（　　）
   - A. 软骨细胞
   - B. 骨祖细胞
   - C. 成骨细胞
   - D. 骨细胞
   - E. 破骨细胞

5. 红细胞的平均寿命一般为（　　）
   - A. 数周
   - B. 数天
   - C. 半年左右
   - D. 一年左右
   - E. 120 天左右

6. 肌节的结构包括（　　）
   - A. I 带 +A 带
   - B. 1/2A 带 +1/2I 带 +1/2A 带
   - C. 1/2I 带 +1/2A 带 +1/2I 带
   - D. 1/2A 带 +I 带 +1/2A 带
   - E. 1/2I 带 +A 带 +1/2I 带

二、名词解释

1. 细胞周期　2. 细胞分裂　3. 微绒毛　4. 同源细胞群
5. 骨单位　6. 肌节　7. 闰盘　8. 突触

三、简答题

1. 上皮组织的基本特点是什么？被覆上皮的分类依据是什么？
2. 结缔组织有哪些类型？与上皮组织相比，固有结缔组织有何特点？
3. 比较透明软骨、纤维软骨和弹性软骨在分布、结构和功能上的不同。
4. 试述血细胞的分类、主要形态特点和功能。
5. 3 种肌组织的光镜结构和超微结构有何异同？

（周　雯）

第**3**章
运动系统

运动系统（locomotor system）由骨、骨连结和骨骼肌组成，对人体起支持、保护和运动的作用。全身各骨借骨连结构成的人体支架称为**骨骼**（图 3-1）。骨骼肌附着于骨骼上，形成人体的基本轮廓，并围成体腔，如颅腔、胸腔、腹腔和盆腔等。在体表能看到或摸到的骨和骨骼肌的凹陷或突起，解剖学称为骨性标志或肌性标志，临床上常通过这些标志来判断器官的位置、血管神经的走行及针灸取穴的部位等。

第 1 节　骨和骨连结

一、概　　述

（一）骨

成人**骨**（bone）约有 206 块（图 3-1），按其所在部位分为颅骨 29 块（包括 6 块听小骨）、躯干骨 51 块、上肢骨 64 块、下肢骨 62 块。每块骨都具有一定的形态，分布有丰富的血管、神经和淋巴管。在活体，骨不断地进行新陈代谢，随着不同年龄和活动状况的变化而变化。骨具有支持、保护、运动、修复、造血和储备钙、磷等功能。

1. 骨的形态和分类　按照形态，骨可分为长骨、短骨、扁骨和不规则骨（图 3-2）。

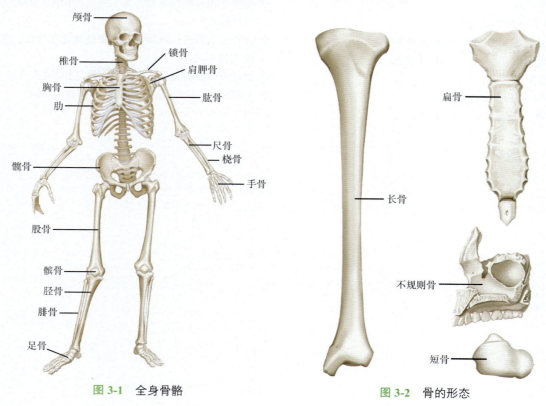

图 3-1　全身骨骼　　　　　　　　　　　　　　图 3-2　骨的形态

（1）长骨　呈长管状，分布于四肢，在运动中起杠杆作用，如肱骨和股骨等。长骨可分为一体二端。体即**骨干**，位于中部，较细长，内有较大的空腔称为**骨髓腔**，容纳骨髓。两端膨大为**骺**，上覆一层关节软骨，具有光滑的关节面。骨干与骺相邻的部位称为**干骺端**，长骨骨干和骺之间的软骨层称为**骺软骨**，幼年时，骺软骨的软骨细胞分裂增殖和骨化，长骨不断增长。成年后，骺软骨骨化，骨干和骺融为一体。

（2）短骨　形似立方体，成群分布于承受压力较大、运动较复杂的部位，如腕骨、跗骨等。

（3）扁骨　呈板状，主要构成颅腔、胸腔、盆腔的壁，对腔内器官起保护作用，如颅盖骨、胸骨等。

（4）不规则骨　形状不规则，主要分布于躯干、颅底和面部，如椎骨、上颌骨等。有些不规则骨内有空腔，如上颌骨、额骨等，又统称为**含气骨**。它们对发音起共鸣作用，同时可减轻颅骨的重量。

此外，发生于某些肌腱内的扁圆形小骨称为**籽骨**，如髌骨等。运动时可改变力的方向，减少对肌腱的摩擦。

2.骨的构造　骨由骨膜、骨质和骨髓构成（图 3-3），并有丰富的血管、神经和淋巴管分布。

（1）骨膜　由致密结缔组织构成，薄而坚韧，富含血管、神经和淋巴管，覆盖于除关节面以外的骨表面，对骨的生长具有重要作用。骨膜可分为内外两层，外层致密，并有许多胶原纤维束穿入骨质，使之固定于骨面；内层疏松，含有大量的成骨细胞和破骨细胞，对骨的生长、再生、修复和重建起重要作用，故手术时应尽量保留骨膜。

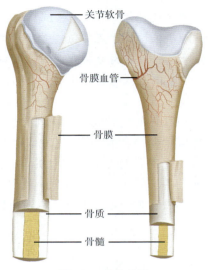

关节软骨
骨膜血管
骨膜
骨质
骨髓

图 3-3　骨的构造

（2）骨质　主要由骨组织构成，分为骨密质和骨松质。**骨密质**分布于骨的外表面及长骨的骨干，由紧密排列成层的骨板构成，致密坚硬，抗压性强。**骨松质**分布于长骨两端和其他骨的内部，结构疏松呈海绵状，由交错排列的骨小梁构成。颅盖诸扁骨的内、外两层骨密质分别称为**内板**和**外板**（图 3-4），中间的骨松质称为**板障**，内有板障静脉通过。

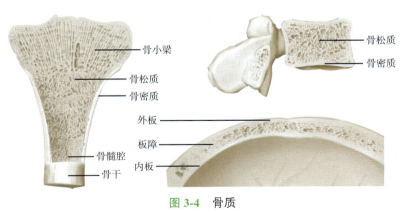

骨小梁
骨松质
骨密质
骨髓腔
骨干
骨松质
骨密质
外板
板障
内板

图 3-4　骨质

（3）骨髓　是填充于骨髓腔和骨松质间隙内的软组织，可分为红骨髓和黄骨髓。婴幼儿及胎儿的骨髓因含大量不同发育阶段的红细胞而呈红色，故称为**红骨髓**。其具有造血功能，人体内的红细胞和大部分白细胞均由红骨髓内的细胞分化产生，是重要的造血组织。6 岁以后，长骨骨髓腔内的红骨髓逐渐被脂肪组织所代替，因内含大量脂肪组织而呈黄色，故称为**黄骨髓**，失去造血功能。但当慢性大量失血或重度贫血时，黄骨髓仍可转化为红骨髓，恢复造血潜能。长骨的骺、短骨、扁骨和不规则骨内，终生都是红骨髓。临床上常在髂骨或胸骨等处抽取骨髓。

案例 3-1

患者，女，20 岁。因发热、出血 2 个月，鼻腔、口腔、牙龈、皮肤出血明显 4 天来院就诊。查体：脾轻度肿大。下颌下及腋窝均可摸到肿大的淋巴结，有轻压痛。血常规示白细胞明显增多，红细胞、血小板均低于正常值。骨髓报告为急性淋巴细胞性白血病。初步诊断为急性淋巴细胞性白血病。

问题：1. 骨髓分为哪两种，哪种有造血功能？
　　　2. 红骨髓位于何处，临床上常在何处行骨髓穿刺术？

3. 骨的化学成分和物理特性　成人骨主要由有机质和无机质构成。有机质主要是骨胶原纤维束和糖胺聚糖结合蛋白等，使骨具有一定的弹性和韧性；无机质主要是磷酸钙和碳酸钙，使骨坚实具有硬度。人一生中骨的无机质和有机质的比例随年龄、营养状况等因素而发生变化。年幼者骨的有机质和无机质约各占一半，故弹性大、硬度小，但易变形；成年人的骨有机质和无机质的比例最为合适，具有很大的硬度和一定的弹性，也较坚韧；老年人骨的无机质比例更大，脆性较大，易发生骨折。

（二）骨连结

骨与骨之间的连结装置称为**骨连结**（articulation）。按照连接方式不同，可分为直接连结和间接连结。

1. 直接连结　是指骨与骨之间借骨、软骨或致密结缔组织直接相连，其间没有间隙。运动幅度很小或完全不能运动。包括软骨连结、纤维连结、骨性结合等。

2. 间接连结　又称为**滑膜关节**（synovial joint）或**关节**（joint），是骨与骨之间借膜性结缔组织囊互相连结而成，其间有间隙，具有较大的活动性。

（1）关节的基本结构　包括关节囊、关节面和关节腔（图 3-5）。

1）关节囊：为包绕关节周围的结缔组织膜性囊，分为内、外 2 层。外层为**纤维层**，由厚而坚韧的致密结缔组织构成，两端附着于关节面周缘，并与骨膜相延续。内层为**滑膜层**，由薄而柔软的疏松结缔组织构成，内面光滑，边缘附着于关节软骨周缘。有丰富的血管网，可分泌**滑液**，具有减少关节运动时的摩擦和营养关节软骨的作用。

2）关节面：是构成关节各骨的相对面，其形态常为一凹一凸，分别构成关节窝和关节头。关节面无骨膜，覆盖一层关节软骨，其表面光滑，有弹性，可减少运动时的摩擦，并有缓冲震荡的作用。

3）关节腔：是由关节软骨和关节囊滑膜层共同围成的密闭腔隙，正常状态下腔内含少量滑液，有润滑关节、减少摩擦的作用。关节腔内为负压，对维持关节稳固性有一定的作用。

（2）关节的辅助结构　有些关节除具备上述基本结构外，还有一些辅助结构，包括韧带、关节盘和关节唇等。对增强关节的稳固性和灵活性具有重要作用。

1）韧带：是连于两骨间的致密结缔组织束，对关节起加固和限制其过度活动的作用，分为囊外韧带和囊内韧带。**囊外韧带位**

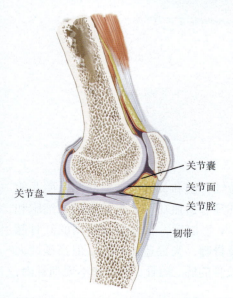

图 3-5　间接连结（滑膜关节）的构造

（图中标注：关节囊、关节面、关节腔、关节盘、韧带）

于关节囊外表，如髋关节的髂股韧带；有的独立于关节囊以外，如膝关节的腓侧副韧带；有的是关节周围肌腱的延续，如髌韧带；**囊内韧带**位于关节囊内，有滑膜包绕，如膝关节内的前、后交叉韧带。

2）关节盘：是位于两关节面之间的纤维软骨板，中央稍薄，周缘略厚，附着于关节囊内面。关节盘增加了关节的稳固性、灵活性、运动形式和范围，又减少了运动时的冲击和震荡。膝关节的关节盘呈半月形，故称为**半月板**。

3）关节唇：是附着于关节窝周缘的纤维软骨环，可加深关节窝的深度，增大关节面，增加关节的稳固性。

（3）关节的运动　关节一般都是围绕轴而运动，围绕某一运动轴可产生两种方向相反的运动形式。关节的运动形式可分为 4 组。

1）屈和伸：是关节围绕冠状轴进行的运动。运动时相关节的两骨互相靠拢，夹角变小为屈，反之为伸。在踝关节，足背向小腿前面靠拢为伸，称为**背屈**，相反的动作为屈，称为**跖屈**。

2）内收和外展：是关节围绕矢状轴进行的运动。骨向正中矢状面靠拢为内收，反之为外展。

3）旋转：是骨围绕垂直轴进行的运动。骨的前面转向内侧为旋内，反之为旋外。在前臂，手背转向前方称为**旋前**，反之为**旋后**。

4）环转：骨的近端在原位转动，远端做圆周运动，整个骨的运动轨迹是一圆锥形。

二、躯干骨及其连结

躯干骨共 51 块，包括椎骨、胸骨和肋，并借骨连结构成脊柱、胸廓和骨盆的后壁。

（一）躯干骨

1. 椎骨　未成年前有 32 ～ 34 块，即颈椎 7 块、胸椎 12 块、腰椎 5 块、骶椎 5 块和尾椎 3 ～ 5 块。青春期后 5 块骶椎融合成 1 块骶骨，3 ～ 5 块尾椎融合成 1 块尾骨，因此成年人椎骨共有 26 块。

（1）椎骨的一般形态　椎骨属不规则骨，由**椎体**和**椎弓**组成（图 3-6），椎体与椎弓共同围成**椎孔**，全部椎孔连成容纳脊髓的**椎管**。椎体位于前方，呈短圆柱状，是身体负重的主要部分；椎弓是椎体后部的弓形骨板，由**椎弓根**和**椎弓板**构成。椎弓根较细，其上、下缘分别有**椎上切迹**和**椎下切迹**，相邻椎骨的椎上、下切迹共同围成**椎间孔**，有血管和脊神经根通过。椎弓板是两侧椎弓根向后内的延伸部分，由椎弓板发出 7 个突起：即向上、下分别伸出 1 对上关节突和下关节突，向两侧伸出 1 对横突，向后伸出 1 个棘突。

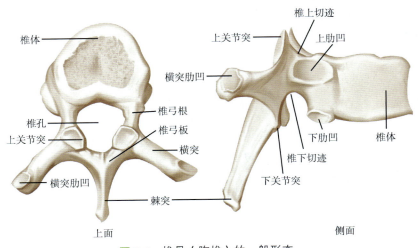

图 3-6　椎骨（胸椎）的一般形态

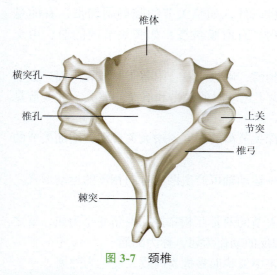

图 3-7　颈椎

（2）各部椎骨的主要特点

1）颈椎：椎体较小，椎孔相对较大，呈三角形，横突根部有横突孔（图 3-7），有椎动、静脉通过。第 1 颈椎又称为**寰椎**（图 3-8），无椎体、棘突和关节突，呈环形，由前、后弓和 2 个侧块构成。前弓后面正中有齿突凹，与枢椎的齿突构成寰枢关节；第 2～6 颈椎棘突短而末端分叉，第 2 颈椎又称为**枢椎**（图 3-9），椎体上方有齿突；第 7 颈椎又称为**隆椎**，棘突特别长，末端不分叉，是临床上计数椎骨序数和针灸取穴的体表标志。

2）胸椎：椎体横断面呈心形（图 3-6），12 个椎体从上向下逐渐增大；椎孔相对较小，呈类圆形；椎体两侧和横突末端分别与肋头和肋结节相关节，故椎体两侧的上、下缘和横突末端均有一小关节面，分别称为**上肋凹、下肋凹**和**横突肋凹**；棘突细长，向后下方倾斜，呈叠瓦状排列；关节突的关节面几乎呈冠状位。

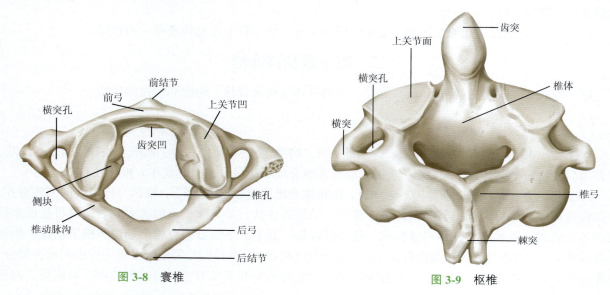

图 3-8　寰椎

图 3-9　枢椎

3）腰椎：椎体粗大，横断面呈肾形（图 3-10）；椎弓发达，椎孔较大，呈三角形；上、下关节突粗大，关节面几乎呈矢状位；棘突宽短呈板状，几乎水平后伸，末端圆钝，各棘突间隙较宽，临床上常在此间隙进行腰椎穿刺术。

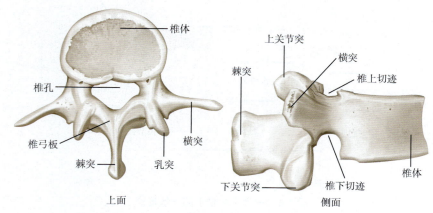

图 3-10　腰椎

4）骶骨：由 5 块骶椎融合而成，呈倒三角形（图 3-11）。底向上，中间部分借纤维软骨与第 5 腰椎相连结。尖向下，与尾骨相接。前面凹向前下，有 4 对骶前孔，其上缘中份向前突出，称为**骶骨岬**，女性骶骨岬是产科测量骨盆入口大小的重要标志。骶骨的外侧部上宽下窄，上份有与髋骨相关节的耳状面，形成骶髂关节，耳状面后方有骶粗隆。背侧面凸向后上，中线处有由棘突融合而成的"1"字形**骶正中嵴**，其两侧有 4 对骶后孔，与骶前孔、骶管均相通，骶正中嵴下方有边缘不整齐的**骶管裂孔**，向上通**骶管**，此孔两侧明显的突起称为**骶角**。临床上进行骶管麻醉时以骶角为定位标志。骶骨具有明显的性别差异，男性长而窄；女性短而宽。

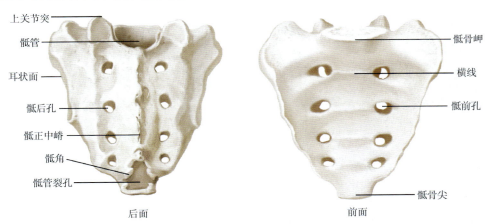

上关节突
骶管
耳状面
骶后孔
骶正中嵴
骶角
骶管裂孔

后面

骶骨岬
横线
骶前孔

骶骨尖

前面

图 3-11　骶骨

5）尾骨：由 4 块退化的尾椎融合而成（图 3-12），上端与骶骨相接，下端游离称**尾骨尖**。

2. 胸骨（sternum）　位于胸前壁正中，属于扁骨，全长在体表可摸到（图 3-13）。前面微凸，后面微凹，自上而下由**胸骨柄**、**胸骨体**和**剑突**组成。胸骨柄上部宽厚，下部窄薄，上缘中部的凹陷称为颈静脉切迹，两侧的凹陷称为锁切迹，与锁骨相关节；胸骨柄的两侧有 1 对肋切迹，与第 1 肋相连接。胸骨柄与胸骨体相连处，形成稍向前微突的角，称为**胸骨角**，两侧平对第 2 肋，

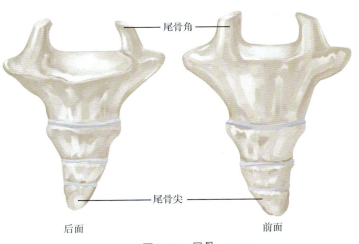

尾骨角

尾骨尖

后面　　前面

图 3-12　尾骨

是计数肋的重要标志。胸骨体是长方形的骨板，外侧缘与第 2～7 肋软骨相关节。剑突薄而窄，形状变化较大，上连胸骨体，末端游离。

3. 肋（rib）　由肋骨和肋软骨组成。

（1）肋骨　共 12 对，呈细长弯弓状，属扁骨（图 3-14）。肋骨后端稍膨大称为肋头，与相应胸椎体上的肋凹相关节；肋头外侧稍细的部分称为**肋颈**，再转向前方为肋体，肋颈、肋体交界处的后外侧有一粗糙突起称为**肋结节**，其关节面与胸椎的横突肋凹相关节。肋体长而扁，分内、外两面和上、下两缘，内面近下缘处有一浅沟称为**肋沟**，肋间血管、神经行于沟内，肋体后份的急转角称为**肋角**。

（2）肋软骨　位于第 1～10 肋骨的前端，由透明软骨构成，终生不骨化。

（二）躯干骨的连结

1. 脊柱（vertebral column）　由 24 块椎骨、1 块骶骨和 1 块尾骨借其间的骨连结构成。

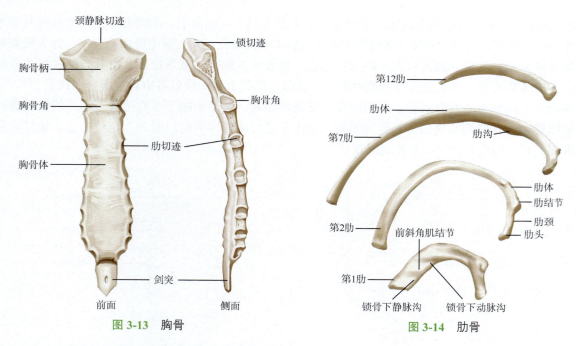

图 3-13　胸骨

图 3-14　肋骨

（1）椎骨的连结　椎骨间借椎间盘、韧带和关节相连结。

1）椎间盘：是连结相邻两个椎体的纤维软骨盘（第1、2颈椎之间除外）。中央部为髓核，是柔软而富有弹性的胶状物质，为胚胎时期脊索的残留物。周围部为纤维环，由多层呈同心圆状排列的纤维软骨构成（图3-15）。椎间盘具有弹性垫样作用，可缓冲外力对脊柱的震荡，也可增加脊柱的运动幅度。

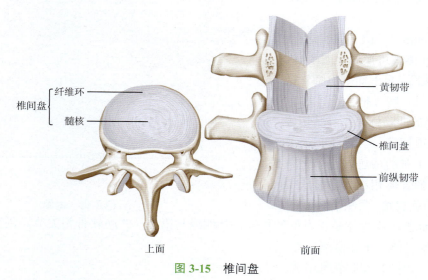

图 3-15　椎间盘

2）韧带：①**前纵韧带**，是紧密附着于椎体及椎间盘前面的坚韧纤维束（图3-15），上至枕骨大孔前缘，下达第1或第2骶椎体，具有限制脊柱过度后伸和椎间盘向前脱出的作用；②**后纵韧带**，为附着于所有椎体及椎间盘后面的纵长韧带，并形成椎管的前壁（图3-16），有限制脊柱过度前屈的作用；③**黄韧带**，为连接相邻椎弓板间的短韧带，它由黄色的弹性纤维构成，坚韧有弹性，与椎弓板一起共同构成椎管后壁，有限制脊柱过度前屈的作用；④**棘间韧带**，为连结相邻棘突间的短韧带，前接黄韧带，后接棘上韧带，具有限制脊柱过度前屈的作用；⑤**棘上韧带**，为连结各棘突末端的纵行韧带，上端连结颈椎棘突尖并向后扩展成板状的韧带，称为项韧带，也有限制脊柱过度前屈的作用。

3）关节：①**关节突关节**，是相邻椎骨的上、下关节突构成的关节，属于微动关节；②**寰枕关节**和**寰枢关节**，寰枕关节由寰椎侧块上的上关节凹与枕髁构成，属于联合关节，可使头前俯、后仰和侧屈。寰枢关节包括左、右寰枢外侧关节和寰枢正中关节，三个关节联合运动可使头左右旋转。

（2）脊柱的整体观　脊柱因年龄、性别和发育不同而有差异（图 3-17）。成年男性脊柱长约 70cm，女性约为 60cm，椎间盘总厚度约占脊柱总长度的 1/4。

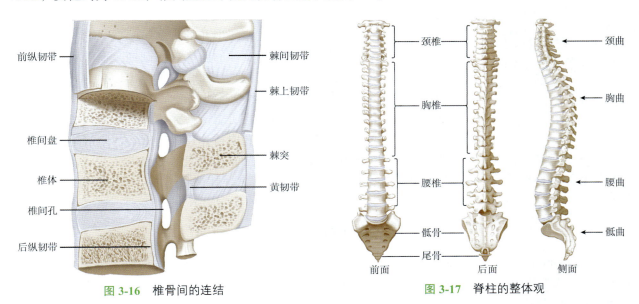

图 3-16　椎骨间的连结　　　　　图 3-17　脊柱的整体观

1）脊柱前面观：椎体的宽度自上而下逐渐增大，到骶骨上端最为宽大，这与承重逐渐增加有关。并可见前纵韧带纵贯脊柱全长。

2）脊柱后面观：棘上韧带纵贯脊柱全长；棘突纵列成一条直线，各部棘突形态各异。颈椎棘突短，末端分叉，但隆椎棘突长而不分叉；胸椎棘突长，斜向后下方，呈叠瓦状排列；腰椎棘突呈板状，于矢状位向后伸，棘突间隙较宽。

3）脊柱侧面观：脊柱有 4 个生理弯曲，颈曲和腰曲凸向前，是发育过程中随着抬头和坐立而形成；胸曲和骶曲凸向后。脊柱的生理弯曲增大了脊柱的弹性，可减轻震荡，从而对脑和胸腹腔脏器产生保护作用。

（3）脊柱的功能　脊柱具有支持体重、保护脊髓和缓冲震荡的作用；还具有多种运动功能，脊柱可做屈、伸、侧屈、旋转和环转运动，尤以颈部和腰部运动的幅度最大。

✚ 案例 3-2

患者，男，63 岁。腰及右侧下肢疼痛、麻木 3 个月，加重 10 天。患者于 3 个月前无明显诱因出现腰及右侧下肢疼痛、麻木，行走时症状加重，呈放射性，以小腿部为重。检查：第 3 腰椎左侧横突尖部及右侧臀部等处明显压痛。临床诊断为第 3 腰椎间盘突出。

问题：脊柱是由哪些结构组成的？椎间盘位于何处？椎间盘易向何部位突出？

2. **胸廓**（thoracic cage）　由 12 块胸椎、12 对肋、1 块胸骨借其间的骨连结构成（图 3-18）。

（1）胸廓的连结　①**肋椎关节**，由肋头和肋结节分别与胸椎的上、下肋凹和横突肋凹构成；②**胸肋关节**，由第 2～7 对肋软骨与胸骨体相应的肋切迹构成（第 1 对肋软骨与胸骨柄直接连结）。第 1～7 肋前端直接与胸骨侧缘相连，称为**真肋**；第 8～10 肋前端不与胸骨直接相连，而是借肋软骨与上位的肋软骨依次相连形成**肋弓**，称为**假肋**；第 11～12 肋前端游离于腹壁肌中，称为**浮肋**或**游离肋**。

（2）胸廓的整体观　成人胸廓呈前后稍扁的圆锥形（图 3-18）。胸廓上口较小，向前下倾斜，由

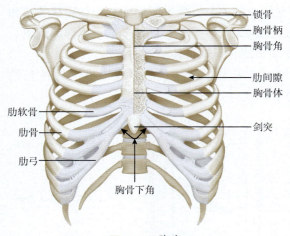

图 3-18 胸廓

胸骨柄上缘、第 1 胸椎体和第 1 肋围成,是颈部与胸腔之间的通道。胸廓下口较大而不整齐,由第 12 胸椎体、第 12 肋和 11 肋前端、肋弓和剑突围成。两侧肋弓在中线构成向下开放的夹角称为胸骨下角。相邻两肋之间的间隙称为**肋间隙**。

胸廓的形状和大小与年龄、性别、体形、健康状况等因素有关。新生儿的胸廓呈桶状,老年人的胸廓则扁长,成年女性的胸廓短而圆钝。佝偻病患儿的胸廓前后径大,胸骨、肋骨向前突出,称为鸡胸。肺气肿患者的胸廓各个径线都增大,形成桶状胸。

（3）胸廓的功能　胸廓参与胸壁的构成,对胸腔内器官起保护和支持作用;胸廓参与呼吸运动,在运动中,肋是运动的杠杆,肋椎关节是运动的枢纽。吸气时,在肌的作用下,肋前端上提,胸骨抬高并前移,肋体向外扩展,胸廓前后径和横径都增大,胸腔容积扩大,肺被动扩张,气体吸入;呼气时则相反。

三、颅及其连结

颅（cranium）指头的骨性部分,位于脊柱上方,由 23 块扁骨和不规则骨构成,中耳的 3 对听小骨未计入。成人的颅除下颌骨和舌骨外,其余各颅骨借缝或软骨牢固连结成一个整体,对脑、感觉器官、消化器官和呼吸器官的起始部起支持和保护作用。

（一）颅的组成

1. 脑颅骨　位于颅的后上部分,包括不成对的额骨、枕骨、蝶骨和筛骨,成对的顶骨和颞骨,共 8 块,它们共同围成颅腔。额骨位于颅的前上部;枕骨位于颅后部;蝶骨呈蝴蝶形,位于颅底中部;筛骨位于颅底前部;顶骨位于头顶两侧,凸向外上,约呈方形;颞骨位于颅两侧。

2. 面颅骨　位于颅的前下部分,包括成对的颧骨、上颌骨、腭骨、鼻骨、泪骨、下鼻甲骨和不成对的下颌骨、犁骨、舌骨,共 15 块。它们构成面部的支架,并围成眶、骨性鼻腔和骨性口腔,容纳视器、嗅觉和味觉器官。上颌骨位于口腔前上部,与下颌骨相对应,有容纳牙根的牙槽;腭骨位于上颌骨之后;下鼻甲骨位于鼻腔外侧壁下方;鼻骨位于两上颌骨之间,形成鼻背;泪骨位于两眶内侧壁;颧骨位于上颌骨外上方,形成面颊部的骨性突起;下颌骨位于下方,可活动,有容纳牙根的牙槽;犁骨位于鼻腔正中后下方,参与鼻中隔的形成;舌骨游离于喉上方的舌肌群中。

（1）下颌骨　呈马蹄形,分为两侧的下颌支及中部的下颌体,二者相交于下颌角（图 3-19）。下颌体下缘圆钝称为下颌底,上缘为牙槽弓,有容纳牙根的牙槽。下颌体前外侧有一对**颏孔**,后下部有三角形的下颌下腺凹。下颌支向上有两个突起,后方宽大者称为**髁突**,髁突上端膨大为**下颌头**,其下方缩细为下颌颈,前方尖锐者为**冠突**。下颌支内面中央有**下颌孔**,向下经下颌管通颏孔,有血管和神经通过。

（2）舌骨　位于喉上方,呈 U 形,其中部称为舌骨体,自舌骨体向后伸出一对舌骨大角,舌骨体与舌骨大角结合处向上伸出 1 对舌骨小角。借肌连于下颌骨及颅底。

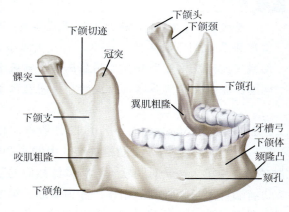

图 3-19　下颌骨

（二）颅的整体观

1. 颅的顶面观　颅顶呈卵圆形，光滑隆凸，由顶骨、额骨及部分颞骨和枕骨构成。有 3 条缝，即位于额骨与顶骨之间的**冠状缝**，位于两顶骨之间的**矢状缝**，位于顶骨与枕骨之间的**人字缝**。

2. 颅的前面观　颅的前面可分为额区、眼眶、骨性鼻腔、骨性口腔等（图 3-20）。

（1）眼眶　为底向前外、尖向后内的棱锥体形腔隙，容纳眼球及其附属结构，眼眶有上、下、内侧和外侧 4 壁。眶尖经视神经管通颅中窝，眶底上、下缘分别称为眶上缘和眶下缘，眶上缘内、中 1/3 相交处有眶上切迹或眶上孔，眶下缘中点下方有眶下孔，分别有眶上、下血管和神经通过。上壁前外侧有泪腺窝；下壁中部有眶下沟，向前通眶下孔；内侧壁前下有泪囊窝，向下经鼻泪管通鼻腔的下鼻道；外侧壁后部与上、下壁相交处的裂隙，分别称为眶上裂和眶下裂。

（2）骨性鼻腔　位于面颅中央，上方借筛板与颅前窝相隔，下方借硬腭骨板与口腔分界，两侧邻接筛窦、眼眶与上颌窦。骨性鼻腔被呈矢状位的骨性鼻中隔分为左、右两部分（图 3-21）。骨性鼻腔前方的开口，称为梨状孔，后方的开口，称为鼻后孔。其外侧壁自上而下有 3 个卷曲的骨片，分别称为**上、中、下鼻甲**。各鼻甲下方有相应的鼻道，分别称为**上、中、下鼻道**。

（3）骨性鼻旁窦　又称为鼻窦或副鼻窦，是位于鼻腔周围同名骨内含气的空腔，都与鼻腔相通。包括额窦、蝶窦、筛窦和上颌窦各 1 对。

3. 颅的侧面观　中部有外耳门，向内通外耳道（图 3-22）。外耳门后下方的突起称为**乳突**，外耳门前方有由颧骨和颞骨组成的骨桥称为**颧弓**。乳突和颧弓均可在体表摸到。以颧弓平面为界，颧弓内上方有大而浅的凹陷称为**颞窝**，颞窝下方的深窝称为**颞下窝**。颞窝内侧面的前下部有额骨、顶骨、蝶骨大翼和颞骨汇合而成的 H 形缝，称为**翼点**，此区骨质薄弱，其内面有脑膜中动脉前支通过，当此区外伤或骨折时，易损伤该血管形成硬膜外血肿，可压迫脑组织。颞下窝内有三角形间隙称为**翼腭窝**，是鼻腔、眶腔、口腔和颅腔的交通要道。

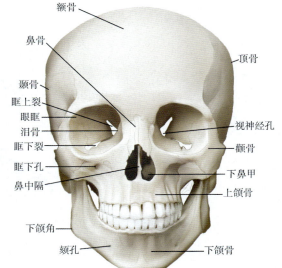

图 3-20　颅骨前面观

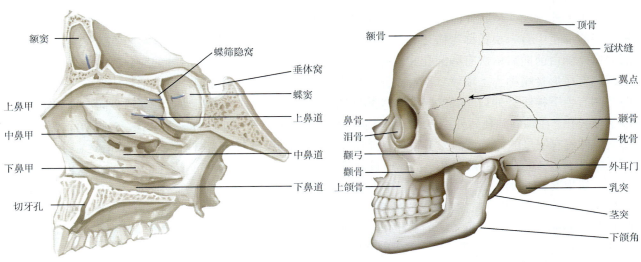

图 3-21　骨性鼻腔的外侧壁　　　　**图 3-22**　颅骨的侧面观

4.颅底内面观　颅底内面凹凸不平,由从前向后呈阶梯状的颅前窝、颅中窝和颅后窝组成(图3-23)。

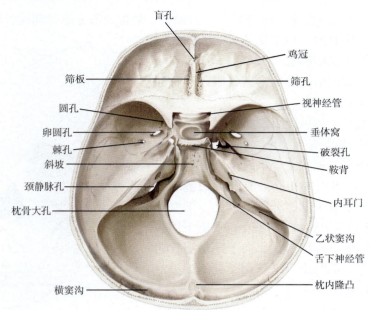

图 3-23　颅底内面观

（1）颅前窝　此窝位置最高,由额骨眶部、筛骨筛板、蝶骨小翼构成,容纳大脑额叶。窝底正中有一向上突起称为**鸡冠**,其两侧的水平骨板称为**筛板**,板上有许多小孔称为**筛孔**,通鼻腔。

（2）颅中窝　由蝶骨、颞骨构成,容纳大脑颞叶。蝶骨体正中有**垂体窝**,容纳垂体,窝前是横行的交叉前沟,此沟向两侧通向视神经管,窝后方有横位隆起的**鞍背**,垂体窝和鞍背合称为**蝶鞍**,其两侧有浅沟称为**颈动脉沟**,此沟向前通眶上裂,向后通**破裂孔**,续于颞骨岩部内的颈动脉管。在蝶鞍两侧,由前向后外依次排列有**圆孔**、**卵圆孔**和**棘孔**。卵圆孔和棘孔后方的骨突为颞骨岩部,呈三棱锥状,岩部外侧较平坦称为**鼓室盖**,为中耳鼓室的上壁。

（3）颅后窝　此窝位置最低,由枕骨和颞骨岩部后面构成,容纳小脑和脑干。中央有**枕骨大孔**,孔前上方的平坦斜面称为**斜坡**。孔的前外侧缘上有**舌下神经管内口**。孔后的十字隆起称为**枕内隆起**,由此凸向上的浅沟延伸为**上矢状窦沟**,向两侧续于**横窦沟**,续转向前下内改为**乙状窦沟**,止于**颈静脉孔**。颅后窝的前外侧,颞骨岩部后面中央有一开口称为**内耳门**,为内耳道的开口。

5.颅底外面观　颅底外面高低不平,孔裂较多（图3-24）。前部由上颌牙槽弓围绕的部分称为**腭骨**,其前部正中有一小孔称为**切牙孔**,后部两侧有**腭大孔**。鼻后孔两侧的垂直突起称为**翼突**,翼突根部的后外侧由前向后依次有卵圆孔和棘孔。后部正中有枕骨大孔,其正后方的突起称为**枕外隆凸**,它的两侧有弓形骨嵴称为**上项线**。枕骨大孔两侧有椭圆形关节面称为**枕髁**,与寰椎组成寰枕关节。枕髁前外侧有**舌下神经管外口**。髁的外侧有**颈静脉孔**。在颈静脉孔前方有**颈动脉管外口**,向内通颈动脉管续于破裂孔。在颈静脉孔后外侧有细长的**茎突**,茎突根部后方有一小孔称为**茎乳孔**,向内通面神经管。茎突前外侧有明显的关节窝称为**下颌窝**,窝前的横行突起为**关节结节**。在枕骨基底部和颞骨岩部会合处,围成边缘不整齐的孔称为**破裂孔**,活体时被软骨所封闭。

6.新生儿颅的特征及其变化　新生儿颅相对较大,约为身高的1/4,而成人的颅约占身高的1/7（图3-25）。由于牙齿未萌出,鼻窦未发育,咀嚼功能不健全;而胎儿脑及感觉器官发育较早,所以脑颅大于面颅,新生儿面颅约为全颅的1/8,到成年期,由于牙齿和鼻窦的发育,面颅迅速扩大,约占全颅的1/4;老年人骨质因吸收变薄,牙齿磨损脱落,面颅再次变小。新生儿颅顶各骨间有一定的缝隙,由结缔组织膜封闭,缝隙交接处的膜称为**囟**,其中有较大的**前囟**和**后囟**,二者分别位于矢状缝的前和后。前囟一般于18个月左右闭合,后囟于生后不久即闭合。前囟闭合的早晚可作为婴儿发育的标志和颅内压力变化的测试窗口。

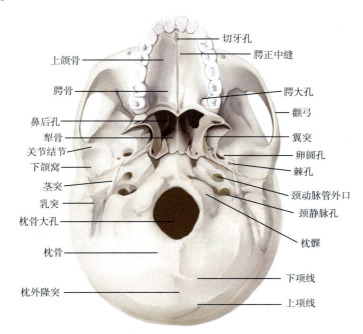

图 3-24　颅底外面观

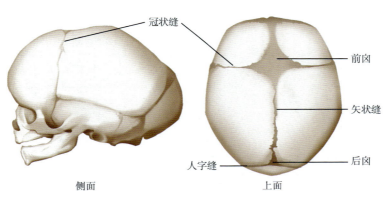

图 3-25　新生儿颅

（三）颅骨的连结

颅盖各骨之间大多为直接连结，只有颞骨与下颌骨之间形成的颞下颌关节可以活动。

颞下颌关节又称为下颌关节（图 3-26），是颅骨间唯一的滑膜关节，由下颌窝及关节结节与下颌头构成。关节囊内有椭圆形的关节盘，将关节腔分隔成上、下 2 部分。关节囊松弛，前部较薄弱，外侧有韧带加强。颞下颌关节可使上颌骨上提、下降、向前、向后和向侧方运动。由于关节囊较松弛，当张口过大时，下颌头有可能向前滑脱，离开关节窝，进入颞下窝而不能退回关节窝，造成关节脱位。

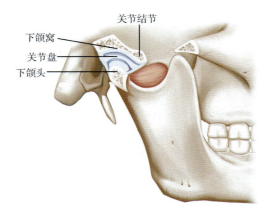

图 3-26　颞下颌关节

四、上肢骨及其连结

人类直立行走，上肢从支持功能中解放出来参与劳动，不再承受重量，因而上肢骨变得轻细而灵活。

（一）上肢骨

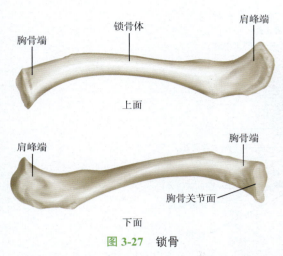

图 3-27　锁骨

上肢骨包括上肢带骨（锁骨、肩胛骨）和自由上肢骨（肱骨、尺骨、桡骨和手骨）。每侧 32 块，共 64 块。

1. 锁骨（clavicle）　位于胸廓前上方的颈、胸交界处，呈"～"形弯曲，全长均可触及，其外侧 1/3 凸向后，内侧 2/3 凸向前（图 3-27）。锁骨骨折多发生于中、外 1/3 交界处。锁骨内侧端粗大，称为**胸骨端**，与胸骨柄相接；外侧端扁平，称为**肩峰端**，与肩峰相关节。

2. 肩胛骨（scapula）　位于胸廓的后外侧上份，第 2～7 肋骨之间。为三角形扁骨，分为两面、三缘和三角（图 3-28）。前面为一大而浅的窝称为**肩胛下窝**，后面上方有一横位的骨嵴称为**肩胛冈**，冈的外侧端为**肩峰**，是肩部最高点，冈的上、下各有一窝，分别称为冈上窝和冈下窝。上缘短而薄，近外侧有一小切迹称为**肩胛切迹**，有肩胛上神经通过，自切迹外侧向前伸出一屈指状突起称为**喙突**。内侧缘薄而锐利，与脊柱相邻，又称为**脊柱缘**；外侧缘肥厚，与腋窝邻近，又称为**腋缘**。外侧角膨大，有一微凹朝外的关节面称为**关节盂**，与肱骨头相关节，关节盂的上、下分别有盂上结节和盂下结节。上角在内上方，平对第 2 肋；**下角**为内、外侧缘会合处，对应第 7 肋或第 7 肋间隙。上角和下角在体表易于摸到，是在胸廓后面计数肋骨的标志。

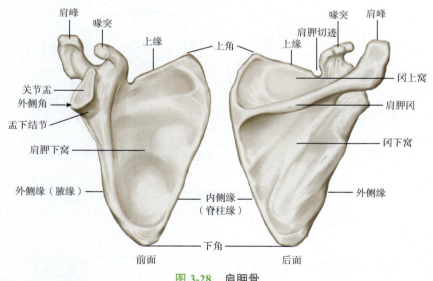

图 3-28　肩胛骨

3. 肱骨（humerus）　属于长骨，位于臂部，分为 1 体 2 端（图 3-29）。上端有呈半球形的肱骨头，朝向内后上方。其外侧和前方分别突起形成大结节和小结节，二者之间的纵沟，称为结节间沟。上端与体交界处稍细，称为**外科颈**，较易发生骨折；肱骨体中部外侧面有粗糙的**三角肌粗隆**，其后下方有自内上斜向外下的**桡神经沟**，有桡神经通过，肱骨中部骨折可伤及桡神经。下端前后略扁，外侧有肱骨小头，内侧有肱骨滑车，与尺骨滑车切迹形成关节。下端后面的深窝称为鹰嘴窝，两侧各有 1 突起，分别称为外上髁和内上髁。内上髁后下方有一浅沟，称为**尺神经沟**，有尺神经通过。

4. 桡骨（radius）　位于前臂的外侧，亦分 1 体 2 端（图 3-30）。上端细，有圆柱形的**桡骨头**，上面的关节凹与肱骨小头相关节，周围的**环状关节面**与尺骨相关节，头下方略细为**桡骨颈**，颈下方前内侧有**桡骨粗隆**。桡骨体呈三棱柱形，内侧缘锐利为骨间缘。下端较大，左右较宽，略向前弯曲，前面凹，后面凸，外侧向下突起称为**桡骨茎突**，是重要的体表骨性标志，内侧有关节凹称为**尺切迹**。

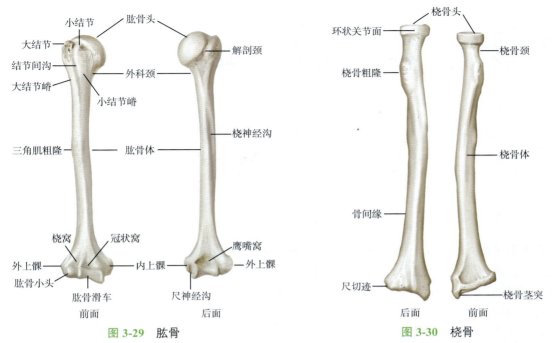

图 3-29 肱骨   图 3-30 桡骨

5. 尺骨（ulna） 位于前臂的内侧，亦分 1 体 2 端（图 3-31）。上端粗大，下端细小。上端有一向前的深凹称为**滑车切迹**，与肱骨滑车相关节；切迹上方的突起称为**鹰嘴**，下方的突起称为**冠突**；在滑车切迹的下外侧有一小关节面称为**桡切迹**，与桡骨头相关节；冠突下方有一粗糙隆起称为**尺骨粗隆**。尺骨体后面全长可被摸到，上段粗，下段细，外侧缘锐利称为**骨间缘**，与桡骨的骨间缘相邻。下端有球形的**尺骨头**，其后内侧有向下的突起称为**尺骨茎突**，是腕部重要的体表标志。

6. 手骨 包括腕骨、掌骨和指骨（图 3-32）。

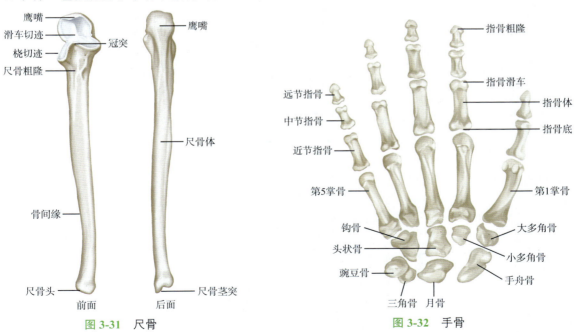

图 3-31 尺骨   图 3-32 手骨

（1）腕骨 由 8 块短骨构成，排成两列，每列 4 块。由桡侧向尺侧，近侧列依次为手舟骨、月骨、三角骨和豌豆骨；远侧列依次为大多角骨、小多角骨、头状骨和钩骨。

（2）掌骨 属长骨，共 5 块。从桡侧向尺侧，分别称为第 1～5 掌骨。

（3）指骨 由 14 块长骨构成，除拇指为 2 节外，其余各指均为 3 节。由近侧向远侧依次称为近节指骨、中节指骨和远节指骨。

（二）上肢骨的连结

　　上肢骨的连结主要有肩关节、肘关节和桡腕关节等。上肢带骨的连结有胸锁关节（图3-33）、肩锁关节，二者均属于微动关节，主要起支持和连结作用。喙肩韧带有防止肱骨头向上脱位的作用。

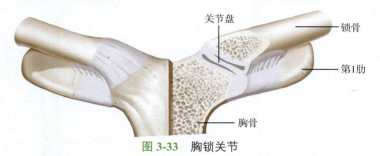

图 3-33　胸锁关节

　　1. 肩关节（shoulder joint）　由肱骨头与肩胛骨的关节盂构成，是典型的球窝关节（图3-34）。关节盂浅而小，边缘附有**关节唇**，肱骨头只有 1/4 ～ 1/3 的关节面和其相接；关节囊薄而松弛，囊内有肱二头肌长头腱通过；关节囊的前、后、上部有韧带及肌腱加强其稳定性，唯有关节囊下部无韧带和肌加强，最为薄弱，故肩关节脱位时，肱骨头常从下部脱出。

　　肩关节是全身运动幅度最大、运动形式最多、最灵活的关节。可做屈、伸、内收、外展、旋内、旋外和环转运动。

　　2. 肘关节（elbow joint）　由肱骨下端与桡骨、尺骨上端构成，包括3个关节（图3-35）：①**肱尺关节**，

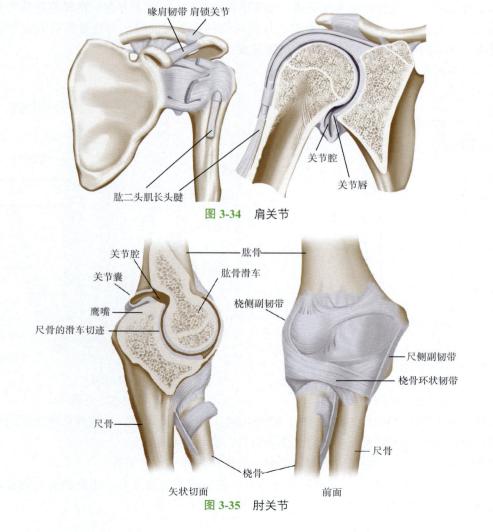

图 3-34　肩关节

图 3-35　肘关节

由肱骨滑车与尺骨的滑车切迹所构成；②**肱桡关节**，由肱骨小头与桡骨关节凹所构成；③**桡尺近侧关节**，由桡骨头环状关节面与尺骨桡切迹构成。3 个关节包在一个关节囊内，关节囊两侧壁厚而紧张，并有**尺侧副韧带**和**桡侧副韧带**加强；关节囊的前、后部薄而松弛，后部最为薄弱。此外，环绕在桡骨环状关节面周围的**桡骨环状韧带**可防止桡骨头突出。

肘关节可做屈、伸运动。当肘关节屈曲呈 90º 时，肱骨内、外上髁与尺骨鹰嘴 3 点的连线组成等腰三角形；当肘关节伸直时，以上 3 点位于一条直线上。肘关节脱位时，3 点的位置关系便发生改变。

链接

桡骨头半脱位

4 岁以下幼儿，桡骨头尚未发育完全，且桡骨环状韧带较松弛，当肘关节处于伸直位时牵拉前臂，就有可能使桡骨头半脱出这条韧带，称为桡骨头半脱位或牵拉肘，在拎小儿上楼梯时最容易发生。

3. 桡尺骨连结　前臂的尺骨和桡骨借桡尺近侧关节、前臂骨间膜、桡尺远侧关节相连（图 3-36）。①前臂骨间膜，是坚韧的致密结缔组织膜，连于桡、尺骨体的相对缘；②桡尺远侧关节，由尺骨头环状关节面作为关节头，与由桡骨的尺切迹和自桡骨的尺切迹下缘向内侧伸出的 1 个三角形关节盘形成的关节窝构成。桡尺近侧关节和桡尺远侧关节是联合关节，可使前臂旋前和旋后。

4. 手关节　包括桡腕关节、腕骨间关节、腕掌关节、掌指关节、指骨间关节（图 3-37、图 3-38）。桡腕关节又称为腕关节，由桡骨的腕关节面和尺骨头下方的关节盘与手舟骨、月骨、三角骨共同构成。关节囊松弛，四周都有韧带加强。桡腕关节可做屈、伸、内收、外展和环转运动。

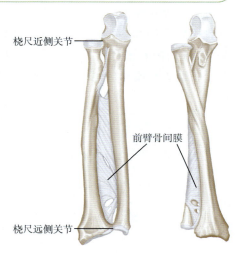

图 3-36　桡尺骨连结

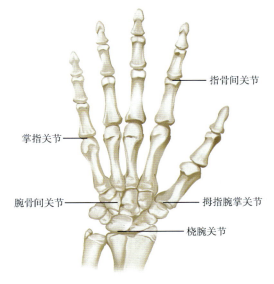

图 3-37　手关节

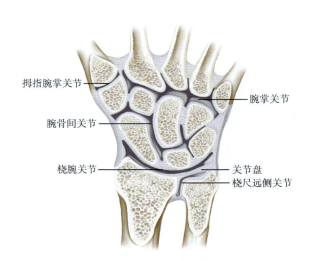

图 3-38　桡腕关节冠状面

案例 3-3

　　患者，女，48 岁。2 小时前行走时滑倒，左手掌着地受伤，腕部变形、疼痛，不敢活动，急来就诊。检查：左腕部肿胀，侧面看呈银叉形，正面看呈枪刺样。局部压痛明显，腕关节活动障碍。左腕关节正侧位片示左腕关节脱位。

问题：试述肩关节、肘关节和腕关节的组成、结构特点和运动形式。

五、下肢骨及其连结

（一）下肢骨

　　下肢骨包括下肢带骨（髋骨）和自由下肢骨（股骨、髌骨、胫骨、腓骨和足骨）。左、右每侧31块，共62块。

　　1. **髋骨**（hip bone） 由髂骨、耻骨和坐骨融合而成（图3-39、图3-40）。上部扁宽，中部厚窄，下部有一大孔称为**闭孔**。一般在15岁以前，三骨间由软骨连结，15岁后软骨逐渐骨化使三骨融为一体，三骨体融合处为一大而深的窝称为**髋臼**，合成髋臼的部分是三骨的体。髋臼朝向外下方，与股骨头相关节；髋臼内有半月形关节面称为**月状面**，月状面的中下部称髋臼窝，髋臼窝下缘缺损处称为**髋臼切迹**。左、右髋骨和骶骨、尾骨共同连结而形成骨盆。

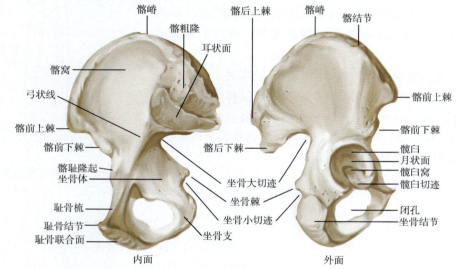

图 3-39　髋骨（右）

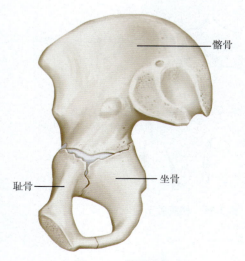

图 3-40　幼年髋骨

　　髂骨构成髋骨的后上部，分为肥厚的**髂骨体**和扁阔的**髂骨翼**。髂骨体构成髋臼的上部，主要承受上身的体重。髂骨翼位于髂骨体上方，上缘肥厚弯曲成弓形称为**髂嵴**，髂嵴的前后突起分别称为**髂前上棘**、**髂后上棘**，两个棘的下方又各有一突起分别称为**髂前下棘**、**髂后下棘**；髂嵴外缘有一向外的突起称为**髂结节**，它是重要的体表标志，临床上常在此选择进行骨髓穿刺术。两侧髂嵴最高点的连线，一般平对第4腰椎的棘突，这是确定椎骨序数的标志。髂骨翼内面平滑稍凹称为**髂窝**，髂窝下界为一圆钝的骨嵴称为**弓状线**，其后方为**耳状面**，与骶骨耳状面相关节，耳状面后上方粗糙隆起称为**髂粗隆**。

　　坐骨位于髋骨后下部，分前部的**坐骨支**和后部的**坐骨体**。坐骨体较厚，构成髋臼的后下部，坐骨体向后下延续为**坐骨支**，其末端与耻骨下支结合。坐骨体下端后部的粗大隆起称为**坐骨结节**，是坐骨最低部。髂后下棘与坐骨结节之间有两个切迹和一个突起，突起称为**坐骨棘**，较尖锐，呈三角形，坐骨棘上方切迹称为**坐骨大切迹**，其下方切迹称为**坐骨小切迹**。

耻骨构成髋骨前下部，分为耻骨体及上、下 2 支。耻骨体较肥厚，构成髋臼的前下部，与髂骨融合处的前面形成稍隆突起称为**髂耻隆起**。耻骨体向前下延伸为**耻骨上支**，其末端急转向下，成为**耻骨下支**，下支后伸与坐骨支结合。耻骨上支上面有一条较锐利的骨嵴称为**耻骨梳**，耻骨梳向后与弓状线相连，向前终于一突起称为**耻骨结节**。耻骨上、下支移行处的内侧，有一椭圆形的粗糙面称为**耻骨联合面**，耻骨联合面有年龄和性别差异，两侧联合面相结合形成**耻骨联合**。耻骨联合面上缘与耻骨结节间有骨嵴称为**耻骨嵴**。耻骨与坐骨共同围成的大孔称**闭孔**。

2. 股骨（femur） 位于大腿内，是人体最长最粗的骨，分为 1 体 2 端（图 3-41）。股骨上端有朝向内上方的**股骨头**，呈球状，与髋臼相关节。股骨头中心有一小凹称为**股骨头凹**，股骨头韧带附着于此凹。头下外侧缩细部分称为**股骨颈**。股骨颈与股骨体交界处上外侧的粗糙隆起称为**大转子**，后内侧的隆起称为**小转子**，都有肌附着。大、小转子间，前面有**转子间线**、后面有**转子间嵴**相连。

股骨体粗壮结实，上端呈圆柱形，下端前后较扁，略向前凸。股骨体后面有纵行的骨嵴称为**粗线**，此线上端分叉，向上外延续为粗糙的突起，称为**臀肌粗隆**，有臀大肌附着；粗线下端也分为内、外两线，两线之间形成三角形的骨面称为**腘面**。

股骨下端两侧各有一个向后下方突出的膨大，分别称为**内侧髁**和**外侧髁**，两髁之间有深窝称为**髁间窝**。内、外侧髁的前面、下面和后面都是光滑的关节面，前面与髌骨相关节称为**髌面**。两髁侧面上方分别有较小的突起称内上髁和外上髁，是重要的体表标志。

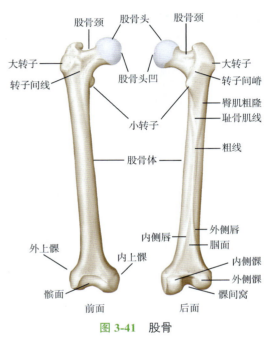

图 3-41 股骨

 案例 3-4

患者，男，28 岁。3 小时前驾车追尾，由救护车送来医院急诊室。检查：左大腿肿胀明显，有骨擦音及骨擦感；左足部活动正常，左下肢皮肤感觉正常，足背动脉搏动弱。临床诊断为股骨中部骨折。

问题：下肢骨有哪些？髋骨和股骨的骨性标志有哪些？

3. 髌骨（patella） 是人体内最大的籽骨，位于膝关节前方，包于股四头肌肌腱内。略呈三角形，底朝上，尖朝下，前面粗糙，后面为光滑的关节面，与股骨髌面相关节（图 3-42）。

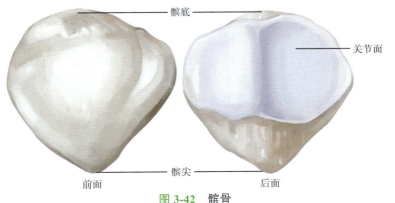

图 3-42 髌骨

4. 胫骨（tibia）　位于小腿内侧，是呈三棱形的粗大长骨，亦分 1 体 2 端（图 3-43），对支持体重起主要作用。上端粗大，形成与股骨内、外侧髁相对应的胫骨内、外侧髁，其上有关节面，两髁之间有向上的**髁间隆起**。外侧髁的后下方有一小关节面称为**腓关节面**，与腓骨头相关节。上端与胫骨体移行处的前面有粗糙隆起称为**胫骨粗隆**，体表可以摸到，其上附有韧带。胫骨体呈三棱柱形，前缘锐利，体表可以触到，外侧缘为小腿骨间膜附着处，称骨间缘。下端稍膨大，内侧有一向下的突起称为**内踝**，是重要的体表标志；下端的下面有关节面与距骨相关节，外侧有一关节面称为**腓切迹**，与腓骨相连接。

5. 腓骨（fibula）　位于小腿的后外侧，不承受体重，主要作为小腿肌的附着部位，细长，分 1 体 2 端（图 3-44）。上端膨大称为**腓骨头**，与胫骨相关节，腓骨头下方缩细为**腓骨颈**。**腓骨**体较细，内侧有骨间缘。下端膨大称为**外踝**，较内踝低，内侧有关节面参与形成踝关节。其不承受体重，故临床上常截取一段带血管的腓骨进行自体移植。

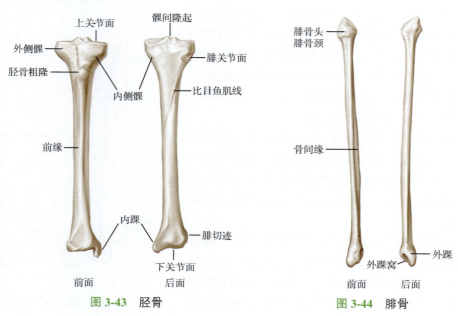

图 3-43　胫骨　　　　　图 3-44　腓骨

6. 足骨　包括跗骨、跖骨和趾骨（图 3-45）。

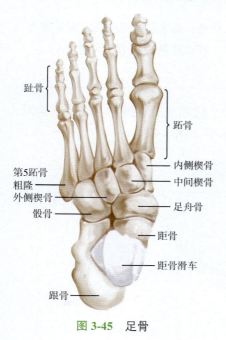

图 3-45　足骨

（1）跗骨　属于短骨，共 7 块，相当于腕骨，但体积较大，主要功能是支持体重。其排列为前、中、后 3 列，后列有距骨，与胫、腓骨形成关节，距骨下方为**跟骨**；中列为**足舟骨**，位于距骨前方偏内侧；前列由内侧向外侧，依次为**内侧楔骨**、**中间楔骨**、**外侧楔骨**和**骰骨**，3 块楔骨位于足舟骨之前，骰骨位于前外侧。

（2）跖骨　属于长骨，共 5 块，相当于掌骨，由内侧向外侧依次称第 1～5 跖骨。每块跖骨可分为近端的跖骨底、中部的跖骨体和前端的跖骨头 3 部分，第 5 跖骨底特别粗大且向外后突出，称为第 5 跖骨粗隆。

（3）趾骨　属于长骨，共 14 块，趾骨不参与传导体重，所以较指骨短小。一般拇趾为 2 节，其他各趾为 3 节。趾骨的形态和命名方法与指骨相同。

（二）下肢骨的连结

1. 骨盆（pelvis）　由骶骨、尾骨和左、右髋骨及其间的骨连结构成（图 3-46、图 3-47）。

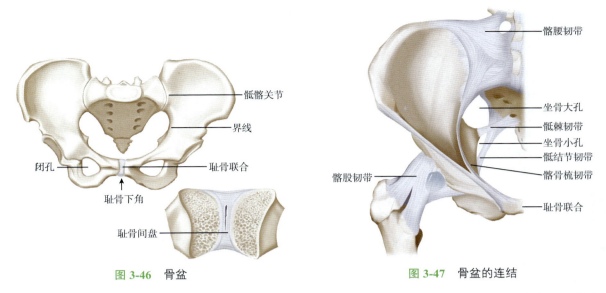

图 3-46 骨盆

图 3-47 骨盆的连结

　　耻骨联合由两侧耻骨联合面借耻骨间盘连结而成，耻骨间盘由纤维软骨构成，间盘内有一矢状位裂隙。女性耻骨间盘较厚，裂隙较宽，分娩时稍分离，有利于胎儿的娩出。耻骨联合上、下缘都有韧带附着。

　　骶髂关节由骶骨与髂骨的耳状面构成。关节面对合紧密，关节囊紧张，周围有强厚韧带加强，连接牢固，属于微动关节。

　　骶骨与坐骨之间有两条韧带相连：①骶结节韧带，呈扇形，起于骶、尾骨侧缘，集中附着于坐骨结节内侧；②骶棘韧带，呈三角形，位于骶结节韧带前方，起于坐骨棘，附着于骶、尾骨外侧缘。两条韧带与坐骨大切迹围成坐骨大孔，与坐骨小切迹围成坐骨小孔，均有肌肉、血管和神经通过。

　　另外，髋骨上的闭孔由致密结缔组织膜所封闭，称闭孔膜，仅上部留有一孔称**闭膜管**，有血管、神经通行。

　　骨盆以界线为界分为上方的**大骨盆**和下方的**小骨盆**。**界线**是由骶骨岬经两侧弓状线、耻骨梳、耻骨结节、耻骨嵴至耻骨联合上缘连成的环形线。大骨盆较宽大，向前开放，参与腹腔的构成。小骨盆上口由界线围成，下口由尾骨尖、骶结节韧带、坐骨结节、坐骨支、耻骨下支和耻骨联合下缘围成。上、下口之间的内腔称为**骨盆腔**。坐骨支与耻骨下支连接形成**耻骨弓**，两侧耻骨弓之间的夹角称为**耻骨下角**。平常所说骨盆即指小骨盆。

　　骨盆具有承受、传递重力和保护盆内器官的作用，女性骨盆还是胎儿娩出的产道。成年女性的骨盆在功能上与妊娠和分娩相适应，其在形态上与男性骨盆存在明显差异（图 3-48，表 3-1）。

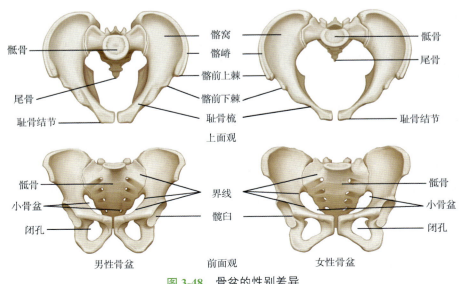

图 3-48 骨盆的性别差异

表 3-1　骨盆的性别差异

比较项	男性	女性
骨盆形状	窄而长	宽而短
骨盆上口	心形	椭圆形
骨盆下口	狭小	宽大
骨盆腔	漏斗形	圆桶形
耻骨下角	70°～75°	90°～100°
骶骨	窄长、曲度大	宽短、曲度小
骶骨岬	突出明显	突出不明显

链接

产科骨盆的测量

　　女性骨盆是胚胎娩出时必经的骨性产道，其大小、形态与分娩密切相关。骨盆形态、组成、骨间各径线异常均可导致异常分娩。产科通过对骨盆各径线的测量来评估孕妇骨盆大小及形状，以判断胚胎能否经阴道分娩。常用的测量项目有髂棘间径（正常值为 23～26cm）、髂嵴间径（25～28cm）、骶耻外径（18～20cm）、坐骨结节间径（8.5～9.5cm）、耻骨下角（90°～100°）等。

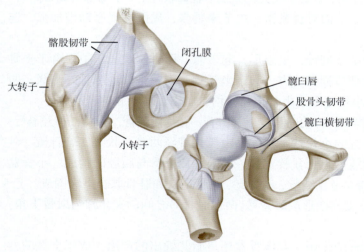

图 3-49　髋关节

止于转子间线，可加强关节囊前部，并限制髋关节过伸。股骨头大多脱向后下方。

　　髋关节可做屈、伸、内收、外展、旋内、旋外和环转运动，其运动幅度比肩关节小，故稳固性较大，以适应下肢的负重和行走功能。

　　3. 膝关节（knee joint）　由股骨下端、胫骨上端和髌骨构成，是人体最大、最复杂的关节（图 3-50）。髌骨与股骨髌面相对，股骨内、外侧髁与胫骨内、外侧髁相对。

　　在膝关节腔内，股骨与胫骨相对关节面之间垫有两块纤维软骨板，分别称为内侧半月板和外侧半月板（图 3-51，图 3-52）。内侧半月板呈 C 形，外侧半月板呈 O 形。半月板外缘厚，与关节囊相连，内缘薄而游离。半月板下面平坦，上面凹陷，分别与胫骨、股骨的关节面相适应，增强了关节的稳固性，还可起缓冲作用。

　　2. 髋关节（hip joint）　由髋臼与股骨头构成（图 3-49）。髋臼深，其周缘附有髋臼唇，髋臼横韧带横架于髋臼切迹上，其下有血管、神经通过。股骨头几乎全部纳入髋臼内，与髋臼的月状面相接触。关节囊内有股骨头韧带，该韧带与关节的稳固性无关，它连于股骨头凹与髋臼横韧带之间，内含营养股骨头的血管。关节囊厚而坚韧，股骨颈的前面全部包在关节囊内，后面仅内侧 2/3 包在关节囊内，外侧 1/3 露于关节囊外，所以股骨颈骨折分囊内骨折和囊外骨折。关节囊周围有韧带加强，前方的髂股韧带最为强厚，它起自髂前上棘，

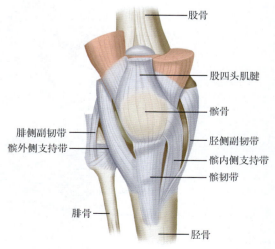

图 3-50　膝关节

关节囊宽阔而松弛,其前方有股四头肌肌腱及其延续而成的髌韧带,此韧带厚而坚韧,从髌骨下缘止于胫骨粗隆,关节囊外两侧分别有**胫侧副韧带**和**腓侧副韧带**;关节囊内有**前交叉韧带**和**后交叉韧带**,前交叉韧带起自股骨外侧髁的内侧面,向前下方,止于胫骨内侧髁髁间隆起的前方;后交叉韧带起于股骨内侧髁的外侧面,向后下方,止于胫骨髁间隆起的后方。膝交叉韧带牢固地连结股骨和胫骨,可防止胫骨向前和向后移动。

膝关节主要做屈、伸运动,在半屈位时,还可做小幅度的旋内和旋外运动。

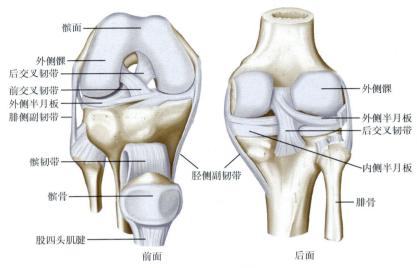

图 3-51 膝关节内部结构

4. 胫骨和腓骨的连结 胫骨和腓骨的连结包括 3 部分:上端有胫骨的腓关节面与腓骨头构成胫腓关节,属微动关节,两骨干之间由小腿骨间膜相连,下端借韧带相连。胫骨和腓骨间活动度很小。

5. 足关节 包括距小腿关节、跗骨间关节、跗跖关节、跖趾关节、趾骨间关节(图 3-53)。

(1)距小腿关节 又称踝关节,由胫、腓骨下端与距骨构成(图 3-53)。关节囊前、后部松弛,两侧有韧带加强。内侧韧带较厚;外侧韧带较薄弱,足过度内翻易引起外侧韧带扭伤。

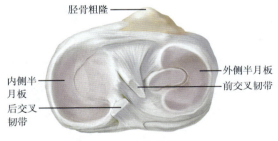

图 3-52 膝关节半月板

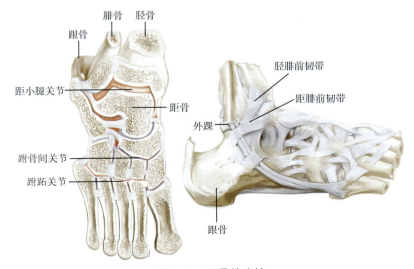

图 3-53 足骨的连结

　　踝关节能做背屈和跖屈运动。足尖向上称为**背屈**（伸），足尖向下称为**跖屈**（屈）。跖屈时还可做轻度侧方运动，此时关节不够稳固，踝关节扭伤多发生在跖屈状态下。

　　（2）**足弓**　是跗骨和跖骨借关节和韧带牢固连结而成的凸向上的弓形（图3-54）。可分为前后方向的纵弓和内外侧方向的横弓，纵弓又可分为内、外侧两个纵弓。当人体站立时，足仅以跟骨结节及第1、

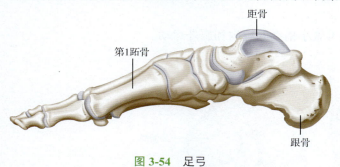

图 3-54　足弓

5跖骨头三点着地承重，如同三脚架，保证站立稳定。足弓可保护足底血管、神经免受压迫；足弓增加了足的弹性，有利于行走和跳跃，并能缓冲震荡。足弓的维持除靠骨连结和韧带外，足底的长短肌腱的牵拉也起重要作用。如果这些韧带、肌和肌腱发育不良、萎缩或损伤，便可造成足弓塌陷，足底平坦，称为扁平足。

第2节　骨　骼　肌

一、概　　述

　　运动系统的**肌**（muscle）多数附着于骨骼上，故又名骨骼肌（图3-55），是运动系统的动力部分。骨骼肌数量众多，分布广泛，有600余块，占体重的40%左右。每块肌肉都是具有一定形态、结构和功能的器官，有丰富的血管、淋巴管分布，在神经支配下收缩或舒张，从而进行随意运动。

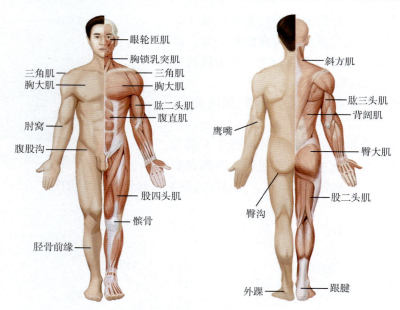

图 3-55　全身骨骼肌

（一）肌的形态和构造

　　骨骼肌由中间的肌腹和两端的肌腱构成。**肌腹**是肌的主体，由骨骼肌纤维组成。**肌腱**呈条索或扁带状，由胶原纤维构成，无收缩能力。

　　骨骼肌的形态多种多样，按其外形可分为长肌、短肌、扁肌和轮匝肌等（图3-56）。**长肌**多见于四肢，收缩的幅度大，可产生大幅度的运动，但由于其横截面肌束的数目相对较少，收缩力也较小；**短肌**收

缩幅度小，可完成精细运动。有些肌的肌腱较长，肌束斜行排列于肌腱的两侧，酷似羽毛状，故名为羽状肌。有些肌纤维斜行排列于肌腱的一侧，称半羽状肌，这些肌肉横断面肌束的数量大大超过梭形或带形肌，故收缩力较大，但由于肌束短，运动的幅度小。**扁肌**的肌腹和肌腱都呈膜状，其肌腱称为**腱膜**。轮匝肌则围绕于眼、口等开口部位，收缩时可关闭孔裂。

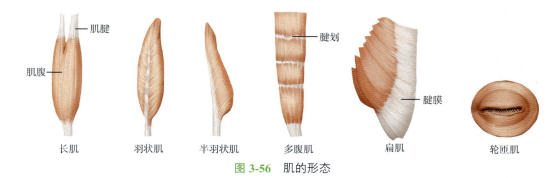

图 3-56　肌的形态

（二）肌的起止和作用

骨骼肌通常起于某块骨，中间跨过一个或多个关节后，止于另一骨。肌收缩时，使两骨彼此接近，从而使关节产生运动。一般来说，运动时两骨中总有一块骨的位置相对固定，另一块骨相对移动。肌在固定骨上的附着点称为**起点**，也称**定点**，而在移动骨上的附着点称为**止点**，也称**动点**。全身肌的起止点有一定的规律性，通常将接近身体正中面或四肢靠近近侧的附着点称为肌肉的起点或定点，另一端称为止点或动点（图 3-57）。

（三）肌的配布和命名

肌的配布方式与关节的多少和运动类型密切相关，即每一个关节至少配布有两组作用完全相反的肌，互称拮抗肌。而在一个运动轴同侧配布，并具有相同功能的两组或多组肌，因其互相协同，功能相同，称为协同肌。各肌在神经系统的支配下，彼此协调，使动作准确有序。

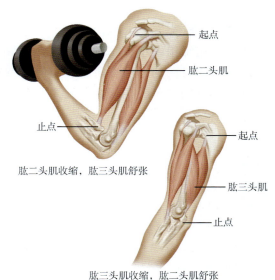

图 3-57　肌的起止和作用

人体骨骼肌的配布与直立姿势和劳动有密切关系。例如，为适应人体直立姿势，项部、背部、臀部、大腿前面和小腿后面的肌特别发达；人类上肢为了适应劳动的特点，屈肌比伸肌发达，尤其表现在运动手指的肌上。

肌的命名可根据形状、大小、位置、起止点、纤维方向和作用等命名。依形态命名的如三角肌、斜方肌、菱形肌、梨状肌等，依位置命名的如肱肌、肩胛下肌、冈上肌、冈下肌等，依位置和大小综合命名的有胸大肌、胸小肌、臀大肌等，依起止点命名的如胸锁乳突肌、肩胛舌骨肌等，依纤维方向和部位综合命名的有腹外斜肌、肋间外肌等，依作用命名的有旋后肌、咬肌等，依作用结合其他因素综合命名的有旋前圆肌、指浅屈肌等。

（四）肌的辅助结构

1. 筋膜（fascia）　可分为浅、深 2 层（图 3-58）。

（1）浅筋膜　由疏松结缔组织构成，分布于皮下。内含浅动脉、浅静脉、淋巴管、淋巴结和皮神经等。

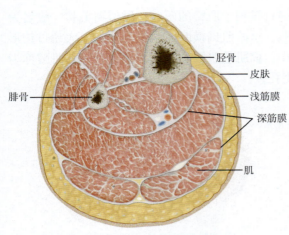

图 3-58　肌的辅助结构（左小腿横切）

（2）深筋膜　又称为固有筋膜，由致密结缔组织构成，遍布全身，包裹肌肉、血管、神经束和内脏器官。当肌分层时，固有筋膜也分层，并插入肌群之间，称作肌间隔。深筋膜除有保护和约束肌的作用外，在肌收缩时，还可减少相邻肌或肌群之间的摩擦，有利于肌或肌群的独立运动。在病理情况下，筋膜可以限制炎症的扩散。

2. 腱鞘和滑液囊

（1）腱鞘（tendinous sheath）　是肌腱表面的深筋膜增厚，形成的鞘状结构。可分为外层的纤维层和内层的滑膜层（图 3-59）。滑膜构成双层圆筒状套管，套管的内层紧包在肌腱的表面，外层则与纤维鞘相贴。

两层之间含有少量滑液。腱鞘的作用是使肌腱固定于一定的位置，并在肌活动中减少肌腱与骨面之间的摩擦。

（2）滑膜囊（synovial bursa）　是一些肌腱和骨面之间的结缔组织小囊，壁薄，内含滑液，其功能是减缓肌腱与骨面的摩擦。滑膜囊有的是独立封闭的，有的与邻近的关节腔相通，可视为关节囊滑膜层的突出物。

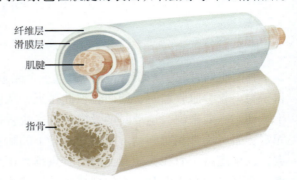

图 3-59　腱鞘示意图

链接

肌　萎　缩

肌萎缩是指横纹肌营养障碍，肌纤维变细甚至消失等导致的肌肉体积缩小。多由肌肉本身疾病或神经系统功能障碍所致，主要有神经源性肌萎缩、肌源性肌萎缩、失用性肌萎缩和其他原因性肌萎缩。脊髓疾病常导致肌肉营养不良而发生肌萎缩。肌萎缩患者由于肌肉萎缩、肌无力而长期卧床，易并发肺炎、压力性损伤（压疮）等，加之大多数患者出现延髓麻痹症状，给生命构成极大的威胁。

二、头　颈　肌

（一）头肌

头肌主要分为面肌和咀嚼肌两部分。

1. 面肌　又称为表情肌（图 3-60），位置表浅，为薄层扁肌。如枕额肌、眼轮匝肌、口轮匝肌、颊肌等。面肌呈环形或辐射状排列，大多起自颅骨，止于面部皮肤，主要分布于颅顶、口裂、眼裂和鼻孔周围，收缩时可开大或闭合孔裂，并牵动面部皮肤产生喜、怒、哀、乐等各种表情。

2. 咀嚼肌　是参与咀嚼运动的肌。主要有咬肌、颞肌、翼内肌和翼外肌 4 对（图 3-61）。咬肌呈长方形，起自颧弓，向后下止于下颌角外面，收缩时可上提下颌骨；颞肌起自颞窝，肌束呈扇形向下通过颧弓内侧，止于下颌骨的冠突，收缩时可上提下颌骨。

（二）颈肌

颈肌分颈浅肌群、舌骨上肌群、舌骨下肌群和颈深肌群。

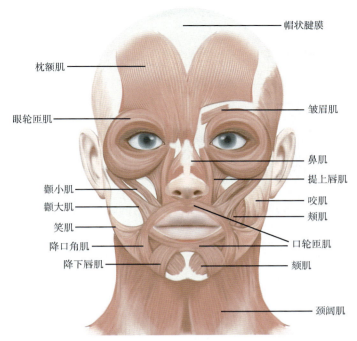

图 3-60 面肌

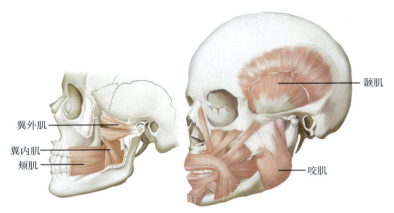

图 3-61 咀嚼肌

1.颈浅肌群　主要有颈阔肌和胸锁乳突肌（图 3-62）。

（1）颈阔肌　位于颈部浅筋膜中，起自胸大肌和三角肌表面的筋膜，止于口角。收缩时可紧张颈部皮肤，下拉口角。

（2）胸锁乳突肌　斜位于颈部两侧，于体表可见其轮廓。起自胸骨柄和锁骨的胸骨端，止于颞骨乳突。一侧收缩使头向同侧屈、面转向对侧，两侧同时收缩，可使头后仰。

2.舌骨上肌群　位于舌骨和下颌骨及颅底之间，每侧有 4 块：二腹肌、下颌舌骨肌、茎突舌骨肌和颏舌骨肌。舌骨上肌群的主要作用是上提舌骨，协助吞咽。

3.舌骨下肌群　位于颈前部，在舌骨下方正中线的两侧，每侧有 4 块：浅层有胸骨舌骨肌和肩胛舌骨肌，深层有胸骨甲状肌和甲状舌骨肌。各肌的起止点与其名称一致。舌骨下肌群的主要作用是下降舌骨和喉。

4.颈深肌群　颈深肌群位于脊柱颈部的两侧和前方，主要有**前斜角肌**、**中斜角肌**和**后斜角肌**（图 3-63），各肌均起自颈椎横突，其中前、中斜角肌止于第 1 肋骨，后斜角肌止于第 2 肋骨。前、中斜角肌与第 1 肋之间形成一呈三角形的裂隙，称为**斜角肌间隙**，内有锁骨下动脉和臂丛通过。

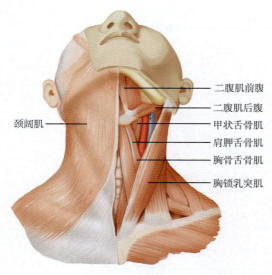

图 3-62 颈浅肌群

二腹肌前腹
二腹肌后腹
甲状舌骨肌
肩胛舌骨肌
胸骨舌骨肌
胸锁乳突肌
颈阔肌

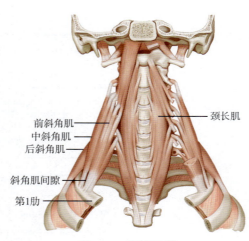

图 3-63 颈深肌群

前斜角肌
中斜角肌
后斜角肌
斜角肌间隙
第1肋
颈长肌

 案例 3-5

　　患儿，男，2个月。因其颈部总偏向一侧而就诊。体格检查：患儿头部向左侧倾斜，面部转向右侧，颈部左前区有质地较硬的包块。临床诊断为左侧先天性斜颈。

问题：该患儿是何肌受损伤？说出胸锁乳突肌的位置、起止和作用。

三、躯 干 肌

躯干肌可分为背肌、胸肌、膈、腹肌和盆底肌。

（一）背肌

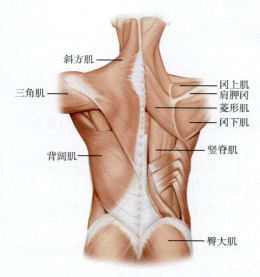

图 3-64 背肌

斜方肌
三角肌
背阔肌
冈上肌
肩胛冈
菱形肌
冈下肌
竖脊肌
臀大肌

　　背肌位于躯干后面，分浅、深2群（图3-64）。背浅肌群有**斜方肌、背阔肌、肩胛提肌**和**菱形肌**等。背深肌群有**竖脊肌**。

　　1. 斜方肌　位于项部和背上部，起自上项线、枕外隆凸、项韧带、第7颈椎和全部胸椎的棘突，止于锁骨外侧1/3、肩峰和肩胛冈。该肌收缩时，可使肩胛骨向脊柱靠拢，如肩胛骨固定，两侧同时收缩时，可使头后仰。

　　2. 背阔肌　为全身最大的阔肌，位于背下部。起自下6个胸椎的棘突、全部腰椎的棘突、骶正中嵴和髂嵴后份，止于肱骨小结节嵴。收缩时使臂内收、旋内和后伸。上肢上举固定时，可做引体向上。

　　3. 肩胛提肌　呈带状，位于项部两侧、斜方肌的深面。起自上4个颈椎的横突，止于肩胛骨的上角。收缩时上提肩胛骨。

　　4. 菱形肌　位于斜方肌的中部深面，呈菱形，收缩时牵拉肩胛骨移向内上方。

　　5. 竖脊肌　又称骶棘肌，纵列于脊柱两侧的纵沟内。起自骶骨背面和髂嵴后部，分3束向上分别止于椎骨、肋骨及乳突。竖脊肌在维持人体直立方面起重要作用，收缩时可使脊柱后伸和仰头。

胸腰筋膜包绕竖脊肌，形成竖脊肌鞘，分前、后两层。后层在腰部显著增厚，并与背阔肌起始腱紧密结合。

（二）胸肌

胸肌位于胸前外侧壁，主要有胸大肌、胸小肌、前锯肌、肋间外肌和肋间内肌（图 3-65，图 3-66）。

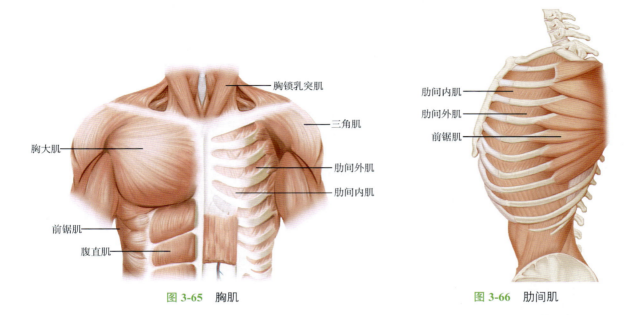

图 3-65　胸肌　　　　　　　　　　图 3-66　肋间肌

1. 胸大肌　位于胸廓的前上部，起自锁骨的内侧半、胸骨、第 1～6 肋软骨，止于肱骨大结节嵴。收缩时，可使肩关节内收、旋内和屈曲。若上肢固定则可上提躯干，也可协助吸气。

2. 胸小肌　位于胸大肌的深面，呈三角形，起自第 3～5 肋骨，止于喙突。收缩时，拉肩胛骨向前下方，肩胛骨固定时可以协助吸气。

3. 前锯肌　以肌齿起自上 8 个肋骨的外面，止于肩胛骨内侧缘和下角。收缩时，拉肩胛骨向前并使其紧贴胸廓。当肩胛骨固定时，可以协助吸气。

4. 肋间外肌　位于相邻两肋之间的浅层，起自上位肋的下缘，肌纤维斜向前下方，止于下位肋的上缘。收缩时，可提肋以协助吸气。

5. 肋间内肌　位于肋间外肌的深面，起自下肋前屈的上缘，肌纤维斜向后上，止于上肋的下缘。收缩时，可降肋以协助呼气。

（三）膈

膈（diaphragm）位于胸、腹腔之间，为向上膨隆的穹隆状扁肌，构成胸腔的底和腹腔的顶（图 3-67）。膈的中央为**中心腱**，周边是肌性部。膈肌起自胸廓下口，止于中心腱。

膈上有 3 个裂孔：**腔静脉孔**在食管裂孔的右前方，位于中心腱上，约平对第 8 胸椎，有下腔静脉通过；**食管裂孔**在主动脉裂孔的左前上方，约平对第 10 胸椎，有食管和迷走神经通过；**主动脉裂孔**在脊柱的前方，约平对第 12 胸椎，由左右两个膈脚与脊柱共同围成，有降主动脉和胸导管通过。

膈是重要的呼吸肌，收缩时，膈穹隆下降，胸腔容积扩大，产生吸气；舒张时，膈穹隆上升，胸腔容积变小，产生呼气。若膈与腹肌同时收缩，则能增加腹压，以协助排便、呕吐及分娩等。

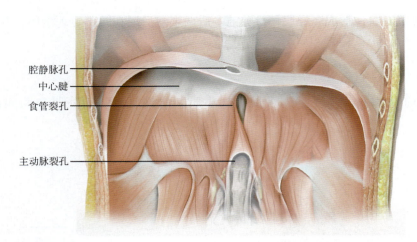

图 3-67　膈

（四）腹肌

腹肌位于胸廓下部与骨盆之间，分为前外侧群和后群。

1. 前外侧群（图 3-68，图 3-69）

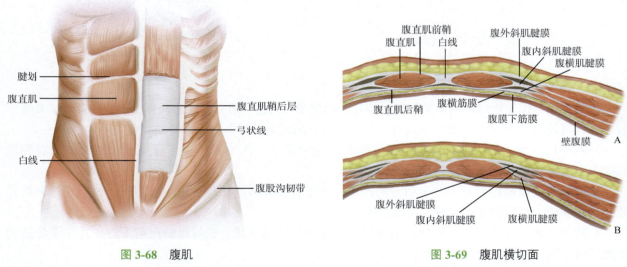

图 3-68　腹肌

图 3-69　腹肌横切面
A. 弓状线以上平面；B. 弓状线以下平面

（1）腹外斜肌　是腹前外侧壁最浅层的扁肌，肌束由外上斜向前内下方，大部分在腹直肌外侧缘移行为腹外斜肌腱膜，经腹直肌的前面，参与构成腹直肌鞘的前层，至腹正中线处与对侧腹外斜肌腱膜相互交织，参与白线的形成。腹外斜肌腱膜的下缘卷曲增厚，连于髂前上棘与耻骨结节之间，称为**腹股沟韧带**。在耻骨结节的外上方，腹外斜肌腱膜形成三角形的裂孔，称为**腹股沟管浅环**，又称皮下环。

（2）腹内斜肌　呈扇形，位于腹外斜肌深面。起自胸腰筋膜、髂嵴和腹股沟韧带外侧半，大部分肌束斜向内上方，至腹直肌外侧缘移行为腹内斜肌腱膜，向内分为前、后两层并包裹腹直肌，参与构成腹直肌鞘，止于白线。该肌下部肌束游离呈弓状，其腱膜下部和深层的腹横肌腱膜会合形成**腹股沟镰**（联合腱），止于耻骨梳。该肌下部肌束和腹横肌共同包绕精索和睾丸，降入阴囊形成提睾肌，收缩时可上提睾丸。

（3）腹横肌　位于腹内斜肌的深面，肌束横行向前、向内，在腹直肌的外侧缘移行为腱膜，参与构成腹直肌鞘的后层，终于白线。

（4）腹直肌　位于前正中线的两侧，被腹直肌鞘包裹，为上宽下窄的带状肌。起自耻骨联合和耻骨嵴，止于胸骨剑突和第 5～7 肋软骨前面。肌的全长由 3～4 条横行的腱划分为多个肌腹，腱划与腹直肌鞘前层紧密结合。

腹前外侧肌群具有保护腹腔脏器的作用。收缩时，可增加腹压，并可以协助呼气，也能使脊柱前屈、侧屈和旋转。

2. 后群　有腰方肌和腰大肌，腰大肌将在下肢肌中叙述。**腰方肌**位于腹后壁脊柱的两侧，其后方为竖脊肌。该肌起自髂嵴后部，向上止于第 12 肋和第 1～4 腰椎横突。收缩时能下降和固定第 12 肋，并使脊柱侧屈。

> **链接**
>
> ### 参与呼吸运动的肌
>
> 平静吸气时，肋间外肌收缩，肋上提和外翻，胸腔前、后径和横径增加，膈收缩，膈穹隆下降，胸腔上、下径加大，肺容积增大，肺吸入空气。平静呼气时，肋间外肌和膈舒张，肋间内肌收缩，肋下降，胸腔各径缩短，肺容积减小，肺内气体呼出。用力深吸气时，还有其他肌参与，如胸大肌、前锯肌和胸小肌等，使胸腔容积更大。同样，腹肌更有力地收缩，帮助深呼气。

3. 腹肌的肌间结构

（1）腹直肌鞘　为包裹腹直肌的纤维性鞘。它由腹壁 3 层扁肌的腱膜构成。腹直肌鞘分前、后两层，前层完整；后层在脐下 4～5cm 处完全转至腹直肌的前面参与构成腹直肌鞘的前层，该处形成的游离下缘为凸向上的弧形线，称为**弓状线**（半环线）。此线以下的腹直肌后面直接与腹横筋膜相贴。

（2）白线　位于腹前壁正中线上，介于左、右腹直肌鞘之间，由两侧的 3 层腹肌腱膜纤维交织而成。上至剑突，下达耻骨联合。白线坚韧而缺乏血管，是临床腹部切口的常选部位。

（3）腹股沟管　位于腹股沟韧带内侧半的上方（图 3-70，图 3-71），是肌、筋膜和腱膜之间的潜在斜行裂隙，长 4～5cm，男性有精索、女性有子宫圆韧带通过。腹股沟管有内、外两口和前、后、上、下四壁。内口称腹股沟管深（腹）环，位于腹股沟韧带中点上方约 1.5cm 处。外口即腹股沟管浅（皮下）环。腹股沟管的前壁为腹外斜肌腱膜和腹内斜肌，后壁为腹横筋膜和腹股沟镰，上壁为腹内斜肌和腹横肌的弓状下缘，下壁为腹股沟韧带。

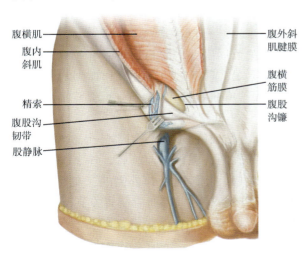

图 3-70　腹肌前外侧群的下部

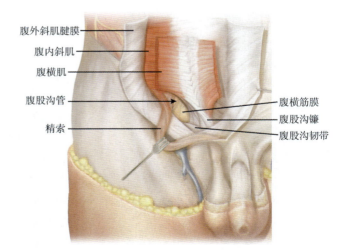

图 3-71　腹股沟管

> **链接**
>
> ### 腹股沟疝
>
> 由腹股沟韧带内侧半、腹直肌外侧缘与腹壁下动脉围成的三角形区域称为腹股沟三角，又称海氏三角。腹股沟管和海氏三角均为腹前壁下部的薄弱区。病理情况下，腹腔内容物可通过上述部位向外突出，形成腹股沟疝。如腹腔内容物自腹股沟管深环突出，沿腹股沟管经浅环进入阴囊，临床上称为腹股沟斜疝；如腹腔内容物由海氏三角直接向前突出，则称为腹股沟直疝。

4.腹部筋膜

（1）浅筋膜　在腹部上部为1层，在脐以下分为浅、深2层。浅层含有脂肪，深层为膜性层，含有弹性纤维。

（2）深筋膜　可分数层，分别覆盖各层肌。

（3）腹内筋膜　贴附在腹腔壁的内面，有不同名称，一般以所覆盖的肌命名，如腰大肌筋膜。其中腹横筋膜范围最大，贴在腹横肌、腹直肌鞘及腹直肌（弓状线以下）的内面。

（五）盆底肌

盆底肌是指封闭小骨盆下口的诸肌，主要有肛提肌，肛门外括约肌，会阴浅、深横肌，尿道括约肌等。

1.肛提肌　起自盆侧壁，肌纤维呈向下内行走，止于直肠壁、会阴中心腱及尾骨附近，并在中线对侧的同名肌会合呈漏斗形，构成骨盆底壁的大部分。肛提肌的作用是封闭骨盆下口，承托盆腔器官。

两侧的肛提肌及覆盖在它们上、下面的筋膜，共同构成**盆膈**，其中部有直肠穿过。

2.肛门外括约肌　围绕在肛管的最下部与皮肤紧密结合，向上与肛门内括约肌重叠。可分为深、浅和皮下三部分。有随意控制排便的作用。

3.会阴浅横肌　起于坐骨结节，止于会阴中心腱，有固定会阴中心腱的作用。

4.会阴深横肌　肌束横行，张于两坐骨结节之间，封闭尿生殖三角的后部。

5.尿道括约肌　在会阴深横肌的前方，肌束围绕尿道膜部。女性此肌围绕尿道和阴道，称为尿道阴道括约肌，可紧缩尿道和阴道。

会阴深横肌和尿道括约肌及覆盖在它们上、下面的筋膜，共同构成**尿生殖膈**。尿生殖膈封闭小骨盆下口的前下部，其中有尿道穿过，在女性尿道的后方还有阴道通过。

会阴中心腱是位于会阴中部的腱性组织，是多个肌的附着部位，具有加固盆底、承托盆内脏器的作用。女性的会阴中心腱较为发达，分娩时一旦撕裂，应及时修补。

四、上 肢 肌

（一）肩肌

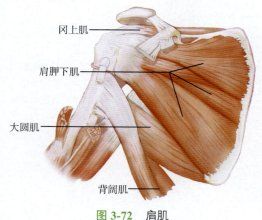

冈上肌

肩胛下肌

大圆肌

背阔肌

图 3-72　肩肌

肩肌分布于肩关节周围，均起自肩胛骨和锁骨，跨越肩关节，止于肱骨上端，具有运动肩关节和加强肩关节稳定性的作用。包括三角肌、冈上肌、冈下肌、小圆肌、大圆肌和肩胛下肌（图3-72）。

三角肌（deltoid）呈三角形，位于肩部外上方。起自锁骨外侧端、肩峰和肩胛冈，肌束从前、后、外3面包绕肩关节并逐渐向外下集中，止于肱骨体外侧的三角肌粗隆。收缩时，主要使肩关节外展，其前部肌束使肩关节屈和旋内，后部肌束则使肩关节伸和旋外。该肌是临床上常选择的肌内注射部位之一。

（二）臂肌

臂肌分为前、后2群，前群为屈肌，后群为伸肌。

1.前群（图3-73）

（1）肱二头肌　呈梭形，起端有长、短两个头，长头起自肩胛骨盂上结节，经结节间沟下降，短头起自肩胛骨喙突，两头在臂中部合成一个肌腹，经肘关节的前方，止于桡骨粗隆。主要作用是屈肘关节，当前臂屈曲并处于旋前位时，肱二头肌为前臂有力的旋后肌。

（2）肱肌 位于肱二头肌下半部的深面，起自肱骨下半部的前面，止于尺骨粗隆，可屈肘关节。

（3）喙肱肌 位于肱二头肌短头的后内方，起自肩胛骨喙突，止于肱骨中部内侧，可使肩关节屈和内收。

2. 后群 **肱三头肌**（图 3-74）位于肱骨的后方，起端有 3 个头，分别起自肩胛骨盂下结节、肱骨桡神经沟上下方，止于尺骨鹰嘴，其主要作用是伸肘关节。

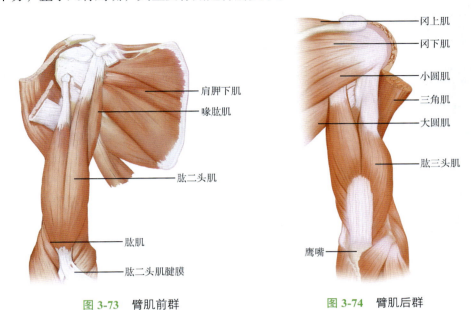

图 3-73 臂肌前群

图 3-74 臂肌后群

（三）前臂肌

前臂肌位于尺骨、桡骨的周围，有 19 块，多数为具有长肌腹和长腱的长肌，分前、后 2 群。

1. 前群 位于前臂的前面和内侧，共 9 块，分为浅、深 2 层（图 3-75，图 3-76）。浅层 6 块，自桡侧向尺侧依次为肱桡肌、旋前圆肌、桡侧腕屈肌、掌长肌、指浅屈肌和尺侧腕屈肌；深层 3 块，即拇长屈肌、指深屈肌和旋前方肌。

前臂肌前群主要作用为屈肘关节、腕关节、指间关节，还可使前臂旋前。

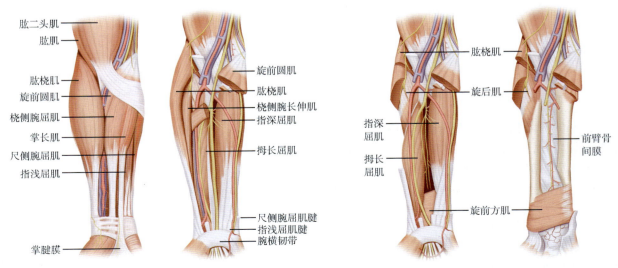

图 3-75 前臂肌（前群浅层）

图 3-76 前臂肌（前群深层）

2. 后群 位于前臂的后面，有 10 块，分浅、深两层（图 3-77）。浅层 5 块，由桡侧向尺侧依次为

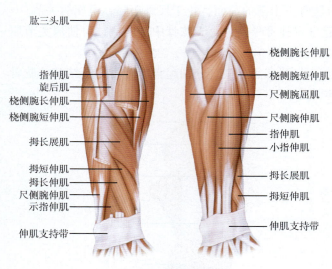

图 3-77 前臂肌后群

桡侧腕长伸肌、桡侧腕短伸肌、指伸肌、小指伸肌和尺侧腕伸肌；深层 5 块，自上而下，由外侧向内侧依次为旋后肌、拇长展肌、拇短伸肌、拇长伸肌和示指伸肌。

前臂肌后群主要作用为伸肘关节、腕关节、指间关节，还可使前臂旋后。

（四）手肌

手肌主要集中在手的掌侧面，可分为外侧、中间和内侧 3 群（图 3-78）。外侧群在拇指掌侧形成丰满隆起的鱼际，主要作用为使拇指做屈、内收、外展和对掌运动；内侧群位于小指掌侧，构成小鱼际，主要作用为使小指做屈、外展和对掌等运动；中间群位于掌心和掌骨之间，主要作用为屈示指、中指、环指、小指掌指关节和伸其指间关节，并可固定中指，使示指、环指、小指内收和外展。

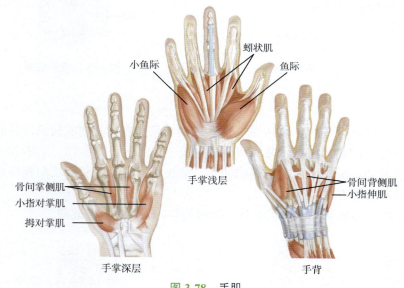

图 3-78 手肌

（五）上肢的筋膜和腱鞘

臂部的深筋膜在前、后肌群之间插入，附于肱骨，形成臂内、外侧肌间隔。前臂深筋膜在桡腕关节处明显增厚，分别形成腕掌侧韧带、腕背侧韧带和屈肌支持带（腕横韧带）。

手掌面中部的深筋膜特别厚，呈三角形，称掌腱膜。

经过腕部的屈指肌腱、伸腕和伸指肌腱均有腱鞘包绕。手指的屈肌腱被指腱鞘包绕，对肌腱起约束作用。

（六）上肢的局部结构

1. 腋窝　是位于胸外侧壁与臂上部内侧之间的锥形腔隙。腋窝可分为顶、底和四壁。顶即腋窝上口，由第 1 肋外缘、锁骨和肩胛骨的上缘围成，向上与颈部相通。底由腋筋膜构成。前壁为胸大肌、胸小肌；后壁为肩胛下肌、大圆肌和背阔肌；内侧壁为前锯肌；外侧壁为肱二头肌和喙肱肌；腋窝内有血管、神经、淋巴结和脂肪等。

2.肘窝 位于肘关节前面，为三角形浅凹。外侧界为肱桡肌，内侧界为旋前圆肌，上界为肱骨内、外上髁之间的连线。肘窝内有血管和神经通过。

3.腕管 位于腕部掌侧，由腕骨沟和屈肌支持带围成，屈指肌腱和正中神经从腕管内通过。

五、下 肢 肌

（一）髋肌

髋肌主要起自骨盆的内面和外面，跨越髋关节止于股骨上部。按所在的部位和作用，髋肌分为前、后 2 群。

1.前群 包括髂腰肌和阔筋膜张肌。

（1）髂腰肌 由腰大肌和髂肌组成（图 3-79）。腰大肌起于腰椎体侧面和腰椎横突，髂肌起自髂窝，两肌向下会合，经腹股沟韧带深面，止于股骨小转子。可使髋关节前屈和旋外。

（2）阔筋膜张肌 位于大腿上部的前外侧，起自髂前上棘，肌腹被包在阔筋膜的两层之间，向下移行为髂胫束，止于胫骨外上髁。可紧张阔筋膜并使髋关节屈。

2.后群 主要位于臀部，故又称臀肌，主要有臀大肌、臀中肌、臀小肌和梨状肌等（图 3-80）。

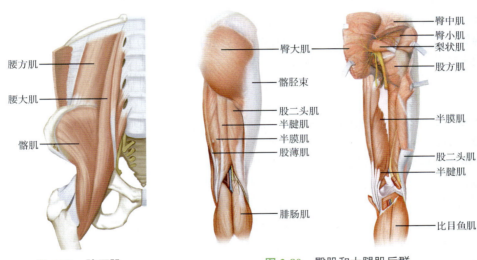

图 3-79 髂腰肌　　　　　图 3-80 臀肌和大腿肌后群

（1）臀大肌 为臀部最大的一块肌，位于臀部皮下，形成臀部膨隆。起自髂骨翼外面和骶骨背面，止于股骨的臀肌粗隆。可使髋关节伸和旋外。

（2）臀中肌和臀小肌 臀中肌位于臀大肌深面，臀小肌位于臀中肌的深面，两肌都呈扇形，起自髂骨翼外面，止于股骨大转子。两肌同时收缩，可使髋关节外展。

（3）梨状肌 位于臀中肌下方，起自骶前孔外侧，肌束向外经坐骨大孔出骨盆腔，止于股骨大转子。可使髋关节旋外。

坐骨大孔被梨状肌分隔成梨状肌上孔和梨状肌下孔，孔内有重要的血管和神经通过。

链接

肌内注射

肌内注射是一种常用的药物注射方法，是将一定剂量的液体药物通过注射器注入肌肉组织内，从而达到治疗的目的。最常选用的肌有臀大肌、臀小肌、臀中肌、三角肌、股外侧肌，因为这些肌肉相对较大，没有大血管和神经分布，便于操作，有利于药物的吸收。肌内注射法操作错误可能引起感染，容易出现注射部位的疼痛、过敏反应等。注射完后，需要密切观察半小时。

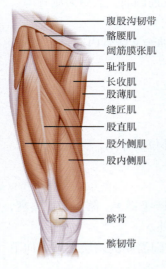

图 3-81　大腿肌前群、内侧群

标注（从上到下）：
- 腹股沟韧带
- 髂腰肌
- 阔筋膜张肌
- 耻骨肌
- 长收肌
- 股薄肌
- 缝匠肌
- 股直肌
- 股外侧肌
- 股内侧肌
- 髌骨
- 髌韧带

（二）大腿肌

大腿肌位于股骨周围，分前、后和内侧 3 群。

1. 前群　有缝匠肌和股四头肌（图 3-81）。

（1）缝匠肌　呈窄长的带肌，起自髂前上棘，斜向内下方，止于胫骨上端内侧面。主要作用是屈髋关节和膝关节，并可使屈曲的膝关节旋内。

（2）股四头肌　是人体上体积最大的肌，它有 4 个头，分别称为股直肌、股内侧肌、股外侧肌和股中间肌，除股直肌起自髂前下棘外，其余均起自股骨，4 个头向下形成 1 条腱，包绕髌骨的前面和两侧，继而向下延为髌韧带，止于胫骨粗隆。股四头肌的主要作用是伸膝关节。

2. 内侧群　位于大腿的内侧，共 5 块。浅层自外侧向内侧有耻骨肌、长收肌和股薄肌，中层有短收肌，深层有大收肌。内侧群肌的主要作用是内收大腿（图 3-81）。

3. 后群　位于大腿的后面，共有 3 块肌（图 3-80）。

（1）股二头肌　位于股后部外侧，有长短 2 个头，分别起自坐骨结节和股骨粗线，两头合并后，以长腱止于腓骨头。

（2）半腱肌　位于股后部的内侧，腱细长，几乎占肌的一半。起自坐骨结节，止于胫骨上端内侧。

（3）半膜肌　位于半腱肌的深面，以扁而薄的腱膜起自坐骨结节，止于胫骨内侧髁的后面。

后群肌的主要作用是屈膝关节、伸髋关节。

（三）小腿肌

小腿肌比前臂肌数目少，但比较粗壮，参与维持人体的直立姿势和行走。小腿肌主要有 10 块，可分为前、后和外侧 3 群。

1. 前群　位于小腿骨间膜和胫骨、腓骨的前面（图 3-82），有 3 块。从内侧向外侧依次为胫骨前肌、𧿹长伸肌和趾长伸肌。以上 3 肌均起自胫、腓骨上端和骨间膜，下行至足背，胫骨前肌止于内侧楔骨和第 1 跖骨底，使足背屈和内翻。𧿹长伸肌止于𧿹趾远节趾骨，趾长伸肌分成 4 条长腱，分别止于第 2 ～ 5 趾。两肌的作用与名称相同，并可使足背屈。

2. 外侧群　位于小腿外侧（图 3-83），包括**腓骨长肌**和**腓骨短肌**，两肌的肌腱均自外踝后方至足底。收缩时屈踝关节和使足外翻。腓骨短肌止于第 5 跖骨粗隆；腓骨长肌腱自足外侧缘入足底，向前内止于第 1 跖骨底及第 1 楔骨外侧。其作用是使足外翻，并助足跖屈。

3. 后群　主要有 5 块，分浅、深两层（图 3-84）。

（1）浅层　有**腓肠肌**和**比目鱼肌**。腓肠肌以 2 头分别起自股骨内、外侧踝，2 头合并形成 1 个肌腹，末端与比目鱼肌肌腱融合，形成强大的跟腱，止于跟结节。该肌收缩时使足跖屈并屈小腿；在站立时，固定踝关节，防止身体前倾。比目鱼肌为宽扁的肌，位于腓肠肌深面，起自腓骨头和腓骨上部，肌腱参与跟腱的形成。腓肠肌与比目鱼肌的起端共有 3 个头，因此两者又合称为**小腿三头肌**。

（2）深层　有 3 块肌，由内侧向外侧依次为**趾长屈肌**、**胫骨后肌**和**𧿹长屈肌**。三肌的肌腱均自内踝后方至足底。收缩时可屈踝关节，趾长屈肌和𧿹长屈肌可屈第 2 ～ 5 趾和𧿹趾，胫骨后肌还可使足内翻。

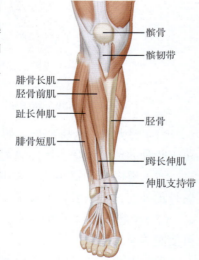

图 3-82　小腿肌前群

标注（从上到下）：
- 髌骨
- 髌韧带
- 腓骨长肌
- 胫骨前肌
- 趾长伸肌
- 胫骨
- 腓骨短肌
- 𧿹长伸肌
- 伸肌支持带

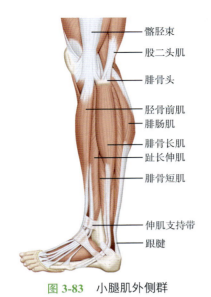

图 3-83　小腿肌外侧群

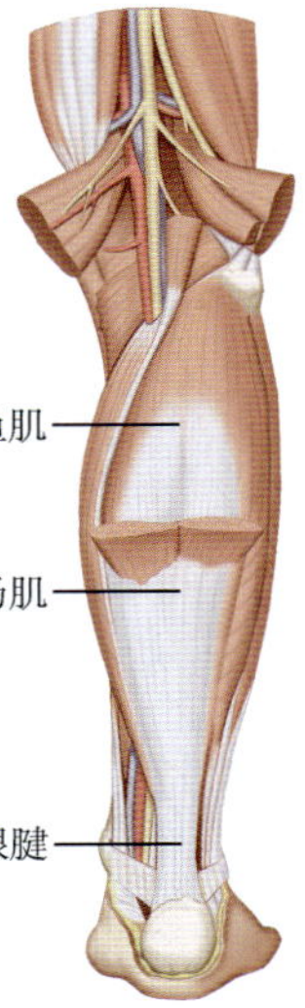

图 3-84　小腿肌后群

（四）足肌

足肌可分足背肌和足底肌（图 3-85）。足背肌较弱小，足底肌的配布情况和作用与手肌相似。其主要作用是运动足趾或维持足弓。

（五）下肢的筋膜

大腿的深筋膜很发达，称为**阔筋膜**，呈筒状包绕大腿肌表面，并插入肌群之间，形成 3 个肌间隔。阔筋膜的外侧部分特别肥厚，称为髂胫束。在耻骨结节外下方 3～4cm 处，阔筋膜上有一卵圆形薄弱区，称**隐静脉裂孔**（卵圆孔），有大隐静脉和淋巴管穿入。覆盖腘窝表面的筋膜称腘筋膜。小腿的深筋膜在踝关节周围增厚，形成伸肌和屈肌支持带，有固定和约束肌腱的作用。

足部筋膜在足底部分增厚称为**足底腱膜**，呈三角形张于跟骨结节和 5 个趾之间，有加强足纵弓的作用。小腿肌的长肌腱在经过踝关节周围时，均有腱滑膜鞘包绕，以减少运动时的摩擦。

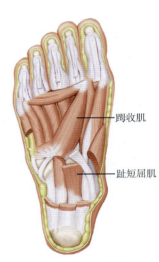

图 3-85　足底肌

（六）下肢的局部结构

1. 股三角　位于大腿前面的上部，其上界为腹股沟韧带，内侧界为长收肌的内侧缘，外侧界为缝匠肌的内侧缘，股三角内有股神经、股血管和淋巴结等。

2. 收肌管　位于大腿中部，在缝匠肌深面，大收肌与股内侧肌之间。前壁有一腱板架于股内侧肌与大收肌之间。管的上口通向股三角尖，下口为收肌腱裂孔，通向腘窝。管内有股血管等通过。

3. 腘窝　为一菱形窝，位于膝关节后面。腘窝的上内侧界为半腱肌和半膜肌，上外侧界为股二头肌，下内侧界为腓肠肌内侧头，下外侧界为腓肠肌外侧头。腘窝内有血管和神经通过，并含有脂肪和淋巴结等。

目标检测

一、单项选择题

1. 下列属于长骨的是（　　）

A. 肩胛骨　　　　B. 肋骨　　　　C. 距骨　　　　D. 指骨　　　　E. 手舟骨

2. 骨髓腔存在于（　　）

A. 所有骨内　　　　B. 扁骨内

C.长骨的骨干内　　　　D.骨松质内

E.短骨内

3.老年人易发生骨折的原因是骨质中（　　）

  A.有机质含量相对较多

  B.无机质含量相对较多

  C.有机质和无机质各占 1/2

  D.骨松质较多

  E.骨密质较少

4.胸骨角两侧平对（　　）

  A.第 1 肋　　　　B.第 2 肋　　　　C.第 3 肋

  D.第 4 肋　　　　E.第 5 肋

5.临床上进行骶管麻醉时确定骶管裂孔位置的标志是（　　）

  A.骶角　　　　B.骶管裂孔　　　　C.骶前孔

  D.骶后孔　　　　E.骶岬

6.属于面颅骨的是（　　）

  A.上鼻甲　　　　B.下鼻甲骨　　　　C.额骨

  D.蝶骨　　　　E.筛骨

7.骨损伤后参与修复最重要的结构是（　　）

  A.骨质　　　　B.骨髓　　　　C.骨膜

  D.骨骺　　　　E.关节软骨

8.下列不是关节基本结构的是（　　）

  A.关节盘　　　　B.关节囊纤维层

  C.关节囊滑膜层　　　　D.关节面

  E.关节腔

9.股骨易骨折的部位是（　　）

  A.股骨颈　　　　B.转子间线　　　　C.粗线

  D.股骨体　　　　E.外侧髁

10.位于各椎体后面，几乎纵贯脊柱全长的韧带是（　　）

  A.黄韧带　　　　B.前纵韧带　　　　C.后纵韧带

  D.项韧带　　　　E.棘上韧带

11.腰椎的特点是（　　）

  A.棘突呈板状水平后伸

  B.椎体小

  C.横突上有横突孔

  D.棘突分叉

  E.椎体上有肋凹

12.与肩胛骨关节盂相关节的是（　　）

  A.锁骨肩峰端　　　　B.肱骨头

  C.肱骨大结节　　　　D.肩峰

  E.以上都不是

13.参与构成肋弓的是（　　）

  A.第 5 ～ 7 肋　　　　B.第 6 ～ 9 肋

  C.第 7 ～ 10 肋　　　　D.第 8 ～ 10 肋

  E.第 8 ～ 12 肋

14.有关黄韧带的叙述，正确的是（　　）

  A.连接相邻两椎弓根之间

  B.连结相邻两椎弓板之间

  C.构成椎间孔的前界

  D.连结相邻两棘突之间

  E.限制脊柱过度后伸

15.背阔肌的作用是（　　）

  A.臂旋外和后伸　　　　B.臂内收、旋内和后伸

  C.肩胛骨向内下旋转　　　　D.伸脊柱

  E.拉肩胛骨向脊柱靠拢

16.股四头肌麻痹时，主要运动障碍的是（　　）

  A.伸小腿　　　　B.屈小腿　　　　C.屈大腿

  D.外展大腿　　　　E.内收大腿

17.收缩时既屈髋关节同时又屈膝关节的肌是（　　）

  A.股二头肌　　　　B.股直肌　　　　C.缝匠肌

  D.半腱肌　　　　E.股四头肌

18.收缩时可使大腿后伸的肌是（　　）

  A.髂腰肌　　　　B.缝匠肌　　　　C.股薄肌

  D.股四头肌　　　　E.臀大肌

19.最强大的脊柱伸肌是（　　）

  A.背阔肌　　　　B.竖脊肌　　　　C.斜方肌

  D.腰大肌　　　　E.三角肌

20.关于腹股沟管的描述，不正确的是（　　）

  A.位于腹直肌鞘中

  B.位于腹股沟韧带内侧半上方

  C.男性管内有精索，女性管内有子宫圆韧带

  D.腹横筋膜构成其后壁

  E.内口为深环

二、名词解释

1.关节　2.肋弓　3.胸骨角　4.胸骨下角　5.肋间隙

6.椎间盘　7.界线　8.翼点　9.腹股沟管　10.腹股沟三角

三、简答题

1.简述颈椎、胸椎、腰椎的主要特征。

2.简述骨盆的组成、分部及男、女性骨盆的差异。

3.简述肩关节、肘关节、髋关节、膝关节的组成、结构特点和运动形式。

4.简述脊柱的构成和生理弯曲。

5.参与呼吸运动的肌有哪些？各有何作用？

6.简述膈的位置、孔裂的名称及通过的结构。

（夏福友）

第4章
消化系统

第1节 概 述

消化系统（digestive system）由消化管和消化腺两大部分组成（图4-1）。**消化管**（digestive tract）是指从口腔到肛门的连续性管道，包括口腔、咽、食管、胃、小肠（十二指肠、空肠、回肠）和大肠（盲肠、阑尾、结肠、直肠、肛管）。临床上通常将从口腔到十二指肠的这一段消化管称**上消化道**，空肠及其以下的消化管称**下消化道**。**消化腺**（digestive gland）有小消化腺和大消化腺2种。小消化腺散在于消化管各部的管壁内，大消化腺有3对唾液腺（腮腺、下颌下腺、舌下腺）、肝和胰。

消化系统的器官各有其特征，从基本构造上来看，可分为中空性器官和实质性器官。**中空性器官**内部有空腔，如胃、空肠等，其壁由数层组织构成膜；**实质性器官**内部没有特定的空腔，为实质性，如肝、胰等，实质性器官通常有门，是血管、神经和淋巴管等结构出入的部位。

消化系统的器官大部分位于胸腔、腹腔内，位置一般较恒定，掌握其正常位置，对临床诊断检查具有重要的实用意义。为了便于确定各器官的正常位置及体表投影，通常在胸、腹部体表确定一些标志线和划分一些区域（图4-2，图4-3）。

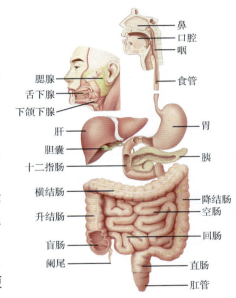

图4-1 消化系统的组成

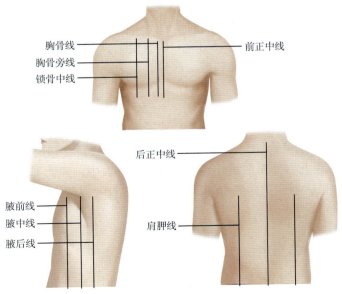

图4-2 胸部标志线

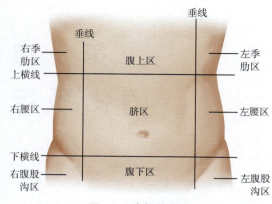

图 4-3 腹部的分区

（一）胸部的标志线

1. 前正中线　沿身体前面正中所做的垂直线。

2. 胸骨线　沿胸骨最宽处的外侧缘所做的垂直线。

3. 锁骨中线　经锁骨中点向下所做的垂直线。由于此线正通过男性乳头，故也可称此线为乳头线。

4. 胸骨旁线　经胸骨线与锁骨中线连线的中点所做的垂直线。

5. 腋前线　沿腋窝前缘（腋前襞）向下所做的垂直线。

6. 腋后线　沿腋窝后缘（腋后襞）向下所做的垂直线。

7. 腋中线　沿腋前、后线之间连线的中点向下所做的垂直线。

8. 肩胛线　经肩胛骨下角所做的垂直线。

9. 后正中线　经身体后面正中所做的垂直线。

（二）腹部标志线和腹部分区

1. 腹部标志线

（1）上横线　通过左、右肋弓最低点（第 10 肋的最低点）所做的水平线。

（2）下横线　通过两侧髂结节所做的水平线。

（3）垂线　由左、右腹股沟韧带中点向上所做的垂线。

2. 腹部分区　由以上 4 条标志线将腹部分成三部九区。其中 2 条水平线将腹部分为腹上、中、下 3 部；再由两条垂线与上述两条水平线相交，把腹部分成九区，即上腹部的腹上区和左、右季肋区；中腹部的脐区和左、右腰（腹外侧）区；下腹部的腹下区（耻区）和左、右腹股沟（髂）区。

临床上，常通过脐的水平线和垂直线，将腹部分为**右上腹、左上腹、右下腹、左下腹** 4 个区。

第 2 节　消　化　管

一、口　腔

口腔（oral cavity）是消化管的起始部，其前壁为上、下唇，侧壁为颊，上壁为腭，下壁为口腔底。口腔向前经口裂通向外界，向后经咽峡与咽相通。口腔借上、下牙弓（包括牙槽突、牙龈和牙列）分为前外侧部的**口腔前庭**和后内侧部的**固有口腔** 2 部分。当上、下牙列咬合时，口腔前庭只借第 3 磨牙后方的间隙与固有口腔相通。

（一）口唇

口唇（oral lip）分上唇和下唇，上、下唇间的裂隙称为口裂；在口裂的两侧，上、下唇结合处形成口角，平对第 1 磨牙。在上唇外面中线处有一纵行浅沟称人中，为人类所特有，昏迷患者急救时常在此处进行指压或针刺。上唇外面的两侧与颊部交界处，各有一斜行的浅沟称鼻唇沟。

（二）颊

颊是口腔的两侧壁，其构造与唇相似，自外向内分别由皮肤、颊肌和口腔黏膜构成。在上颌第 2

磨牙牙冠相对的颊黏膜处，有腮腺导管的开口。

（三）腭

腭构成口腔的上壁，分为硬腭和软腭 2 部分，分割鼻腔和口腔（图 4-4）。**硬腭**位于腭的前 2/3，以骨腭为基础，被覆黏膜，黏膜与骨膜紧密相贴。主要由骨腭及表面覆盖的黏膜构成。**软腭**位于腭的后 1/3，由肌和黏膜构成。软腭的前份呈水平位，后份斜向后下称**腭帆**。腭帆后缘游离，中央有一向下突起，称**腭垂**或悬雍垂。腭垂两侧各有 2 条黏膜皱襞，前方的称**腭舌弓**，续于舌根；后方的称**腭咽弓**，向下延至咽侧壁。两弓间的三角形凹陷区称扁桃体窝，窝内容纳**腭扁桃体**。腭垂、腭帆游离缘、两侧的腭舌弓及舌根共同围成**咽峡**，是口腔与咽的分界。

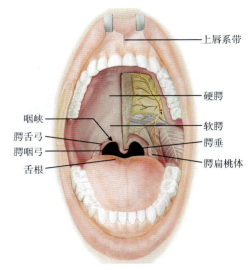

图 4-4 口腔

（上唇系带、咽峡、硬腭、软腭、腭舌弓、腭垂、腭咽弓、腭扁桃体、舌根）

案例 4-1

患者，女，20 岁。因牙痛 1 天，疼痛难忍，彻夜不眠就诊。检查肉眼观无异常改变，左上颌侧切牙处有明显叩击痛，初步诊断为牙髓炎。

问题：1. 牙的形态和构造如何？
　　　2. 牙的组成部分有哪些？
　　　3. 牙的种类和排列方式有哪些？

（四）牙

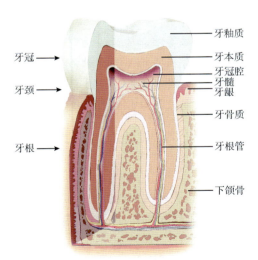

图 4-5 牙的构造

（牙冠、牙颈、牙根；牙釉质、牙本质、牙冠腔、牙髓、牙龈、牙骨质、牙根管、下颌骨）

牙（teeth）是人体内最坚硬的器官，镶嵌于上、下颌骨的牙槽内，分别排成上牙弓和下牙弓，具有咀嚼食物和辅助发音等作用。

1. 牙的形态和构造　牙的形状和大小虽然各不相同，但其基本形态是相同的。牙在外形上均可分为牙冠、牙颈和牙根 3 部分（图 4-5）。**牙冠**暴露于口腔内，**牙根**嵌于牙槽内，**牙颈**是牙冠与牙根之间的部分，被牙龈所包绕。牙的中央有牙腔，位于牙冠内较大的称**牙冠腔**，位于牙根内的称**牙根管**，此管开口于牙根尖端的牙根尖孔。牙的血管和神经通过牙根尖孔和牙根管进入牙冠腔。牙根管与牙冠腔合称牙腔或髓腔，其内容纳牙髓。

2. 牙组织　牙由**牙本质**、**牙釉质**、**牙骨质**和**牙髓**组成（图 4-5）。牙本质构成牙的主体。牙冠部的牙本质外面覆有牙釉质，为人体内最坚硬的组织。牙骨质包在牙颈和牙根的牙本质表面。牙髓位于牙腔内，由结缔组织、神经和血管共同组成。由于牙髓内含有丰富的感觉神经末梢，牙髓发炎时，可引起剧烈的疼痛。

3. 牙的种类和排列　人的一生中有 2 套牙发生，分别为乳牙和恒牙（图 4-6，图 4-7）。乳牙一般在出生后 6 个月时开始萌出，到 3 岁左右出齐，共 20 颗，上、下颌各 10 个，分为乳切牙、乳尖牙、乳磨牙。至 6 ～ 7 岁乳牙开始脱落，恒牙相继萌出，共计 28 ～ 32 颗，上、下颌各 14 ～ 16 个。14 岁左右基本出齐。而第 3 磨牙在 18 ～ 28 岁或更晚萌出，故称迟牙，有约 30% 的人第 3 磨牙终生不萌出。

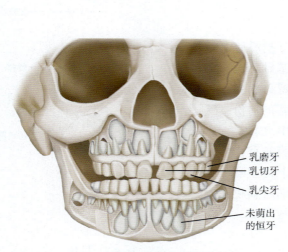

图4-6　乳牙的名称及排列

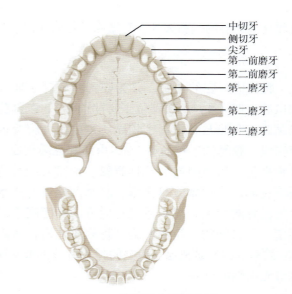

图4-7　恒牙的名称及排列

（图4-7右上标注，从上到下）
中切牙
侧切牙
尖牙
第一前磨牙
第二前磨牙
第一磨牙
第二磨牙
第三磨牙

（图4-6标注）
乳磨牙
乳切牙
乳尖牙
未萌出的恒牙

为了记录牙的位置，临床上常以人的方位为准，以"十"字划分4个区，表示上、下颌的左、右侧的牙位，用罗马数字Ⅰ～Ⅴ表示乳牙，用阿拉伯数字1～8表示恒牙。如Ⅲ表示左上颌乳尖牙，|5表示左上颌第二前磨牙。

4. 牙周组织　包括牙周膜、牙槽骨和牙龈，对牙起保护、固定和支持作用。牙周膜是介于牙槽骨与牙根之间的致密结缔组织，具有固定牙根和缓解咀嚼时所产生压力的作用。牙龈是包被牙颈并与牙槽骨的骨膜紧密相连的口腔黏膜，血管丰富，呈淡红色。牙槽骨是牙根周围的骨质。老年人由于牙龈和骨膜的血管萎缩，牙根因营养不良而萎缩，造成牙的松动以致脱落。

链接

牙 龈 萎 缩

牙龈萎缩是一种常见病，由牙周病变引起，如牙结石可以造成牙龈萎缩、牙齿松动脱落等。牙龈萎缩分为病理性萎缩和生理性萎缩，病理性萎缩主要是龈缘部分存在异物（如牙结石），长期得不到清理，细菌滋生刺激所致；生理性萎缩是指随着年龄增长牙龈发生萎缩，使牙根暴露。保持口腔清洁是延缓牙龈萎缩的有效方法，掌握正确的刷牙方法，定期进行口腔健康检查有利于预防牙龈萎缩。

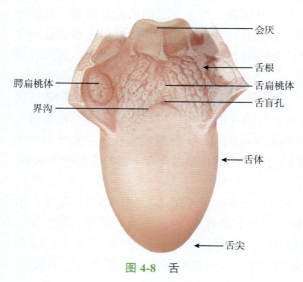

图4-8　舌

（图4-8标注）
会厌
舌根
舌扁桃体
舌盲孔
腭扁桃体
界沟
舌体
舌尖

（五）舌

舌（tongue）是位于口腔底的肌性器官。由骨骼肌和黏膜构成，具有协助咀嚼、吞咽、感受味觉和辅助发音等功能。

1. 舌的形态　舌分上、下面。上面圆隆，称舌背。舌的前2/3为舌体，舌的后1/3为舌根，舌体的前端称为舌尖（图4-8）。以舌肌固定于舌骨和下颌骨等处。舌根的背面朝后对向咽部，延续至会厌的腹侧面。

2. 舌黏膜　覆盖在舌体表面，呈淡红色。其表面可见许多小突起，统称为**舌乳头**，常见的有丝状乳头、菌状乳头、轮廓乳头和叶状乳头4种，其中轮廓乳头、菌状乳头、叶状乳头及软腭、会厌等处的黏膜上皮中含有**味蕾**，为味觉感受器，具有感受酸、甜、苦、咸等味觉的功能。丝状乳头中无味蕾，故无味觉功能。在舌根的黏膜内，有许多由淋巴组织组成的大小不等的突起，称**舌扁桃体**。

舌下面黏膜在舌的正中线上形成一黏膜皱襞，有一条连于口腔底的黏膜皱襞称**舌系带**。在舌系带根部的两侧各有一个圆形隆起称**舌下阜**。舌下阜向后外侧延续的带状黏膜皱襞称**舌下襞**，其深面藏有舌下腺，舌下腺小管开口于舌下襞表面（图 4-9）。

3.舌肌 为骨骼肌，分**舌内肌**和**舌外肌**。舌内肌的起、止点均在舌内，有纵肌、横肌和垂直肌 3 种，收缩时可改变舌的形态。舌外肌起于舌周围各骨，止于舌内，有颏舌肌、颏舌骨肌、舌骨舌肌和茎突舌肌等，收缩时可改变舌的位置。其中颏舌肌在临床上较为重要，它起自下颌体后面的颏棘，肌纤维呈扇形向后上方分散，止于舌正中线两侧。两侧颏舌肌同时收缩，舌向前伸；单侧收缩可使舌尖偏向对侧。如一侧颏舌肌瘫痪，伸舌时舌尖偏向患侧（图 4-10，图 4-11）。

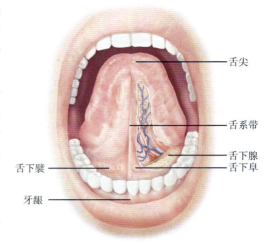

图 4-9 口腔底

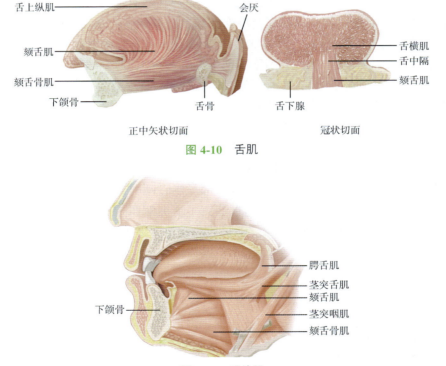

图 4-10 舌肌

图 4-11 舌外肌

患者，男，58 岁。自诉嗓子疼痛并有异物感 4 年余。医生检查时发现鼻咽部有一菜花样肿物，初步诊断为鼻咽癌。

问题：说出咽的位置和形态，咽分为哪几部分？各有何结构特点？什么是咽淋巴环？

二、咽

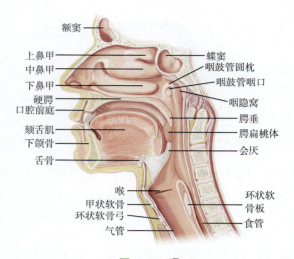

图 4-12　咽

（一）咽的位置和形态

咽（pharynx）是消化管上端扩大的部分，是消化管与呼吸道的共同通道。咽呈上宽下窄、前后略扁的漏斗形肌性管道，成人全长 12cm。咽位于第 1～6 颈椎前方，上端起于颅底，下端平环状软骨弓（第 6 颈椎下缘平面）续于食管。咽后壁完整，前壁不完整，分别与鼻腔、口腔和喉腔相通。以软腭和会厌上缘平面为界，咽腔可分为**鼻咽部、口咽部**和**喉咽部**（图 4-12）。

（二）咽的分部

1. 鼻咽　在鼻腔的后方，颅底至软腭游离缘水平面以上的咽部称**鼻咽**。在顶壁与后壁交界处的淋巴组织称**咽扁桃体**，在婴幼儿较为发达，10 岁后开始萎缩。鼻咽的左右两侧下鼻甲后端约 1cm 处有一漏斗状开口为**咽鼓管咽口**，经咽鼓管与中耳鼓室相通。咽部感染时，细菌可经咽鼓管波及中耳，引起中耳炎。咽鼓管咽口的前、上、后方的弧形隆起称**咽鼓管圆枕**，是寻找咽鼓管咽口的标志。

咽鼓管圆枕后方与咽后壁之间的纵行深窝称**咽隐窝**，是鼻咽癌的好发部位。其上距颅底破裂孔仅约 1cm，故鼻咽恶性肿瘤常可循此进入颅内。咽鼓管咽口周围有丰富的淋巴组织称**咽鼓管扁桃体**。

2. 口咽　位于腭帆游离缘与会厌上缘平面之间，向前经咽峡与口腔相通，上续鼻咽部，下通喉咽部。腭舌弓和腭咽弓间的深窝称扁桃体窝，内有腭扁桃体。腭扁桃体、舌扁桃体、咽扁桃体等共同组成**咽淋巴环**，位于鼻腔、口腔通咽处，具有防御作用。

3. 喉咽　是咽的最下部，上起自会厌上缘平面，下至第 6 颈椎体下缘平面与食管相续。喉咽部的前壁上份有喉口通入喉腔。在喉口的两侧各有一深窝称**梨状隐窝**，是异物容易滞留的部位（图 4-13）。

4. 咽壁肌　为骨骼肌，包括**咽缩肌**和**咽提肌**（图 4-14）。咽缩肌包括上、中、下 3 部，咽下缩肌覆盖于咽中缩肌下部，咽中缩肌覆盖于咽上缩肌下部。当吞咽时，各咽缩肌自上而下依次收缩，即将食团推向食管。咽提肌位于咽缩肌深部，起自茎突（茎突咽肌）、咽鼓管软骨（咽鼓管咽肌）及腭骨（腭咽肌），止于咽壁及甲状软骨上缘。咽提肌收缩时，上提咽和喉，食团越过会厌，经喉咽进入食管。

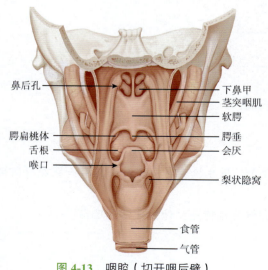

图 4-13　咽腔（切开咽后壁）

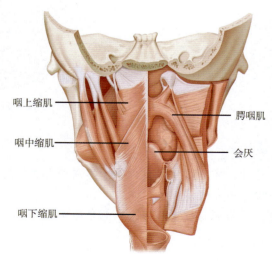

图 4-14　咽肌

患者，女，51岁，1个月前无明显诱因出现进食时哽咽感，以进食干硬食物时为重，无恶心、呕吐，无呕血及黑便，无胸背痛。胃镜检查提示距门齿38cm至贲门处占位，活检为鳞癌。病理诊断为食管下段食管中分化鳞状细胞癌。

问题：1.说出食管的位置及分部。

2.食管的三处狭窄位于何处？有何临床意义？

三、食　管

（一）食管的位置和分部

食管（esophagus）是前后扁平的肌性管道，是消化管各部中最狭窄的部分，全长约25cm。上端在第6颈椎体下缘平面与咽相接，下端约平第11胸椎体高度接胃的贲门。食管按行程可分为**颈部**、**胸部和腹部**。颈部长约5cm，自起始端到颈静脉切迹平面，其前壁有气管相贴，后邻颈椎，两侧有颈部大血管。胸部最长，18～20cm，自颈静脉切迹至膈的食管裂孔，其前方自上而下依次为气管、左主支气管、心包。腹部最短，仅1～2cm，自食管裂孔到贲门。

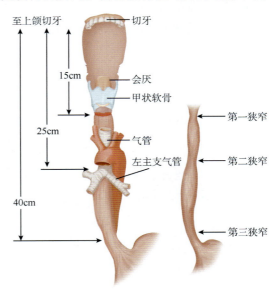

（二）食管的狭窄部

食管最重要的特点是有3处生理性狭窄。**第一狭窄**为食管的起始处，距中切牙约15cm，相当于第6颈椎体下缘水平；**第二狭窄**位于食管与左主支气管交叉处，距中切牙约25cm，相当于第4、5胸椎体之间水平；**第三狭窄**位于食管穿膈处，距中切牙约40cm，相当于第10胸椎体水平（图4-15）。上述狭窄部是食管异物易滞留的部位，也是食管癌的好发部位。

图 4-15　食管的狭窄

患者，女，30岁，反酸、嗳气3个月，每天上午11时左右出现左腹疼痛，进餐后腹痛缓解，经胃镜检查诊断为胃溃疡。

问题：1.说出胃的形态和分部。

2.胃镜从口腔经过哪些结构到达胃？胃镜从口腔到胃需经过哪些狭窄，如何确定狭窄的位置？

链接

插胃管术

插胃管术是将胃管经鼻腔或口腔插入胃内，用于鼻饲食物、给药、洗胃、抽取胃液、胃肠减压或压迫止血等，是临床医护人员必须掌握的基本技术。操作中，胃管依次经过鼻腔、咽、食管。鼻中隔多偏向左侧，插管时应选择管腔稍微宽大的一侧，鼻中隔的前下部为易出血区，受损伤易出血。咽受刺激时容易发生恶心和呕吐，插管通过咽部时，要鼓励患者配合做吞咽动作，帮助插管下降。食管有3个狭窄，是插管时容易损伤的位置。

四、胃

胃（stomach）是消化管中最膨大的部分，上连食管，下续十二指肠。胃具有容纳食物、分泌胃液和初步消化食物的功能。成人胃容量约1500ml，新生儿胃的容积约30ml。

（一）胃的形态和分部

胃的形态可受体位、体型、年龄、性别和胃的充盈程度等多种因素的影响。胃有前后2壁、大小2弯、上下2口（图4-16，图4-17）。胃前壁朝向前上方，后壁朝向后下方。上缘较短，凹向右上方称**胃小弯**，其最低处的转折称角切迹。**胃大弯**大部分凸向左下方。胃的上口接食管，称**贲门**，位于第11胸椎体左侧。胃的下口续十二指肠，**称幽门**，在第1腰椎体右侧。由于幽门括约肌的存在，在幽门表面，有一缩窄的环形沟，幽门前静脉常横过幽门前方，这为胃手术提供了确定幽门的标志。

通常将胃分为4部（图4-16，图4-17）：位于贲门附近的部分，称**贲门部**；贲门平面以上，向左上方膨出的部分称为**胃底**；自胃底向下至角切迹处的中间大部分称**胃体**；角切迹与幽门之间的部分，称幽门部，临床上也称**胃窦**。在幽门部大弯侧有一不太明显的浅沟称中间沟，此沟将幽门部分为右侧的幽门管和左侧的幽门窦。胃溃疡和胃癌多发生于胃小弯近幽门处。

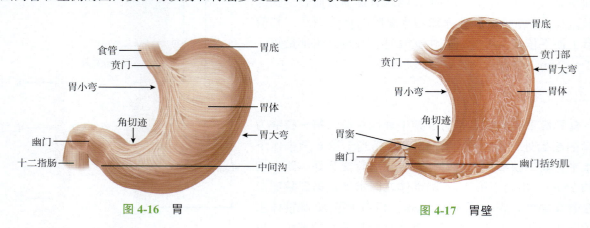

图4-16　胃　　　　　　　　　　　　　　图4-17　胃壁

（二）胃的位置

胃的位置常因体型、体位和胃内容物的充盈程度的不同而有较大变化。在中等充盈时，胃大部分位于左季肋区，小部分位于腹上区。胃的贲门和幽门的位置比较固定，贲门位于第11胸椎体左侧，幽门约在第1腰椎体右侧。

胃前壁右侧部与肝左叶相邻，左侧邻膈，被左肋弓掩盖。在剑突的下方，胃前壁与腹前壁相贴，是临床上进行胃触诊的部位。胃后壁与胰、横结肠、左肾上部和左肾上腺相邻，胃底与膈和脾相邻（图4-18）。临床上，胃床即指胃后面的器官和结构。

（三）胃壁的结构

胃壁的结构分为黏膜、黏膜下层、肌层和外膜4层。**黏膜**柔软，胃空虚时形成许多皱襞，充盈时变平坦。食管与胃交接处的黏膜上，有一呈锯齿状的环形线，称**食管胃黏膜线**，该线是胃镜检查时鉴别病变位置的重要标志。幽门处黏膜形成环形的皱襞称**幽门瓣**，有阻止胃内容物进入十二指肠的功能。**黏膜下层**由疏松结缔组织构成，内有丰富的血管、淋巴管和神经丛。**肌层**较厚，由外纵、中环、内斜3层平滑肌构成。在幽门处较厚形成幽门括约肌，有延缓胃内容物排空及防止肠内容物逆流的作用。胃的**外膜**为浆膜。

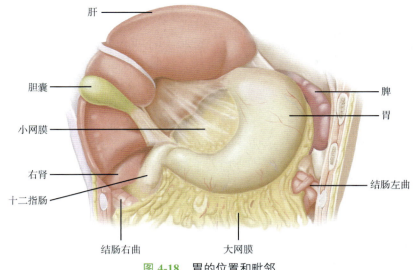

图 4-18　胃的位置和毗邻

图中标注：肝、胆囊、小网膜、右肾、十二指肠、结肠右曲、大网膜、脾、胃、结肠左曲

链接

上消化道出血

　　上消化道出血是指十二指肠悬韧带以上的消化道，包括胃、十二指肠等病变引起的出血，胃空肠吻合术后的空肠病变出血亦属这一范围。上消化道出血的病因很多，常见者有消化性溃疡、急性胃黏膜损伤、食管胃底静脉曲张和胃癌。主要症状为呕血或黑便，往往伴有血容量减少引起的急性周围循环衰竭，是常见的急症，病死率 8.0%～13.7%。养成良好的饮食作息习惯，少吃生冷、油腻、辛辣等刺激性食物，保持平和的心态有利于预防上消化道出血。

五、小　肠

　　小肠（small intestine）是消化管中最长的一段，成人长 5～7m。上端起自胃幽门，下端接续盲肠，分十二指肠、空肠和回肠 3 部分。小肠是进行消化和吸收的重要器官。

（一）十二指肠

　　十二指肠（duodenum）为小肠的起始段，是小肠中长度最短、管径最大、位置最深的部分，全长约 25cm。十二指肠呈 C 形包绕胰头，可分为上部、降部、水平部和升部。

　　1. 上部　长约 5cm，在第 1 腰椎体右侧起自幽门，斜向右上方，至肝门下方、胆囊颈的后下方，急转向下，移行为降部。上部肠壁较薄，黏膜面光滑无皱襞，称**十二指肠球**，是十二指肠溃疡及穿孔的好发部位。

　　2. 降部　长 7～8cm，在第 1 腰椎体右侧垂直下行至第 3 腰椎体右侧转向左接水平部。降部后内侧壁上的一纵行皱襞称**十二指肠纵襞**，其下端的圆形隆起称**十二指肠大乳头**，是胆总管和胰管的共同开口处。

　　3. 水平部　又称下部，长约 10cm，在第 3 腰椎体平面向左横过下腔静脉，至腹主动脉前方，移行于升部。肠系膜上动脉和肠系膜上静脉紧贴此部前面下行。临床上将十二指肠上部、降部和水平部呈 C 字形部位称十二指肠窗。

　　4. 升部　最短，仅 2～3cm，起自第 3 腰椎体左侧，斜向左上方，达第 2 腰椎左侧急转向前下方，移行为空肠。升部与空肠的转折处称**十二指肠空肠曲**。十二指肠空肠曲被十二指肠悬肌固定于腹后壁，十二指肠悬肌和包绕其下段的腹膜皱襞共同构成**十二指肠悬韧带**，又称屈式（Treitz）韧带，在腹部外科手术中，屈式韧带是手术中确认空肠起始端的重要标志。

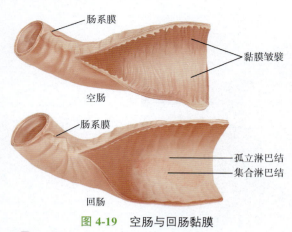

图 4-19 空肠与回肠黏膜

标注：肠系膜、黏膜皱襞、空肠、肠系膜、孤立淋巴结、集合淋巴结、回肠

（二）空肠与回肠

空肠（jejunum）上连十二指肠，**回肠**（ileum）下续盲肠，盘曲于腹腔中下部。空肠和回肠一起被肠系膜悬系于腹后壁，合称为**系膜小肠**，两者间无明显界限，一般将系膜小肠近侧 2/5 称空肠，远侧 3/5 称回肠。空肠位于腹腔的左上部，管径大，管壁厚，血管丰富，颜色较红，呈粉红色，环行黏膜皱襞密而高；回肠位于腹腔右下部，管径细，管壁薄，血管少，颜色较淡，呈粉灰色，环行黏膜皱襞疏而低（图 4-19）。

案例 4-5

患者，女，36 岁，8 小时前出现脐周持续性钝痛，伴腹泻。此后，腹痛阵发性加剧，转移至右下腹，伴恶心、呕吐、发热，右下腹麦克伯尼点（麦氏点）压痛、反跳痛，腹肌紧张度增加。临床诊断：急性阑尾炎。

问题：1. 阑尾的位置和阑尾根部的体表投影位于何处？
　　　2. 手术中如何寻找阑尾？

链接

灌 肠 术

灌肠术是将一定量的溶液由肛门经直肠灌入结肠，以帮助患者排便、排气。也可借输入的药物确定诊断和进行治疗。在操作中，导管会依次通过肛管、直肠。肛管的齿状线周围静脉血管丰富，且易发生曲张，通过此处应润滑，避免损伤黏膜。另外，直肠有 2 个弯曲：骶曲位于骶骨前面，凸向后；会阴曲位于尾骨尖前面，凸向前。插管时应注意。直肠内面有 3 个半月形的皱襞，位于直肠右前壁的较大且恒定，应避免损伤。

六、大　肠

大肠（large intestine）是消化管的下段，全长约 1.5m，围绕于空肠、回肠的周围，可分为盲肠、阑尾、结肠、直肠和肛管 5 部分。大肠主要吸收水分，分泌黏液，使食物残渣形成粪便并排出。

结肠和**盲肠**具有 3 个特征性结构，即**结肠带**、**结肠袋**和**肠脂垂**（图 4-20）。结肠带有 3 条，由肠壁的纵行肌增厚形成，沿大肠的纵轴平行排列，3 条结肠带汇聚于阑尾根部。结肠袋是肠壁向外呈囊袋状膨出的部分。肠脂垂由浆膜和其所包含的脂肪组织形成。

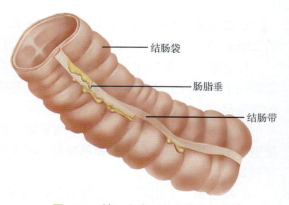

图 4-20 结肠和盲肠的特征性结构

标注：结肠袋、肠脂垂、结肠带

（一）盲肠

盲肠（caecum）属于腹膜内位器官，位于右髂窝内，是大肠的起始部，长 6～8cm，回肠末端开口于盲肠，开口处有上、下两片唇状黏膜皱襞，称**回盲瓣**，此瓣既可控制小肠内容物进入盲肠，又可防止盲肠内容物逆流入回肠。在回盲瓣下方约 2cm 处，有阑尾的开口（图 4-21）。

（二）阑尾

阑尾（vermiform appendix）长 6 ～ 8cm，因外形酷似蚯蚓，又称蚓突，阑尾连于盲肠的后内侧壁，远端游离。阑尾的位置主要取定于盲肠的位置，通常阑尾与盲肠一起位于右髂窝内，少数情况可随盲肠位置变化而出现异位阑尾（图 4-22）。阑尾的位置变化较大，但根部较固定，3 条结肠带汇集于此，手术时沿该结肠带向下追踪，是寻找阑尾的可靠方法。

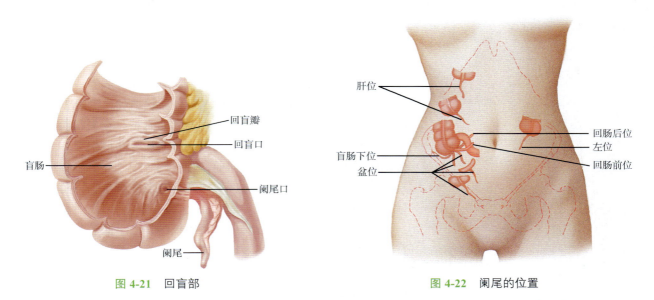

图 4-21　回盲部

图 4-22　阑尾的位置

阑尾根部的体表投影，常在脐与右髂前上棘连线的中、外 1/3 交点处（图 4-23），该点称麦克伯尼点（**麦氏点**，McBurney 点）。急性阑尾炎时，此处常有明显的压痛。

（三）结肠

结肠（colon）是介于盲肠与直肠之间的一段大肠，呈 M 形，包绕在空肠、回肠周围，可分为升结肠、横结肠、降结肠和乙状结肠 4 部分（图 4-24）。

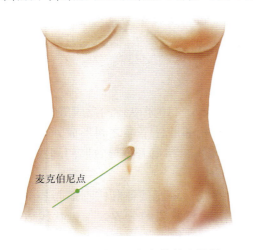

图 4-23　肝和阑尾根部的体表投影

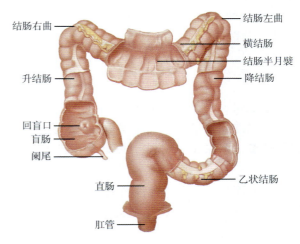

图 4-24　结肠

1. 升结肠　长约 15cm，在右髂窝处，起自盲肠，沿腹后壁右侧上升至肝右叶下方，转向左前下方移行为横结肠，转折处的弯曲称**结肠右曲**（或称肝曲）。升结肠属腹膜间位器官，无系膜，升结肠后面借结缔组织贴附于腹后壁，因此活动性甚小。

2. 横结肠　长约 50cm，起自结肠右曲，向左横行至脾下方转折向下，续接降结肠。弯曲部称结肠左曲或脾曲。横结肠属腹膜内位器官，由横结肠系膜连于腹后壁，活动度较大，常形成一下垂的弓形弯曲。

3. 降结肠　长约 25cm，起自结肠左曲，沿左肾外侧缘和腰方肌前面下降，至左髂嵴处续于乙状结肠。降结肠属腹膜间位器官，无系膜，借结缔组织直接贴附于腹后壁，活动性很小。

4. 乙状结肠　在左髂窝内，呈乙字形弯曲，长约 40cm，起自降结肠，沿左髂窝转入盆腔内，至第 3 骶椎平面续于直肠。乙状结肠属腹膜内位器官，借系膜连于骨盆侧壁，活动性较大。若系膜过长，可造成乙状结肠扭转。

（四）直肠

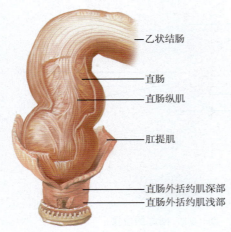

图 4-25　直肠

直肠（rectum）位于盆腔后部，是消化管下部的一段，全长 10～14cm。直肠在第 3 骶椎前方起自乙状结肠，沿骶、尾骨前面下行，穿过盆膈移行于肛管。直肠并非直行，在矢状面上形成两个弯曲：**直肠骶曲**位于骶骨前面，凸向后，距肛门 7～9cm；**会阴曲**位于尾骨尖前面，凸向前，距肛门 3～5cm。当临床进行直肠镜、乙状结肠镜检查时，应注意这些弯曲部位，以免损伤肠壁（图 4-25）。

直肠上端与乙状结肠交接处管径较细，向下肠腔显著膨大称**直肠壶腹**，内面有 3 个半月形的皱襞，称**直肠横襞**。其中距肛门约 7cm 处的一个直肠横襞最大且位置恒定，位于直肠右前壁，可作为直肠镜检查的定位标志。

图中标注：乙状结肠、直肠、直肠纵肌、肛提肌、直肠外括约肌深部、直肠外括约肌浅部

链接

痔

痔是临床常见的肛门疾病，多见于经常站立者或久坐者、妊娠期妇女、肥胖者等。根据发生部位的不同，痔可分为内痔、外痔和混合痔。内痔发生于肛门齿状线以上，是直肠末端黏膜下静脉曲张或肛垫移位形成的病变。外痔是齿状线以下皮下血管丛的病理性扩张或血栓形成。混合痔是内痔和外痔混合体。在日常生活中，合理饮食，多食含膳食纤维素高的食物；养成良好的生活习惯，不熬夜、少喝酒，养成定期排便的习惯；坚持运动，改善肛提肌的功能可以预防痔。

（五）肛管

肛管（anal canal）上接直肠，末端终于肛门，长约 4cm。肛管内面有 6～10 条纵行的黏膜皱襞称**肛柱**。各肛柱下端彼此借半月形黏膜皱襞相连，此襞称**肛瓣**。肛瓣与其相邻肛柱下端之间形成开口向上的隐窝称**肛窦**，窦深 3～5mm。肛窦易积存粪屑，感染后易致肛窦炎，严重者可导致肛门周围脓肿或肛瘘等。

通常将各肛柱上端的连线称肛直肠线，即直肠与肛管的分界线；将连接各肛柱下端与各肛瓣边缘的锯齿状环行线称**齿状线**（dentate line），又称肛皮线，是皮肤与黏膜的分界线，齿状线以上为黏膜，以下为皮肤。在齿状线下方有一宽约 1cm 的环状区域，称**肛梳**（或称痔环），表面光滑，其深层有静脉丛，故呈浅蓝色。肛梳部的皮下组织和肛柱部的黏膜下层内含有丰富的静脉丛，有时可因某种病理原因而形成静脉曲张，向肛管腔内突起形成痔。发生在齿状线以上的痔称内痔，发生在齿状线以下的称外痔。在肛梳下缘有一浅蓝色的环形线称**白线**，是肛门内、外括约肌的分界处（图 4-26）。

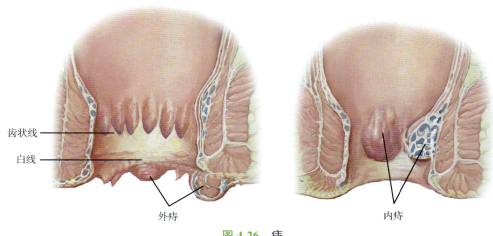

齿状线

白线

外痔

内痔

图 4-26 痔

第 3 节 消 化 腺

一、唾 液 腺

唾液腺又称口腔腺，位于口腔周围，分泌唾液，有湿润口腔黏膜、杀菌和帮助消化等功能。唾液腺分大唾液腺、小唾液腺 2 类。小唾液腺位于口腔各部黏膜内，如唇腺、颊腺和舌腺等。大唾液腺有 3 对，即腮腺、下颌下腺和舌下腺。

1. 腮腺　最大，位于耳郭前下方，重 15～30g，形状不规则，略呈三角形，上达颧弓，下至下颌角附近。腮腺管自腮腺前缘发出，于颧弓下一横指处横越咬肌表面，至咬肌前缘处弯向内侧，斜穿颊肌，开口于平对上颌第 2 磨牙颊黏膜上的腮腺管乳头。

2. 下颌下腺　呈扁椭圆形，重约 15g。位于下颌体内面的凹陷处，其导管自腺的内侧面发出，沿口腔底黏膜深面前行，开口于舌下阜。

3. 舌下腺　较小，重 2～3g，位于口腔底舌下襞的深面。舌下腺导管开口于舌下阜和舌下襞黏膜表面。

 案例 4-6

患者，女，28 岁。近日常感右上腹持续性疼痛，伴食欲不振、恶心、呕吐、乏力、厌油腻。医生叩诊检查，考虑患者有肝大。

问题：肝位于何处？说出正常肝的形态和体表投影。

🔥 **医者仁心**

中国肝胆外科之父

吴孟超院士（1922.8.31—2021.5.22）是我国肝脏外科的开拓者和主要创始人，他在无影灯下坚守 70 年，被誉为"肝胆外科之父"。吴孟超从医 77 年来，自主创新 30 多项重大医学成果，成功救治了 1.6 万余名患者，直到 90 岁的高龄仍然奋战在临床岗位上。在吴孟超看来，"一个好医生，眼里看的是病，心里装的是人"，他视患者如亲人，冬天查房，他会先把听诊器焐热了再使用，他以满腔热情生动诠释了医者的责任和担当。

二、肝

肝（liver）是人体内最大的腺体，也是人体内最大的实质性器官。我国成年人肝的重量，男性为1230～1450g，女性为1100～1300g，占体重的 1/50～1/40，胎儿和新生儿的肝相对较大，重量可达体重的 1/20，其体积可占腹腔容积的一半以上。肝分泌的胆汁，经输胆管道输送至十二指肠，参与食物的消化。肝还具有代谢、解毒、防御和造血等功能。

（一）肝的形态

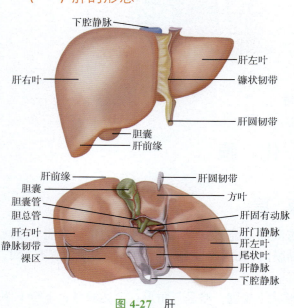

图 4-27　肝

肝呈红褐色，质软而脆，易受外力冲击而破裂。肝呈不规则的楔形，可分为上、下两面，前、后、左、右四缘。肝上面隆凸，与膈相贴，故称**膈面**，借矢状位的**镰状韧带**将肝分为肝右叶和肝左叶。膈面后部没有腹膜被覆的部分称**裸区**。肝下面凹凸不平，邻接一些腹腔器官，又称**脏面**。脏面有近似 H 形的3 条沟，其正中介于方叶和尾状叶之间的横沟称**肝门**，是肝固有动脉，肝门静脉，左、右肝管，神经及淋巴管等出入的部位。出入肝门的这些结构被结缔组织所包绕，合称**肝蒂**。左侧纵沟较窄而深，前部有肝圆韧带通过，后部容纳静脉韧带。右侧纵沟的前部有胆囊窝，容纳胆囊；后部为腔静脉沟，容纳下腔静脉。肝的脏面借 H 形沟分成 4 叶：肝右叶、肝左叶、方叶、尾状叶（图 4-27）。

（二）肝的位置和毗邻

肝大部分位于右季肋区和腹上区，小部分位于左季肋区。肝上界与膈穹隆一致，可用下述 3 点的连线来表示：右锁骨中线与第 5 肋的交点，前正中线与剑胸结合部的交点，左锁骨中线与第 5 肋间隙的交点。肝下界与肝前缘一致，右侧与右肋弓一致，中部超出剑突下 3～5cm，左侧被肋弓掩盖。故体检时正常成人在右肋弓下一般不能触到肝。7 岁以下的健康儿童，由于腹腔容积较小，而肝的体积相对较大，肝下缘可超出右肋弓下缘 1.5～2.0cm，7 岁以后肝的位置接近成人。平静呼吸时肝可上、下移动 2～3cm。

肝的上方为膈；肝右叶脏面由前到后分别与结肠右曲、十二指肠、右肾和右肾上腺相邻；肝左叶与胃前壁相邻，后上部与食管的腹部相邻。

➕ 案例 4-7

患者，男，66 岁，因上腹部不适伴进行性皮肤、巩膜黄染 10 余天就诊。患者于 10 天前无明显诱因出现上腹胀痛不适，无放射，与饮食、体位无明显关系，伴有小便黄，皮肤、巩膜黄染进行性加重，尿色如浓茶样，伴纳差、体力下降。上腹 CT 增强示胆道系统扩张。病理结果示胆管癌。

问题：1. 什么是肝外胆道系统？

　　　2. 请说出胆囊的结构及分部。胆总管分为哪几段？胆总管的结构特点是什么？

（三）肝外胆道系统

肝外胆道系统包括胆囊和输胆管道（肝左管、肝右管、肝总管和胆总管）。这些管道与肝内胆道一起，将肝分泌的胆汁输送到十二指肠腔。

1. **胆囊**（gall bladder）　位于胆囊窝内，为贮存和浓缩胆汁的囊状器官，呈梨形，容量 40 ～ 60ml，胆囊分底、体、颈、管 4 部分。**胆囊底**是胆囊突向前下方的盲端，胆囊底可贴近腹前壁，其体表投影在右锁骨中线与右肋弓相交处的稍下方，胆囊发炎时，该处可有压痛。中部称**胆囊体**，与底之间无明显界限。后端为狭细的**胆囊颈**，向后下方移行为胆囊管。**胆囊管**比胆囊颈稍细，长 3 ～ 4cm，直径 0.2 ～ 0.3cm，在肝十二指肠韧带内与肝总管汇合成胆总管。

胆囊内面衬以黏膜，在胆囊颈和胆囊管处，黏膜呈螺旋状突入管腔，形成螺旋襞，可控制胆汁的出入，有时较大的结石也常由于螺旋襞的阻碍而嵌顿于此。

胆囊管、肝总管和肝的脏面围成的三角形区域，称**胆囊三角**（或称 Calot 三角），三角内常有胆囊动脉通过，因此该三角是胆囊手术中寻找胆囊动脉的标志。

2. 肝管与肝总管　肝左、右管汇合成**肝总管**，肝总管下行与胆囊管合成**胆总管**。肝总管长约 3cm，下行于肝十二指肠韧带内，并在韧带内与胆囊管以锐角结合成胆总管。

3. 胆总管　由肝总管与胆囊管汇合而成，一般长 4 ～ 8cm，直径 0.6 ～ 0.8cm，若超过 1.0cm，可视为病理状态。胆总管在肝十二指肠韧带内下行，经十二指肠上部的后方，斜穿十二指肠降部的后内侧壁，与胰管汇合，形成一略膨大的共同管道称**肝胰壶腹**，又称法特（Vater）壶腹，开口于**十二指肠大乳头**。肝胰壶腹周围的环行平滑肌增厚，称**肝胰壶腹括约肌**，又称奥迪（Oddi）括约肌，其收缩与舒张可控制胆汁和胰液的排放（图 4-28）。

根据胆总管的行程，可将其分为 4 段，即十二指肠上段、十二指肠后段、胰腺段和十二指肠壁段。

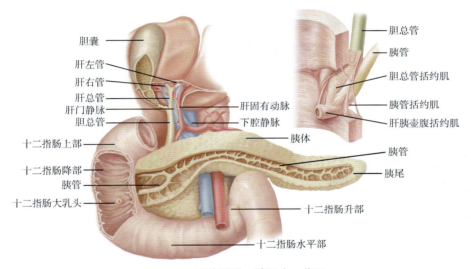

图 4-28　肝外胆道、胰及十二指肠

三、胰

胰（pancreas）是人体第二大消化腺，由外分泌部和内分泌部组成。胰的外分泌部能分泌胰液，内含多种消化酶，有分解和消化蛋白质、脂肪和糖类等作用；其内分泌部即胰岛，主要分泌胰岛素，调节血糖浓度。

（一）胰的位置与毗邻

胰位于腹后壁上部，平对第 1 ～ 2 腰椎体水平。胰的前面隔网膜囊与胃毗邻，后方有下腔静脉、胆总管、肝门静脉和腹主动脉等重要结构，其右端被十二指肠环抱，左端邻近脾门。胰的位置较深，前方有胃、横结肠和大网膜等遮盖，故胰病变时，在早期腹壁体征往往不明显，增加了诊断的困难性。

（二）胰的分部

胰是一个狭长的腺体，质地柔软，呈灰红色，长 17 ~ 20cm，重 82 ~ 117g。胰可分头、颈、体、尾 4 部分。**胰头**为胰右端膨大的部分，位于第 2 腰椎体的右前方，被十二指肠包绕，下份突向左侧，称钩突，钩突与胰头之间走行有肠系膜上动、静脉。故胰头肿大时，可压迫肝门静脉起始部，影响其血液回流，出现腹水、脾大等症状。**胰颈**是位于胰头与胰体之间的狭窄扁薄部分，长 2.0 ~ 2.5cm，胰颈的前上方邻接胃幽门，其后面有肠系膜上静脉和肝门静脉起始部通过。**胰体**位于胰颈与胰尾之间，占胰中间的大部分，与胃后壁相邻。**胰尾**较细，向左上方伸至脾门。

胰实质内有一条纵贯全长的**胰管**，其走行与胰的长轴一致，从胰尾经胰体走向胰头，沿途收集胰液，于十二指肠降部与胆总管汇合成肝胰壶腹，并开口于十二指肠大乳头。在胰头上部常可见一小管，行于胰管上方，称副胰管，开口于十二指肠小乳头，主要引流胰头前上部的胰液（图 4-28）。

第 4 节　腹膜与腹膜腔

腹膜是覆盖于腹腔、盆腔壁内面以及腹、盆腔脏器表面的一层浆膜，呈半透明状，分壁腹膜和脏腹膜。衬于腹腔、盆腔壁内的腹膜称为壁腹膜，由壁腹膜折返并覆盖于腹、盆腔脏器表面的腹膜称为脏腹膜。**腹腔**是指膈以下、小骨盆上口以上，由腹壁围成的腔，广义的腹腔包括小骨盆腔在内。**腹膜腔**则指脏腹膜和壁腹膜之间的潜在性腔隙，腔内仅含少量浆液。腹膜具有分泌、吸收、保护和支持等功能，分泌少量浆液，可润滑和保护脏器，减少摩擦。

一、腹膜与腹腔、盆腔器官的关系

根据脏器被腹膜覆盖的情况，可将腹腔、盆腔脏器分为 3 种类型，即腹膜内位器官、腹膜间位器官和腹膜外位器官（图 4-29）。

1. 腹膜内位器官　脏器表面几乎全部被腹膜所覆盖的为**腹膜内位器官**，如胃、十二指肠上部、空肠、回肠、盲肠、阑尾、横结肠、乙状结肠、脾、卵巢和输卵管等。

2. 腹膜间位器官　脏器表面大部分被腹膜所覆盖的为**腹膜间位器官**，如肝、胆囊、升结肠、降结肠、子宫、膀胱和直肠上段等。

3. 腹膜外位器官　脏器仅一面被腹膜所覆盖的为**腹膜外位器官**，如肾，肾上腺，输尿管，十二指肠降部和水平部，直肠中、下段及胰等。

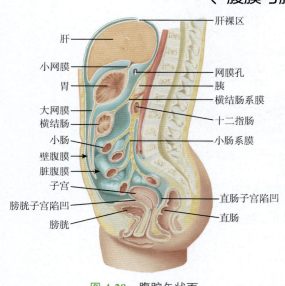

图 4-29　腹腔矢状面

肝裸区
肝
小网膜
胃
网膜孔
胰
横结肠系膜
大网膜
横结肠
十二指肠
小肠
小肠系膜
壁腹膜
脏腹膜
子宫
膀胱子宫陷凹
直肠子宫陷凹
膀胱
直肠

二、腹膜形成的结构

壁腹膜和脏腹膜相互移行及器官之间的脏腹膜在移行过程中，形成网膜、系膜、韧带和陷凹等结构，对器官起着连接和固定的作用，也是血管、神经等进入脏器的途径。

（一）网膜

网膜是与胃小弯和胃大弯相连的双层腹膜皱襞，两层间有血管、神经、淋巴管和结缔组织等，包括**小网膜**和**大网膜**。

1. 小网膜　是由肝门移行于胃小弯和十二指肠上部的双层腹膜结构。由肝门连于胃小弯的部分为肝胃韧带，肝门连于十二指肠上部之间的部分为肝十二指肠韧带，其内有位于右前方的胆总管、左前方的肝固有动脉及两者之间后方的肝门静脉。小网膜的右缘游离，后方为网膜孔，经此孔可进入网膜囊（图 4-30）。

2.大网膜　是连于胃大弯与横结肠之间的腹膜结构，形似围裙覆盖于空肠、回肠和横结肠的前方。**大网膜**由 4 层腹膜构成，前两层由胃和十二指肠上部的前、后两层腹膜向下延伸而形成，降至脐平面稍下方，前两层向后折返向上，形成大网膜的后两层，连于横结肠并叠合成横结肠系膜，贴于腹后壁。大网膜内含有血管、脂肪和巨噬细胞，后者有重要的防御功能（图 4-31）。

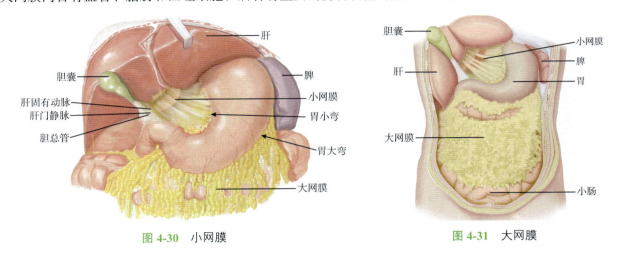

图 4-30　小网膜　　　　　　　　　　图 4-31　大网膜

3.网膜囊和网膜孔　**网膜囊**是小网膜和胃后壁与腹后壁腹膜之间的一个扁窄间隙，又称小腹膜腔，为腹膜腔的一部分，右侧借网膜孔通腹膜腔的其余部分。网膜囊是腹膜腔的一个盲囊，位置较深，毗邻关系复杂，相关脏器的病变会产生相互影响。**网膜孔**又称温斯洛（Winslow）孔，高度平第 12 胸椎至第 2 腰椎，可容纳 1～2 指。

（二）系膜

系膜由壁腹膜、脏腹膜相互延续移行而形成，为将器官系连固定于腹、盆壁的双层腹膜结构。其内含有出入该器官的血管、神经及淋巴管和淋巴结等。主要的系膜有肠系膜、阑尾系膜、横结肠系膜和乙状结肠系膜等。

1.肠系膜　是将空肠和回肠系连固定于腹后壁的双层腹膜结构，呈扇形。肠系膜的肠缘系连空肠、回肠，长达 5～7m，有利于空肠、回肠的活动，对消化和吸收有促进作用。肠系膜的两层腹膜间含有肠系膜上血管及其分支、淋巴管、淋巴结、神经丛和脂肪等。

2.阑尾系膜　是将阑尾系连于肠系膜下方的三角形的双层腹膜结构。内有出入于阑尾的血管、淋巴管及神经走行于系膜的游离缘，故阑尾切除时，应从系膜游离缘进行血管结扎。

3.横结肠系膜　是将横结肠系连于腹后壁的横位双层腹膜结构，其根部起自结肠右曲，向左跨过右肾中部、十二指肠降部、胰等器官的前方，沿胰前缘达到左肾前方，直至结肠左曲。

4.乙状结肠系膜　是将乙状结肠固定于左下腹的双层腹膜结构，其根部附着于左髂窝和骨盆左后壁。系膜内含有乙状结肠血管、直肠上血管、淋巴管、淋巴结和神经丛等。

（三）韧带

韧带指连接腹壁、盆壁与脏器之间或连接相邻脏器之间的腹膜结构，对脏器有固定作用。

1.肝的韧带　肝的上方有镰状韧带，冠状韧带，左、右三角韧带；下方有肝胃韧带和肝十二指肠韧带；前方有肝圆韧带。

2.脾的韧带　包括胃脾韧带、脾肾韧带、膈脾韧带。

3. 胃的韧带　胃的韧带包括肝胃韧带、胃脾韧带、胃结肠韧带和胃膈韧带。

第 5 节　消化系统的组织学结构

一、消化管壁的一般结构

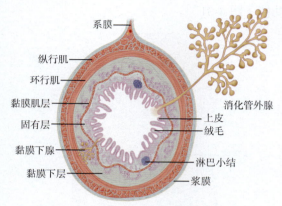

图 4-32　消化管壁一般结构模式图

消化管壁（除口腔和咽外）自内向外一般分为黏膜、黏膜下层、肌层和外膜（图 4-32）。

（一）黏膜

黏膜（mucosa）由上皮、固有层和黏膜肌层组成，是消化管各段结构差异最大、功能最重要的部分。

1. 上皮　类型因部位而异，口腔、咽、食管和肛门是复层扁平上皮，以保护功能为主，其余各段均为单层柱状上皮，以消化、吸收功能为主。上皮与管壁内的腺体相连续。

2. 固有层　为疏松结缔组织，细胞较多，纤维细密，并含丰富的毛细血管和淋巴管。胃和肠的固有层内富含腺体和淋巴组织。

3. 黏膜肌层　为薄层平滑肌，一般由内环行肌和外纵行肌两层平滑肌组成。其收缩可促进固有层内腺体分泌物的排出和血液运行，有利于物质吸收。

（二）黏膜下层

黏膜下层（submucosa）由疏松结缔组织组成，内含较大的血管和淋巴管。在食管及十二指肠的黏膜下层内分别有食管腺和十二指肠腺，还可见黏膜下神经丛及淋巴组织。

（三）肌层

除食管上段和肛管的肌层为骨骼肌外，其余部分均为平滑肌。肌层一般分为内环行肌和外纵行肌两层，其间常有肌间神经丛，可调节肌层的运动。

（四）外膜

外膜有纤维膜和浆膜两种类型。仅由薄层结缔组织构成者称**纤维膜**，与周围组织无明显界限。除薄层结缔组织外，还有间皮覆盖者为**浆膜**，其表面光滑，有利于胃肠活动。

二、食　　管

食管（esophagus）是将食物从口腔运输到胃的管道，腔面有纵行皱襞，食物通过时皱襞消失。其管壁具有消化管壁的一般结构特征，并具有以下结构特点。

1. 黏膜　表面为不完全角化的复层扁平上皮，下端与胃贲门部的单层柱状上皮相接，是食管癌的好发部位。黏膜肌为纵行平滑肌束。

2. 黏膜下层　为疏松结缔组织，内含混合性的食管腺，其导管穿过黏膜开口于食管腔。食管腺周围常有较密集的淋巴细胞及浆细胞，甚至可有淋巴小结。

3. 肌层　分为内环行肌和外纵行肌两层。食管上 1/3 段为骨骼肌，下 1/3 段为平滑肌，中 1/3 段则兼具两者。食管两端的内环行肌稍厚，分别形成食管上、下括约肌。

4. 外膜　为纤维膜。内含大量的血管、淋巴管和神经，与周围组织相连。

　　患者，女，35 岁，午饭后突然出现上腹部绞痛并放射至腰部，疼痛呈阵发性加重，伴有恶心、呕吐，前倾位或弯腰时疼痛减轻，并逐渐出现右下腹疼痛。查体：右下腹压痛、反跳痛，腹肌紧张。血常规检查示白细胞计数增高，腹部透视可见膈下游离气体。拟诊断为胃溃疡合并穿孔，继发性腹膜炎。

问题： 胃溃疡会累及胃壁的哪些结构？胃壁的组织结构有何特点？引起胃穿孔的常见部位在何处？

三、胃

　　胃空虚时腔面可见许多纵行皱襞，充盈时皱襞几乎消失。胃可储存食物，初步消化蛋白质，吸收部分水、无机盐和醇类。

（一）黏膜

　　黏膜表面有许多浅沟，将黏膜分成许多直径 2～6mm 的胃小区。黏膜表面还遍布约 350 万个不规则形的凹陷，称胃小凹。每个胃小凹底部有 3～5 条胃腺的开口（图 4-33，图 4-34）。

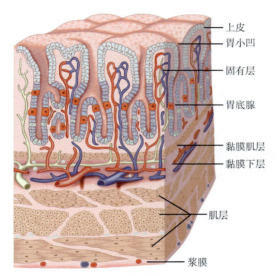

图 4-33　胃壁结构模式图

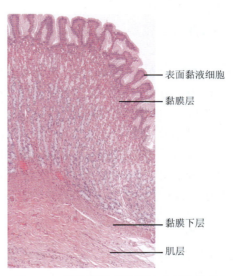

图 4-34　胃黏膜的光镜结构（低倍镜）

　　1. **上皮**　为单层柱状，主要由表面黏液细胞、少量的干细胞和内分泌细胞组成。**表面黏液细胞**的细胞核呈椭圆形，位于基部；顶部胞质充满黏原颗粒，在 HE 染色切片上着色浅淡以至透明；此细胞分泌的黏液覆盖上皮，有重要的保护作用。表面黏液细胞不断脱落，由胃小凹底部的干细胞增殖补充，3～5 天更新一次。

　　2. **固有层**　内有紧密排列的大量胃腺，根据所在部位和结构的不同，分为胃底腺、贲门腺和幽门腺。

　　（1）胃底腺　分布于胃底和胃体部，约有 1500 万条，是数量最多、功能最重要的胃腺。胃底腺呈分支管状，由主细胞、壁细胞、颈黏液细胞、干细胞和内分泌细胞组成（图 4-35）。

　　主细胞又称胃酶细胞，数量最多，主要分布于胃底腺的体部。主细胞具有典型的蛋白质分泌细胞的结构特点，细胞呈柱状，核呈圆形，位于基部；胞质基

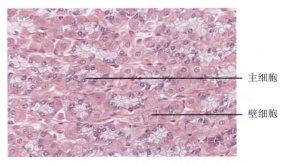

图 4-35　胃底腺的光镜结构（高倍镜）

部呈强嗜碱性，顶部充满酶原颗粒，但在普通固定染色的标本上，此颗粒多溶解消失，使该部位呈泡沫状。主细胞分泌胃蛋白酶原。

壁细胞又称**泌酸细胞**，在胃底腺的颈部、体部较多。细胞体积大，多呈圆锥形。核圆而深染，居中，可有双核；胞质呈均质而明显的嗜酸性。电镜下，胞质中有迂曲分支的细胞内分泌小管，管壁与胞质顶部的细胞膜相连续，并开口于游离面。分泌小管周围的胞质内有许多表面光滑的小管和小泡，构成壁细胞的微管泡系统。微管泡系统实为分泌小管的储备形式。

壁细胞可分泌盐酸，细胞从血液摄取的或代谢产生的 CO_2，在碳酸酐酶的作用下与 H_2O 结合形成 H_2CO_3。H_2CO_3 解离为 H^+ 和 HCO_3^-，H^+ 被主动运输至分泌小管，HCO_3^- 与来自血液的 Cl^- 交换，Cl^- 也被转运到分泌小管，H^+ 与 Cl^- 结合形成盐酸后进入腺腔。盐酸有杀菌作用，还能激活胃蛋白酶原，使之转化为胃蛋白酶。人的壁细胞还分泌内因子，这种糖蛋白在胃腔内与食物中的维生素 B_{12} 结合成复合物，防止维生素 B_{12} 在小肠内被酶分解，并能促进回肠吸收维生素 B_{12} 入血。如果内因子缺乏，维生素 B_{12} 吸收障碍，可导致恶性贫血。

颈黏液细胞位于腺颈部，数量很少，常呈楔形，夹于其他细胞之间。细胞核扁平，位于细胞基部，核上有丰富的黏原颗粒，染色浅。其分泌物为可溶性的酸性黏液。

干细胞分布于胃底腺体、颈部和胃小凹深部。干细胞具有多向分化能力，可增殖分化为表面黏液细胞、主细胞、壁细胞及其他细胞。主细胞和壁细胞的寿命约 200 天，颈黏液细胞的寿命为 1 周。

内分泌细胞种类较多，散在分布。在 HE 染色切片上不易辨认，可用镀银染色或免疫组织化学方法显示。

（2）贲门腺　分布于近贲门处，为分支管状的黏液腺，含少量壁细胞。

（3）幽门腺　分布于幽门部，为分支较多的弯曲管状黏液腺。

3. 黏膜肌层　由内环行肌和外纵行肌两层平滑肌组成。

胃液内含高浓度盐酸，pH 0.9～1.5，腐蚀力极强。胃蛋白酶能分解蛋白质，胃黏膜却未被侵蚀和破坏，主要原因是胃黏膜表面存在着**黏液－碳酸氢盐屏障**。胃黏膜表面覆盖的不溶性凝胶黏液，其厚度可达 0.5mm，其内含大量 HCO_3^-。黏液层将上皮与胃蛋白酶隔离，并减缓 H^+ 向黏膜方向的弥散；HCO_3^- 中和 H^+，形成的 H_2CO_3 被胃上皮细胞的碳酸酐酶迅速分解为 H_2O 和 CO_2。

（二）黏膜下层、肌层和外膜

黏膜下层为疏松结缔组织，内含较粗的血管、淋巴管和神经，还可见成群的脂肪细胞。**肌层**较厚，一般由内斜行肌、中环行肌和外纵行肌三层平滑肌构成。环行肌在贲门和幽门部增厚，分别形成贲门括约肌和幽门括约肌。**外膜**为浆膜。

四、小　肠

（一）黏膜层

1. 环形皱襞和小肠绒毛　小肠的黏膜面有若干环形皱襞。**皱襞**由黏膜层和黏膜下层向肠腔突出而成，扩大黏膜表面积，有利于消化和吸收。在小肠黏膜面，还有若干密集的小肠绒毛，长 0.5～1.5mm。在十二指肠呈叶状，在空肠呈指状，在回肠呈短指状。**小肠绒毛**是黏膜的上皮和固有层向肠腔突起而成，其表面包被着黏膜上皮，中心为结缔组织，结缔组织内有中央乳糜管、毛细血管和平滑肌纤维。**中央乳糜管**主要运送脂类和脂溶性物质。小肠绒毛的存在，大大扩大了黏膜的表面积，有效增强了小肠的吸收功能。

2. 黏膜上皮　为单层柱状上皮，主要由吸收细胞、杯状细胞和少量内分泌细胞组成；小肠腺上皮除含有上述 3 种细胞外，还有帕内特细胞和干细胞（图 4-36）。

（1）吸收细胞　呈高柱状，数量最多，核椭圆形，位于基部。小肠绒毛表面的吸收细胞游离面有明显的纹状缘，电镜下，纹状缘由大量密集而规则排列的微绒毛构成。

（2）杯状细胞　散在分布于吸收细胞之间，可分泌黏液，有润滑和保护作用。从小肠上端至下端，杯状细胞逐渐增多。

（3）内分泌细胞　种类很多，散在分布于上皮细胞之间，包括 I 细胞和 S 细胞，在 HE 染色切片上难以辨认。

（4）干细胞　位于小肠腺下部，胞体小，结构简单。干细胞可增殖分化为小肠上皮的各种细胞。

（5）帕内特细胞　是小肠腺的标志性细胞，又称潘氏细胞。呈锥体形，核上方胞质内充满粗大的嗜酸性分泌颗粒，常三五成群分布。帕内特细胞分泌防御素和溶菌酶，具有免疫功能。

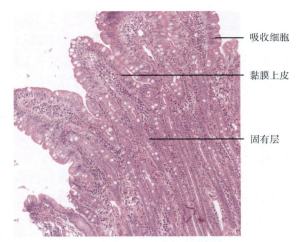

图 4-36　小肠黏膜光镜结构

3. 固有层　由疏松结缔组织组成，含有大量小肠腺、弥散淋巴组织、淋巴小结和丰富的血管。小肠腺为单管腺，腺上皮多为柱状的吸收细胞，有少量的内分泌细胞和干细胞。固有层中的淋巴组织丰富，在十二指肠和空肠多为孤立淋巴小结，在回肠则为众多淋巴小结聚集而成的集合淋巴小结，可穿越黏膜肌层，到达黏膜下层。

4. 黏膜肌层　由内环行肌和外纵行肌两薄层平滑肌组成。

（二）黏膜下层、肌层和外膜

黏膜下层由疏松结缔组织构成，含有较多的血管和淋巴管。十二指肠黏膜下层含有复管泡状的十二指肠腺，开口于小肠腺底部，分泌碱性黏液，保护十二指肠黏膜免受酸性胃液的腐蚀。**肌层**由内环行肌和外纵行肌两层平滑肌组成。除十二指肠的少部分外膜为纤维膜外，小肠绝大部分的外膜为浆膜。

五、大　肠

大肠由盲肠、阑尾、结肠、直肠和肛管组成。具有吸收水分、维生素与电解质，将食物残渣形成粪便并排出体外的功能。

（一）盲肠与结肠

1. 黏膜　上皮是单层柱状，由柱状细胞和杯状细胞组成，后者数量明显多于小肠。固有层内含有密集排列的单管状大肠腺，由吸收细胞、大量杯状细胞及少量干细胞和内分泌细胞组成，无潘氏细胞。固有层内可见孤立淋巴小结。黏膜肌层同小肠。

2. 黏膜下层　在疏松结缔组织内有较大的血管、淋巴管，可见成群分布的脂肪细胞。

3. 肌层　由内环行肌和外纵行肌两层平滑肌组成。内环行肌较规则，外纵行肌分布均匀，形成 3 条结肠带，带间的纵行肌很薄。

4. 外膜　盲肠、横结肠、乙状结肠的外膜为浆膜；升结肠与降结肠的前壁为浆膜，后壁为纤维膜。外膜结缔组织内可见较多脂肪细胞积聚形成肠脂垂。

（二）阑尾

阑尾管腔细小而不规则，肠腺短而少。固有层内含有丰富的淋巴组织和淋巴小结，跨越黏膜下层，黏膜肌不完整。肌层很薄，外覆盖浆膜。

（三）直肠和肛管

在齿状线以上，直肠和肛管黏膜与结肠相似。在齿状线处，单层柱状上皮骤变为复层扁平上皮，肠腺与黏膜肌消失。痔环以下为复层扁平上皮，固有层中出现环肛腺（顶泌汗腺），并富含皮脂腺。肛管黏膜下层的结缔组织内有密集的静脉丛，静脉淤血扩张则形成痔。

六、肝

案例 4-9

　　患者，男，45 岁。因患肺结核服用利福平和异烟肼 2 周后，出现食欲不振、口苦、黄疸、肝大。实验室检查：血清胆红素增高，血谷丙转氨酶和谷草转氨酶水平增高。诊断为药物性肝损伤。

问题：1. 肝的组织学结构有哪些？

　　　　2. 肝小叶包括哪些结构？肝门管区有何结构？

　　　　3. 说出肝内的血液循环途径。

　　肝为实质性器官，是人体最大的消化腺，肝的表面被覆致密结缔组织被膜，大部分为浆膜。结缔组织在肝门处随肝门静脉、肝固有动脉和肝管伸入肝实质，将实质分隔成许多肝小叶，小叶间各种管道聚集的部位是门管区。

（一）肝小叶

　　肝小叶（hepatic lobule）是肝的基本结构单位，呈多角棱柱体，长约 2mm，宽约 1mm，成人肝内有 50 万～ 100 万个肝小叶。人的肝小叶间结缔组织少，因此肝小叶分界不明显；有的动物（如猪）的肝小叶间结缔组织多而分界明显。每个肝小叶中央有一条中央静脉，肝细胞以中央静脉为中心，呈放射状排列形成肝板，在切面上呈索状，称肝索。肝板之间为肝血窦，经肝板上的孔互相通连。肝细胞相邻面的细胞膜凹陷，形成微细的胆小管（图 4-37 至图 4-39）。

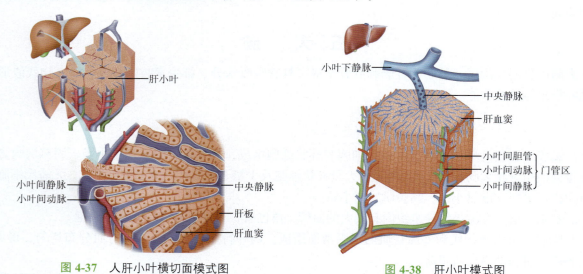

图 4-37　人肝小叶横切面模式图　　　　　　图 4-38　肝小叶模式图

　　1. 中央静脉　位于肝小叶中央，管壁仅由内皮细胞和少量结缔组织围成，并有肝血窦开口。

　　2. 肝细胞　体积较大，直径 20 ～ 30μm，呈多面体形。肝细胞的功能复杂多样，胞质丰富，各种细胞器发达。肝细胞胞质呈嗜酸性，并有散在的嗜碱性颗粒，细胞核大而圆，居中，部分肝细胞有双核，一般认为双核肝细胞功能比较活跃。电镜下，肝细胞胞质内可见到丰富而发达的各种细胞器和内含物，如线粒体、粗面内质网、滑面内质网、高尔基体等。

3. 肝血窦　是位于肝板之间的血流通路，腔大而不规则，相互吻合连成网状管道。血液从肝小叶周边经肝血窦流向小叶中央，汇入中央静脉。窦壁由内皮细胞组成，窦腔内有肝巨噬细胞和自然杀伤细胞（NK 细胞）。

4. 窦周隙　又称**迪塞（Disse）间隙**，是位于肝血窦内皮细胞与肝细胞之间的狭小间隙，宽约 0.4μm。窦腔内充满来自肝血窦的血浆，肝细胞表面的许多微绒毛伸入其中。窦周隙是肝细胞与血液之间进行物质交换的重要场所。窦周隙内还有散在的网状纤维和贮脂细胞，贮脂细胞的主要功能是提取和贮存维生素 A。

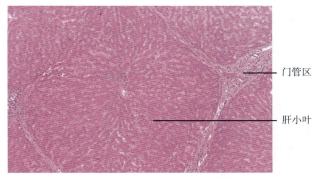

图 4-39　肝的光镜结构（猪肝，低倍镜）

5. 胆小管　是相邻肝细胞的细胞膜局部凹陷而成的微细管道，直径为 0.5 ～ 1.0μm，从肝小叶中央向周边部汇集。用银染法或三磷酸腺苷酶组化法能显示出胆小管的分布。电镜下，胆小管腔内有肝细胞形成的微绒毛伸入，胆小管周围的肝细胞膜形成紧密连接，封闭胆小管，防止胆汁由胆小管溢入窦周隙。当患肝炎时，肝细胞发生变性、坏死或胆管阻塞，胆小管的正常结构被破坏，胆汁进入窦周隙，从而出现黄疸（图 4-40）。

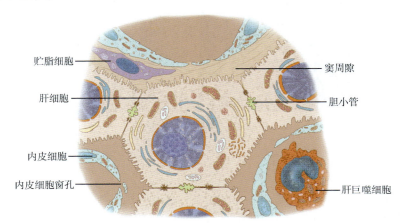

图 4-40　肝细胞与胆小管、肝血窦、窦周隙的关系模式图

（二）门管区

相邻肝小叶之间的三角形或不规则形的结缔组织小区中，可见**小叶间动脉**、**小叶间静脉**和**小叶间胆管**，该小区称门管区。每个肝小叶周围有 3 ～ 4 个门管区。小叶间动脉是肝固有动脉的分支，管腔小，管壁较厚。小叶间静脉是肝门静脉的分支，腔大壁薄，形态不规则。小叶间胆管由单层立方或低柱状上皮构成（图 4-41）。

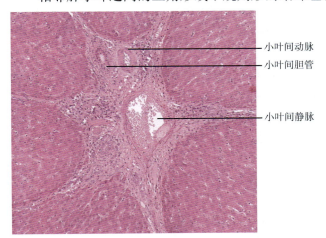

图 4-41　肝门管区的光镜结构（猪肝，高倍镜）

（三）肝的血液循环

肝接受肝门静脉和肝固有动脉的双重血液循环。

1. 肝门静脉　是肝的功能血管，主要汇集来自胃肠道的血液，将胃肠道的营养物质运送至肝细胞代谢和转化，其血量约占肝总血量的 3/4。门静脉入肝后反复分支，在小叶间形成小叶间静脉，其末端与肝血窦通连，将血液输入肝小叶内。

2. 肝固有动脉　是肝的营养血管，富含氧，其血量约占肝总血量的 1/4。肝固有动脉入肝后，其分支与肝门静脉的分支伴行，在小叶间结缔组织内形成小叶间动脉，末端也通入肝血窦。

（四）肝内胆汁排出途径

肝细胞分泌的胆汁进入胆小管，其内的胆汁从肝小叶的中央流向周边，胆小管在肝小叶周边汇合形成短小的管道，称肝闰管或黑林（Hering）管，管径细，由单层立方上皮构成。肝闰管与小叶间胆管相连，后者在肝门汇集成左右肝管出肝。

七、胰

胰（pancreas）表面被覆薄层结缔组织被膜，血管、淋巴管及神经伴随结缔组织伸入胰腺内，将实质分隔为许多小叶。胰腺实质由外分泌部和内分泌部组成（图 4-42）。

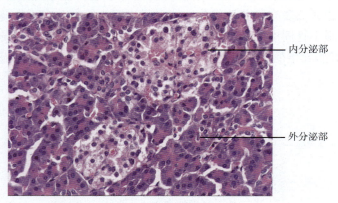

图 4-42　胰腺的光镜结构

（一）外分泌部

外分泌部为纯浆液性的复管泡状腺。

1. 腺泡　由**浆液性腺细胞**组成，腺泡细胞具有合成和分泌蛋白质旺盛细胞的超微结构特点，其顶部的分泌颗粒数量随细胞的功能状态不同而发生变化，饥饿时分泌颗粒增多，进食后分泌颗粒减少。在腺泡腔内可见胞体较小、染色较浅、呈扁平或立方形的细胞，称**泡心细胞**，是闰管的起始部细胞。腺泡可分泌多种消化酶，对食物进行消化。

2. 导管　胰腺的**闰管**较长，闰管逐渐汇合形成小叶内导管、小叶间导管，最后汇合成一条主导管，贯穿胰腺全长，在胰头部与胆总管汇合，开口于十二指肠乳头。从小叶内导管至主导管，管腔逐渐增大，管壁上皮由单层立方细胞逐渐变为单层柱状上皮。主导管为单层高柱状上皮，其中可见杯状细胞和散在的内分泌细胞。

3. 胰液　外分泌部分泌**胰液**，成人每天分泌 1～2L，胰液中的水和电解质主要由导管上皮细胞分泌，电解质成分中 HCO_3^- 含量最高，能中和进入十二指肠的胃酸。胰液中主要有胰淀粉酶、胰脂肪酶、胰蛋白酶原和糜蛋白酶原、DNA 酶、RNA 酶。胰蛋白酶原和糜蛋白酶原在肠激酶等作用下激活为有活性的酶。胰腺细胞还分泌一种胰蛋白酶抑制物，可防止胰蛋白酶对胰腺组织的自身消化，并阻止胰蛋白酶对其他蛋白水解酶的激活作用。

（二）内分泌部

内分泌部又称胰岛，是散在于胰腺外分泌部的内分泌细胞团，大小不等，小的仅由数个细胞组成，大的可有数百个细胞。HE 染色标本中，胰岛细胞不易着色，但采用特殊染色法或免疫组织化学法可区分出胰岛中的各种细胞（图 4-43）。

1. α细胞　又称 A 细胞，约占胰岛细胞总数的 20%，多分布于胰岛的周边部，细胞体积较大。电镜下，分泌颗粒较大，呈圆形或卵圆形，颗粒的膜与致密核芯间可见新月形间隙，致密核芯有时偏于一侧。α细胞分泌**胰高血糖素**，其作用是促进糖原分解为葡萄糖，使血糖升高。

2. β细胞　又称 B 细胞，细胞数量最多，约占胰岛细胞总数的 70%，多位于胰岛中央部，细胞体积较小。电镜下，分泌颗粒内常见杆状或不规则的致密核芯，颗粒膜与致密核芯间有较宽的间隙。β细胞

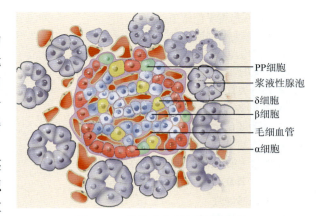

PP细胞
浆液性腺泡
δ细胞
β细胞
毛细血管
α细胞

图 4-43　胰腺内分泌部的模式图

分泌**胰岛素**，其主要作用是使细胞吸收血液中的葡萄糖，同时促进肝细胞合成糖原，使血糖降低。体内的胰岛素和胰高血糖素协同作用，使血糖浓度保持相对稳定。若胰岛发生病变，β细胞退化，胰岛素分泌不足，可致血糖升高，并从尿中排出，即糖尿病。胰岛β细胞肿瘤或细胞功能亢进，胰岛素分泌过多，可导致低血糖症。

3. δ细胞　又称 D 细胞，细胞数量较少，约占胰岛细胞的 5%，散在于α细胞、β细胞之间。电镜下，分泌颗粒较大，内容物呈细颗粒状。δ细胞分泌**生长抑素**。它以旁分泌的方式作用于邻近的α细胞、β细胞、PP 细胞等，调节这些细胞的分泌活动。

4. PP 细胞　细胞数量很少，主要存在于胰岛。PP 细胞分泌**胰多肽**，具有抑制胃肠运动、胆囊收缩及胰液分泌的作用。

目标检测

一、单项选择题

1. 下列有关舌扁桃体的叙述，正确的是（　　）
   A. 构成咽淋巴环　　　　B. 构成咽峡
   C. 位于舌尖　　　　　　D. 位于舌两侧
   E. 位于界沟前方

2. 有肠脂垂的肠管是（　　）
   A. 回肠　　　　B. 十二指肠　　　C. 结肠
   D. 肛管　　　　E. 直肠

3. 下列有关食管第二狭窄叙述，正确的是（　　）
   A. 与左支气管交叉处
   B. 与左肺动脉交叉处
   C. 距切牙 35cm 处
   D. 穿膈处
   E. 与胃交界处

4. 手术时找阑尾最简捷的方法是（　　）
   A. 找到回肠末端　　　B. 沿结肠带向下寻找
   C. 找到回盲部　　　　D. 找到肠脂垂消失处
   E. 把小肠全部移到腹上部

5. 下列有关胆总管的叙述，正确的是（　　）
   A. 左右肝管汇合而成
   B. 肝总管和胆囊管汇合而成
   C. 肝总管和胰管汇合而成

D. 位于肝胃韧带内
E. 以上均不对

6. 下列有关胰的叙述，正确的是（　　）
   A. 胰头与胰体交界处稍缩细处为胰颈
   B. 为腹膜间位器官
   C. 胰头前方与十二指肠降部之间常有胆总管经过
   D. 胰管直接开口于十二指肠大乳头
   E. 胰管仅位于胰头内

7. 下列有关肝的叙述，正确的是（　　）
   A. 分为肝右叶、肝左叶、方叶和尾状叶
   B. 属于腹膜内位器官
   C. 下面的左纵沟内容纳胆囊
   D. 下面的肝门处有肝静脉通过
   E. 后缘锐利

8. 下列有关直肠的叙述，正确的是（　　）
   A. 白线为肛管与直肠的分界处
   B. 上段为腹膜间位器官
   C. 下段为腹膜内位器官
   D. 直肠下段黏膜上有 6～10 条肛柱
   E. 区分为盆部、肛管和肛门部

9. 下列有关结肠的叙述，正确的是（　　）
   A. 为腹膜内位器官

B. 在第 3 骶椎平面续于直肠

C. 在右髂窝与回肠相连

D. 各部均有系膜

E. 分为升结肠、横结肠和乙状结肠 3 部分

10. 下列有关盲肠的叙述，正确的是（　　　）

    A. 是回肠的起始部　　　B. 盲肠均无系膜

    C. 为腹膜间位器官　　　D. 后内侧壁连接阑尾

    E. 回盲瓣是由盲肠突入回肠形成的

11. 胃底腺主细胞的描述，错误的是（　　　）

    A. 位于胃底腺的体部和底部

    B. 胞质嗜碱性

    C. 顶部胞质有许多酶原颗粒

    D. 基部胞质内有密集排列的滑面内质网和高尔基体

    E. 能分泌胃蛋白酶原

12. 小肠腺特有的细胞是（　　　）

    A. 柱状细胞　　　　　　B. 杯状细胞

    C. 潘氏细胞　　　　　　D. 内分泌细胞

E. 未分化细胞

13. 肝的基本结构单位是（　　　）

    A. 肝板　　　　　　　　B. 肝小叶

    C. 肝细胞　　　　　　　D. 肝血窦

    E. 胆小管

三、名词解释

1. 咽峡　2. 角切迹　3. 肝蒂　4. 结肠带　5. 麦克伯尼点

6. 门管区　7. 胰岛　8. 小肠绒毛

四、简答题

1. 大唾液腺有哪几对？各腺管开口于什么部位？

2. 直肠有哪两个弯曲？在什么部位？

3. 胆囊和胰各可分为哪几部分？胆囊底的体表投影位置在哪里？

4. 简述大肠的分部。

5. 简述肝脏面 H 沟中的结构。

6. 简述胰腺的结构和功能。

（汤银娟）

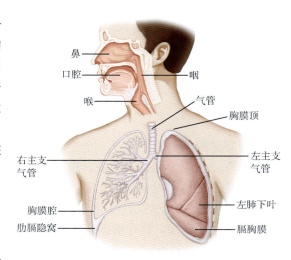

右边文字（第一栏）：

呼吸系统（respiratory system）由呼吸道和肺两部分组成（图5-1）。主要功能是执行人体与外界环境之间的气体交换，通过呼吸运动，不断从外界吸入氧气，呼出二氧化碳，从而保证人体新陈代谢活动的正常进行。呼吸道是输送气体的器官，肺是气体交换的器官。呼吸运动呈现节律性和不间断性，是人体生命现象的重要体征。呼吸系统的器官除呼吸功能以外，鼻还是嗅觉器官，喉还有发音的功能。

第1节 呼 吸 道

呼吸道包括鼻、咽、喉、气管和支气管等。临床上通常把鼻、咽、喉称为**上呼吸道**，把气管、支气管及其在肺内的各级分支称为**下呼吸道**。

图 5-1　呼吸系统的组成

一、上 呼 吸 道

（一）鼻

鼻（nose）是呼吸道的起始部，又是嗅觉器官，并且可以辅助发音。鼻可分为外鼻、鼻腔和鼻旁窦3部分。

1. 外鼻（external nose）　位于面部中央，呈三棱锥体形，是以鼻骨和鼻软骨为支架，外被皮肤和少量皮下组织而成。外鼻上端与额相连的狭窄部分称**鼻根**，向下延续为**鼻背**，末端称**鼻尖**，鼻尖两侧扩大称**鼻翼**。从鼻翼向外下至口角的浅沟称**鼻唇沟**。

2. 鼻腔（nasal cavity）　是以骨和软骨为支架所围成的不规则腔隙，内面覆以黏膜和皮肤。鼻腔被鼻中隔分为左、右2部分。

鼻中隔（nasal septum）由犁骨、筛骨垂直板和鼻中隔软骨等覆以黏膜组成（图5-2）。鼻中隔的前下部黏膜较薄，内有丰富的血管吻合丛，容易出血，故称为易出血区，即利特尔（Little）区。每侧鼻腔以弧形隆起的鼻阈为界分为前后两部，前部称为鼻前庭，后部称为固有鼻腔（图5-3）。

鼻前庭是由鼻翼围成，内衬以皮肤，生有鼻毛，有过滤空气、阻挡尘埃的作用。鼻前庭缺乏皮下组织，当

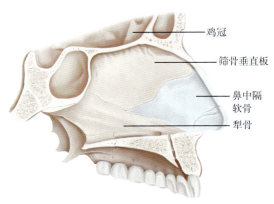

图 5-2　鼻中隔

有炎症或肿块时疼痛较为剧烈。

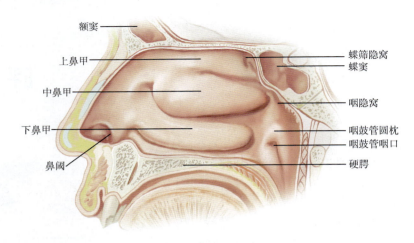

图 5-3　鼻腔外壁

固有鼻腔外侧壁上可见 3 个鼻甲突向鼻腔，自上而下分别称**上鼻甲**、**中鼻甲**、**下鼻甲**，每个鼻甲下方各有一裂隙分别称**上鼻道**、**中鼻道**、**下鼻道**。在上鼻甲的后上方与鼻腔顶壁间有一凹陷，称**蝶筛隐窝**。位于上鼻甲内侧面以上和其相对应的鼻中隔上部黏膜称**嗅区**，活体呈苍白色或淡黄色，内含嗅细胞，具有感受嗅觉的功能。除嗅区以外的黏膜内含丰富的血管、黏液腺和纤毛，对吸入的空气有加温、湿润和净化的作用，称**呼吸区**，活体呈淡红色。

3. **鼻旁窦**（paranasal sinuses）　又称副鼻窦，是位于鼻腔周围颅骨内且开口于鼻腔的含气空腔。腔内衬以黏膜并与鼻腔黏膜相移行，能调节吸入空气的湿度和温度，对发音起共鸣作用。鼻旁窦包括额窦、筛窦、蝶窦和上颌窦 4 对（图 5-4）。

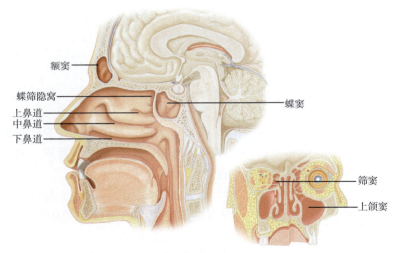

图 5-4　鼻旁窦

额窦位于额骨额鳞下部两层骨板之间，额窦口位于窦底部，开口于中鼻道。眶的内上角即为额窦底部，骨质最薄，急性额窦炎时此处有压痛。**筛窦**位于鼻腔外侧壁上方与两眶之间，由筛骨迷路的筛窦小房组成，可分为 3 组，前、中筛窦开口于中鼻道，后筛窦开口于上鼻道。**蝶窦**位于蝶骨体内，常被薄骨板分隔为左、右不对称的两个腔隙，分别通过其前壁的窦口开口于蝶筛隐窝。**上颌窦**位于上颌骨内，是鼻旁窦中最大的一对，开口于中鼻道。因开口位于其内侧壁最高处，远高于窦底。窦底邻接上颌磨牙牙根，有时牙根可突入窦内，仅以黏膜与窦相隔，故牙与上颌窦炎症可互相累及，因此上颌窦炎多见。

（二）咽

具体详见第 4 章消化系统。

（三）喉

喉（larynx）既是呼吸管道又是发音器官，位于颈前部中份，在舌骨下方，上通喉咽部，下接气管。成年人的喉在第 3～6 颈椎之间。喉前方由皮肤、颈筋膜、舌骨下肌群等覆盖，上方邻接咽，两侧有甲状腺侧叶、颈部大血管和神经。喉由软骨、软骨间的连结、喉肌和黏膜组成。

1.**喉软骨**　构成喉的支架，由甲状软骨、环状软骨、会厌软骨和杓状软骨等构成（图 5-5）。

（1）**甲状软骨**（thyroid cartilage）　最大，位于舌骨下方，由 2 块四方形软骨板在正中线结合而成，构成喉的前壁和两侧壁。两板前缘在前正中线相连，愈着处称**前角**，其上端向前突出称**喉结**。板的后缘游离，并向上、下各发出 1 对突起，上方的 1 对较长称上角，借韧带与舌骨大角相连；下方的 1 对较短称**下角**，与环状软骨构成关节。

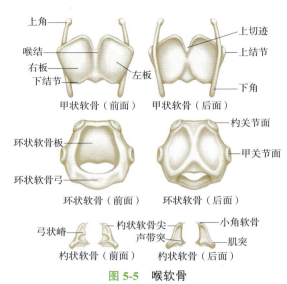

图 5-5　喉软骨

（2）**环状软骨**（cricoid cartilage）　位于甲状软骨下方，向下借韧带与气管相接。它形似指环，前部低窄称**环状软骨弓**，后部高阔称**环状软骨板**。是呼吸道中唯一完整的软骨环，对维持呼吸道的通畅有重要作用，损伤后易引起喉狭窄。

（3）**会厌软骨**（epiglottic cartilage）　形似树叶，下端狭细附于甲状软骨前角的内面，上端宽阔而游离，外覆黏膜构成会厌。会厌位于喉口的前方，当吞咽时，喉升高，会厌盖住喉口，可防止食物误入喉腔。

（4）**杓状软骨**（arytenoid cartilage）　是唯一成对的喉软骨，位于环状软骨板上方，形似三棱锥体，尖向上，底朝下与环状软骨板上缘构成关节，底部有 2 个突起，突向前方的为声带突，有声韧带附着；突向外侧的称肌突，有喉肌附着。

2.**喉的连结**　包括喉软骨之间的连结及喉与舌骨、喉与气管之间的连结（图 5-6）。

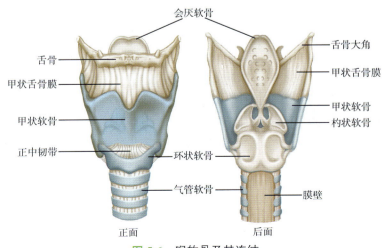

图 5-6　喉软骨及其连结

（1）**环甲关节**（cricothyroid joint）　由环状软骨外侧面与甲状软骨下角构成，属联合关节。甲状软骨在冠状轴上做前倾和复位运动，使声带紧张或松弛。

（2）环杓关节（cricoarytenoid joint）　由环状软骨板上缘的关节面与杓状软骨底构成。杓状软骨可沿此关节的垂直轴做旋转运动，使声带突向内、外侧转动，声门开大或缩小。

（3）弹性圆锥（conus elasticus）　又称**环甲膜**，为由弹性纤维构成的膜状结构，自甲状软骨前角的后面向后下附着于环状软骨上缘和杓状软骨声带突。此膜上缘游离，紧张于甲状软骨前角与杓状软骨声带突之间，称**声韧带**，是构成声带的基础。弹性圆锥的前部较厚，张于甲状软骨下缘与环状软骨弓上缘之间，称**环甲正中韧带**。当急性喉阻塞时，为抢救患者生命，可在环甲正中韧带处施行穿刺术，以建立暂时的通气道。

（4）方形膜（quadrangular membrane）　位于会厌软骨侧缘，甲状软骨前角后面和杓状软骨前内侧缘之间，左右各一，略成斜方形。上缘位于杓会厌襞内，下缘游离形成大致与声韧带平行的前庭韧带，构成前庭襞的基础。

（5）甲状舌骨膜（thyrohyoid membrane）　是连于甲状软骨上缘与舌骨之间的膜。

3. 喉肌（laryngeal muscle）　为骨骼肌，按其功能可分为2群。一群作用于环甲关节，使声韧带紧张或松弛；另一群作用于环杓关节，使声门裂或喉口开大或缩小，因此喉肌的运动可控制发音的强弱，调节音调的高低（图5-7）。

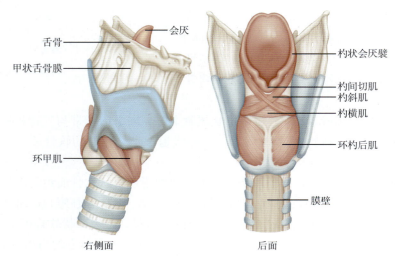

图 5-7　喉肌

4. 喉腔（laryngeal cavity）　上与咽腔相通，下连气管。喉腔的黏膜与咽和气管的黏膜相延续，喉腔中部侧壁的上、下分别有一对突入腔内呈前后方向的黏膜皱襞，上方的一对黏膜皱襞称**前庭襞**，在活体呈粉红色，自甲状软骨前角中部连到杓状软骨声带突上方。下方的一对黏膜皱襞称**声襞**，在活体颜色较白，比前庭襞更突向喉腔。由声襞及其襞内的声韧带和声带肌等构成**声带**。左右前庭襞间的裂隙称**前庭裂**；左右声襞及杓状软骨底部之间的裂隙称**声门裂**，是喉腔最狭窄的部位。声门裂又分为位于两侧声襞之间与发音有关的**膜间部**和位于杓状软骨之间的**软骨间部**两部分（图5-8）。

喉腔借两个裂隙分为3部分：从喉口至前庭裂之间的部分为**喉前庭**；前庭裂与声门裂之间的部分为**喉中间腔**，是喉腔中容积最小的部分；喉中间腔经前庭襞和声襞之间的裂隙向两侧突出的腔隙称**喉室**。声门裂以下的部分称**声门下腔**，此区黏膜下组织比较疏松，炎症时易引起水肿。

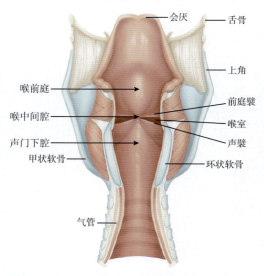

图 5-8　喉腔

幼儿喉腔较小，常因水肿引起喉阻塞，从而产生呼吸困难（图 5-9）。

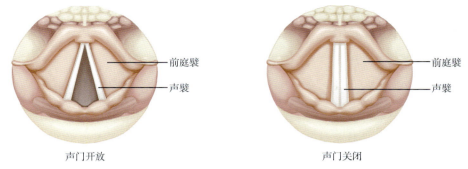

声门开放   声门关闭

图 5-9 声门裂

 案例 5-1

患儿，男，6 岁。因支气管肺炎在静脉滴注青霉素时，突发声音嘶哑，呼吸困难，面色青紫。来院急诊就诊。诊断为青霉素过敏、喉水肿。给予肾上腺素等治疗，效果不佳，行气管切开术后缓解。

问题：1. 呼吸系统由哪些器官组成？

2. 喉水肿最好发的部位在何处？

二、气管与主支气管

气管与主支气管是连接喉与肺之间的通道，它们以 C 形的气管软骨为支架，从而保持管腔的开张状态，软骨的缺口向后，由平滑肌和结缔组织构成的膜壁封闭。各气管软骨之间以环状韧带相连结（图 5-10）。

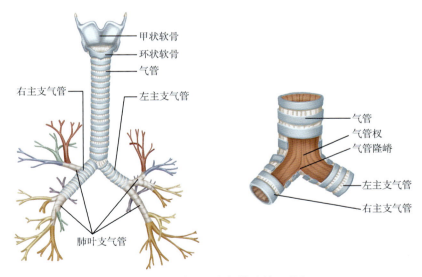

图 5-10 气管和主支气管（前面观）

（一）气管

气管（trachea）上起环状软骨下缘，向下至胸骨角平面分为左、右主支气管。气管由 14 ～ 17 个气管软骨构成，分叉处称气管杈，在气管杈内面形成一向上凸的略偏向左侧的半月状嵴称**气管隆嵴**，是支气管镜检查的重要标志。

根据气管行程，可分为颈部和胸部。气管颈部短而表浅，沿颈前正中线下行，在胸骨颈静脉切迹的上方可触及。前面除舌骨下肌群外，在第 2～4 气管软骨环的前方有甲状腺峡部，两侧有甲状腺侧叶和颈部大血管；后方与食管相贴。临床遇急性喉阻塞时，常在第 3～5 气管软骨环处沿正中线做气管切开术。气管胸部较长，位于后纵隔内，前方有胸腺、左头臂静脉、主动脉弓等，后方仍紧靠食管。

链接

气 管 插 管

气管插管是指将一特制的气管导管通过口腔或鼻腔置入气管的技术，这一技术能为气道通畅、通气供氧、呼吸道吸引和防止误吸等提供最佳条件。紧急气管插管技术已成为心肺复苏及伴有呼吸功能障碍的急危重症患者抢救过程中的重要措施。气管插管术是急救工作中常用的重要抢救技术，是呼吸道管理中应用最广泛、最有效、最快捷的手段之一，是医务人员必须熟练掌握的基本技能，对抢救患者生命、降低病死率起到至关重要的作用。

案例 5-2

王先生，52 岁，因脑出血到医院就诊。患者意识丧失，呼吸功能下降，给予气管插管机械通气治疗。后因机械通气时间较长行气管切开，并留置气切导管。

问题：气管切开术常选在什么部位？

（二）主支气管

主支气管（principal bronchus）左右各一，是由气管分出的分支。左主支气管细而长，走行较水平，右主支气管短而粗，走行较陡直，故气管内异物多坠入右主支气管。

医者仁心

“共和国勋章”获得者钟南山

2020 年，一场史无前例的新型冠状病毒肺炎疫情席卷了全球。在这场关系着人类共同命运的殊死斗争中，钟南山以战士的勇敢无畏、学者的铮铮风骨和悬壶济世的仁心仁术，挺身而出，力挽狂澜，做出了杰出的贡献，赢得了世人的敬重。从严重急性呼吸综合征（SARS）到新型冠状病毒肺炎，钟南山一直站在抗疫一线，成为公共卫生事件应急体系建设的推动者，成为稳定民心的科学家代表。

第 2 节　肺

一、肺的位置和形态

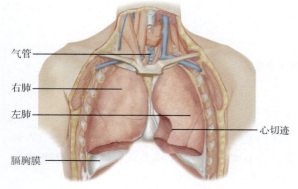

气管
右肺
左肺
心切迹
膈胸膜

图 5-11　肺的位置

（一）位置

肺（lung）位于胸腔内，纵隔的两侧（图 5-11）。右肺因肝的影响位置相对较高，且宽短；左肺因心的影响位置偏左，较狭长。肺质软，呈海绵状，富有弹性，内含空气，相对密度小于 1，故浮水不沉。胎儿和未经呼吸过的初生儿，肺内不含空气，质实而重，相对密度大于 1，入水则沉。法医常据此特点来判断新生儿系生前死亡或生后死亡。

肺表面覆有脏胸膜，光滑湿润，透过脏胸膜可见多边形的肺小叶轮廓。婴幼儿肺呈淡红色，随年龄增长，吸入空气中的尘埃沉积，肺逐渐变为暗红色或深灰色，并出现若干蓝黑色斑，吸烟者尤甚。

（二）形态

肺形似半圆锥形，分一尖、一底、三面、三缘。肺尖钝圆，经胸廓上口伸入颈根部，高出锁骨内侧 1/3 上方 2～3cm。肺底呈凹入的半月形，位于膈上面，又称**膈面**。**肋面**隆凸而广阔，与胸廓的外侧壁和前后壁相邻（图 5-12）。内侧面邻贴纵隔，又称**纵隔面**，其中部凹陷处称**肺门**，进出肺门的结构被结缔组织包绕，称**肺根**。肺根内自前向后依次为肺静脉、肺动脉和主支气管（图 5-13）。肺的前缘锐利，左肺前缘下部有凹陷的**心切迹**，切迹下方有一向内下的舌状突起称**左肺小舌**。肺后缘钝圆，位于脊柱两侧，肺下缘在肋面与膈面交界处也较锐薄，其位置可随呼吸而上、下移动。

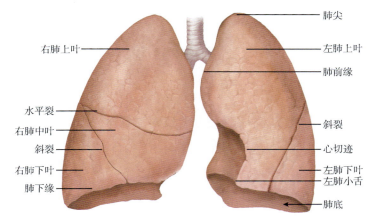

图 5-12 肺的形态

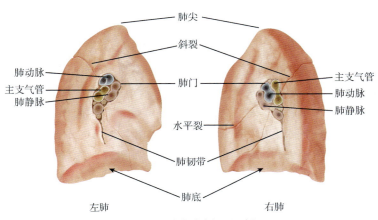

图 5-13 肺的内侧面和肺门

左肺由从后上斜向前下的一条斜裂，将左肺分为上、下 2 叶。右肺除斜裂外，还有一条近于水平方向的水平裂，将右肺分为上、中、下 3 叶。

（三）肺内支气管和支气管肺段

进入肺门后，左、右主支气管分为**肺叶支气管**，它们入肺叶后再分为**肺段支气管**，每一肺段支气管及其分支和它所属的肺组织构成一个**支气管肺段**，简称**肺段**（图 5-14）。

肺叶支气管左肺有 2 支，右肺有 3 支，而肺段支气管，左右肺均有 10 支。各肺段有其固有位置，相邻肺段间仅以薄层结缔组织分隔。根据肺段结构和功能的相对独立性，临床上可以肺段为单位进行定位诊断及肺段切除。肺段支气管再进一步呈树枝状分支，称**支气管树**。

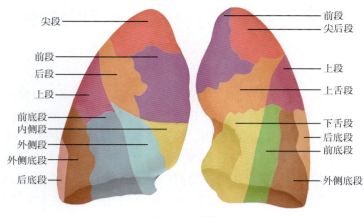

尖段 ——————— 前段
前段 ——————— 尖后段
后段 ———————
上段 ——————— 上段
前底段 ——————— 上舌段
内侧段 ———————
外侧段 ——————— 下舌段
外侧底段 ——————— 后底段
后底段 ——————— 前底段
—————— 外侧底段

图 5-14　肺段

二、肺的血管

（一）肺动脉与肺静脉

肺动脉是肺的功能性血管，入肺后不断分支与各级支气管伴行，直至肺泡，在肺泡隔内形成密集的毛细血管网，然后毛细血管再逐渐汇集成**肺静脉**。

（二）支气管动脉与支气管静脉

支气管动脉是肺的营养性血管，与支气管伴行入肺，其终末支至呼吸性细支气管时，一部分毛细血管网与肺动脉的毛细血管网吻合，汇入**肺静脉**，另一部分汇成**支气管静脉**，与支气管伴行，经肺门出肺。

> **链接**
>
> ### 肺的非呼吸功能
>
> 　　除了呼吸功能，肺还具有免疫功能、代谢功能、分泌激素和神经递质等功能。肺的非特异性免疫防御装置主要包括纤毛 - 黏液排送系统和肺泡巨噬细胞。特异性免疫防御系统有体液免疫和细胞免疫。肺具有广泛的代谢功能，除了参与糖、蛋白质、脂肪的代谢，还参与肺泡表面活性物质、血管活性物质、凝血酶等的合成、释放、激活和代谢。肺组织内散在分布有神经内分泌细胞，具有广泛的内分泌功能。肺产生的激素和神经递质有儿茶酚胺、组胺、缓激肽、5- 羟色胺和前列腺素等。

第 3 节　胸膜与纵隔

一、胸　　膜

（一）胸腔、胸膜与胸膜腔的概念

胸腔由胸廓与膈围成，上界为胸廓上口，与颈部通连；下界借膈与腹腔分隔。胸腔两侧为胸膜腔和肺，中间为纵隔。**胸膜**分为互相移行的脏、壁 2 层。紧贴肺表面的部分称**脏胸膜**。衬贴胸壁内面、膈上面和纵隔两侧的部分称**壁胸膜**。脏、壁胸膜于肺根处互相移行，并在肺根下方前、后 2 层重叠，形成 1 条双层皱襞状结构，称**肺韧带**，对肺有固定作用，也是肺手术的标志（图 5-15）。

（二）肺与胸膜的体表投影

1.肺的体表投影

（1）两肺前缘的投影　均起自锁骨内侧 1/3 上方 2～3cm 的肺尖处，向内下方斜行，经胸锁关节后方至胸骨角平面，左、右两侧靠拢。右肺前缘垂直下行，至右侧第 6 胸肋关节处移行为下缘；左肺前缘下行至左侧第 4 胸肋关节平面，沿左肺心切迹向外下，至左侧第 6 肋软骨中点处移行为下缘。

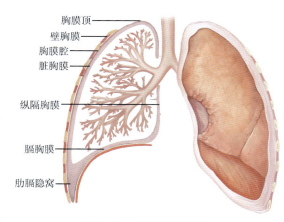

图 5-15　胸膜与胸膜腔

（2）两肺下缘的投影　右侧起自右第 6 胸肋关节处，左侧起自左第 6 肋软骨中点处。两侧均行向外下，在锁骨中线上与第 6 肋相交，在腋中线上与第 8 肋相交，在肩胛线上与第 10 肋相交，在接近脊柱时则平对第 10 胸椎棘突（图 5-16）。

2.胸膜的体表投影　胸膜顶及胸膜前界的投影，与肺尖和肺前缘基本一致。胸膜下界的投影，比肺下界约低 2 肋。即右侧起自右第 6 胸肋关节处，左侧起自左第 6 肋软骨，两侧均行向外下，在锁骨中线上与第 8 肋相交，在腋中线上与第 10 肋相交，在肩胛线上与第 11 肋相交，在接近脊柱时则平对第 12 胸椎棘突（图 5-16）。

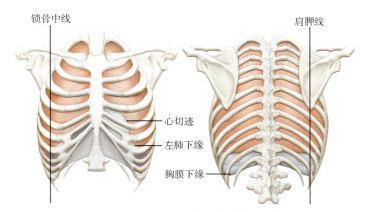

图 5-16　肺与胸膜的体表投影

链接

胸膜腔穿刺引流

胸膜腔穿刺引流的目的在于排出其中的气体或积液，以维持胸膜腔的负压，使肺处于膨胀状态。穿刺部位可根据引流物的不同而有所选择，如张力性气胸，引流的目的是排气，通常在锁骨中线第 2 肋间隙进行。此处伤及胸廓内血管和肺根结构的可能性甚小。血胸、脓胸或胸腔积液等，多选择在腋后线或肩胛线的第 7～8 肋间隙进行，以尽可能抽尽积液。胸膜腔穿刺除勿伤及胸壁的血管、神经外，还需避免针刺过深而伤及肺组织造成气胸。

 案例 5-3

患者，男，40 岁，低热伴右侧胸痛。患者 1 周前无明显诱因出现午后低热，夜间盗汗，伴右侧胸痛，深呼吸时明显，3 天前胸痛减轻，但胸闷加重伴气短。查体：体温（T）37.4℃，心率（P）84 次 / 分，呼吸（R）20 次 / 分，血压（BP）120/80mmHg[①]，气管稍左偏，右侧胸廓稍膨隆，右下肺语颤减弱，右下肺叩诊浊音，呼吸音减弱至消失，心界向左移位，心右界叩不清。诊断：右侧胸腔积液；

---

① 1mmHg=0.133kPa

结核性胸膜炎可能性大。

问题：1. 简述胸膜、胸膜腔的概念。

2. 拟行胸腔穿刺抽取积液，应从何处进针？其解剖学基础是什么？

二、纵　隔

纵隔是左右纵隔胸膜之间所有器官和组织的总称。前界为胸骨，后界为脊柱胸段，两侧界为纵隔胸膜，上界为胸廓上口，下界为膈。通常以胸骨角平面为界分为两部分（图5-17）。

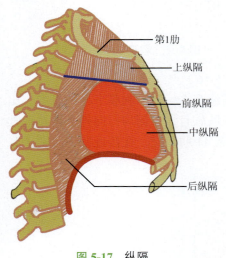

图 5-17　纵隔

（一）上纵隔

上纵隔位于胸廓上口与胸骨角平面之间，内有胸腺、头臂静脉及上腔静脉、膈神经、迷走神经、喉返神经、主动脉及其分支、食管、气管、胸导管及淋巴结等。

（二）下纵隔

下纵隔位于胸骨角平面与膈之间，以心包为界分为三部分。前纵隔位于胸骨与心包前层之间，内含少量淋巴结和疏松结缔组织；中纵隔位于心包前、后层之间，内有心包、心、出入心的大血管根部、膈神经、奇静脉、心包膈血管及淋巴结等；后纵隔位于心包后层与脊柱之间，内有气管权、主支气管、胸主动脉、奇静脉、半奇静脉、迷走神经、食管、胸导管、胸交感干和淋巴结等。

图中标注：第1肋、上纵隔、前纵隔、中纵隔、后纵隔

第 4 节　呼吸系统的组织学结构

一、呼　吸　道

（一）呼吸道的一般结构

呼吸道的管壁从内到外可分为黏膜、黏膜下层和外膜。

1. 黏膜　由上皮和固有层构成。

上皮以假复层纤毛柱状上皮为主，只有鼻的起始部为未角化的复层扁平上皮。假复层纤毛柱状上皮内表面的纤毛节律性地向咽部摆动，将黏液及吸附的尘埃、细菌等推向咽部咳出。上皮与固有层之间可见明显的基膜。

固有层由富含弹性纤维的结缔组织组成，也常见淋巴组织。

2. 黏膜下层　由疏松结缔组织组成，与固有层和外膜无明显界限，内含有较多的混合腺。腺体分泌物经导管排入管腔。腺细胞分泌黏液和溶菌酶，并产生分泌片。浆细胞分泌的 IgA 与分泌片结合，形成分泌型免疫球蛋白 A（sIgA），排入管腔，附着在黏膜表面，起抑制外来病原菌的作用。如缺乏sIgA，则易发生呼吸道感染。

3. 外膜　主要由透明软骨和结缔组织组成。有构成管壁支架、保持气道通畅的作用。随着呼吸道管径变细，C 形软骨环变为不规则的软骨片，直至完全被结缔组织和平滑肌所取代。

（二）鼻黏膜的结构特点

1. 前庭部　其黏膜上皮为非角化的复层扁平上皮。固有层结缔组织较致密，内有毛囊、皮脂腺和

汗腺。此处的鼻毛可阻挡吸入空气中较大的尘粒与异物。

2. 呼吸部　表面覆以假复层纤毛柱状上皮，杯状细胞较多，固有层中有混合腺及丰富的静脉丛，可湿润和加温吸入的空气。鼻炎时静脉丛异常充血，黏膜肿胀，分泌物增多，鼻道变窄，影响通气。鼻旁窦黏膜与呼吸部黏膜相延续，鼻黏膜慢性炎症时，可影响鼻旁窦黏膜。

3. 嗅部　位于鼻腔顶部、鼻中隔上份和上鼻甲表面。上皮为假复层柱状上皮，称嗅上皮，由嗅细胞、支持细胞和基细胞组成，无杯状细胞（图 5-18）。

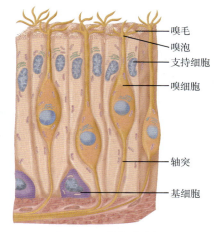

图 5-18　鼻黏膜嗅部

（三）气管与主支气管的结构特点

气管与主支气管腔面有一黏液层，其中含有溶菌酶和 sIgA 等。管壁由黏膜、黏膜下层和外膜 3 层构成。黏膜上皮为假复层纤毛柱状上皮，杯状细胞较多，基膜较厚。黏膜下层有混合腺，称**气管腺**。外膜中有 C 形透明软骨环，软骨环之间有韧带相连接，软骨缺口朝向背侧，缺口由结缔组织封闭，内有混合腺和平滑肌束。从主支气管下端起，软骨环逐渐变成间断不规则的软骨片。平滑肌束逐渐增多，肌肉收缩可促进分泌物的排出（图 5-19）。

二、肺

肺表面覆以浆膜，为胸膜脏层。肺实质由肺内**导气部**和**呼吸部**构成（图 5-20）。肺内结缔组织、血管、淋巴管和神经等称为**肺间质**，肺间质将肺分隔成若干叶和小叶。支气管分支进入每个肺叶，称肺叶支气管，肺叶支气管分支出数个肺段支气管。肺段支气管以下的多次分支，统称小支气管。其管径在 1mm 以下时称细支气管。细支气管继续分支至直径 0.5mm 时称终末细支气管。每个细支气管及其各级分支和所属肺泡构成一个**肺小叶**。

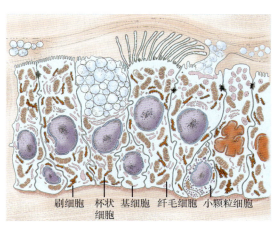

图 5-19　气管上皮的超微结构

（从左到右标注：刷细胞、杯状细胞、基细胞、纤毛细胞、小颗粒细胞）

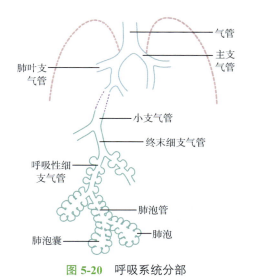

图 5-20　呼吸系统分部

（标注：气管、主支气管、肺叶支气管、小支气管、终末细支气管、呼吸性细支气管、肺泡管、肺泡囊、肺泡）

（一）导气部

1. 肺叶支气管至小支气管　管壁结构的变化：①上皮均为假复层纤毛柱状上皮，但逐渐变薄，杯状细胞也逐渐减少；②腺体逐渐减少；③软骨呈片状，并逐渐减少；④平滑肌逐渐增多，形成环行肌束围绕管壁。

2. 细支气管　起始段与小支气管相似，但分层不明显，黏膜可见皱襞，上皮较薄，杯状细胞、腺体和软骨更少乃至消失，环行平滑肌则相对增多。

3. 终末细支气管　为细支气管的末端分支。管壁薄，分层更不明显，黏膜皱襞明显，上皮为单层纤毛柱状上皮，无杯状细胞、腺体和软骨，平滑肌增多，形成完整的环行肌层。

电镜下，可见细支气管和终末细支气管的上皮内有一种分泌细胞，称克拉拉（Clara）细胞，呈高柱状，顶部凸向管腔，细胞核卵圆形，位于细胞中部，顶部胞质中含有许多分泌颗粒，其分泌物中含有蛋白酶和黏液溶解酶等，可分解管腔内的细胞碎片和黏液，保持气道畅通。上皮再生时，克拉拉细胞可分化为纤毛柱状细胞和刷细胞。至终末细支气管，上皮中纤毛细胞极少，主要是克拉拉细胞。

由于细支气管和终末细支气管失去软骨支撑，管壁环行平滑肌的收缩或舒张可改变管径，以调节肺泡内的空气流量。在某些病理情况下，终末细支气管平滑肌发生痉挛性收缩，使出入肺泡的气流量减少，引起呼吸困难，如支气管哮喘。

（二）呼吸部

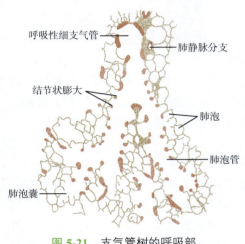

图 5-21 支气管树的呼吸部

1. 呼吸性细支气管 是终末细支气管的分支（图 5-21）。管壁上皮由单层柱状上皮移行为单层立方上皮，上皮内也可见克拉拉细胞，上皮下的结缔组织内有少量平滑肌。呼吸性细支气管上有肺泡开口，故具有气体交换功能。

2. 肺泡管 是呼吸性细支气管的分支（图 5-21），管壁上有许多肺泡和肺泡囊的开口。在相邻肺泡开口之间，表面为单层立方或单层扁平上皮，上皮下有薄层结缔组织和少量环行平滑肌，故在肺泡管断面上，肺泡开口处的肺泡隔末端呈结节状膨大。

3. 肺泡囊 与肺泡管相连续，为数个肺泡共同开口的管腔（图 5-21）。在相邻肺泡开口处的壁中无平滑肌，故无结节状膨大。

4. 肺泡 是多面形薄壁囊泡（图 5-21），开口于肺泡囊、肺泡管或呼吸性细支气管，是气体交换的场所。成人肺内有肺泡 3 亿～4 亿个，总面积可达 70～80m²。肺泡内表面覆以肺泡上皮及其基膜，相邻肺泡间属肺泡隔成分。肺泡上皮由 I 型和 II 型肺泡细胞组成。

（1）I 型肺泡细胞 大部分肺泡表面由 I 型肺泡细胞覆盖，细胞扁平，细胞核呈扁圆形，细胞含核部分略厚，其余部分很薄，仅 0.2μm，细胞质内可见少量细胞器及大量吞饮小泡，相邻细胞之间有紧密连接。I 型肺泡细胞是气体交换的部位。

（2）II 型肺泡细胞 细胞呈圆形或立方形，位于 I 型肺泡细胞之间，凸向肺泡腔，细胞核圆形，胞质着色浅，呈泡沫状。电镜下，可见胞质内有高电子密度的圆形板层结构，其表面有膜包被，称嗜锇性板层小体，主要含有二棕榈酰卵磷脂。细胞以胞吐方式将其排至肺泡表面，形成一层薄膜，称表面活性物质。该物质能降低肺泡表面张力，防止肺泡塌陷及肺泡过度扩张，起到稳定肺泡直径的作用。创伤、休克、中毒或感染时，肺泡表面活性物质的合成与分泌受到抑制或破坏，可引起肺泡塌陷，影响肺泡的气体交换功能。II 型肺泡细胞还有增殖分化能力，可修复受损的 I 型肺泡细胞（图 5-22）。

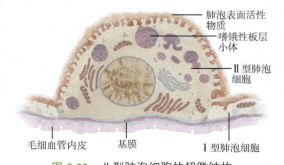

图 5-22 II 型肺泡细胞的超微结构

链接

雾霾对人体健康的影响

雾霾的成分非常复杂，包括数百种大气化学颗粒物质。其中有害健康的主要是直径小于 10μm 的气溶胶粒子，如燃料燃烧后产生的废气、烟尘、汽车尾气等，它能直接进入并黏附在人体呼吸道和肺泡中，引起急性鼻炎和急性支气管炎等病症。对于支气管哮喘、慢性支气管炎等慢性呼吸系统疾病患者，雾霾天气可使病情急性发作或加重。长期处于这种环境还可能会诱发肺癌。

案例 5-4

刘某，女，15 岁，4 天前出现阵发性咳嗽，咳黏液浓痰，胸闷，昨晚出现发热，体温 38.9℃，今天到医院就诊，临床诊断为小叶性肺炎。

问题： 空气进入肺泡依次经过哪些结构？什么是肺小叶？

（三）肺泡隔和肺泡孔

1. **肺泡隔**（alveolar septum） 是相邻肺泡之间的间质，其内含有丰富的毛细血管网、大量的弹性纤维及成纤维细胞、肺泡细胞和肥大细胞等多种细胞（图 5-23）。肺泡隔中的毛细血管网紧贴肺泡上皮，两者在血液与肺泡内气体的交换过程中具有重要作用。肺泡隔内的大量弹性纤维与吸气后肺泡的弹性回缩有关。当肺泡弹性纤维变性时，可使肺泡弹性减弱，肺泡扩大，导致肺气肿。肺泡隔内的肺巨噬细胞是构成机体防御体系的重要成分之一，该细胞体积较大，形状不一，能吞噬吸入的灰尘、细菌、异物及渗出的红细胞等。吞噬灰尘后的巨噬细胞又称尘细胞。肺巨噬细胞除位于肺泡隔外，也可积存于肺间质的其他部位及肺门淋巴结内，还可进入肺泡腔，随呼吸道分泌物排出。

2. **肺泡孔**（alveolar pore） 指相邻肺泡之间的小孔，是肺泡间的气体通路（图 5-24）。当细支气管阻塞时，可通过肺泡孔与邻近肺泡建立侧支通气，有利于气体交换，但肺部感染时，致病菌也可经此孔扩散而造成感染蔓延。

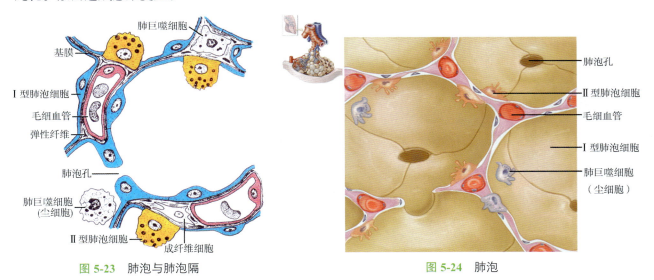

图 5-23 肺泡与肺泡隔　　　　　　图 5-24 肺泡

（四）血-气屏障

血-气屏障（blood-air barrier）是肺泡与血液间气体交换所通过的结构，包括肺泡表面液体层、I型肺泡细胞及其基膜、连续型毛细血管的基膜及内皮。在两层基膜之间有些部位存在薄层结缔组织，但大部分区域两层基膜直接相贴而融合在一起。血-气屏障很薄，其厚度仅 0.2 ～ 0.5μm。屏障中任何部分发生病理改变，均会影响气体交换（图 5-23）。

目标检测

一、单项选择题

1. 上鼻甲及其相对应的鼻中隔上部黏膜为（　　　）

A. 嗅区　　　　　　B. 呼吸区

C. 味觉区　　　　　D. 易出血区

E. 富纤毛区

2. 喉腔最狭窄的部分是（　　　）

  A. 喉口　　　　　　　B. 前庭裂　　　　　C. 喉前庭

  D. 声门裂　　　　　　E. 喉中间腔

3. 临床上做气管切开，常选的气管软骨是（　　　）

  A. 第 1～2 气管软骨环

  B. 第 1～3 气管软骨环

  C. 第 3～4 气管软骨环

  D. 第 3～5 气管软骨环

  E. 第 5～8 气管软骨环

4. 关于右主支气管的叙述正确的是（　　　）

  A. 细短，走行较水平　　B. 细长，走行较水平

  C. 粗长，走行较陡直　　D. 粗短，走行较陡直

  E. 细短，走行较陡直

5. 以下不是出入肺门的结构是（　　　）

  A. 气管　　　　　　　B. 支气管动、静脉

  C. 肺动、静脉　　　　D. 神经和淋巴管

  E. 支气管

6. 左肺没有（　　　）

  A. 肺尖　　　　　　　B. 水平裂　　　　　C. 肺门

  D. 左肺心切迹　　　　E. 斜裂

7. 肺下缘的体表投影在肩胛线处（　　　）

  A. 与第 6 肋相交　　　B. 与第 8 肋相交

  C. 与第 10 肋相交　　　D. 与第 11 肋相交

  E. 与第 12 肋相交

8. 关于胸膜腔的叙述正确的是（　　　）

  A. 由壁胸膜围成　　　B. 由胸壁围成

  C. 内压高于大气压　　D. 简称胸腔

  E. 左、右侧互不相通

9. 关于纵隔的描述错误的是（　　　）

  A. 两侧界为纵隔胸膜

  B. 上界为胸廓上口

  C. 下界为膈

  D. 前界为胸骨，后界为脊柱胸段

  E. 是两侧纵隔胸膜之间所有器官的总称

10. 关于气管和主支气管壁微细结构的叙述，正确的是（　　　）

  A. 可分为黏膜、黏膜下层、肌层和外膜

  B. 可分为黏膜、肌层和外膜

  C. 黏膜由上皮、固有层和黏膜肌层组成

  D. 黏膜的固有层含有混合腺

  E. 黏膜下层含有混合腺

11. 关于肺微细结构的叙述正确的是（　　　）

  A. 分为实质和间质

  B. 分为支气管树和呼吸部

  C. 分为支气管树和肺泡

  D. 实质为细支气管及肺泡

  E. 间质为支气管树

二、名词解释

1. 上呼吸道　2. 肺门　3. 肋膈隐窝　4. 声门裂

5. 血 - 气屏障

三、简答题

1. 简述鼻旁窦的概念，鼻旁窦的位置、开口部位及功能。

2. 简述喉腔的分部及声门下腔的位置、结构特点和临床意义。

3. 简述左、右主支气管的形态特点及临床意义。

4. 简述肺和胸膜的体表投影。

（黄声鸣）

第**6**章

泌尿系统

泌尿系统（urinary system）由肾、输尿管、膀胱及尿道组成（图6-1）。肾是人体重要的排泄器官，通过生成尿液排泄代谢废物（如尿素、尿酸、肌酐等）、无机盐和多余的水分等，参与机体体液量、电解质和酸碱平衡调节，从而保持人体内环境的稳定。肾还具有内分泌功能，能合成并分泌促红细胞生成素，增加体内红细胞的数量。肾生成的尿液，由输尿管输送到膀胱进行暂时贮存，最后经尿道排出体外。

案例 6-1

　　患儿，女，8岁，因"尿少、颜面水肿2天"就诊。患儿2天前出现尿少，无尿频、尿急、尿痛，晨起有颜面水肿，伴发热。体格检查：T 38℃，BP 101/75mmHg，眼睑及双下肢轻度水肿，肾区有轻叩击痛。尿液检查：尿白细胞（WBC）+++，尿红细胞（RBC）++++，尿蛋白 ++。临床诊断为急性肾炎。

问题：泌尿系统包括哪些器官？肾位于何处？

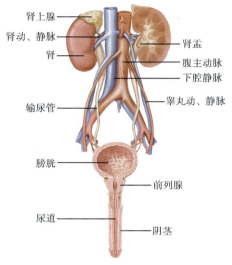

图 6-1　男性泌尿系统示意图

第 1 节　肾

一、肾的形态和位置

（一）肾的形态

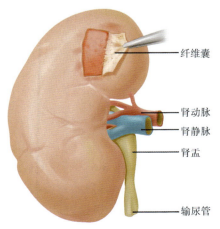

图 6-2　肾的外形

肾（kidney）是实质性器官，左、右各一，新鲜时呈红褐色，质地光滑且柔软，长、宽、厚分别约为10cm、6cm、4cm，女性肾脏比男性肾脏略小。肾外形如蚕豆状，分上、下两端，前、后两面，内、外侧两缘（图6-2）。肾的上端薄而宽，下端厚而窄；前面较凸，后面较平；外侧缘呈弓形向外侧隆凸，内侧缘中部凹陷。此凹陷处称**肾门**，为肾的动脉、静脉、神经、淋巴管及肾盂出入肾的部位。出入肾门各结构由结缔组织包裹形成**肾蒂**。肾蒂内由前向后分别为肾静脉、肾动脉和肾盂，自上而下则为肾动脉、肾静脉和肾盂。右肾较左肾更靠近下腔静脉，故右侧肾蒂较短。肾门伸入肾实质内形成的腔隙称**肾窦**，内有肾小盏、肾大盏、肾盂和肾血管、淋巴管、脂肪组织等。

（二）肾的位置与毗邻

1. 肾的位置　肾位于脊柱两侧的腹膜后方，紧贴腹后壁上（图 6-3）。肾属于腹膜外位器官，临床手术时可由腹膜后方直达肾，避免损伤腹膜。左肾上端约平第 11 胸椎体下缘，下端约平第 2 腰椎体下缘；受肝压迫影响，右肾比左肾低 1～2cm。第 12 肋斜跨过左肾后面的中部、右肾后面的上部。肾门约平第 1 腰椎体平面，距离后正中线约 5cm。肾门的体表投影部位称肾区，位于腰背部的竖脊肌外侧缘与第 12 肋相交形成的夹角，称肋脊角。肾炎等肾脏疾病患者，可有肾区叩击痛。肾的位置可因年龄、性别、体型等的不同而存在个体差异，女性低于男性，儿童低于成人。

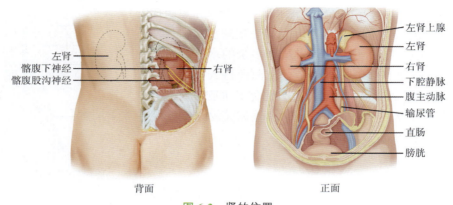

图 6-3　肾的位置

2. 肾的毗邻　两肾上端的内上部均与肾上腺相邻，并与肾共同包被在肾筋膜内。左肾前面外上部与胃底后面、脾相邻，中部和内侧与胰尾和脾血管相邻，下部则邻接空肠袢和结肠左曲。右肾前面上部与肝右叶相接触，中部邻贴十二指肠降部，下部与结肠右曲、小肠毗邻。肾内下方邻输尿管，左肾近腹主动脉，右肾则近下腔静脉。两肾后面的上 1/3 与膈相邻，下部自内侧向外侧依次有腰大肌、腰方肌和腹横肌贴近（图 6-4）。

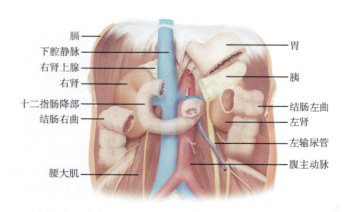

图 6-4　肾的毗邻

二、肾的剖面构造

在肾的冠状切面上，肾实质可分为表浅的**皮质**和深在的**髓质**两部分（图 6-5、图 6-6）。肾皮质血管丰富，在新鲜标本上呈红褐色，位于肾实质浅层。肾皮质突入肾髓质的部分称**肾柱**。肾髓质血管较少，新鲜时呈淡红色，主要由 15～20 个**肾锥体**组成。肾锥体呈圆锥状，底朝向皮质，尖端钝圆朝向肾窦，称**肾乳头**。肾乳头上有许多乳头管的开口，称**乳头孔**，尿液由此孔流入肾窦的肾小盏中。

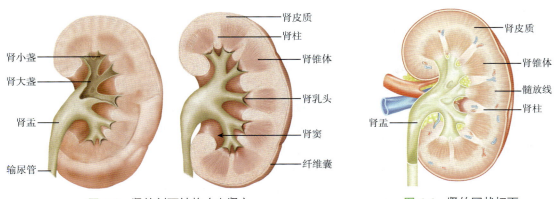

图 6-5 肾的剖面结构（左肾）　　　　图 6-6 肾的冠状切面

肾小盏为漏斗状的膜性短管，包绕在肾乳头周围。2～3 个肾小盏汇成 1 个**肾大盏**；2～3 个肾大盏再合并成 1 个扁平的漏斗状间隙，称**肾盂**。肾盂出肾门后转而向下，逐渐变细，在约第 2 腰椎体上缘水平移行为输尿管。肾窦内的血管、神经、淋巴管与脂肪组织等则填充于上述腔隙周围。

三、肾 的 被 膜

肾的表面包被有 3 层被膜，由内向外依次为**纤维囊**、**脂肪囊**和**肾筋膜**（图 6-7）。

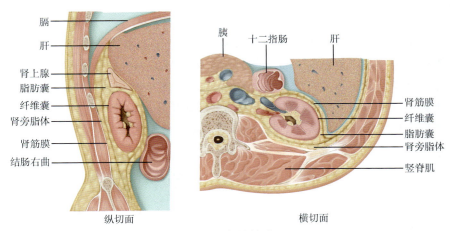

纵切面　　　　　横切面

图 6-7 肾的被膜

1. 纤维囊　为包裹于肾表面的一层致密结缔组织薄膜，较为坚韧且半透明，含少量弹性纤维。正常情况下，纤维囊与肾结合疏松，易于剥离；在肾有炎症或其他疾病时可发生粘连，则不易剥离。在行肾破裂修复或肾部分切除时，需缝合该膜。

2. 脂肪囊　位于纤维囊外周，为脂肪组织构成的囊状结构，又称**肾床**，在肾的 3 层被膜中最厚。脂肪囊对肾起弹性垫作用，从而保护和支持肾。临床上进行肾囊封闭时，药物即注射入脂肪囊内。

3. 肾筋膜　位于脂肪囊的外面，由致密结缔组织构成，分前、后两层包裹肾、肾上腺和脂肪囊，其间有输尿管通过。其前、后两层即肾前筋膜和肾后筋膜，在肾上腺上方和肾外侧缘互相融合，在肾的下方两层分离，故肾积脓或肾周围炎症时，脓液或炎症可沿肾筋膜向下蔓延。肾筋膜向深部发出许多结缔组织小梁穿过脂肪囊连于纤维囊，是固定肾的主要结构。

肾的被膜、肾的血管、肾的邻近器官、腹膜和腹内压等因素对维持肾的正常位置有重要作用。当上述结构异常时，可导致**肾下垂**或**游走肾**。

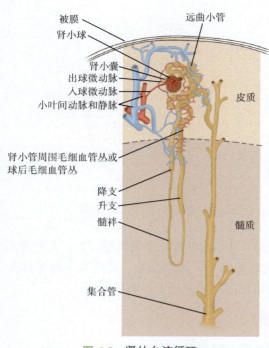

图 6-8　肾的血液循环

图中标注：被膜、肾小球、远曲小管、肾小囊、出球微动脉、入球微动脉、小叶间动脉和静脉、皮质、肾小管周围毛细血管丛或球后毛细血管丛、降支、升支、髓袢、髓质、集合管

四、肾的血液循环

肾动脉在肾门处通常分为前、后2支，然后在肾内逐级分支，最后形成许多**入球微动脉**进入肾小体，再分支成由毛细血管构成的血管球，继而汇合成**出球微动脉**离开肾小体。出肾小体后的出球微动脉很快再次分支形成球后毛细血管网，分布于肾小管等周围营养肾组织，最后形成肾静脉出肾，注入下腔静脉（图6-8）。

肾的血液循环特点：①肾动脉近乎直角直接起于腹主动脉，粗而短，故血流量大，流速快，压力高。②90%的血液进入肾皮质，到肾小体后被滤过，助原尿生成。③入球微动脉较出球微动脉粗短，导致血管球内压力较高，有利于滤过。④两次形成毛细血管网。第一次为入球微动脉分支蟠曲形成血管球，第二次为出球微动脉在肾小管周围形成球后毛细血管网。

链接

肾移植术

肾移植术是将异体肾经过手术植入患者体内代替失去功能肾的一种常见器官移植手术。目前常用的术式是将供肾移植于右髂窝，将供肾的肾动脉、静脉分别与患者的髂外动、静脉吻合。肾移植术是治疗慢性肾功能不全的最佳方法。1954年美国医生Murray为同卵双生兄弟成功进行了肾移植，并开展了一系列相关研究，使人类对器官移植有了新的认识。Murray因开创了应用于人类疾病治疗的器官和细胞移植术获得1990年诺贝尔生理学或医学奖。

第2节　输尿管、膀胱和尿道

案例 6-2

患者，男，47岁，因"腰部胀痛1个月，伴排尿结石3天"到医院就诊。患者自诉于1个月前感到腰部轻微胀痛，3天前排尿时发现尿液中夹带有细小石头数粒，直径2～5mm，结晶状，边缘不整齐，形状不规则。体格检查：两侧肾区有轻叩击痛。B超提示双侧肾集合系统内有少量强回声，直径2～5mm，伴声影。临床诊断为肾结石。

问题：肾结石排出过程中易嵌顿在哪些地方？输尿管上、下端各与什么结构相接？

一、输　尿　管

（一）输尿管的位置和分部

输尿管（ureter）为圆索形肌性管道，位于腹膜后方。输尿管在约平第2腰椎体上缘起自肾盂，继而沿腰大肌前面下行，在小骨盆上口处跨越髂总动脉分叉处的前方入小骨盆腔，从盆腔侧壁行至膀胱底外上角后，向内下斜穿膀胱壁，开口于膀胱底内表面的输尿管口。女性输尿管斜穿膀胱壁前，在子宫颈外侧约 2.5cm 处近似横行绕过子宫动脉后方，临床上行子宫等部位的手术时需注意二者的位置关系。

输尿管依行走位置可分为 3 部分：起始处至跨小骨盆上口处为**腹部**，跨小骨盆上口至穿膀胱壁处为**盆部**，行走于膀胱壁内部分为**壁内部**（图 6-9）。

（二）输尿管的狭窄

输尿管长 20 ～ 30cm，管径 0.5 ～ 1.0cm。输尿管全长粗细不均，有 3 处狭窄：①上狭窄位于输尿管与肾盂移行处；②中狭窄位于骨盆上口，跨过髂动脉处；③下狭窄最狭窄，为斜穿膀胱壁处（图 6-9）。这些狭窄是输尿管结石易滞留部位，嵌顿时可引起剧烈疼痛。

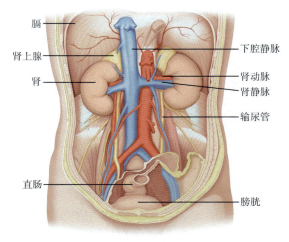

图 6-9　输尿管

二、膀　胱

膀胱（urinary bladder）是储存尿液的肌性囊状器官。膀胱的位置、形状、大小和壁的厚度随尿液的充盈程度、年龄、性别不同而有差异。正常成人膀胱的容量一般为 350 ～ 500ml，最大容量可达 800ml。新生儿的膀胱容量约为成人的 1/10，老年人由于膀胱肌的张力降低，容量增大。女性膀胱容量较男性小。

（一）膀胱的形态与位置

膀胱的形态随充盈程度不同而有所变化。空虚时，膀胱呈三棱锥体形，可分为尖、底、体、颈 4 部分，各部之间无明显分界（图 6-10）。尖朝向前上方，称**膀胱尖**，借脐正中韧带与脐相连；底朝向后下方，近似三角形，称**膀胱底**；膀胱尖和膀胱底之间的部分称**膀胱体**；膀胱的最下部称**膀胱颈**。膀胱颈的内面下部有尿道内口与尿道相接。膀胱充盈时呈卵圆形。

成人的膀胱位于骨盆腔的前部、耻骨联合的后方（图 6-11）。膀胱空虚时，膀胱尖一般不超过耻骨联合上缘，上面覆盖腹膜；充盈时，膀胱尖向上伸展直接与腹前壁相贴，腹膜返折线被推移到耻骨联合上缘以上。此时在耻骨联合上缘进行膀胱穿刺，穿刺针不经腹膜腔直接进入膀胱，可避免损伤腹膜。

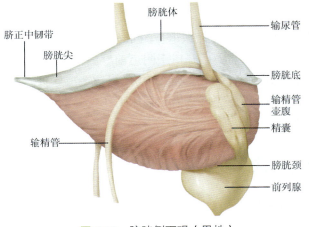

图 6-10　膀胱侧面观（男性）

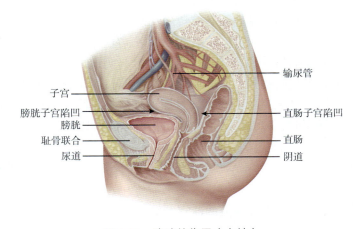

图 6-11　膀胱的位置（女性）

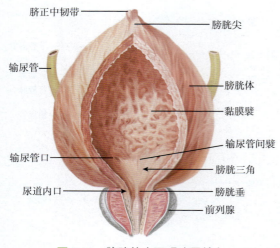

脐正中韧带 —— 膀胱尖
输尿管 —— 膀胱体
—— 黏膜襞
—— 输尿管间襞
输尿管口 —— 膀胱三角
尿道内口 —— 膀胱垂
—— 前列腺

图 6-12　膀胱的内面观（男性）

膀胱的毗邻结构因性别而有不同。膀胱前方为耻骨联合；男性膀胱后方与精囊、输精管壶腹和直肠相邻，女性膀胱后方与子宫和阴道相贴；男性膀胱下方与前列腺邻近，女性膀胱下方与尿生殖膈为邻（图 6-10，图 6-11）。

（二）膀胱的内面构造

膀胱空虚时，内面因肌层的收缩而形成许多皱襞，充盈时皱襞消失。而在膀胱底的内面，左、右输尿管口与尿道内口之间的三角形区域，无论膀胱空虚或充盈，黏膜均保持平滑状态，不形成皱襞，这个区域称为**膀胱三角**，是膀胱肿瘤、结核和炎症的好发部位。膀胱底两输尿管口之间的横行皱襞，称**输尿管间襞**，呈苍白色，是膀胱镜检时寻找输尿管口的标志（图 6-12）。

案例 6-3

患者，女，35 岁，因"尿频、尿急、尿痛 2 天"就诊。患者自诉 2 天前排尿时出现尿急、尿痛，伴烧灼感，可忍受，有下腹坠胀感及排尿不尽感，排尿次数明显较频，每次排出尿量较少，无明显血尿。体格检查：下腹部紧张，有轻压痛。尿常规示：尿 WBC（＋）、RBC（±）。临床诊断为急性膀胱炎。

问题：膀胱空虚时位于在何处？女性膀胱邻近什么结构？

链接

膀胱穿刺术

膀胱穿刺术是在耻骨联合上缘中点穿刺入膀胱，以解除尿道梗阻所致的尿潴留，或经穿刺抽出膀胱内尿液进行检验或细菌培养的技术。当膀胱充盈时，腹前壁腹膜和膀胱上面的腹膜也随膀胱上升而上移，膀胱壁与腹前壁相贴，故穿刺针不经过腹膜腔而直接进入膀胱，以免引起腹膜腔感染。

三、尿　　道

尿道（urethra）是将膀胱贮存的尿液排出到体外的管道，起自尿道内口，止于尿道外口。

1. 男性尿道　除有排尿功能外，兼有排精作用。

2. 女性尿道　较男性尿道短、宽、直，仅有排尿功能（图 6-11）。女性尿道长约 4cm，直径约 0.6cm，起于膀胱尿道内口，经耻骨联合与阴道之间向前下走行，穿尿生殖膈后开口于阴道前庭的尿道外口。在尿生殖膈处，有尿道阴道括约肌环绕，可随意控制排尿，临床手术时注意避免伤及，以防造成尿失禁。因女性尿道较为短直，且尿道外口靠近阴道与肛门，故易引起尿路逆行感染。临床工作中为女性患者导尿时，应注意尿道外口与阴道口的位置关系，避免误操作。

第 3 节　泌尿系统的组织学结构

肾是生成尿液的器官，输尿管、膀胱和尿道合称为**排尿管道**。

一、肾

肾实质分为皮质与髓质。髓质中一个肾锥体及其相邻的皮质组成**肾叶**。从肾锥体底部向皮质伸入的辐射状线条，称为**髓放线**。髓放线之间的肾皮质称**皮质迷路**。每个髓放线及其两侧各 1/2 皮质迷路构成一个**肾小叶**（图 6-6）。肾实质由大量**肾单位**和**集合管**构成（图 6-13），其间少量的结缔组织、血管、淋巴管和神经等构成**肾间质**。

（一）肾单位

肾单位是肾结构和功能的基本单位，由**肾小体**和**肾小管**两部分组成（图 6-13）。每个肾有 100 万～ 150 万个肾单位，它们与集合管共同行使泌尿功能。依据肾小体在皮质中的位置，可将肾单位分为**浅表肾单位**和**髓旁肾单位**，前者约占 85%，在尿形成中起重要作用，后者约占 15%，对尿浓缩中有重要意义。

1. 肾小体　呈圆球形，由**血管球**与**肾小囊**组成（图 6-14）。肾小体有两极，微动脉出入的一侧称为**血管极**，与肾小管相接的一侧称**尿极**。

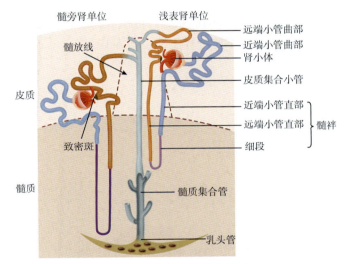

图 6-13　肾单位与集合管系

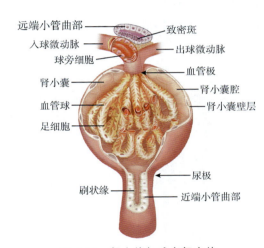

图 6-14　肾小体与球旁复合体

（1）血管球　又称肾小球，是介于入球微动脉与出球微动脉之间的一团蟠曲的毛细血管，由肾小囊包裹。一条入球微动脉进入肾小囊内，形成 4 ～ 5 个分支后再分支形成网状毛细血管袢，最后汇合成一条出球微动脉离开肾小囊。入球微动脉比较粗短，出球微动脉相对细长，可提高毛细血管袢内血压；袢内毛细血管为有孔型（图 6-15），孔径 50 ～ 100nm，多无隔膜。这些结构特点有利于血液流经时，其中的水和小分子物质滤出到肾小囊腔生成原尿。

（2）肾小囊　是肾小管起始端膨大凹陷而形成的杯状双层囊。囊壁分为两层，外层称为**壁层**，内层称为**脏层**。脏、壁两层之间的狭窄弧形腔隙称为**肾小囊腔**，连通肾小管。壁层由单层扁平上皮构成，在血管极处向内返折形成脏层。脏层由体积较大的**足细胞**（podocyte）构成。电镜下可见，足细胞从胞体发出几个大的初级突起，初级突起再伸出许多指状的次级突起，状如乌贼；相邻的次级突起相互嵌合成栅栏状，紧贴在有孔毛细血管基膜外面。次级突起间有宽约 25nm 的裂隙，称**裂孔**。孔上覆盖一层 4 ～ 6nm 厚的隔膜，称**裂孔膜**（图 6-15）。

（3）滤过屏障　当血液流经血管球的毛细血管时，血浆中的水和小分子物质依次经毛细血管有孔内皮、毛细血管基膜和足细胞裂孔膜滤入到肾小囊腔形成原尿。这三层结构合称为**滤过屏障**或**滤过膜**（filtration membrane）（图 6-15）。成人两肾 24 小时生成的原尿量共约为 180L，除不含大分子蛋白质外，其余成分与血浆基本一致。滤过屏障对分子大小和电荷具有双重选择性通透作用，一般分子量小于 7

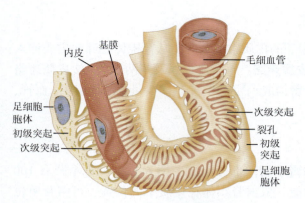

图 6-15　足细胞与毛细血管结构示意图

万 Da、直径小于 4nm 的物质可以通过滤过膜，如水、电解质、尿素、葡萄糖等；因滤过膜结构带负电荷，蛋白质等带负电荷的物质相对不容易通过。若滤过膜受损（如肾小球肾炎等），大分子蛋白质甚至血细胞也可通过滤过膜漏出，随尿液排出体外，出现蛋白尿或血尿。

2. 肾小管　由单层上皮围成，与肾小囊壁层在尿极相续，具有重吸收原尿中的某些成分和排泄等作用。根据结构与功能的差异，可分为**近端小管**、**细段**和**远端小管**（图 6-16）。

（1）近端小管　是肾小管各段中最长最粗的一段，长约 14mm，直径 50 ～ 60μm，可分为曲部和直部。

近端小管曲部：又称近曲小管，一端连通肾小囊腔，另一端移行为近端小管直部，是肾小管的起始部。曲部蟠曲于肾小体附近，管腔小而不规则，管壁上皮细胞呈立方形或锥体形，细胞分界不清，胞质经 HE 染色呈强嗜酸性，细胞核圆，靠近基底部，细胞游离面可见整齐的刷状缘。电镜下，刷状缘是由密集排列的微绒毛构成；相邻细胞侧面有侧突互相嵌合，故光镜下细胞分界不清（图 6-17）。

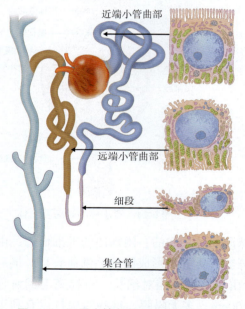

图 6-16　泌尿小管各段上皮细胞结构图

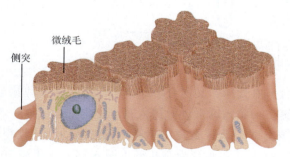

图 6-17　近曲小管超微结构图

近端小管直部：又称近直小管，管道较直，与近端小管曲部相延续后，向髓质方向移行，结构与近端小管曲部相似，但上皮细胞变矮，微绒毛、侧突不如曲部发达。

近端小管具备良好的重吸收功能，是对原尿中有用成分进行重吸收的主要部位。原尿中几乎全部的葡萄糖、氨基酸、多肽和小分子蛋白质以及大部分的水、无机盐等物质，都在近端小管内重吸收入血。肌酐等的分泌、酚红和青霉素等药物的排出也在近端小管完成。

（2）细段　位于髓放线和肾锥体内，由近端小管直部移行而来，是肾小管中管径最小的部分，直径 10 ～ 15μm。细段管壁由单层扁平上皮围成，着色较浅，胞质 HE 染色呈弱嗜酸性，无刷状缘。细段管壁薄，有利于水和离子透过。

（3）远端小管　由细段返回皮质的途中移行而成，管径 30 ～ 45μm，包括直部和曲部。管腔较大而规则；管壁由单层立方上皮构成，细胞分界较清楚，胞质着色浅，细胞核圆，靠近游离面，游离面无刷状缘。

远端小管直部：又称远直小管，延续于细段，管壁上皮细胞结构与近端小管直部相似，电镜下可见游离面有少量短小且不整齐的微绒毛，此段仅重吸收钠和水。近端小管直部、细段、远端小管直部共同构成的 U 形结构，称**肾单位袢**或**髓袢**（图 6-13，图 6-16），其主要功能是减缓原尿在肾小管内的流速，利于重吸收。

远端小管曲部：又称远曲小管，长度比近端小管曲部短，细胞结构与远端小管直部相似。远端小管曲部是离子交换的重要部位，能继续对水、Na^+ 进行重吸收，并分泌 K^+、H^+ 和 NH_3 等，以维持机体酸碱平衡。醛固酮和抗利尿激素可对远端小管曲部的重吸收与分泌活动进行调节，影响尿生成的质与量。

（二）集合管

集合管包括**弓形集合管**、**直集合管**和**乳头管** 3 部分。弓形集合管位于皮质迷路，一端连接远端小管曲部，另一端呈弧形在髓放线与直集合管相通。直集合管由肾皮质向肾髓质直行，沿途接受弓形集合管汇入，至肾乳头处，改称乳头管，开口于肾小盏。集合管系在穿行过程中，管径逐渐增粗，管壁上皮由单层立方上皮逐渐过渡为单层柱状上皮，至乳头管处细胞呈高柱状，上皮细胞界清，细胞核圆，在细胞中央，胞质染色淡（图 6-16）。集合管能进一步重吸收水和 Na^+，分泌 K^+，尿液得以进一步浓缩。集合管的功能受到醛固酮和抗利尿激素的调节。

（三）球旁复合体

球旁复合体也称**肾小球旁器**，位于肾小体血管极的三角形区域，由球旁细胞、致密斑和球外系膜细胞组成（图 6-18）。

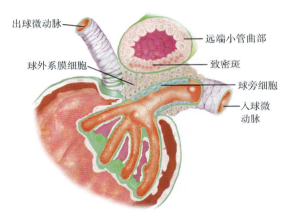

图 6-18 球旁复合体

1. **球旁细胞** 在入球微动脉接近肾小体处，由管壁的平滑肌细胞特化而来。细胞体积较大，呈立方形，核大而圆，胞质呈弱嗜碱性。球旁细胞可分泌肾素，肾素是一种蛋白水解酶，能使血浆中的血管紧张素原转变为血管紧张素 I，后者再经转换酶作用转变为血管紧张素 II。两种血管紧张素均可使血管平滑肌收缩，引起血压升高；它们还可促使肾上腺皮质分泌醛固酮，促进水的重吸收而增加血容量，这也会引起血压升高。某些肾脏疾病导致高血压，与肾素分泌异常增多有关。

2. **致密斑** 位于出、入球微动脉之间，是由远端小管靠近肾小体一侧的上皮细胞特化形成的斑状结构。特化的细胞染色浅，呈高柱状，排列紧密，细胞核位于细胞顶部。致密斑是离子感受器，可以感受到远端小管内 Na^+ 浓度改变，并将信息传递给球旁细胞，达到调节肾素分泌的目的。

3. **球外系膜细胞** 又称为极垫细胞，填充于血管极出、入球微动脉之间的三角形区域内。细胞体积较小，染色较浅，与致密斑相贴。一般认为，球外系膜细胞可能与信息传递有关。

二、排尿管道

排尿管道包括肾盂、输尿管、膀胱和尿道，各部分的组织结构基本相似，由内向外依次可分为黏膜、肌层和外膜 3 层，其中黏膜又可分为上皮和固有层。

1. **黏膜** 除尿道外，其他输尿管道的黏膜上皮为变移上皮，其厚度和细胞形态可随器官的功能状态不同而发生变化。在输尿管与膀胱中，黏膜参与皱襞的构成。

2. **肌层** 输尿管道的肌层由平滑肌构成。膀胱的肌层较厚，呈内纵、中环、外纵三层排列，中层环行肌在尿道内口处增厚形成括约肌，利于控制排尿。

图中标注：出球微动脉、球外系膜细胞、远端小管曲部、致密斑、球旁细胞、入球微动脉

3.外膜　输尿管道大部分外膜均为结缔组织构成的纤维膜，仅膀胱顶部由间皮覆盖成为浆膜。

🎯 目标检测

一、单项选择题

1.关于肾的叙述，正确的是（　　　）

　　A.属于腹膜内位器官　　B.外侧缘中部凹陷

　　C.位于盆腔内　　D.右肾比左肾高 1～2cm

　　E.是产生尿液的器官

2.肾髓质由什么构成（　　　）

　　A.肾乳头　　B.肾柱　　C.肾锥体

　　D.肾小盏　　E.肾大盏

3.滤过屏障不包括（　　　）

　　A.毛细血管裂孔膜　　B.毛细血管基膜

　　C.肾小管　　D.肾小囊壁层

　　E.致密斑

4.关于膀胱的陈述，正确的是（　　　）

　　A.位于骨盆腔前部、耻骨联合后方

　　B.女性膀胱后方与直肠相贴

　　C.膀胱黏膜都有皱襞

　　D.上皮是复层扁平上皮

　　E.空虚时可在耻骨联合上缘进行穿刺

5.关于女性尿道的陈述，错误的是（　　　）

　　A.特点是短、宽、直

　　B.开口于阴道前庭

　　C.能排卵和排尿

　　D.约 4cm

　　E.穿尿生殖膈处有尿道阴道括约肌环绕

6.能分泌肾素的结构是（　　　）

　　A.肾小体　　B.球旁细胞

　　C.极垫细胞　　D.球外系膜细胞

　　E.致密斑

7.肾囊封闭是将药液注射进入（　　　）

　　A.肾盂　　B.肾皮质

　　C.肾筋膜　　D.脂肪囊

　　E.纤维囊

8.关于输尿管的陈述，正确的是（　　　）

　　A.有 2 处狭窄

　　B.下狭窄在穿膀胱壁处

　　C.可以暂时贮存尿液

　　D.上端接肾门

　　E.下端接尿道

9.肾单位的组成部分是（　　　）

　　A.肾小体和集合管　　B.血管球和集合管

　　C.乳头管和肾小体　　D.肾小体和肾小管

　　E.肾小管和血管球

10.关于肾小管的陈述，错误的是（　　　）

　　A.近端小管有刷状缘

　　B.远端小管细胞分界清楚

　　C.细段位于近直小管与远直小管之间

　　D.是物质重吸收的主要部位

　　E.远端小管的游离面有刷状缘

二、名词解释

1.肾区　2.肾单位祥　3.膀胱三角

三、简答题

1.简述泌尿系统的组成与功能。

2.简述肾单位的基本结构。

（吴炳锐）

第**7**章
生 殖 系 统

生殖系统（reproductive system）包括男性生殖系统和女性生殖系统，均由内生殖器和外生殖器两部分组成（表7-1）。内生殖器由生殖腺、生殖管道和附属腺组成，多位于盆腔内；外生殖器则位于体表。生殖系统的主要功能是繁殖后代、分泌性激素和维持性征。

表 7-1　生殖系统组成

分部		男性生殖系统	女性生殖系统
内生殖器	生殖腺	睾丸	卵巢
	生殖管道	附睾、输精管、射精管、男性尿道	输卵管、子宫、阴道
	附属腺	精囊、前列腺、尿道球腺	前庭大腺
外生殖器		阴囊、阴茎	女阴

第 1 节　男性生殖系统

男性生殖系统（male reproductive system）由内生殖器和外生殖器组成（图7-1）。**内生殖器**包括生殖腺（睾丸）、生殖管道（附睾、输精管、射精管、男性尿道）和附属腺（精囊、前列腺、尿道球腺）。睾丸为男性生殖腺，可产生精子和分泌男性激素。睾丸产生的精子先贮存于附睾内，当射精时，依次经输精管、射精管和男性尿道排出体外。附属腺的分泌物参与精液的组成。**外生殖器**包括阴囊和阴茎。

一、男性内生殖器

（一）睾丸

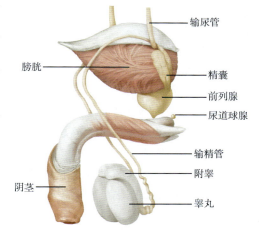

图 7-1　男性生殖系统

睾丸（testis）是男性的生殖腺，具有产生精子和分泌雄性激素等功能。

1. 睾丸的位置和形态　睾丸位于阴囊内，左、右各一（图7-2）。睾丸呈内、外侧略扁的椭圆形，表面光滑，分为内、外侧两面，上、下两端，前、后两缘。后缘与附睾相连，并有血管、淋巴管和神经出入。

2. 睾丸的结构　睾丸外面覆以鞘膜，分脏、壁两层，两层之间的密闭腔隙即鞘膜腔。脏层鞘膜深部为**白膜**，是睾丸表面一层较厚的致密结缔组织。白膜在睾丸后缘增厚并突入睾丸内形成**睾丸纵隔**。睾丸纵隔向睾丸实质发出许多放射状的**睾丸小隔**，将睾丸实质分成250多个锥体形的**睾丸小叶**。每个小叶内有1～4条弯曲而细长的**精曲小管**，其管壁上皮能产生精子。精曲小管在近睾丸纵隔处汇集成短而直的**精直小管**。精直小管进入睾丸纵隔内吻合成**睾丸网**，从睾丸网发出12～15条**睾丸输出小管**，经睾丸后缘上部进入附睾头（图7-3）。

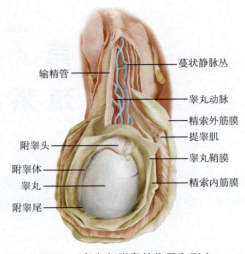

图 7-2 睾丸与附睾的位置和形态

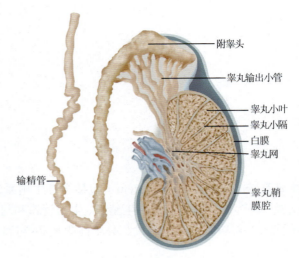

图 7-3 睾丸与附睾结构模式图

链接

隐 睾 症

　　隐睾症是小儿生殖系统常见的先天性发育畸形，由于睾丸未能按正常发育过程降入阴囊内而停留在腹腔、腹股沟管或阴囊入口等处，也称为睾丸下降不全或睾丸未降。阴囊的温度比腹腔低 1～2℃，有利于精子发育。隐睾可因睾丸长期留在腹腔内或腹股沟管内，温度较高而导致精子发育障碍，以致不育。大多数隐睾症为单侧，约15%为双侧。大部分隐睾会在出生后3个月内自行下降，但6月龄后继续下降的机会明显减少。隐睾症会导致睾丸生长发育不良及生精功能受损，也是睾丸癌的主要危险因素之一，故一旦发现应及时治疗。

案例 7-1

　　患者，男，44 岁，工人。患者自幼两睾丸停留于腹股沟上方，未降至阴囊内。于半年前右侧腹股沟上方睾丸渐大，硬韧无痛，无其他不适，仍可劳动。至近1个月，肿物迅速增长至拳头大小，走路时有坠痛，轻度压痛。无其他不适。检查右侧阴囊上方有12cm×9cm×6cm大的肿物。上部硬韧，下部软而有波动，表面光滑，精索不能触及，阴囊皮肤无炎症，其他检查正常。住院后在脊椎麻醉下行右侧睾丸摘除术。病理检查：精原细胞瘤。

问题：1. 精子产生的部位在哪？

　　　2. 两侧隐睾的男性生育能力会不会受影响？

　　　3. 两侧睾丸摘除后会影响男性的第二性征吗？为什么？

（二）附睾

　　附睾（epididymis）附于睾丸上端和后缘，呈新月形，与睾丸一起包于阴囊内。由上向下分为头、体、尾 3 部分（图 7-2）。**附睾头**主要由睾丸输出小管组成，汇成一条附睾管后形成**附睾体**和**附睾尾**。附睾尾末端向内上方折返，延续为输精管。附睾除贮存精子外，还能分泌附睾液，内含激素、酶、营养物质等，有利于精子的成熟，故附睾功能障碍会影响精子成熟，从而导致不育。附睾亦是结核的好发部位。

（三）输精管和射精管

　　输精管（ductus deferens）是附睾管的直接延续，长约 50cm，管壁厚，肌层发达，管腔小，管径约 3mm，活体触摸时呈较硬的圆索状（图 7-1）。依其行程可分为 4 部：①**睾丸部**，最短，起自附睾尾，沿睾丸后缘和附睾内侧上行至睾丸上端；②**精索部**，介于睾丸上端与腹股沟管浅环之间，位置表浅，输精管结扎术常在此部进行；③**腹股沟管部**，是位于腹股沟管内的部分，临床行斜疝手术时应注意勿伤及此部；④**盆部**，最长，起自腹股沟管深环，沿盆腔侧壁行向后下，越过输尿管末端前内侧绕至膀胱底后面，在此输精管末端膨大形成**输精管壶腹**。输精管壶腹末端变细，与同侧精囊的排泄管合并成**射精管**（ejaculatory duct）。射精管长约 2cm，斜穿前列腺实质，开口于男性尿道的前列腺部。

精索（spermatic cord）是介于睾丸上端与腹股沟管深环之间的一对圆索状结构。其内主要含有输精管、睾丸动脉、蔓状静脉丛、神经、淋巴管等。精索表面包有 3 层被膜，由内向外依次为精索内筋膜、提睾肌和精索外筋膜。

（四）附属腺

1. **精囊**（seminal vesicle） 左、右各一，位于膀胱底后方，输精管壶腹下外侧，是 1 对长椭圆形的囊状腺体，其排泄管与输精管壶腹末端合成射精管，开口于男性尿道的前列腺部。精囊分泌物参与组成精液（图 7-4）。

2. **前列腺**（prostate） 位于膀胱与尿生殖膈之间，呈前后稍扁的栗子形，分为前、中、后叶和 2 个外侧叶（图 7-4，图 7-5）。前、中叶之间有男性尿道穿过，当前列腺增生肥大时，可压迫尿道引起排尿困难或尿潴留。后叶是前列腺肿瘤好发部位。前列腺前方为耻骨联合，后方为直肠壶腹。前列腺上端宽大为**前列腺底**，邻接膀胱颈、精囊和输精管壶腹；下端尖细为**前列腺尖**，位于尿生殖膈上；底与尖之间的部分为**前列腺体**。前列腺体后面较平坦，在正中线上有一纵行浅沟，称为**前列腺沟**，直肠指诊时可触及，向上还可触及输精管壶腹和精囊。近底后缘处，有 1 对射精管穿入前列腺，开口于尿道前列腺部后壁的精阜上。前列腺的排泄管开口于尿道前列腺部的后壁，其分泌物是精液的主要组成成分。

小儿前列腺甚小，性成熟期迅速生长。老年时，前列腺萎缩退化，如腺内结缔组织增生，则形成老年性前列腺肥大。

3. **尿道球腺**（bulbourethral gland） 是位于尿生殖膈内的 1 对球形腺体，如豌豆大小。该腺体排泄管细长，开口于尿道球部，分泌物参与组成精液（图 7-4）。

精液（semen）主要由生殖管道和附属腺的分泌物及精子共同组成，呈乳白色弱碱性液体。成年男性一次正常射精量为 2～5ml，含 3 亿～5 亿个精子。如果精子密度小于 15×10^6/ml，则属于少精症，可致男性不育。

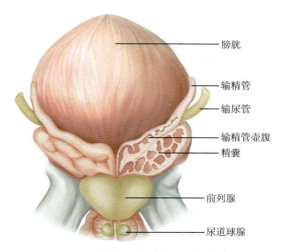

膀胱
输精管
输尿管
输精管壶腹
精囊
前列腺
尿道球腺

图 7-4 精囊、前列腺和尿道球腺

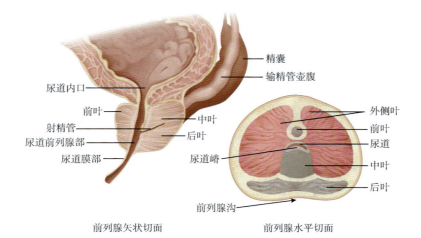

精囊
输精管壶腹

尿道内口
前叶
射精管
尿道前列腺部
尿道膜部

中叶
后叶

外侧叶
前叶
尿道
尿道嵴
中叶
后叶
前列腺沟

前列腺矢状切面　　　　前列腺水平切面

图 7-5 前列腺分叶

二、男性外生殖器

（一）阴囊

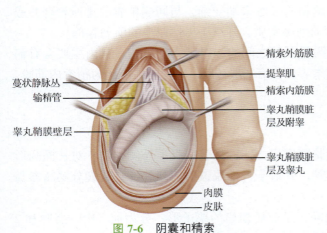

图 7-6 阴囊和精索

阴囊（scrotum）是位于阴茎后下方的囊袋状结构，阴囊壁由皮肤和肉膜构成（图 7-6）。**皮肤**薄而柔软，色素沉着明显，成人有少量阴毛。**肉膜**即阴囊浅筋膜，内含有平滑肌纤维，可随环境温度的变化而舒缩，从而调节阴囊内的温度，有利于精子发育。阴囊肉膜在正中线向深面发出**阴囊中隔**，将阴囊分为左、右两腔，分别容纳两侧的睾丸、附睾和输精管起始部等。

阴囊深面有包被睾丸和精索的被膜，由浅至深有**精索外筋膜**、**提睾肌**、**精索内筋膜**和**睾丸鞘膜**。睾丸鞘膜来自腹膜，分为脏、壁 2 层，脏层包于睾丸和附睾表面，壁层贴于精索内筋膜内面。两层之间为**鞘膜腔**，内有少量浆液，有润滑作用。在病理状态下，鞘膜腔的液体增多可形成睾丸鞘膜腔积液。

（二）阴茎

阴茎（penis）是男性的性交器官，由前向后分为头、体、根 3 部分（图 7-7）。**阴茎根**固定于耻骨下支和坐骨支，**阴茎体**呈圆柱状悬垂于耻骨联合前下方，阴茎前端膨大为**阴茎头**，头部顶端有矢状位的**尿道外口**。

阴茎主要由 2 条阴茎海绵体和 1 条尿道海绵体外被皮肤和筋膜构成（图 7-7，图 7-8）。**阴茎海绵体**位于背侧，构成阴茎的主体；**尿道海绵体**位于腹侧，内有尿道通过。其前端膨大为阴茎头，后端膨大为**尿道球**。海绵体内有许多海绵体小梁和与血管相通的腔隙。当腔隙充血时，阴茎即变粗、变硬而勃起。

阴茎皮肤在阴茎颈前端形成的双层环行游离皱襞，称为**阴茎包皮**（图 7-7，图 7-8）。在尿道外口下方包皮与阴茎头腹侧中线处以皮肤皱襞相连，形成**包皮系带**。幼儿阴茎包皮较长，包裹整个阴茎头，随年龄增长，阴茎头发育增大，包皮逐渐后退，阴茎头显露于外。如成年后，阴茎头仍被包皮包绕，但能上翻而露出阴茎头者，称为**包皮过长**；包皮口过小，难以上翻露出阴茎头者，则称为**包茎**。

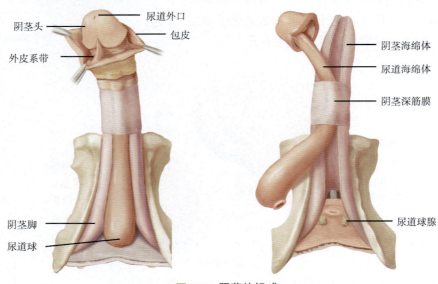

图 7-7 阴茎的组成

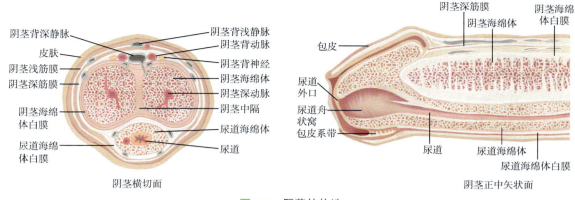

图 7-8　阴茎的构造

包皮过长或包茎常影响排尿，且包皮垢易积存于包皮与阴茎头之间的包皮腔内，引起炎症或诱发阴茎癌，应行包皮环切术，以露出阴茎头。包皮环切术时，勿损伤包皮系带，以免影响阴茎的勃起功能。

（三）男性尿道

男性尿道（male urethra）具有排尿和排精功能，起于尿道内口，止于尿道外口，全长 16 ～ 22cm，管径平均 5 ～ 7mm。依其行程由后向前分为前列腺部、膜部和海绵体部（图 7-9）。临床上将海绵体部称为**前尿道**，前列腺部和膜部合称为**后尿道**。

1. 前列腺部（prostatic part of urethra）　为尿道穿过前列腺的部分，长 2 ～ 3cm，管腔后壁有射精管和前列腺排泄管的开口。

2. 膜部（membranous part of urethra）　为尿道穿过尿生殖膈的部分，短而狭窄，长约 1.5cm，周围有尿道括约肌环绕，该肌为骨骼肌，可控制排尿。膜部位置比较固定，骨盆骨折时，易损伤此部。

3. 海绵体部（cavernous part of urethra）　为尿道穿过尿道海绵体的部分，长 12 ～ 17cm。其位于阴茎头内的部分为**尿道舟状窝**；位于尿道球内的部分为**尿道球部**，是尿道最宽的部分，此处有尿道球腺的开口。

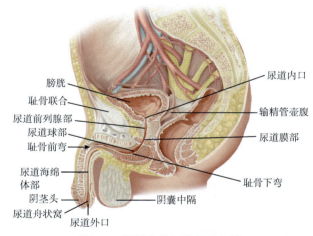

图 7-9　男性盆腔正中矢状切面

尿道全长有 3 处狭窄、3 处扩大和 2 处弯曲。3 处狭窄分别位于尿道内口、膜部和尿道外口，其中尿道外口最狭窄，尿路结石容易嵌顿在这些狭窄部位。3 处扩大分别位于前列腺部、尿道球部和尿道舟状窝。2 处弯曲分别是位于耻骨联合下方、凹向前上方的**耻骨下弯**，此弯曲恒定不变；位于耻骨联合前下方、凹向后下方的**耻骨前弯**。阴茎勃起或将阴茎头向上提起时，此弯曲可消失。临床行膀胱镜检查或导尿时应注意这些结构特点，避免造成尿道损伤或增加插管困难。

> **链接**
>
> ### 男性导尿术
>
> 男性患者因病情危重、下腹部手术、麻醉及昏迷等因素常需行导尿术，插管时应根据男性尿道的解剖特点，将阴茎提起，与腹部呈 60°，使耻骨前弯变直，以利于导尿管通过，将导尿管轻柔缓慢插入 18 ～ 20cm，或见到尿液流出后再插入 2cm 固定即可。前列腺增生患者可致尿道前列腺部狭窄，造成插管困难，应予注意。

案例 7-2

患者，男，68岁。因"尿频，尿急，排尿困难多年，昨晚饮酒后受凉，尿潴留1天"入院。查体：T36.5℃，P90次/分，下腹膨隆、胀痛，全腹柔软。叩诊膀胱区呈浊音，外生殖器外观无明显异常。导尿后直肠指诊发现前列腺增大，底部能触及，前列腺沟消失，表面光滑，质地中度硬而有弹性。B超检查：前列腺增大，膀胱内未见结石。

问题：1. 患者为何会出现排尿困难及尿潴留？
　　　2. 结合解剖学知识说明给该患者导尿时应注意什么？

第2节　女性生殖系统

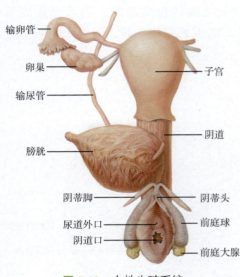

图 7-10　女性生殖系统

标注：输卵管、卵巢、输尿管、膀胱、阴蒂脚、尿道外口、阴道口、子宫、阴道、阴蒂头、前庭球、前庭大腺

女性生殖系统（female reproductive system）分为内生殖器和外生殖器2部分（图7-10）。内生殖器包括生殖腺（卵巢）、生殖管道（输卵管、子宫和阴道）、附属腺（前庭大腺）、外生殖器（女阴）。乳房和会阴与女性生殖系统关系密切，在本节一并叙述。卵巢是女性生殖腺，不仅可分泌雌性激素，其产生的卵子成熟后，排入腹膜腔，经输卵管腹腔口进入输卵管，在输卵管内受精后移至子宫。子宫是胚胎发育和产生月经的器官，阴道则是胎儿分娩、月经排出的通道与性交器官。

一、女性内生殖器

（一）卵巢

卵巢（ovary）为女性的生殖腺，其功能是产生卵子和分泌雌性激素（图7-11）。

1. 卵巢的位置和形态　卵巢位于小骨盆腔侧壁髂总血管分叉处的卵巢窝内，左、右各一。卵巢呈扁卵圆形，分为内、外侧两面，上、下两端和前、后两缘。卵巢前缘借卵巢系膜连于子宫阔韧带后层，中部有血管、淋巴管和神经出入，称**卵巢门**；后缘游离。卵巢的形态和大小随年龄增长呈现差异，幼女卵巢较小，表面光滑；性成熟期卵巢最大，以后由于多次排卵，卵巢表面出现瘢痕而变得凹凸不平；35～40岁卵巢开始缩小，50岁左右逐渐萎缩导致月经渐止。

2. 卵巢的固定装置　卵巢的位置主要靠韧带维持。**卵巢悬韧带**又称为骨盆漏斗韧带，是起自小骨盆腔侧壁上缘，向下至卵巢上端的腹膜皱襞，内有卵巢血管、淋巴管和神经走行，是寻找卵巢血管的标志。**卵巢固有韧带**起自卵巢下端，连于输卵管与子宫结合处的后下方，由结缔组织和平滑肌表面覆以腹膜构成。

（二）输卵管

输卵管（oviduct）为1对细长而弯曲的肌性管道，长10～14cm，位于子宫底两侧、子宫阔韧带上缘内。外侧端游离，以输卵管腹腔口开口于腹膜腔，卵巢排出的卵由此口进入输卵管；内侧端连于子宫底，以输卵管子宫口开口于子宫腔，故女性腹膜腔可经输卵管、子宫、阴道与外界相通（图7-11）。

输卵管由内侧向外侧分为4部分。

1. 输卵管子宫部　为穿过子宫壁的一段，以输卵管子宫口通子宫腔。

2. 输卵管峡部　为紧邻子宫壁、细而直的一段。临床常在此处行输卵管结扎术。

3. **输卵管壶腹部** 约占输卵管全长的 2/3，管腔粗而弯曲，卵子常在此处受精。

4. **输卵管漏斗部** 为外侧端的膨大部分，形似漏斗，游离缘有许多指状突起，称为**输卵管伞**，盖于卵巢表面，具有引导卵进入输卵管的作用，也是手术时确认输卵管的标志。

临床上将输卵管与卵巢合称为**子宫附件**。

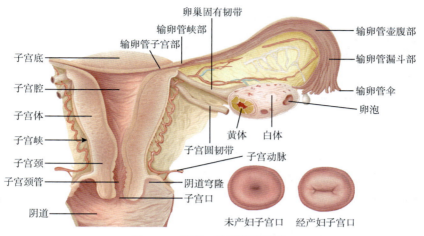

图 7-11 子宫、输卵管和卵巢

异位妊娠

受精卵在子宫腔以外着床，称为异位妊娠，又称宫外孕。其中 95% 为输卵管妊娠。输卵管炎症是其主要因素，炎症可使输卵管黏膜、纤毛甚至平滑肌受损，出现管腔粘连、狭窄、扭曲等病理改变，导致输卵管纤毛摆动和平滑肌蠕动障碍，使受精卵停留于受阻部位而着床。随着胚胎发育长大，可发生输卵管破裂出血，严重者可出现失血性休克，甚至死亡。

案例 7-3

患者，女，22 岁，已婚。平时月经规律，现停经 6 周，2 小时前恶心、呕吐，左下腹疼痛伴肛门坠胀感及阴道出血入院，查体：T37.0℃，P105 次 / 分，BP88/60mmHg，急性痛苦面容，腹肌紧张，左下腹压痛、反跳痛。妇科检查：宫颈举痛，子宫稍大，左侧附件增厚，压痛。妊娠试验阳性。B 超显示宫内无孕囊，左附件区有混合性包块，2.7cm×1.8cm×2.1cm。诊断为异位妊娠。

问题：1. 请说出宫外孕易发生的部位。

2. 简述输卵管的位置、分部及各部的临床意义。

（三）子宫

子宫（uterus）壁厚而腔小，是孕育胚胎、产生月经的肌性器官（图 7-11）。

1. **子宫的形态** 成人未孕子宫呈前后稍扁、倒置的梨形。长 7 ～ 8cm，宽 4 ～ 5cm，厚 2 ～ 3cm。子宫分为底、体和颈 3 部分。**子宫底**位于输卵管子宫口水平以上。**子宫体**位于子宫底与子宫颈之间。**子宫颈**是下端狭窄的圆柱状部分，上 2/3 位于阴道以上，称为**子宫颈阴道上部**；下 1/3 伸入阴道内，称为**子宫颈阴道部**，是炎症、肿瘤的好发部位。子宫体与子宫颈相接处较狭细，称为**子宫峡**，非妊娠时不明显，长约 1cm；至妊娠末期，可长达 7 ～ 11cm，壁变薄，产科常在此处行剖宫术。

子宫内腔较为狭窄，分为上、下 2 部。上部位于子宫体内，称为**子宫腔**，呈前后略扁的倒三角形，两侧角借输卵管子宫口通输卵管，向下通子宫颈管。下部位于子宫颈内，称为**子宫颈管**，呈梭形，上通子宫腔，下借子宫口通阴道。未产妇的子宫口呈圆形，经产妇则呈横裂状。

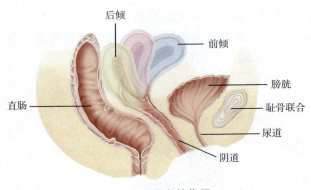

图 7-12　子宫的位置

2. 子宫的位置　子宫位于小骨盆腔中央，膀胱与直肠之间，下接阴道，两侧连输卵管和子宫阔韧带。膀胱空虚时，成人未孕子宫呈前倾前屈位（图 7-12）。**前倾**是指整个子宫向前倾斜，即子宫长轴与阴道长轴形成向前开放的钝角，略大于 90°。**前屈**是指子宫体与子宫颈不在一条直线上，二者之间形成一个向前开放的钝角，约为 170°。膀胱和直肠的充盈程度可影响子宫的位置。临床上可经直肠检查子宫及其周围结构。

案例 7-4

患者，女，28 岁，孕 39 周。因"胎膜早破临产，相对头盆不称"入院，需行剖宫产术。

问题：1. 请说出剖宫产术常用的切口部位。

2. 简述子宫的分部和位置。

3. 子宫的固定装置　子宫的正常位置主要依靠韧带的牵引、盆底肌和阴道的承托来维持。若这些结构薄弱或受损，可导致子宫位置异常，如子宫脱垂等。其韧带主要有 4 对（图 7-13）。

（1）子宫阔韧带（broad ligament of uterus）　是连于子宫两侧与盆腔侧壁之间的双层腹膜皱襞，略呈冠状位，其上缘游离，包裹输卵管、卵巢、卵巢固有韧带、血管、淋巴管、神经等。此韧带可限制子宫向两侧移动。

（2）子宫圆韧带（round ligament of uterus）　是由平滑肌和结缔组织构成的圆索状结构，起于子宫前面上外侧、输卵管子宫口下方，经子宫阔韧带两层间，穿腹股沟管，止于大阴唇皮下。此韧带是维持子宫前倾位的主要结构。

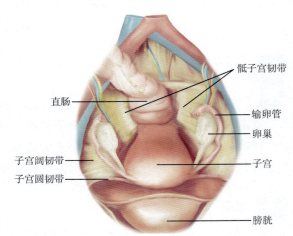

图 7-13　子宫的固定装置

（3）子宫主韧带（cardinal ligament of uterus）　由平滑肌和结缔组织构成，位于子宫阔韧带下部，从子宫颈连至盆腔侧壁。此韧带具有固定子宫颈和防止子宫脱垂的作用。

（4）骶子宫韧带（uterosacral ligament）　由平滑肌和结缔组织构成，起于子宫颈后面，向后绕过直肠两侧，止于骶骨前面，此韧带有牵拉子宫颈向后上的作用，与子宫圆韧带共同维持子宫的前屈位。

（四）阴道

阴道（vagina）是富有伸展性的肌性管道，为女性的性交器官，也是排出月经和娩出胎儿的通道。

阴道位于盆腔中央，前邻膀胱和尿道，后邻直肠与肛管。阴道前后壁平时处于相贴状态。阴道上部较宽，包绕子宫颈阴道部形成的环形凹陷，称为**阴道穹**。阴道穹可分为前部、后部和两侧部，其中后部最深。阴道穹后部与直肠子宫陷凹仅隔以阴道后壁和脏腹膜，当该陷凹有积液时，临床上可经阴道穹后部穿刺或引流协助诊治。阴道下部较窄，开口于阴道前庭后部的为阴道口。处女的阴道口有**处女膜**（图 7-14）。处女膜呈环形、唇形或筛状，破裂后，阴道口周围留有处女膜痕。

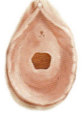
环形处女膜

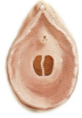
唇形处女膜

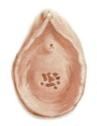
筛状处女膜

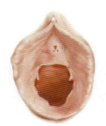
处女膜痕

图 7-14　处女膜的形状

二、女性外生殖器

女性外生殖器，即**女阴**（female pudendum），包括阴阜、大阴唇、小阴唇、阴道前庭、阴蒂、前庭球和前庭大腺等（图 7-15）。

1. 阴阜（mons pubis）　为耻骨联合前方的皮肤隆起，皮下有较多脂肪组织。性成熟后，表面生有阴毛。

2. 大阴唇（greater lip of pudendum）　为一对纵行隆起的皮肤皱襞，表面生有阴毛。大阴唇皮下埋有**前庭球**。两侧大阴唇前、后端相互愈着，形成**唇前、后连合**。

3. 小阴唇（lesser lip of pudendum）　是位于大阴唇内侧的一对较薄的皮肤皱襞，表面光滑无毛。小阴唇向前包绕阴蒂，形成阴蒂包皮和阴蒂系带，向后连接于**阴唇系带**。阴唇系带为连接小阴唇后端的横行皱襞，多由于分娩而被撕裂。

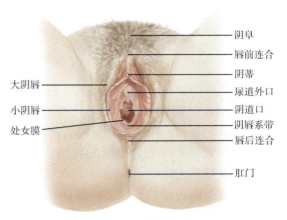

图 7-15　女性外生殖器

4. 阴道前庭（vaginal vestibule）　是位于两侧小阴唇之间的裂隙，其前部有尿道外口，后部有阴道口，阴道口两侧有前庭大腺导管的开口。

5. 阴蒂（clitoris）　相当于男性的阴茎。由 2 条阴蒂海绵体构成，表面包有阴蒂包皮，分为头、体、脚 3 部分。阴蒂头露于表面，富有感觉神经末梢，感觉敏锐。

6. 前庭球（bulb of vestibule）　相当于男性尿道海绵体。呈马蹄铁形，围绕在阴道前庭前端与两侧的皮下。

7. 前庭大腺（greater vestibular gland）　位于阴道口两侧，形如豌豆，位于前庭球后端深面，其导管向内侧开口于阴道口两侧的阴道前庭内。该腺相当于男性的尿道球腺，分泌物有润滑阴道口的作用。炎症可导致导管阻塞，形成前庭大腺囊肿。

三、乳　房

乳房（breast）为人类和哺乳动物特有的结构。男性乳房不发育，女性乳房自青春期开始发育生长，妊娠期和哺乳期有泌乳活动。

1. 乳房的位置　乳房位于胸前区，胸大肌和胸肌筋膜表面。上起第 2～3 肋，下达第 6～7 肋，内侧达胸骨旁线，外侧可达腋中线。

2. 乳房的形态　成年未产女性乳房呈半球形，紧张而富有弹性。乳房中央有**乳头**，多位于锁骨中线与第 4 肋间隙或第 5 肋相交处。乳头顶端有输乳管开口，乳头周围的皮肤色素较多，形成**乳晕**。乳晕表面有许多小隆起，其深面有**乳晕腺**，可分泌脂性物质润滑乳头及周围皮肤。乳头和乳晕皮肤较薄嫩，易受损伤导致感染，哺乳期应注意保护（图 7-16）。

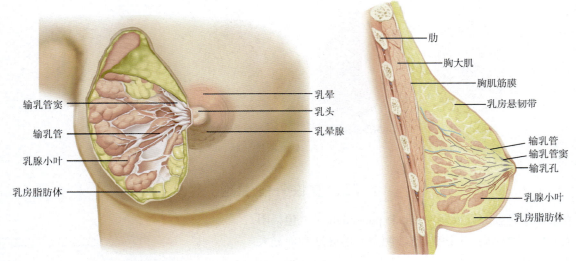

图 7-16　成年女性乳房的形态结构

3.乳房的结构　乳房由皮肤、乳腺、脂肪和纤维组织构成。结缔组织伸入乳腺内，将腺体分隔成 15 ～ 20 个**乳腺小叶**。每个乳腺小叶有 1 条**输乳管**，输乳管近乳头处膨大为**输乳管窦**，其末端变细，开口于乳头。乳腺小叶和输乳管均以乳头为中心呈放射状排列，故乳房手术时应做放射状切口，以减少对乳腺小叶和输乳管的损伤。在乳房皮肤与胸肌筋膜之间，连有许多纤维结缔组织小束，称为**乳房悬韧带**（Cooper 韧带），对乳腺起固定和支持作用（图 7-16）。当乳腺癌侵犯乳房悬韧带时，韧带缩短，向内牵拉皮肤，导致皮肤表面出现小凹陷，称为**酒窝征**；如皮下淋巴管被癌细胞阻塞，引起淋巴回流受阻，出现皮肤水肿，皮肤呈**橘皮样**改变。乳房皮肤的酒窝征和橘皮样改变是乳腺癌的体征。

> **链接**
>
> ### 乳腺癌"偏爱"哪些人
>
> 　　世界卫生组织 / 国际癌症研究署（WHO/IARC）发布的《2020 全球癌症报告》显示，乳腺癌发病率已超过肺癌和子宫癌，跃居第一。乳腺癌的发生与以下因素关系密切：有乳腺癌家族史（尤其是一级亲属），初潮年龄小于 12 岁、绝经年龄大于 55 岁，不孕、晚孕、未哺乳（尤其是 40 岁以上未哺乳或未生育），吃雌激素类药品或保健品，不良生活习惯和工作环境（如饮酒、肥胖、压力大、情绪低落、长期接受各种电磁辐射）等。
>
> 　　与女性相比，男性乳腺癌较为罕见，发病率约为女性的 1%。其发病或与遗传、高雌激素化、吸烟、酗酒，长期处于高温环境、磁场或辐射中及男性乳房发育症等有关。

 案例 7-5

　　患者，女，26 岁，于 3 周前分娩，目前正处于哺乳期。因右侧乳房下内出现一肿块，局部红、肿、热、痛而就诊。经查体发现右侧乳房下内 1/4 象限有一 4cm×3cm 肿块，局部已有波动感，诊断为急性乳腺炎，需进行切开排脓。

问题：应采用什么切口引流脓肿？

四、会　阴

　　会阴(perineum)有广义和狭义之分。**广义会阴**是指封闭小骨盆下口的所有软组织，呈菱形(图 7-17)。其境界与骨盆下口一致：前为耻骨联合下缘，后为尾骨尖，两侧为耻骨下支、坐骨支、坐骨结节和骶结节韧带。以两侧坐骨结节连线为界，可将广义会阴分为前、后 2 个三角形区域。前方为**尿生殖区**（尿生殖三角），男性有尿道通过，女性有尿道和阴道通过；后方为**肛区**（肛门三角），中央有肛管通过。**狭义会阴**是指肛门与外生殖器之间的狭小区域。女性的狭义会阴即**产科会阴**，由于分娩时此区承受压力较大，易发生撕裂（会阴撕裂）伤，在分娩时应注意加以保护。

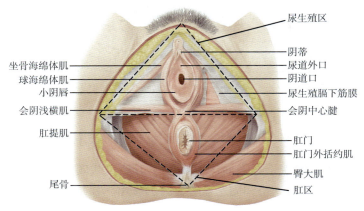

图 7-17　会阴的境界及女性会阴肌

（一）尿生殖区的肌与尿生殖膈

　　尿生殖区内的肌位于肛提肌前部下方，分浅、深两层（图 7-17）。浅层有会阴浅横肌、球海绵体肌和坐骨海绵体肌，深层有会阴深横肌和尿道括约肌。

　　1. 会阴浅横肌　起于坐骨结节，止于会阴中心腱，起固定会阴中心腱的作用。

　　2. 球海绵体肌　起于会阴中心腱与尿道球下面的中缝，围绕尿道球与尿道海绵体后部。在男性此肌止于阴茎背面的筋膜，收缩时可使尿道变细缩短，协助排尿和射精，并参与阴茎勃起。在女性此肌覆盖于前庭球表面，称为**阴道括约肌**，可缩小阴道口。

　　3. 坐骨海绵体肌　覆盖于阴茎脚表面，起于坐骨结节，止于阴茎脚下面。收缩时压迫阴茎脚根部，阻止静脉血回流，参与阴茎勃起，又称为**阴茎勃起肌**。此肌在女性较薄弱，称为**阴蒂勃起肌**。

　　4. 会阴深横肌　连于两侧坐骨支之间，肌纤维在中线上相互交织，部分纤维止于会阴中心腱，收缩时可稳定会阴中心腱。男性此肌内埋有尿道球腺。

　　5. 尿道括约肌　位于会阴深横肌前方，肌束呈环行围绕尿道膜部，是随意肌。在女性此肌还围绕阴道，称为**尿道阴道括约肌**，可缩紧尿道与阴道。

　　会阴中心腱又称为会阴体，是狭义会阴深面的一个腱性结构，长约 1.3cm，许多会阴肌附着于此，有加强盆底肌的作用。在女性此腱较强大且具有韧性和弹性，分娩时有重要意义。

　　尿生殖膈由会阴深横肌、尿道括约肌及覆盖于两肌表面的尿生殖膈上、下筋膜共同构成，具有加强盆底，协助承托盆腔器官的作用。

（二）肛区的肌与盆膈

　　肛区的肌有肛提肌、尾骨肌和肛门外括约肌等（图 7-18）。

　　1. 肛提肌　是一宽薄的扁肌，两侧汇合成漏斗状，尖向下，封闭小骨盆下口大部分。起于小骨盆侧壁及其筋膜，肌纤维行向后下及内侧，止于会阴中心腱、肛尾韧带及尾骨。具有承托盆腔器官，括约肛管和阴道的作用。

　　2. 尾骨肌　位于肛提肌后方，骶棘韧带上面。起于坐骨棘，呈扇形止于骶骨下端和尾骨侧缘。

　　3. 肛门外括约肌　是环绕肛门的骨骼肌，分为皮下部、浅部和深部 3 部分，是肛门的随意括约肌，具有控制肛门的作用。手术时应注意避免伤及以免造成大便失禁。

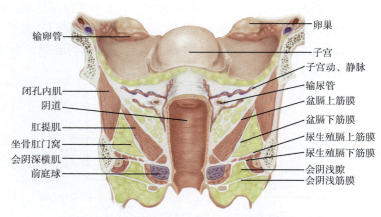

图 7-18 女性盆腔冠状切面（通过阴道）

盆膈由肛提肌、尾骨肌及覆盖于其表面的盆膈上、下筋膜共同构成，形成盆腔的底，中央有直肠通过。盆膈具有封闭骨盆下口、支持和固定盆腔器官的作用，并与排便、分娩等有关。

> **链接**
>
> **会阴侧切术**
>
> 　　分娩过程中，如果会阴过紧或胎儿过大，估计娩出时会发生会阴撕裂，则需行会阴侧切术。术者于局麻生效后，以左手示指、中指伸入阴道内，撑起阴道壁左侧，右手持钝头直剪自会阴后联合中线向左侧45°剪开会阴，长4～5cm，切口用纱布压迫止血。待胎盘娩出后立即缝合。临床上产科医生常通过会阴侧切术来防止会阴撕裂伤。在分娩过程中行会阴侧切术时，常涉及会阴浅横肌及球海绵体肌的末段，缝合时应注意对合。

第3节　生殖系统的组织学结构

一、睾　丸

　　睾丸表面包有一层坚厚的白膜。白膜在睾丸的后缘增厚并深入实质内形成**睾丸纵隔**。睾丸纵隔发出许多**睾丸小隔**，将睾丸实质分为约250个**睾丸小叶**。每个小叶内含有1～4条盘曲的**精曲小管**，也称生精小管。精曲小管在接近小叶顶端处变为短而直的**精直小管**，然后进入睾丸纵隔吻合成网，称**睾丸网**（图7-19）。精曲小管之间的疏松结缔组织，称为**睾丸间质**。

（一）睾丸实质

　　精曲小管（seminiferous tubule）是弯曲的上皮性管道，每条长30～70cm，直径150～250μm。精曲小管管壁由生精上皮构成，是产生精子的场所。**生精上皮**由支持细胞和生精细胞组成，上皮的基膜明显，基膜外侧有一些梭形的**肌样细胞**。肌样细胞收缩时，有助于精子和液体的排出（图7-20，图7-21）。

　　1. 生精细胞（spermatogenic cell）　为一系列不同发育阶段生殖细胞的总称。从精曲小管基底面到腔面，包括精原细胞、初级精母细胞、次级精母细胞、精子细胞和精子。从青春期开始，在脑垂体促性腺激素的刺激下，生精细胞不断增殖分化，形成精子，因此管壁上可见处于不同发育阶段且排列有序的生精细胞。从精原细胞到形成精子的过程称为**精子发生**，精子的发生大约需要64天。

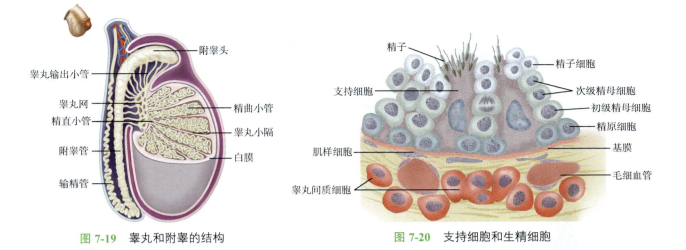

图 7-19 睾丸和附睾的结构

图 7-20 支持细胞和生精细胞

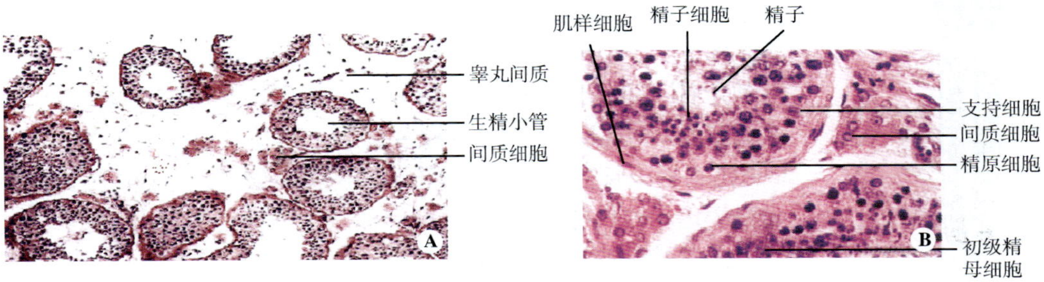

图 7-21 精曲小管和睾丸间质镜下图

A. 低倍镜；B. 高倍镜

（1）精原细胞（spermatogonium）　直径 12μm，紧贴基膜，呈圆形或椭圆形。精原细胞分 A、B 两型。A 型精原细胞作为干细胞，不断分裂增殖，一部分分化为 B 型精原细胞。B 型精原细胞经过数次分裂后，分化为初级精母细胞。

（2）初级精母细胞（primary spermatocyte）　位于精原细胞的近腔侧，呈圆形，体积较大，直径约为 18μm，细胞核大而圆，呈丝球状，核型 46，XY。初级精母细胞经过 DNA 复制后（$4n$DNA），进行第一次减数分裂（染色体数目减半），形成 2 个次级精母细胞。由于初级精母细胞分裂前期历时较长，所以在精曲小管横切面上很容易见到。

（3）次级精母细胞（secondary spermatocyte）　位于初级精母细胞的腔面，直径约 12μm，体积较小，细胞核呈圆形，染色较深，核型为 23，X 或 23，Y（$2n$DNA）。次级精母细胞不进行 DNA 复制，立即进入第二次减数分裂（DNA 的量减半）形成 2 个精子细胞（$1n$DNA）。次级精母细胞存在的时间非常短暂，故在切片中不易见到。

　　减数分裂（meiosis）又称**成熟分裂**，是指生殖细胞 DNA 复制一次而细胞连续分裂两次，使染色体数目减半的细胞分裂。通过减数分裂，二倍体细胞变成了单倍体细胞。1 个初级精母细胞（核型为 46，XY）经过两次减数分裂形成 4 个精子细胞（核型为 23，X 和 23，Y 的各 2 个）。

（4）**精子细胞**（spermatid）　位置更靠近管腔，体积更小，直径约 8μm，胞质少，细胞核圆，着色深，核型为 23，X 或 23，Y。精子细胞不再分裂，经过复杂的形态变化，由圆形逐渐转变为蝌蚪形的精子，这一过程称**精子形成**（图 7-22）。

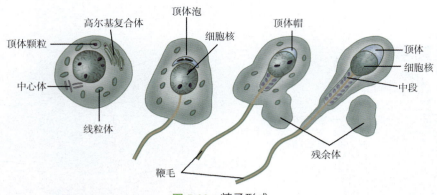

图 7-22 精子形成

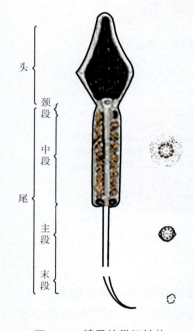

图 7-23 精子的微细结构

（5）精子（spermatozoon） 形似蝌蚪，全长约60μm，分头、尾2部分（图7-23）。头部正面观为卵圆形，侧面观为梨形，头部主要为浓缩的细胞核，藏有父系的遗传物质。细胞核的前面2/3有顶体覆盖，顶体是双层帽状扁囊，内含透明质酸酶等多种酶类，合称**顶体酶**。当精子遇到卵子时，顶体酶释放，这些酶能溶解卵细胞外围的放射冠及透明带，以利于精子进入卵内，对受精起重要作用。尾部是精子的运动装置，可分为颈段、中段、主段、末段4部分。构成尾部全长的轴心称轴丝，由9+2排列的微管构成，是精子运动的主要装置。中段的外侧包有线粒体鞘，为精子运动提供能量。

2. 支持细胞（sustentacular cell） 呈高锥体形，位于各期生精细胞之间，细胞基底面与基膜相接，顶部直达管腔表面，侧面有增殖分化的生精细胞嵌入，致使细胞境界不清。在光镜下，支持细胞轮廓不清，核常呈不规则形，核染色质稀疏，染色浅，核仁明显，位于细胞基底部。相邻支持细胞在基底部以侧突在精原细胞上方形成紧密连接，将精原细胞与其他生精细胞分隔于不同的微环境中发育。精曲小管与睾丸间质的毛细血管之间的结构称**血 - 睾屏障**，其组成包括毛细血管内皮及基膜、结缔组织、生精上皮基膜和支持细胞的紧密连接，可阻止某些物质进出生精上皮，形成并维持有利于精子发生的微环境，还可防止精子抗原物质逸出精曲小管而发生自身免疫（图7-20）。

支持细胞除对生精细胞有支持、保护、营养作用外，还能分泌雄激素结合蛋白和少量雌激素。这种结合蛋白与雄激素有高度亲和力，因此可保持生精上皮内较高的雄激素水平，以保证精子的正常发育。

（二）睾丸间质

精曲小管之间的疏松结缔组织称**睾丸间质**，间质内除富含神经、血管和淋巴管外，还有**睾丸间质细胞**。睾丸间质细胞常成群分布，体积较大，呈多边形或圆形，细胞核较大而圆，染色质少，有1～2个核仁，胞质嗜酸性强（图7-20）。该细胞分泌雄激素，有促进精子发生和男性生殖器官发育及维持第二性征等作用。

二、输精管与前列腺

（一）输精管的微细结构

输精管是壁厚腔小的肌性管道，管壁由黏膜、肌层、外膜3层组成。黏膜形成数条纵行皱襞，突向管腔，横切面上呈花边状。黏膜上皮为假复层纤毛柱状上皮，固有层为富含弹性纤维的结缔组织。肌层厚，由内纵行、中环行、外纵行排列的平滑肌组成。外膜为疏松结缔组织，富含血管和神经（图 7-24）。

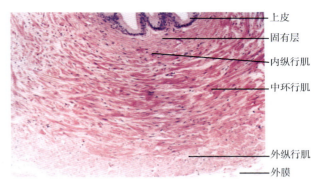

图 7-24　输精管镜下图

（二）前列腺的微细结构

前列腺环绕于尿道起始段，由富含弹性纤维和平滑肌的结缔组织构成被膜。被膜的部分结缔组织和平滑肌伸入腺内形成支架。腺实质主要由30 ～ 50 个复管泡状腺组成，腺腔较大且不规则，腺上皮形态不一，有单层立方上皮、单层柱状上皮和假复层柱状上皮，腺导管开口于男性尿道前列腺部（图 7-25）。前列腺分泌物浓缩形成的圆形嗜酸性板层状小体称前列腺凝固体，它可随年龄的增长而增多，甚至钙化形成前列腺结石。

幼儿的前列腺很小，青春期迅速增大，老年人腺组织萎缩，前列腺结石也随年龄增加。某些老年人的前列腺增生、肥大，压迫尿道造成排尿困难或尿潴留。

三、卵　巢

卵巢（ovary）表面覆盖单层扁平上皮或单层立方上皮，上皮下方是薄层致密结缔组织，称**白膜**。卵巢的实质可分为外周的皮质和中央的髓质两部分（图 7-26）。皮质占卵巢的大部分，含有不同发育阶段的卵泡、黄体、白体和退变的闭锁卵泡等。髓质位于中央，范围较小，由疏松结缔组织构成，内含丰富的血管、淋巴管和神经，与皮质无明显分界。近卵巢门处的结缔组织中有少量门细胞，类似睾丸的间质细胞，可分泌雄激素。

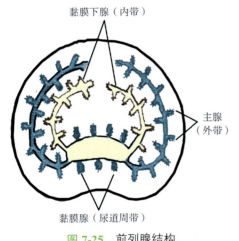

图 7-25　前列腺结构

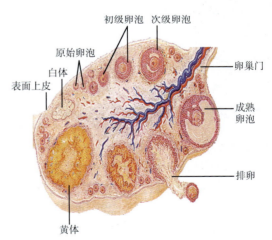

图 7-26　卵巢的微细结构

（一）卵泡的生长发育

卵巢具有明显的年龄特征。胚胎第 5 个月两侧卵巢约有原始卵泡 700 万个，胎儿出生时含 100万～ 200 万个原始卵泡，青春期时约 4 万个，更年期有几百个。进入青春期以后，在垂体分泌的卵泡刺激素（FSH）和黄体生成素（LH）作用下，一般每个月经周期通常只有 1 个卵泡发育成熟，并排出1 个卵，左、右卵巢交替排卵。女性一生排卵 400 个左右，其余卵泡均退化。绝经期后卵巢不再排卵。**卵泡**（follicle）由卵母细胞（oocyte）和卵泡细胞组成（图 7-27）。卵泡的发育分为原始卵泡、生长卵泡和成熟卵泡 3 个阶段。生长卵泡包括初级卵泡和次级卵泡。

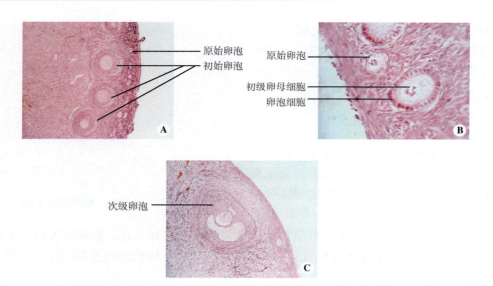

图 7-27　卵巢皮质镜下图示各级卵泡（HE 染色）

1. 原始卵泡（primordial follicle）　　位于皮质浅层，体积小，数量多，由中央的一个初级卵母细胞和周围的一层扁平卵泡细胞组成。初级卵母细胞由胚胎时期的卵原细胞分化形成。

2. 初级卵泡（primary follicle）　　由原始卵泡发育而成，其主要结构变化有：①初级卵母细胞体积增大，核也变大，胞质内粗面内质网、高尔基体、游离核糖体等细胞器增多。②卵泡细胞由扁平形变为立方形或柱状，并由单层增殖为多层。③在初级卵母细胞与卵泡细胞之间出现一层富含糖蛋白的嗜酸性均质状膜，称为**透明带**。透明带由卵泡细胞和初级卵母细胞共同分泌产生。卵泡细胞的细长突起可伸入透明带与初级卵母细胞的微绒毛或细胞膜相接触，形成缝管连接，有利于卵泡细胞将营养物质输送给初级卵母细胞，沟通信息，协调发育（图 7-28）。④随着初级卵泡的体积增大，卵泡周围的结缔组织逐渐分化成卵泡膜，但与周围结缔组织无明显分界。

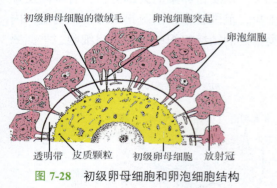

图 7-28　初级卵母细胞和卵泡细胞结构

3. 次级卵泡（secondary follicle）　　初级卵泡进一步发育，在卵泡细胞之间出现腔隙，称次级卵泡。其变化如下：①当卵泡细胞增至 6 ~ 12 层时，细胞间出现一些含有液体的小腔隙，小腔互相融合逐渐合并成一个大腔，称**卵泡腔**，腔内充满了卵泡液，卵泡液由卵泡细胞的分泌液和卵泡膜血管渗出液组成，内含促性腺激素、雌激素、营养物质及多种生物活性物质，对卵泡发育成熟有重要影响。②由于卵泡液不断增多，卵泡腔相继扩大，初级卵母细胞、透明带及其周围的部分卵泡细胞被挤向一侧，形成一丘状隆起，称为**卵丘**。③紧贴透明带的一层卵泡细胞增高为柱状，呈放射状排列，称**放射冠**。分布在卵泡腔周边的卵泡细胞较小，构成卵泡壁，称为**颗粒层**，这些卵泡细胞称为颗粒细胞。④卵泡膜逐渐形成，随着卵泡增大，卵泡膜更加明显并分为内、外两层。内层毛细血管丰富且含有较多的多边形膜细胞，膜细胞合成雄激素，透过基膜，在颗粒细胞内转化为雌激素。雌激素只有少量进入卵泡液，大部分进入血液循环。外层与周围结缔组织无明显界限，由环形排列的胶原纤维和平滑肌纤维构成，细胞无内分泌功能（图 7-29）。

4. 成熟卵泡（mature follicle）　　是卵泡发育的最后阶段（图 7-30）。自青春期开始，由于垂体分泌卵泡刺激素增加，10 ~ 15 个次级卵泡进入周期性发育，但通常仅有 1 个最终发育成熟并排卵，称为优势卵泡。成熟卵泡体积最大，直径可达 20mm，并突向卵巢表面。其卵泡腔很大，颗粒层很薄，颗粒细胞也不再增殖。初级卵母细胞直径可达 125 ～ 150μm。排卵前 36 ～ 48 小时，初级卵母细胞完成第一次减数分裂，形成一个次级卵母细胞和第一极体。第一极体很小，位于次级卵母细胞和透明带之间的卵周间隙内。次级卵母细胞随即进入第二次减数分裂，并停滞于分裂中期。

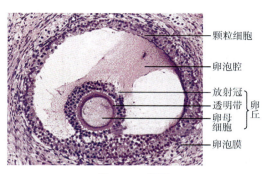

图 7-29　卵丘

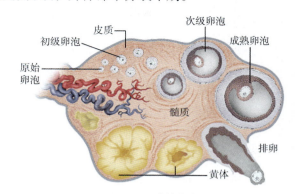

图 7-30　成熟卵泡

🔥 医者仁心

中国"试管婴儿之父"刘斌

　　1988 年 3 月 10 日，随着一声婴儿响亮的啼哭，中国第一例试管婴儿在北京大学第三医院诞生！她的诞生是我国著名的人体胚胎学专家、北京大学医学部教授刘斌和"神州试管婴儿之母"张丽珠院士共同主持研究的结果。刘斌教授在国内首先展开了"国人卵细胞形态和超微结构"的研究。他发现卵细胞的形态和教科书中的描述有很大区别，他把自己的发现命名为"卵冠丘复合体"，这一命名得到了国内同行的一致认可并沿用至今。1984 年起，刘斌开始与张丽珠合作培育试管婴儿并率先成功完成人卵体外授精与培养，标志着我国试管婴儿的研究工作迈出了至关重要的一步。刘斌也被誉为中国"试管婴儿之父"。

（二）排卵

　　卵泡成熟后，卵泡腔内卵泡液剧增，其内压明显升高，卵泡向卵巢表面突出。突出部分的卵泡壁破裂，次级卵母细胞、透明带和放射冠随卵泡液一起排出卵巢进入腹膜腔，这一过程叫**排卵**（ovulation）（图 7-31）。排卵一般发生在月经周期的第 14 天左右。卵排出后若 24 小时内未受精，次级卵母细胞即退化消失；若受精，则继续完成第二次减数分裂，形成 1 个成熟的卵细胞和 1 个第二极体。

（三）黄体的形成与退化

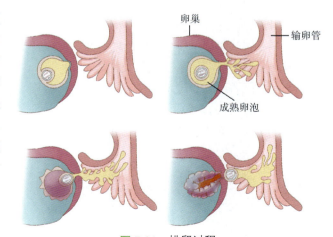

图 7-31　排卵过程

　　排卵后，残留的卵泡壁塌陷，卵泡颗粒层、卵泡膜和血管也随之陷入卵泡腔，在黄体生成素的影响下，逐渐发育成一个体积较大且富有血管的具有内分泌功能的细胞团，新鲜时呈黄色，称**黄体**（corpus luteum）（图 7-26）。其中由颗粒细胞增殖分化的颗粒黄体细胞，数量多，体积大，染色浅，位于黄体中央，分泌孕激素；卵泡膜细胞改称为膜黄体细胞，数量少，体积小，胞质和核染色深，主要位于黄体周边，与颗粒黄体细胞协同作用分泌雌激素。黄体维持的时间取决于排出的卵是否受精。如未受精，两周后黄体即开始退化，这种黄体称月经黄体；如果受精，黄体继续发育生长，直到妊娠 4 ～ 6 个月后才开始退化，这种黄体称妊娠黄体。

月经黄体和妊娠黄体最后逐渐由增生的结缔组织取代，形成白色瘢痕，称**白体**。

四、输卵管

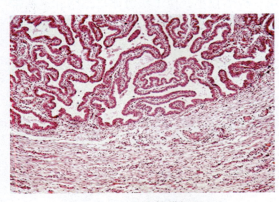

图 7-32 输卵管横切面

输卵管为一对细长肌性管道，管壁由内向外分黏膜、肌层和浆膜 3 层（图 7-32）。黏膜形成许多纵向的皱襞，以输卵管壶腹最发达。黏膜上皮为单层柱状上皮，由纤毛细胞和分泌细胞组成。纤毛细胞向子宫方向摆动，使卵细胞或受精卵向子宫方向移动并阻止致病菌进入腹膜腔。分泌细胞顶部胞质内有分泌颗粒，其分泌物构成输卵管液。黏膜固有层为薄层的结缔组织。肌层以峡部最厚，由内环行、外纵行排列的两层平滑肌组成。浆膜由间皮和富含血管的疏松结缔组织组成。

五、子 宫

（一）子宫壁的微细结构

子宫为肌性器官，腔窄壁厚，由内向外依次为内膜、肌层、外膜（图 7-33）

1.内膜　子宫内膜由上皮和固有层组成。上皮为单层柱状，由分泌细胞和少量纤毛细胞构成。固有层较厚，内有大量低分化的梭形或星形细胞，称为基质细胞；固有层富含子宫腺，血管较丰富，其血管来自子宫动脉的分支，从肌层垂直伸入子宫内膜，弯曲盘旋形成**螺旋动脉**（图 7-34）。螺旋动脉在内膜浅层形成毛细血管网，毛细血管汇入小静脉，经过基底层，又穿越肌层，汇合成子宫静脉。

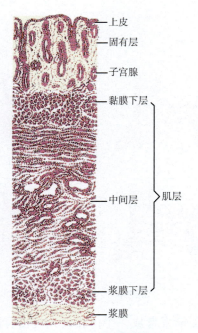

图 7-33 子宫壁结构

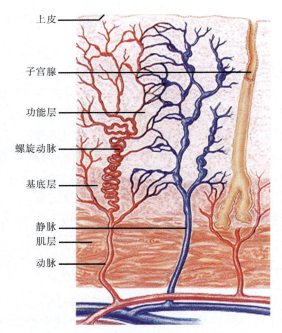

图 7-34 子宫内膜腺体与血管

子宫内膜可分为浅、深两层。浅层较厚为**功能层**，可随月经周期变化而发生剥脱、出血、修复过程。深层为**基底层**，较薄，与肌层相邻，不发生周期性变化，有修复功能层的作用。

2.肌层　厚约 1cm，主要由平滑肌和结缔组织构成，大致可分为黏膜下层、中间层、浆膜下层

3 层。黏膜下层和浆膜下层较薄，主要由纵行平滑肌束构成；中间层较厚，由环行和斜行平滑肌组成，并含有丰富的血管。

3. 外膜 大部分子宫底和体部为浆膜，宫颈处为纤维膜。

（二）子宫内膜的周期性变化

自青春期开始，在卵巢分泌的雌激素和孕激素的作用下，子宫内膜的功能层出现周期性变化，即每 28 天左右发生一次子宫内膜剥脱、出血、修复和增生的过程，称为**月经周期**（menstrual cycle）。以月经来潮的第一天作为周期的第一天，月经周期一般分 3 期：月经期、增生期、分泌期（图 7-35、表 7-2）。

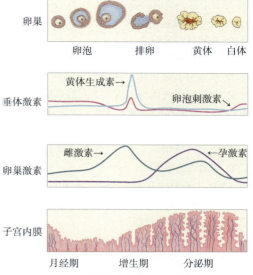

图 7-35 子宫内膜的周期性变化

分期	子宫内膜	卵巢的变化
表 7-2 月经周期与卵巢周期性变化的关系		
月经期（1～4 天）	螺旋动脉收缩，内膜功能层缺血、坏死；而后螺旋动脉短暂扩张，内膜表层崩溃，坏死组织块及血液从阴道排出，形成月经	排卵未受精，黄体退化，孕激素和雌激素分泌急剧下降
增生期（5～14 天）	子宫内膜逐渐修复、增厚至 2～3mm，子宫腺增多、增长，腺腔增大；腺上皮呈柱状；螺旋动脉增长、弯曲	卵泡生长发育，故此期又称卵泡期；卵泡产生雌激素；卵泡成熟、排卵
分泌期（15～28 天）	子宫内膜显著增厚，可达 5～7mm；子宫腺极度弯曲，腺腔扩张呈囊状，充满分泌物；螺旋动脉增长伸入内膜浅层并更加弯曲。固有层内组织液剧增，为胚泡的植入做准备。若卵巢排出的卵细胞未受精，则进入下一个月经周期；若受精，内膜继续增厚	排卵后黄体逐渐形成，故此期又称黄体期；黄体分泌雌激素和孕激素明显增加

🎯 目标检测

一、单项选择题

1. 精子的产生部位是（ ）
   A. 睾丸网　　　　　　　　B. 精曲小管
   C. 睾丸间质　　　　　　　D. 附睾
   E. 前列腺

2. 关于阴茎的描述，正确的是（ ）
   A. 由两块海绵体构成
   B. 分头、体、根 3 部分
   C. 临床上常将阴茎称为后尿道
   D. 阴茎海绵体内有尿道穿过
   E. 海绵体外包有肉膜和皮肤

3. 男性尿道（ ）
   A. 只能排尿　　　　　　　B. 只能排精
   C. 能排尿兼排精　　　　　D. 有三处弯曲
   E. 走行在阴茎海绵体内

4. 分泌雄性激素的细胞位于（ ）
   A. 前列腺　　　　　　　　B. 尿道球腺
   C. 精曲小管　　　　　　　D. 睾丸间质
   E. 附睾

5. 男性生殖腺是（ ）
   A. 前列腺　　　　B. 睾丸　　　　C. 精囊
   D. 尿道球腺　　　E. 附睾

6. 输卵管结扎术的常选部位是（ ）
   A. 输卵管漏斗部　　　　　B. 输卵管壶腹部
   C. 输卵管峡部　　　　　　D. 子宫部
   E. 输卵管伞

7. 关于输卵管，错误的说法是（ ）
   A. 是一对肌性管道
   B. 由外侧向内侧分为 4 部分
   C. 壶腹部为卵细胞受精部位
   D. 子宫部为输卵管结扎部位
   E. 漏斗部周缘有输卵管伞

8. 关于子宫，错误的说法是（　　　）

A. 位于小骨盆的中央

B. 在膀胱与直肠之间

C. 呈前倾前屈位

D. 子宫分为底、体、颈和管四部分

E. 前屈是子宫体与子宫颈之间形成的钝角

9. 维持子宫前倾位的韧带是（　　　）

A. 子宫阔韧带　　　　B. 子宫圆韧带

C. 子宫主韧带　　　　D. 骶子宫韧带

E. 卵巢固有韧带

10. 女性生殖器的有关描述中，错误的是（　　　）

A. 输卵管峡为输卵管结扎的常用部位

B. 阴道穹后部最深

C. 子宫底为子宫下端的部分

D. 子宫主韧带有防止子宫下垂的作用

E. 子宫阔韧带可限制子宫向两侧移动

11. 下列哪种细胞在切片上不易看到（　　　）

A. 精原细胞　　　　B. 初级精母细胞

C. 次级精母细胞　　　D. 精子细胞

E. 睾丸间质细胞

12. 精曲小管内最先形成的单倍体细胞是（　　　）

A. 精原细胞　　　　B. 初级精母细胞

C. 次级精母细胞　　　D. 精子细胞

E. 睾丸间质细胞

13. 卵母细胞完成第一次减数分裂是在（　　　）

A. 原始卵泡形成期　　　B. 初级卵泡形成期

C. 次级卵泡形成期　　　D. 排卵前 36 ～ 48 小时

E. 排卵后

14. 排卵排出的成分有（　　　）

A. 成熟卵细胞、透明带、放射冠

B. 初级卵母细胞、透明带、放射冠

C. 次级卵母细胞、透明带、放射冠

D. 成熟卵细胞、透明带、颗粒层

E. 次级卵母细胞、透明带、卵泡膜

二、名词解释

1. 精索　2. 阴茎包皮　3. 子宫峡　4. 阴道穹

5. 狭义会阴　6. 月经周期

三、简答题

1. 简述男、女性生殖系统的组成和功能。

2. 简述男性尿道的分部、狭窄和弯曲。

3. 简述输卵管的分部和常选的结扎部位。

4. 简述子宫的位置、分部、固定子宫的韧带及其作用。

5. 简述生精上皮的构成。

（孙　佳）

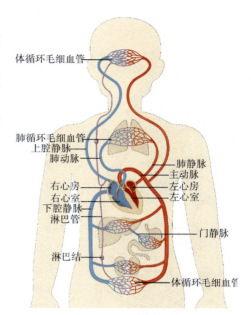

第**8**章

循环系统

循环系统（circulation system）是机体内连续而封闭的管道系统，包括**心血管系统**和**淋巴系统**（图8-1）。心血管系统包括心、动脉、静脉和毛细血管，血液在其内周而复始地定向流动，主要功能是运输物质。淋巴系统包括淋巴管道、淋巴组织和淋巴器官，淋巴由淋巴管道汇入静脉，具有辅助静脉回流组织液的作用。

图 8-1　循环系统

第1节　心血管系统

一、概　　述

（一）心血管系统的组成

心血管系统（cardiovascular system）由心和血管（动脉、毛细血管和静脉）组成（图8-2）。

1. **心**（heart）　是一个中空的肌性器官，连接动脉和静脉，为心血管系统的动力装置。心有4个腔，即左心房、左心室、右心房和右心室。心借房间隔和室间隔将心分隔为互不相通的左、右半心，每侧半心又分为心房和心室。心房有静脉的入口，心室有动脉的出口，同侧的心房和心室间借房室口相通。房室口和动脉口处均有瓣膜，形似阀门，顺血流开放，逆血流关闭，故正常情况下血液在心腔内是定向流动的，即沿静脉流回心房，通过房室口至心室，心室收缩时将血液射入动脉。

2. **动脉**（artery）　是导血离心的血管。由心室发出，经反复分支，管径逐渐变细，管壁逐渐变薄，最后与毛细血管相连。

3. **毛细血管**（capillary）　是介于微动脉与微静脉之间的细小管道，几乎遍及全身各处（被覆上皮、软骨、角膜、晶状体、毛发、指甲和牙釉质除外）。毛细血管管壁薄，通透性大，血流缓慢，是物质交换的场所。

4. **静脉**（vein）是导血回心的血管。始于毛细血管，经属支不断汇合，逐渐变粗，最后注入心房。

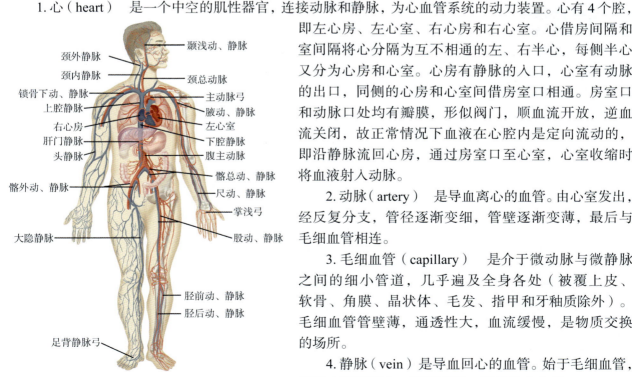

图 8-2　心血管系统概况

患者，男，42 岁。因骑车跌倒致右小腿胫腓骨骨折，经石膏固定后回家卧床休息，此后小腿肿痛无明显缓解。伤后 2 周，右下肢肿痛加重，去医院复查，拆除原石膏并重新包扎固定，但肿胀进行性发展至大腿，肿痛难忍。住院观察 4 天后，坐起吃饭时，突然心跳呼吸停止，抢救无效死亡。经临床诊断为肺动脉栓塞。

问题： 什么是血液循环？下肢静脉血栓是经何种途径进入肺动脉的？

（二）血液循环

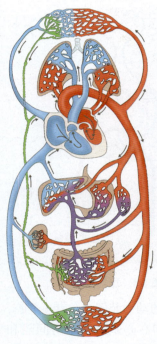

血液由心室射出，经动脉、毛细血管和静脉，流回心房，再至心室，如此周而复始地流动称为**血液循环（blood circulation）**。根据循环途径的不同，可分为体循环和肺循环两部分，二者相互连通，同步进行（图 8-3）。

1.**体循环（systemic circulation）** 由左心室射出的动脉血，沿主动脉及分支到达全身各部的毛细血管进行物质交换，动脉血逐渐变为静脉血，经各级静脉属支，最后汇合成上、下腔静脉及冠状窦回到右心房。体循环的特点是路程长，遍及全身，又称**大循环**。其主要功能是将含氧高和营养丰富的血液送达全身组织、细胞，并将其代谢产物运回心脏，再分别运输至肺、肾和皮肤等排泄器官。

2.**肺循环（pulmonary circulation）** 由右心室射出的静脉血，沿肺动脉干及其分支，到肺泡毛细血管进行气体交换，摄入氧，排出二氧化碳，静脉血变为动脉血，经静脉属支汇入左、右肺静脉，最后回到左心房。肺循环特点是路程短，只经过肺，又称**小循环**。其主要功能是进行气体交换，即将二氧化碳运送到肺，再将摄入的氧运回心脏。

（三）血管吻合与侧支循环

图 8-3　血液循环示意图

人体血管除经动脉 - 毛细血管 - 静脉互相连通外，也可在动脉与动脉、静脉与静脉、动脉与静脉之间，借吻合支直接连通，形成**血管吻合**（图 8-4）。这些吻合有调节血流、改善局部血液循环和保证器官的血液供应等作用。

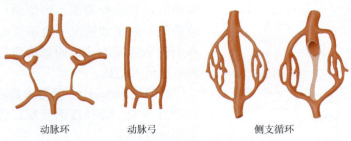

动脉环　　　动脉弓　　　　　侧支循环

图 8-4　血管吻合

1.**动脉间吻合** 是指多支动脉之间借交通支彼此吻合（如掌深弓、掌浅弓等）。动脉间吻合常见于一些重要的器官和容易受压的部位，为局部提供多处血供来源。

2.**静脉间吻合** 是指多支静脉之间借交通支彼此吻合（如手背静脉网、食管静脉丛等）。静脉间吻合常见于一些容易受压、血液不易回流的部位，为局部提供多处血液回流路径。

3.**动静脉吻合** 是指动脉与静脉之间借交通支彼此吻合（主要分布于指、趾、鼻、唇、耳等处）。这种吻合有缩短循环途径，调节血液供应和体温的作用。

4. 侧支循环 较大的动脉主干在行程中发出与其平行的侧支，可与同一主干不同高度发出的侧支相吻合，称为**侧支吻合**。正常状态下侧支管腔较细，当主干阻塞时，侧支逐渐增粗，血液可经扩大的侧支吻合到达阻塞部远侧的血管主干。这种通过侧支建立的循环，称为**侧支循环**，对保证器官在病理状态下的血液供应具有重要意义。

二、心

（一）心的位置、外形与毗邻

1. 心的位置和毗邻 心位于胸腔的中纵隔内，约 2/3 位于前正中线的左侧，1/3 位于右侧（图 8-5）。心的前面大部分被肺和胸膜遮盖，仅前下部借心包与胸骨体下部左半和左侧第 4、5 肋软骨直接相贴，称心包裸区；后面平对第 5～8 胸椎，邻食管、胸主动脉和迷走神经等；两侧与纵隔胸膜和肺相邻；上方连有出入心的大血管；下方为膈。

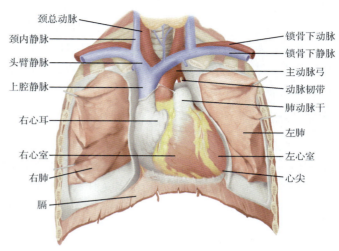

图 8-5 心的位置

> **链接**
>
> ### 心内注射
>
> 心内注射应在心前区左侧第 4 或第 5 肋间隙的胸骨左缘旁 1.5cm 处，沿肋骨上缘垂直刺入右心室。心内注射主要适用于心搏骤停患者，尤其是建立静脉通道前的患者。

2. 心的外形 心呈前后略扁、倒置的圆锥体，心的外形可分为一尖、一底、两面、三缘和四条沟（图 8-6）。

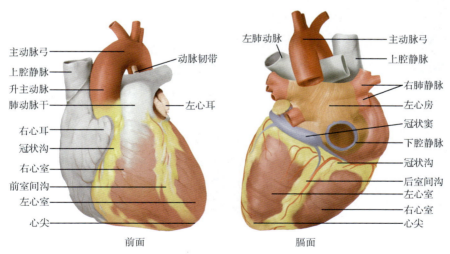

图 8-6 心的外形

一尖：**心尖**朝向左前下方，主要由左心室构成。在位于左锁骨中线与第 5 肋间隙交点的内侧 1～2cm 处，可扪及其搏动。

一底：**心底**朝向右后上方，主要由左心房和小部分的右心房构成。连接出入心的大血管。

两面：前面隆凸，与胸骨和肋软骨相邻，称**胸肋面**，大部分由右心房和右心室构成，小部分由左心耳和左心室构成；下面扁平，与膈相贴，称**膈面**，大部分由左心室构成，小部分由右心室构成。

三缘：**右缘**垂直向下，主要由右心房构成；**左缘**钝圆，主要由左心耳和左心室构成；**下缘**接近水平，由右心室和心尖构成。

四条沟：在心表面靠近心底处，有几乎环绕心一圈的**冠状沟**，前方被肺动脉干所中断，为心房和心室的表面分界；从冠状沟向下到心尖右侧有两条浅沟，在胸肋面的称**前室间沟**，在膈面的称**后室间沟**，为左、右心室在心表面的分界。前、后室间沟的下端交汇于心尖右侧的凹陷称**心尖切迹**。在心底，右心房与右上、下肺静脉交界处的浅沟，称**后房间沟**，为左、右心房在心表面的分界。

此外，后房间沟、后室间沟与冠状沟的相交处称**房室交点**，是心表面的重要标志，此处是左、右心房与左、右心室在心后面的相互接近之处。房室交点不是一个十字交叉点，而是一个区域，其深面有重要的血管和神经等结构。

✚ 案例 8-2

患者，女，45 岁。心脏病史 8 年。因"急性胃肠炎"输液后出现气促、咳嗽、咳白色泡沫痰。查体：心率 120 次 / 分，两肺底湿啰音。诊断为左心衰竭。

问题：该患者发生左心衰竭的诱因是什么？心腔内的血流方向是什么？左心有哪些重要结构？

（二）心腔的结构

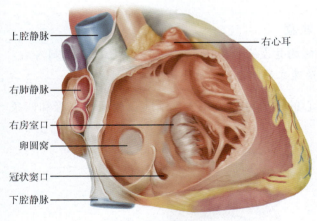

上腔静脉

右肺静脉

右房室口

卵圆窝

冠状窦口

下腔静脉

右心耳

图 8-7　右心房

1. **右心房**（right atrium）　位于心的右上部，收纳体循环回心的静脉血。可分为前方的**固有心房**和后方的**腔静脉窦**，两部以表面位于上、下腔静脉前缘间的浅沟，即界沟为分界。

右心房向左前方突出的部分称**右心耳**，其内有许多突起的**梳状肌**，当血流淤滞时，易在此处形成血栓。在房间隔右侧面中下部，有一卵圆形浅窝，称为**卵圆窝**，是胎儿时期卵圆孔闭合后的遗迹。

右心房有 3 个入口：上方有**上腔静脉口**，下方有**下腔静脉口**，在下腔静脉口与右房室口之间有**冠状窦口**。右心房的出口为**右房室口**，向前下通向右心室（图 8-7）。

> **链接**
>
> **先天性心脏病**
>
> 先天性心脏病是指胎儿时期心和大血管发育异常，又称先天性心脏畸形。常见的类型有房间隔缺损（多为卵圆孔未闭）、室间隔缺损、动脉导管未闭和法洛（Fallot）四联症等。法洛四联症是由动脉干与心球分隔不均引起的肺动脉狭窄、室间隔缺损、主动脉骑跨及右心室肥厚 4 种畸形并存的先天性心脏病。

2. **右心室**（right ventricle）　位于右心房的左前下方，其前方直接与胸骨左缘第 4、5 肋软骨毗邻，在胸骨左缘旁第 4 肋间隙做心内注射时多注入右心室。右心室腔被一弓形的肌性隆起，即**室上嵴**，分成后下方的流入道和前上方的流出道两部分（图 8-8）。

（1）流入道　又称**固有心腔**（窦部）。右心室的入口即右房室口，口周缘的**纤维环**上附着有 3 个呈三角形的瓣膜（分别称为前尖、后尖和隔侧尖），称**三尖瓣**，又称**右房室瓣**。瓣膜的底附着于纤维环上，尖朝向心室腔，并借许多**腱索**与室壁的**乳头肌**相连。纤维环、三尖瓣、腱索和乳头肌在功能上是一个整体，称**三尖瓣复合体**，可保障右心房的血定向流入右心室。室壁内面交错排列的肌隆起称肉柱，其中在室间隔下部有横行的**隔缘肉柱**，又称**节制索**，有防止心室过度扩张的功能，同时内有心传导系的右束支通过。

（2）流出道　又称漏斗部或**动脉圆锥**。右心室的左上方有 1 个出口即**肺动脉口**，在口周缘的纤维环上，附着有 3 个呈半月形的瓣膜，称**肺动脉瓣**。每个瓣膜游离缘的中央有 1 个半月瓣小结，在右心室舒张时半月瓣小结有利于肺动脉口的闭合，阻止血流反流回右心室。

3. 左心房（left atrium）　位于右心房的左后方，构成心底的大部分。向右前方突出的部分称为**左心耳**，因与二尖瓣邻近，左心耳常作为心外科的手术入路。左心房有 4 个入口，分别是**左肺上、下静脉口**和**右肺上、下静脉口**。出口为**左房室口**，通向左心室（图 8-9）。

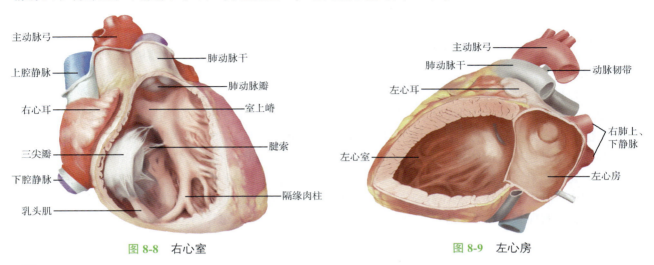

图 8-8　右心室　　　　　　　　　　　图 8-9　左心房

案例 8-3

　　患者，女，46 岁。2 年来反复上呼吸道感染、扁桃体炎。近 3 个月来患者出现明显的呼吸困难，在体力劳动后尤其明显。患者面部两颧、口唇轻度发绀。查体：心尖部可触及舒张期震颤。听诊心率快慢不一。临床诊断为二尖瓣狭窄。

问题：简述二尖瓣的位置。组成二尖瓣复合体的结构有哪些？

4. 左心室（left ventricle）　位于右心室的左后下方，壁厚 9 ～ 12mm，约为右室壁厚度的 3 倍。室腔以二尖瓣前尖为界，分为流入道和流出道（图 8-10）。

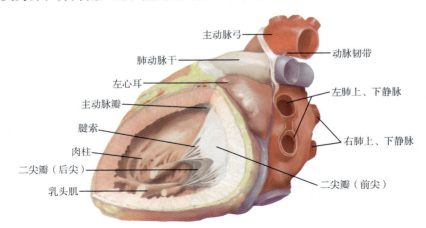

图 8-10　左心室内腔

（1）流入道　又称左心室窦部。左心室的入口即左房室口，其周缘的纤维环上附着有 2 个呈三角形的瓣膜，称为**二尖瓣**，又称**左房室瓣**。与右房室口的结构和功能一样，纤维环、二尖瓣、腱索和乳头肌在功能上也是一个整体，称**二尖瓣复合体**，可保障左半心内血液的单向流动。

（2）流出道　又称主动脉前庭。左心室的出口称为**主动脉口**，在口周缘的纤维环上附着有**主动脉瓣**，其结构和功能同肺动脉瓣。主动脉瓣与主动脉壁之间的袋状间隙为主动脉窦，分别为主动脉右窦、主动脉左窦和主动脉后窦。

两侧心房或心室的收缩与舒张是同步的，当心室收缩时，二尖瓣和三尖瓣关闭，主动脉瓣和肺动脉瓣开放，血液射入动脉；当心室舒张时，二尖瓣和三尖瓣开放，主动脉瓣和肺动脉瓣闭合，血液由心房流入心室。

（三）心的构造

1. 心壁　由内向外依次为心内膜、心肌膜及心外膜。

（1）心内膜　是一层光滑的薄膜，与大血管的内膜相续，在房室口和动脉口处分别折叠形成房室瓣和动脉瓣。

（2）心肌膜　是构成心壁的主要部分。心房肌较薄，心室肌较厚，左心室肌最厚。

（3）心外膜　被覆于心肌层和大血管根部的表面，为透明而光滑的浆膜，也称浆膜性心包的脏层。

2. 心瓣膜与心纤维支架　心瓣膜包括**房室瓣**和**动脉瓣**，由心内膜向心腔内突出形成，表面被覆内皮，内部为致密结缔组织，能防止血液反流。在心房肌与心室肌之间，有致密结缔组织环绕房室口和动脉口周围构成的支架，称为**心纤维支架**，是心肌和心瓣膜附着处。心纤维支架包括**二尖瓣环、三尖瓣环、主动脉瓣环、肺动脉瓣环及左、右纤维三角**（图8-11），它们构成了心壁的支架。右纤维三角位于二尖瓣环、三尖瓣环和主动脉后瓣环之间，左纤维三角位于主动脉左瓣环与二尖瓣环之间。

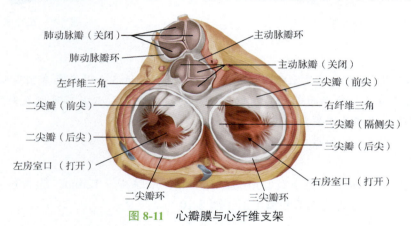

图 8-11　心瓣膜与心纤维支架

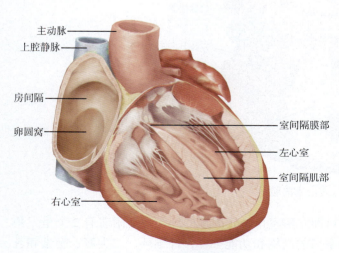

图 8-12　房间隔和室间隔

案例 8-4

患儿，男，1岁。出生以来喂养困难，哭闹时青紫明显，现患儿体温38.5℃，咳嗽。体检肺部闻及少量湿啰音，胸骨左缘第3～4肋间可闻及3～5级全收缩期杂音。初步诊断为室间隔缺损。

问题：试述室间隔的位置和构成？室间隔缺损的好发部位是哪里？

3. 心间隔

（1）房间隔（interatrial septum）　位于左、右心房之间，由双层心内膜中间夹以结缔组织和少量心房肌构成，较薄，卵圆窝处最薄，是房间隔缺损的好发部位（图8-12）。

（2）室间隔（interventricular septum） 位于左、右心室之间，大部分由心肌构成，称为**肌部**；其后上方为一不规则的膜性结构，称为**膜部**，是室间隔缺损的好发部位（图 8-12）。

 案例 8-5

患者，男，15 岁。发现风湿性心脏病二尖瓣关闭不全 3 年，突然发生心慌，心率 110 次 / 分，脉搏短绌，心律绝对不齐。临床诊断为心房颤动。

问题：什么是心律失常？心传导系包括哪些结构？

（四）心传导系

心传导系是由特殊分化的心肌细胞构成，能产生兴奋、传递冲动，维持心的节律性搏动，主要有窦房结，房室结，房室束，左、右束支及浦肯野纤维等（图 8-13）。

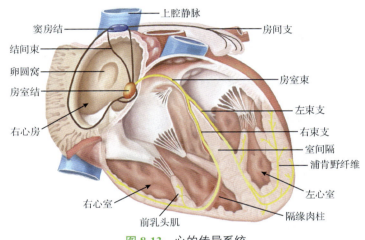

图 8-13 心的传导系统

1. 窦房结（sinuatrial node） 位于上腔静脉与右心房交界处的界沟上 1/3 的心外膜深面，呈椭圆形，是心的正常起搏点。窦房结发出自动有节律的兴奋，一方面传到心房肌，使心房收缩；另一方面传到房室结。

2. 房室结（atrioventricular node） 位于房间隔右侧下部，冠状窦口前上方的心内膜深面，呈扁椭圆形，主要功能是将窦房结传来的冲动，短暂延搁后再传向心室，以保证心房收缩后心室再开始收缩。

3. 房室束（atrioventricular bundle） 又称**希氏束**（His bundle），从房室结发出后，下降至室间隔肌部上缘分为**左束支**和**右束支**，分别沿室间隔左、右侧心内膜深面下行，至左、右心室内。

4. 浦肯野纤维（Purkinje fiber） 由特化的心肌纤维而成，也称为束细胞，是左、右束支的分支，在心内膜深面交织成浦肯野纤维网。

🔥 **医者仁心**

我国心血管病介入性诊治奠基人——陈灏珠

陈灏珠，中国工程院院士，我国心血管病介入性诊治的奠基人之一。他在几十年临床工作的开拓史几乎就是一部我国当代心脏病学的发展史：他开创完成了三个具有里程碑式意义的首例——安置埋藏式心脏起搏器、施行选择性冠状动脉造影及血管腔内超声检查。陈灏珠既具备广博的学问，又心系医学人才的培养，他与家人捐资 100 万成立"复旦大学陈灏珠医学奖助学基金"，后更名为"复旦大学陈灏珠院士医学发展基金"，主要是为了帮助更多医学生和青年医务人员成才。

案例 8-6

患者，男，57 岁。跑步时突感左臂及心前区剧痛，有濒死感，就地休息 50 分钟未缓解，伴烦躁不安、恶心、出冷汗，急送医院就诊。心电监护提示多导联 ST 段弓背抬高，T 波倒置，可见异常深而宽的 Q 波。临床诊断为冠心病（急性心肌梗死）。

问题：冠状动脉是营养何处的血管？请简述冠状动脉的分支分布。

（五）心的血管

1. 动脉　左、右冠状动脉是供给心营养的动脉（图 8-14），起自升主动脉根部。

（1）左冠状动脉　起自主动脉左窦，经左心耳与肺动脉干起始部之间，向左前方行至冠状沟移行为两终末支。①**前室间支**，沿前室间沟下行，分布于左心室前壁、室间隔前上 2/3 和右心室前壁的一小部分；②**旋支**，沿冠状沟向左行，分布于左心房、左心室膈面。

（2）右冠状动脉　起自主动脉右窦，经右心耳与肺动脉干之间，沿冠状沟向右后下行至与后室间沟交界处，分为两支。①**后室间支**，沿后室间沟下行分布，并与前室间支吻合；②**左室后支**，分布于左心室后壁。右冠状动脉分布于右心房、右心室、左心室后壁小部分、室间隔后 1/3、窦房结和房室结。

2. 静脉　心的静脉大部分汇入冠状窦流入右心房（图 8-14）。冠状窦的属支有心大静脉、心中静脉和心小静脉。

（1）心大静脉　与前室间支伴行，走行于前室间沟内。

（2）心中静脉　与后室间支伴行，走行于后室间沟内。

（3）心小静脉　位于冠状沟后部的右侧。

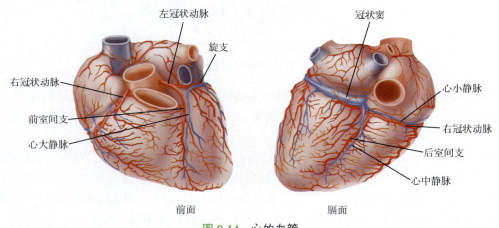

图 8-14　心的血管

案例 8-7

患者，男，40 岁。1 个月前诊断为急性心包炎，近 2 周呼吸困难加重，心率加快。查体：颈静脉怒张，奇脉，心浊音界向两侧增大，心音遥远。考虑患者可能有大量心包积液。

问题：心包积液时，液体积聚在哪里？什么是心包腔？

（六）心包

心包（pericardium）为包裹心和大血管根部的膜性囊（图 8-15），可分为外层的纤维心包和内层的浆膜心包。

1. 纤维心包　是坚韧的纤维结缔组织囊，向上与出入心的大血管外膜相移行，向下附着于膈的中心腱。

2. 浆膜心包　是薄而光滑的浆膜囊，分脏、壁两层。**脏层**被覆于心肌层的表面，也称心外膜；**壁层**贴在纤维心包内面。脏、壁两层在出入心的大血管根部相互移行，两者围成的腔隙称**心包腔**（pericardial cavity），内含少量浆液，起润滑作用，以减少心搏动时的摩擦。

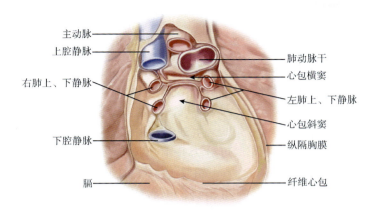

图 8-15　心包

（七）心的体表投影

心在胸前壁的体表投影，通常用下列 4 点及其弧形连线表示（图 8-16）。

1. **左上点**　位于左侧第 2 肋软骨下缘，距胸骨左缘约 1.2cm 处。
2. **左下点**　位于左侧第 5 肋间隙与左锁骨中线交点的内侧 1 ～ 2cm 处。
3. **右下点**　位于右侧第 6 胸肋关节处。
4. **右上点**　位于右侧第 3 肋软骨上缘，距胸骨右缘约 1cm 处。

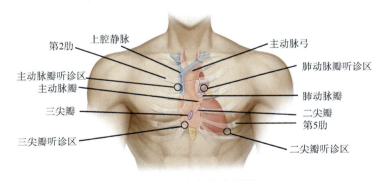

图 8-16　心的体表投影

> **链接**
>
> **胸外心脏按压术**
>
> 　　胸外心脏按压术是心搏骤停的急救措施之一。其方法为有节律地按压患者的胸骨中、下 1/3 交界处，使胸骨下陷至少 5cm，随即放松。按压时，左、右心室间接被压迫，血液分别流入主动脉和肺动脉。放松时，胸骨借助肋骨和肋软骨的弹性而复位，心脏舒张使静脉中的血液流入心房。每按压一次，心被排空、充盈一次，如此反复，使心腔内产生正、负压交替改变，维持有效循环。

三、动　脉

（一）肺循环的动脉

肺动脉干（pulmonary trunk）起自右心室，向左后上方斜行至主动脉弓的下方，分为左、右肺动脉。

左肺动脉稍短，经食管和胸主动脉的前方达左肺门，分为两支入左肺上、下叶；**右肺动脉**较长，经升主动脉和上腔静脉的后方达右肺门，分为 3 支入右肺上、中、下叶。

在肺动脉干分叉处稍左侧与主动脉弓下缘之间，连有**动脉韧带**，是胎儿时期的动脉导管闭锁后的遗迹。若出生后 6 个月动脉导管尚未闭锁，则称**动脉导管未闭**，是一种先天性心脏病。

（二）体循环的动脉

体循环动脉的分布规律：①其行程多位于身体安全隐蔽的部位，如四肢的屈侧；②常以最短的距离到达所分布的器官；③管径的大小与器官的功能相适应；④多呈左、右对称性分布；⑤胸腔、腹腔、盆腔部位的动脉有壁支和脏支之分。

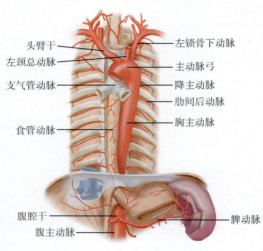

图 8-17　主动脉及其分部

主动脉（aorta）是体循环的动脉主干，根据其行程可分为升主动脉、主动脉弓和降主动脉 3 部分（图 8-17）。

升主动脉（ascending aorta）起自左心室，向右前上方斜行，至右侧第 2 胸肋关节后方续为主动脉弓。升主动脉位于心包内，其根部发出左、右冠状动脉，分支分布于心。

主动脉弓（aortic arch）是升主动脉的延续，位于胸骨柄的后方，弓状弯向左后方，达第 4 胸椎体下缘，移行为降主动脉。其凸侧向上发出 3 个分支，从右向左依次为**头臂干、左颈总动脉和左锁骨下动脉**。其中头臂干向右上斜行，到右胸锁关节的后方分为右颈总动脉和右锁骨下动脉。主动脉弓壁内有压力感受器，具有调节血压的作用。主动脉弓下方有 2～3 个粟粒状小体，称**主动脉小球**，属化学感受器，可感受血液中 O_2 和 CO_2 浓度的变化，参与呼吸的调节。

降主动脉（descending aorta）上接主动脉弓，沿胸椎体偏左侧下降，穿膈的主动脉裂孔后，沿腰椎体前面下降至第 4 腰椎椎体下缘高度，分为**左、右髂总动脉**。降主动脉以膈的主动脉裂孔为界，分为**胸主动脉和腹主动脉**。

1. 颈总动脉　是头颈部动脉主干。左侧起自主动脉弓，右侧起自头臂干（图 8-18）。颈总动脉上段位置表浅，在环状软骨的两侧，活体可触摸到其搏动。颈总动脉与颈内静脉和迷走神经共同被包于血管神经鞘内，沿食管、气管和喉的外侧上行，至甲状软骨上缘处分为颈内动脉和颈外动脉。

在颈总动脉末端和颈内动脉起始处的膨大，称为**颈动脉窦**，壁内有压力感受器，可调节血压。在颈总动脉分叉处的后方有一扁椭圆形小体，称**颈动脉小球**，是化学感受器，可感受血液中 O_2 和 CO_2 浓度的变化，参与呼吸的调节。

（1）颈外动脉（external carotid artery）　分布于颈部、头面部和脑膜等处。其主要分支如下。

1）甲状腺上动脉：在颈外动脉的起始部发出，向前下行至甲状腺侧叶的上端，分布于甲状腺和喉。

2）舌动脉：在舌骨大角处发自颈外动脉的前方，行向前内方入舌。

3）面动脉：从平下颌角处发出，经下颌下腺深面向前行，在咬肌前缘与下颌体下缘交界处行至面部，再经口角、鼻翼外侧上行至内眦，改称为**内眦动脉**。面动脉分支分布于面部、下颌下腺和腭扁桃体等处。

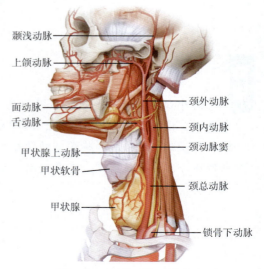

图 8-18　颈总动脉及其分支

4）颞浅动脉：经外耳门的前方上行，分支分布于腮腺和额、顶、颞部的软组织。

5）上颌动脉：经下颌颈深面向内前行，分支分布于外耳道、鼓室、口腔、鼻腔和硬脑膜等处。其中分布于硬脑膜的分支称**脑膜中动脉**，其在下颌颈深面发出，向上经棘孔入颅腔，分前、后两支。前支经过颅骨翼点的内面，当颞部骨折时易受损伤，可引起硬膜外血肿。

此外还有枕动脉、耳后动脉和咽升动脉等。

（2）颈内动脉（internal corotid artery）　由颈总动脉发出后，在颈部无分支，沿咽的外侧垂直上行至颅底，经颈动脉管入颅腔，分支分布于脑和视器等处。

2. 锁骨下动脉及上肢的动脉

（1）锁骨下动脉　左侧起自主动脉弓，右侧起自头臂干（图 8-19）。在胸锁关节后方斜向外行至颈根部，经胸膜顶前方，穿斜角肌间隙至第 1 肋外侧缘移行为腋动脉。主要分支分布于脑、颈、肩和胸壁等处。其主要分支如下。

1）椎动脉：起自前斜角肌的内侧，由锁骨下动脉的上壁发出，向上经第 6～1 颈椎横突孔及枕骨大孔入颅腔，分支分布于脑和脊髓。

2）胸廓内动脉：起自锁骨下动脉的下壁，向下进入胸腔，沿第 1～6 肋软骨后面下降，分支分布于胸前壁、乳房、心包和膈等处。其终支为**腹壁上动脉**，穿膈后进入腹直肌鞘，走行于腹直肌深面，分支分布于腹直肌和腹膜，并与腹壁下动脉吻合。

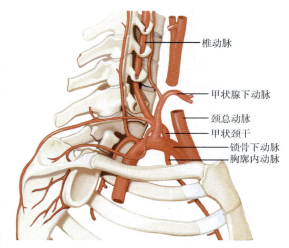

图 8-19　锁骨下动脉及其分支

3）甲状颈干：为一条短而粗的动脉干，位于椎动脉的外侧，其主要分支有**甲状腺下动脉**，向上内横过颈总动脉的后方，分支分布于甲状腺、食管等处，并与甲状腺上动脉吻合。

🧰 案例 8-8

患者，男，42 岁。近 2 周因劳累后自感头晕、头疼，连续 3 次测血压值为 165/105mmHg，休息后血压可自行恢复正常。经临床诊断为原发性高血压。

问题：高血压的诊断标准是什么？测量血压的部位是何处？

（2）上肢的动脉　包括腋动脉、肱动脉、桡动脉、尺动脉、掌浅弓和掌深弓（图 8-20）。

1）腋动脉（axillary artery）：自第 1 肋外侧缘续于锁骨下动脉，经腋窝至背阔肌的下缘处移行于肱动脉。其主要分支有胸肩峰动脉、胸外侧动脉、肩胛下动脉和旋肱后动脉等（图 8-21，表 8-1）。

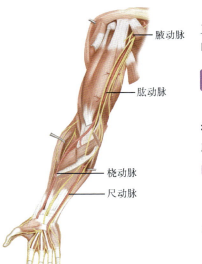

图 8-20　上肢的动脉

表 8-1　腋动脉的分支		
名称	发出部位、行程	主要分支分布
胸肩峰动脉	胸小肌上缘发自腋动脉	胸大肌、胸小肌、三角肌和肩关节
胸外侧动脉	沿胸小肌下缘走行	前锯肌、胸大肌、胸小肌、乳房
肩胛下动脉	分为旋肩胛动脉和胸背动脉	冈下窝、背阔肌和前锯肌
旋肱后动脉	穿四边孔，绕肱骨外科颈	肩关节和三角肌

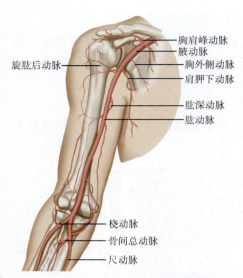

图 8-21 腋动脉、肱动脉、桡动脉和尺动脉

2）肱动脉：为腋动脉的直接延续，沿肱二头肌的内侧与正中神经伴行至肘窝，在平桡骨颈的高度处分为桡动脉和尺动脉。在肘窝稍上方的肱二头肌肌腱内侧，可触到肱动脉的搏动，此处是临床测量血压的听诊部位。肱动脉的主要分支是**肱深动脉**，伴桡神经沿桡神经沟下行，分支分布于肱三头肌和肱骨（图 8-21）。

3）桡动脉：平桡骨颈平面起自肱动脉，先行经肱桡肌与旋前圆肌之间，继而在肱桡肌肌腱与桡侧腕屈肌肌腱之间下行，在腕部绕桡骨茎突至手背，穿第 1 掌骨间隙至手掌。腕上方约 1cm 处位置表浅，是临床触摸脉搏的部位。其主要分支有掌浅支、拇主要动脉和终支（图 8-21）。

4）尺动脉：起自肱动脉，斜向内下方，在尺侧腕屈肌与指浅屈肌之间下行，经豌豆骨的桡侧至手掌。尺动脉的主要分支有骨间总动脉、掌深支和终支（图 8-21）。

5）掌浅弓：由尺动脉末端和桡动脉掌浅支吻合而成。位于掌腱膜和屈指肌腱之间，自弓的凸侧发出分支，分布于第 2～5 指的相对缘及小指尺侧缘（图 8-22）。

6）掌深弓：由桡动脉的末端和尺动脉的掌深支吻合而成。位于手掌屈指肌腱的深面，自弓的凸侧发出 3 支掌心动脉，行至掌指关节附近，分别注入相应的指掌侧总动脉（图 8-22）。

3.胸主动脉 是胸部的动脉主干，位于后纵隔内。在第 4 胸椎的左侧续于主动脉弓，下行至第 12 胸椎高度穿膈主动脉裂孔移行为腹主动脉。腹主动脉分为脏支和壁支，分支分布于除心外的胸腔脏器、胸壁和腹壁上部等。

（1）壁支 较粗大，主要分支有 9 对**肋间后动脉**和 1 对**肋下动脉**等。肋间后动脉分布于第 3～11 肋间隙，分布于胸腹壁、背部和脊髓等处，第 1、2 肋间隙的动脉为锁骨下动脉的分支。肋下动脉在第 12 肋下缘走行，供应相应区域（图 8-23）。

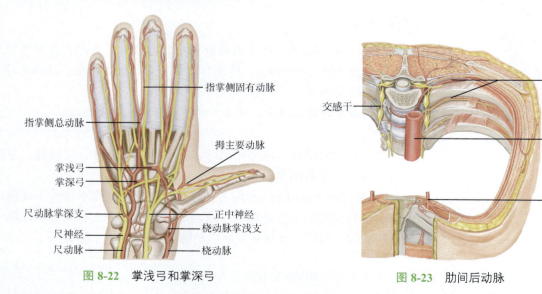

图 8-22 掌浅弓和掌深弓

图 8-23 肋间后动脉

（2）脏支 较细小，主要分支有**支气管支**、**食管支**和**心包支**，分布于同名器官。

4.腹主动脉 是腹部的动脉主干，在膈的主动脉裂孔处续于胸主动脉，沿腰椎的前方下行，至第 4 胸椎体的下缘处分为左、右髂总动脉。分为脏支和壁支。壁支细小，脏支粗大。脏支分为成对脏支和不成对脏支（图 8-24）。

（1）壁支 主要有 4 对**腰动脉**和 1 对**膈下动脉**等。腰动脉分布于腰部、腹壁肌、脊髓及其被膜等处。

膈下动脉分布于膈肌和腹壁，还发出肾上腺上动脉至肾上腺。

（2）成对的脏支　分布于腹腔内成对的脏器，共 3 对（图 8-24）。

1）肾上腺中动脉：约平第 1 腰椎水平发自腹主动脉侧壁，分布于肾上腺。该动脉在肾上腺内与肾上腺上动脉和肾上腺下动脉相吻合。

2）肾动脉：较粗大，平第 1～2 腰椎椎间盘的高度起于腹主动脉侧壁，经肾门入肾，入肾门前发出肾上腺下动脉至肾上腺。

3）睾丸动脉或卵巢动脉：睾丸动脉又称精索内动脉，分布于睾丸及附睾；卵巢动脉分布于卵巢和输卵管壶腹部。

（3）不成对的脏支　分布于腹腔内不成对的脏器，共 3 支。

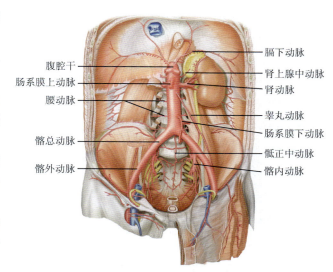

图 8-24　腹主动脉及其分支（男性）

1）腹腔干：为一短干，在主动脉裂孔稍下方起自腹主动脉前壁，随后分为胃左动脉、肝总动脉和脾动脉 3 个分支（图 8-25）。①**胃左动脉**：沿胃小弯向右行，分布于食管腹段、贲门和胃小弯附近的胃壁。②**肝总动脉**：向右走行至十二指肠上部的上方分为 2 支。一是肝固有动脉，行于肝十二指肠韧带内，在起始处发出**胃右动脉**分布于胃小弯附近的胃壁，与胃左动脉吻合；肝固有动脉在肝门附近分为左、右支分别进入肝左、右叶。右支入肝前发出**胆囊动脉**，分布于胆囊。二是**胃十二指肠动脉**，在十二指肠上部和幽门后方下行，至幽门下缘处分为**胃网膜右动脉**和胰十二指肠上动脉，前者分布于胃大弯右侧的胃壁和大网膜，后者分布于胰头和十二指肠。③**脾动脉**：沿胰的上缘左行，沿途分出**胰支**、**胃网膜左动脉**、**胃短动脉**等，分布于胰、大网膜、胃大弯左侧和胃底的胃壁等，其终支经脾门入脾。

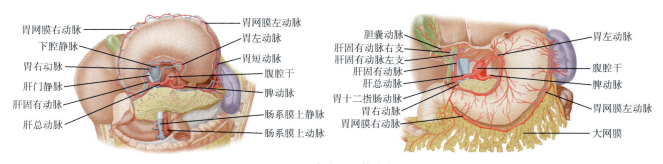

图 8-25　腹腔干及其分支

2）肠系膜上动脉：在腹腔干的稍下方，约平第 1 腰椎高度由腹主动脉前壁发出，向下进入小肠系膜根内（图 8-26）。主要分支有：①**胰十二指肠下动脉**，与胰十二指肠上动脉吻合，分支营养胰和十二指肠。②**空肠动脉和回肠动脉**，共有 13～18 支，分布于空肠、回肠。③**回结肠动脉**，分布于回肠末端、盲肠、阑尾和升结肠。发出**阑尾动脉**，由回肠末端的后方进入阑尾系膜，分布于阑尾。④**右结肠动脉**，分布于升结肠。⑤**中结肠动脉**，分布于横结肠。

3）肠系膜下动脉：约平第 3 腰椎高度发自腹主动脉前壁，向左下行（图 8-27）。其分支有：①**左结肠动脉**，分布于降结肠；②**乙状结肠动脉**，分布于乙状结肠；③**直肠上动脉**，分布于直肠上部。

5. 髂总动脉　由腹主动脉在第 4 腰椎下缘处发出后，沿腰大肌内侧下行至骶髂关节前方，分为髂内动脉和髂外动脉（图 8-28）。

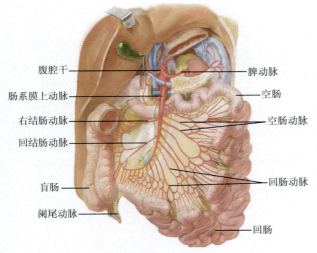

图 8-26　肠系膜上动脉及其分支

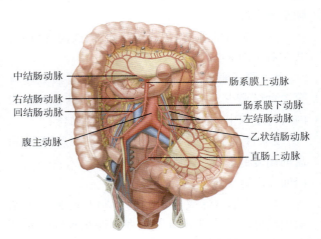

图 8-27　肠系膜下动脉及其分支

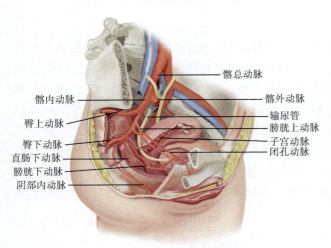

图 8-28　髂内动脉及其分支

（1）髂内动脉　是盆部动脉的主干，为一短干，沿盆腔侧壁下行，分为壁支和脏支（图 8-28）。

1）壁支：主要有①**闭孔动脉**：穿闭孔膜至大腿的内侧，分布于髋关节和大腿内侧群肌。②**臀上动脉**：经梨状肌上孔穿出至臀部，分布于臀中肌、臀小肌。③**臀下动脉**：经梨状肌下孔穿出至臀部，分布于臀大肌。

2）脏支：主要有①**子宫动脉**：行于子宫阔韧带内，在子宫颈的外侧 1 ～ 2cm 处跨过输尿管前方并与之交叉，分布于子宫、阴道、输卵管和卵巢。②**脐动脉**：是胎儿时期的动脉干，出生后其远端闭锁形成脐内侧韧带，其近端发出**膀胱上动脉**。③**膀胱下动脉**：分布于膀胱底、精囊和前列腺等。

④**直肠下动脉**：分布于直肠下部。⑤**阴部内动脉**：穿梨状肌下孔出骨盆，经坐骨小孔至坐骨肛门窝，发出有**肛动脉**、**会阴动脉**和**阴茎（蒂）动脉**等分支，分布于肛门、会阴部和外生殖器。

（2）髂外动脉　沿腰大肌内侧缘下行，经腹股沟韧带中点深面至股三角移行为股动脉。髂外动脉在腹股沟韧带稍上方发出**腹壁下动脉**，经腹股沟管深环内侧，斜向内上进入腹直肌鞘，分布于腹直肌，并与腹壁上动脉吻合。

（3）下肢的动脉　包括股动脉、腘动脉、胫前动脉、胫后动脉等。

1）股动脉（femoral artery）：是髂外动脉的直接延续，在股三角内下行，经收肌管，出收肌腱裂孔至腘窝，移行为腘动脉（图 8-29）。股动脉的主要分支是**股深动脉**，后者又分为**旋股内、外侧动脉**和 3 ～ 4 条**穿动脉**等，分别分布于股内侧肌群、股前肌群、股后肌群和髋关节。

2）腘动脉（popliteal artery）：在收肌腱裂孔处续于股动脉，从腘窝深部下行至腘窝下角处分为胫前动脉和胫后动脉（图 8-30）。腘动脉分布于膝关节及附近的肌肉。

3）胫前动脉（anterior tibial artery）：从腘动脉发出后，向前穿小

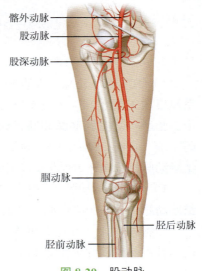

图 8-29　股动脉

腿骨间膜至小腿前群肌之间下行，分支分布于小腿前群肌（图 8-31）。胫前动脉至踝关节前方移行为**足背动脉**，分布于足背和趾背。

4）胫后动脉（posterior tibial artery）：为腘动脉向下的延续，沿小腿后群浅、深层肌之间下行，经内踝的后方至足底，分为**足底内侧动脉**和**足底外侧动脉**（图 8-32）。足底外侧动脉与足背动脉的足底深动脉吻合形成**足底弓**。**腓动脉**起于胫后动脉的上部，沿腓骨的内侧下行，分支营养邻近诸肌和胫、腓骨。胫后动脉的分支主要分布于小腿后群肌、外侧群肌和足底肌。

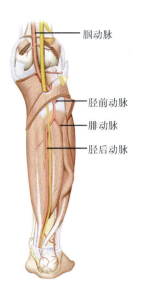

图 8-30　腘动脉及其分支

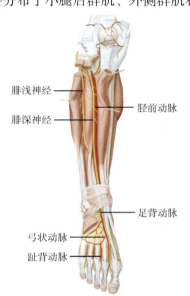

图 8-31　胫前动脉和足背动脉

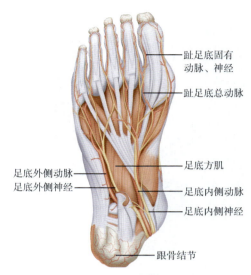

图 8-32　足底动脉及其分支

链接

常见动脉压迫止血部位（图 8-33）

1. 颈总动脉　在环状软骨外侧可摸到颈总动脉搏动，向后内压于第 6 颈椎横突，可使一侧头部止血。

2. 面动脉　在咬肌前缘与下颌体下缘交界处可摸到其搏动，当面部出血时，可在此处压迫止血。

3. 颞浅动脉　在外耳道前方的颧弓根部可摸到其搏动，当额、颞、顶部出血时，可在此处压迫止血。

4. 锁骨下动脉　在锁骨上窝中点向下压迫该动脉于第 1 肋上，可使肩和上肢止血。

5. 肱动脉　在肘窝上方，肱二头肌肌腱的内侧，可摸到肱动脉搏动，向外后方压于肱骨，可使手和前臂止血。

6. 桡动脉　在桡骨茎突与桡侧腕屈肌腱之间，可摸到其搏动，为常用的摸脉点。在桡骨茎突的上方，肱桡肌腱的内侧可压迫止血。

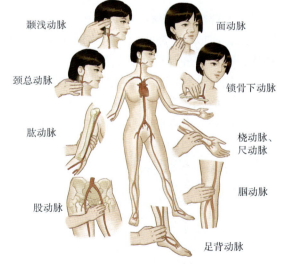

图 8-33　常见动脉压迫止血部位

7. 尺动脉　在腕部，尺侧腕屈肌内侧向其深部压迫可止血。

8. 股动脉　在腹股沟中点稍下方可摸到其搏动，向其深部压迫，可使下肢止血。

9. 腘动脉　大腿外展外旋，自大腿内侧中、下 1/3 交界处至腘窝中点的连线可压迫止血。

10. 足背动脉　在足背内外踝连线中点稍下方可摸到其搏动，并向下压迫可减轻足背出血。

四、静 脉

（一）肺循环的静脉

肺循环的静脉每侧有两条，分别称为**左肺上**、**下静脉**和**右肺上**、**下静脉**，均起始于肺泡毛细血管网的静脉端，出肺门后注入左心房。肺静脉内为含氧量高的动脉血。

（二）体循环的静脉

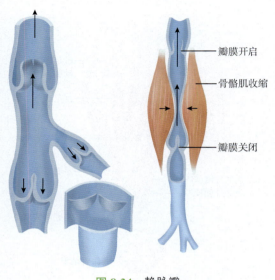

图 8-34 静脉瓣

瓣膜开启
骨骼肌收缩
瓣膜关闭

体循环静脉的特点：①有浅、深静脉之分，**浅静脉**位于皮下浅筋膜内，又称**皮下静脉**，是临床上输液、采血和插入导管的常用静脉，浅静脉最后注入深静脉；**深静脉**多与动脉伴行且同名，又称伴行静脉，其收集范围、行程与伴行的动脉大致相同。②静脉内多有**静脉瓣**（图 8-34），静脉瓣成对出现，以四肢多见，下肢多于上肢，有保证血液向心流动和阻止血液逆流的作用。③静脉间吻合比较多，浅静脉之间、深静脉之间及深、浅静脉之间均有广泛的吻合。浅静脉多吻合成静脉网，深静脉则在器官周围吻合成静脉丛。④静脉的管壁薄、弹性小、管腔大、数量多，总容积是动脉的 2 倍以上。

体循环的静脉分为心静脉系、上腔静脉系和下腔静脉系（包括肝门静脉系）3 部分（图 8-35）。心静脉系收集心的静脉血回心（见心的静脉）。

1.上腔静脉系　由上腔静脉及其属支组成，收集头颈部、上肢、胸部（心除外）的静脉血。

（1）上腔静脉（superior vena cava）是由左、右头臂静脉在右侧第 1 胸肋连结处后方汇合而成，沿升主动脉右侧下行，至右侧第 3 胸肋关节下缘注入右心房（图 8-35）。上腔静脉入右心房前接纳奇静脉的注入。

（2）头臂静脉（brachiocephalic vein）又称无名静脉，是由同侧颈内静脉和锁骨下静脉在胸锁关节的后方汇合而成，汇合处的夹角称**静脉角**，是淋巴导管的注入部位。头臂静脉同时还收纳甲状腺下静脉、椎静脉、胸廓内静脉等属支的静脉血。

（3）颈内静脉　在颈静脉孔处与颅内乙状窦相续，在颈动脉鞘内沿颈内动脉和颈总动脉外侧下行，最后至胸锁关节后方与锁骨下静脉汇合成头臂静脉。颈内静脉的体表投影为乳突尖与下颌角连线中点至胸锁关节中点的连线。颈内静脉的属支包括颅内支和颅外支（图 8-36）。

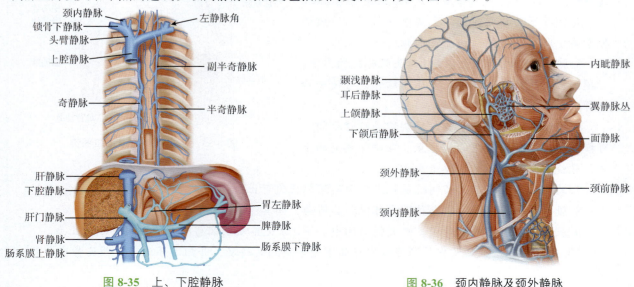

颈内静脉
锁骨下静脉
头臂静脉
上腔静脉
左静脉角
副半奇静脉
奇静脉
半奇静脉
肝静脉
下腔静脉
肝门静脉
肾静脉
肠系膜上静脉
胃左静脉
脾静脉
肠系膜下静脉

图 8-35 上、下腔静脉

颞浅静脉
耳后静脉
上颌静脉
下颌后静脉
颈外静脉
颈内静脉
内眦静脉
翼静脉丛
面静脉
颈前静脉

图 8-36 颈内静脉及颈外静脉

1）颅内支：通过颅内静脉及硬脑膜窦收集脑、脑膜、颅骨、视器和前庭蜗器的静脉血。

2）颅外支：主要收集面部和颈部的大部分静脉血。重要的属支有：①**下颌后静脉**，由**颞浅静脉**和**上颌静脉**在腮腺内汇合而成，向下分为前、后两支，分别汇入面静脉和颈外静脉；②**面静脉**，起自内眦静脉，与面动脉伴行，在下颌角下方接受下颌后静脉的前支汇入，至舌骨大角平面注入颈内静脉。面静脉特点为在口角以上部分无静脉瓣，并通过内眦静脉、眼静脉、面深静脉等与颅内的海绵窦相交通（图 8-37）。当口角以上面部，尤其是鼻根至两侧口角间的三角区内发生感染处理不当时，细菌可通过上述途径侵入颅内，从而引起颅内感染。故临床上将此三角区称为**危险三角**。

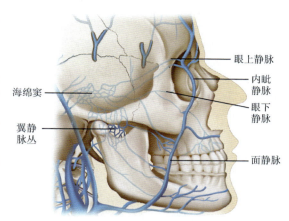

图 8-37 面静脉及交通

（4）颈外静脉（external jugular vein） 是颈部最大的浅静脉，由下颌后静脉的后支、**耳后静脉**与**枕静脉**汇合而成，沿胸锁乳突肌的表面下行，在锁骨上方穿颈深筋膜注入锁骨下静脉。颈外静脉的体表投影为同侧下颌角与锁骨中点的连线。颈外静脉位置表浅，临床上常作为穿刺血管的部位。

（5）锁骨下静脉（subclavian vein） 在第 1 肋的外侧缘续于腋静脉，伴锁骨下动脉向内侧行，至胸锁关节的后方与颈内静脉汇合成头臂静脉。锁骨下静脉与周围结构紧密相连，管壁破裂后不易回缩，外伤时易导致气体进入。

（6）上肢的静脉 有深、浅静脉之分。

1）上肢的深静脉：与同名动脉伴行，收集同名动脉分布区域的静脉血。包括**腋静脉**、**肱静脉**、**桡静脉**、**尺静脉**等。

2）上肢的浅静脉：是临床取血、输液的常用静脉。主要有：①**头静脉**（cephalic vein），起自手背静脉网的桡侧，沿前臂桡侧、肘部前面及肱二头肌的外侧上行，注入腋静脉或锁骨下静脉；②**贵要静脉**（basilic vein）：起于手背静脉网的尺侧，沿前臂尺侧上行，在肘窝处收纳肘正中静脉后，沿肱二头肌内侧沟上行至臂中点水平注入肱静脉，或与肱静脉汇合成腋静脉；③**肘正中静脉**（median cubital vein）：在肘窝处连接头静脉和贵要静脉（图 8-38）。

（7）胸部的静脉

1）奇静脉（azygos vein）：是胸部的静脉主干，起自**右腰升静脉**，穿膈入胸腔，沿胸椎体右侧上行至第 4 胸椎体高度，向前跨过右肺根的上方，注入上腔静脉。奇静脉沿途收集右肋间后静脉、食管静脉、支气管静脉和半奇静脉等属支。**半奇静脉**起自**左腰升静脉**，沿途收集左胸下部肋间后静脉和副半奇静脉的血液；**副半奇静脉**收集左胸上部肋间后静脉。奇静脉和半奇静脉借腰升静脉、腰静脉与髂总静脉、下腔静脉相连，构成了上、下腔静脉系间的侧支吻合。

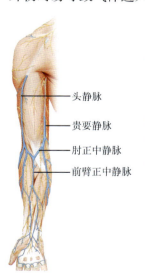

图 8-38 上肢浅静脉

2）椎静脉丛（vertebral venous plexus）：分为椎内、外静脉丛，纵贯其全长，相互吻合，且无瓣膜，血液可双向流动（图 8-39）。椎静脉丛向上与颅内硬脑膜窦相交通，向下与盆腔静脉丛相互吻合，故椎静脉丛也是沟通上、下腔静脉系的又一重要途径。

2.下腔静脉系 由下腔静脉及其属支构成，收集下肢、盆部及腹部的静脉血。

（1）下腔静脉（inferior vena cava） 由左、右髂总静脉在第 4～5 腰椎体高度汇合而成，沿腹主动脉右侧上行，穿膈的腔静脉孔入胸腔，注入右心房（图 8-40）。

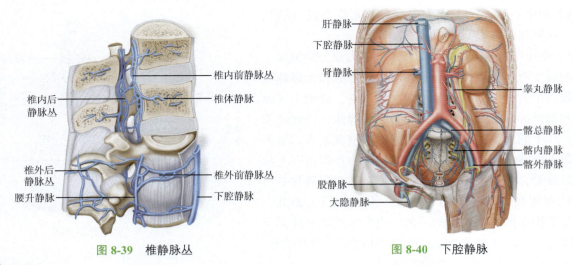

椎内前静脉丛
椎体静脉
椎内后静脉丛
椎外后静脉丛
椎外前静脉丛
腰升静脉
下腔静脉

肝静脉
下腔静脉
肾静脉
睾丸静脉
髂总静脉
髂内静脉
髂外静脉
股静脉
大隐静脉

图 8-39　椎静脉丛　　　　　　　　图 8-40　下腔静脉

案例 8-9

　　患者，男，49 岁。教师，久站后出现小腿酸胀不适。查体：右小腿内侧有少许迂回的静脉团，足靴区色素沉着，诊断为大隐静脉曲张。

问题：静脉曲张的好发部位是哪里？下肢有哪些浅静脉？请分别说出其注入深静脉的部位。

　　（2）下肢的静脉　有浅、深静脉之分。

　　1）下肢的深静脉：与同名动脉伴行，收集同名动脉分布区域的静脉血。包括**股静脉**、**腘静脉**、**胫前静脉**、**胫后静脉**等。

　　2）下肢的浅静脉：主要有大隐静脉和小隐静脉（图 8-41）。①**大隐静脉**（great saphenous vein）：起自足背静脉弓的内侧，经内踝前方，伴隐神经上升，沿下肢内侧上行，至耻骨结节外下方 3～4cm 处穿阔筋膜的隐静脉裂孔注入股静脉。在注入之前还收集**腹壁浅静脉**、**阴部外静脉**、**股内侧浅静脉**、**股外侧浅静脉**、**旋髂浅静脉** 5 个属支。②**小隐静脉**（small saphenous vein）：起于足背静脉弓的外侧，经外踝后方，沿小腿后面中线上行至腘窝下角处，穿深筋膜注入腘静脉。

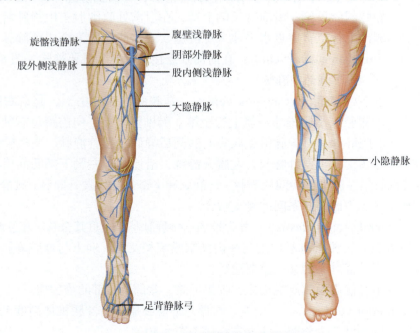

旋髂浅静脉
股外侧浅静脉
腹壁浅静脉
阴部外静脉
股内侧浅静脉
大隐静脉
足背静脉弓
小隐静脉

图 8-41　大隐静脉和小隐静脉

（3）盆部的静脉

1）髂总静脉（common iliac vein）：在骶髂关节前方由髂内静脉和髂外静脉汇合而成。左、右髂总静脉再汇合成下腔静脉。

2）髂内静脉（internal iliac vein）：与髂内动脉伴行，其收集范围与髂内动脉的分布范围基本相同。属支分脏支和壁支：①脏支，常在器官周围或壁内形成广泛的静脉丛，如直肠静脉丛、膀胱静脉丛和子宫静脉丛等。②壁支，主要有臀上静脉、臀下静脉、闭孔静脉等。

3）髂外静脉（external iliac vein）：是股静脉的直接延续，伴髂外动脉向内上行，至骶髂关节前方与髂内静脉汇合成髂总静脉，收集旋髂深静脉和腹壁下静脉的静脉血。

 案例 8-10

患者，女，65 岁。因腹胀 4 个月，伴食欲减退 1 个月入院。查体：移动性浊音（＋）。食管钡餐 X 线示食管胃底静脉曲张。经临床诊断为肝硬化，门静脉高压。

问题：肝门静脉收集静脉血的范围如何？肝门静脉的属支有哪些？门静脉高压时，建立哪些侧支循环？

（4）腹部的静脉　分为壁支和脏支，直接或间接注入下腔静脉。

1）壁支：主要有 1 对**膈下静脉**和 4 对**腰静脉**，与同名动脉伴行，直接注入下腔静脉。

2）成对脏支：①**肾静脉**，与肾动脉伴行，直接注入下腔静脉，左肾静脉长于右肾静脉。②**肾上腺静脉**，右侧直接注入下腔静脉，左侧向下注入左肾静脉。③**睾丸（或卵巢）静脉**，右侧以锐角直接注入下腔静脉，左侧以直角向上注入左肾静脉。睾丸静脉曲张以左侧多见。

3）不成对脏支：**肝静脉**（hepatic vein），包括肝左静脉、肝中静脉和肝右静脉，收集腹腔内所有不成对脏器的静脉血。肝静脉包埋于肝实质内，在腔静脉沟上部注入下腔静脉。

肝门静脉系（hepatic portal vein）由肝门静脉及其属支构成，收集腹腔不成对脏器（肝除外）的静脉血（图 8-42）。**肝门静脉**是由肠系膜上静脉和脾静脉在胰头和胰体交界处的后方汇合而成，向上进入肝十二指肠韧带，在肝固有动脉和胆总管的后方上行至肝门，分左、右支进入肝左叶和肝右叶。肝门静脉在肝内反复分支，最后注入肝窦，与来自肝固有动脉分支的血液混合，经肝静脉注入下腔静脉。肝门静脉的属支包括**肠系膜上静脉**、**脾静脉**、**肠系膜下静脉**、**胃左静脉**、**胃右静脉**、**胆囊静脉**和**附脐静脉**等。

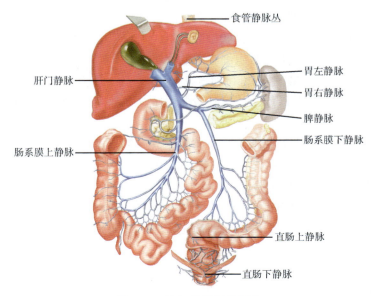

食管静脉丛
肝门静脉
胃左静脉
胃右静脉
脾静脉
肠系膜下静脉
肠系膜上静脉
直肠上静脉
直肠下静脉

图 8-42　肝门静脉及其属支

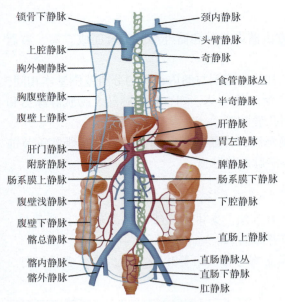

图 8-43　肝门静脉的吻合及交通

肝门静脉系的结构特点：①起止端均为毛细血管；②腔内的静脉血中富含从胃肠道吸收的营养物质；③一般无静脉瓣，当肝门静脉高压时，血液可逆流。

肝门静脉与上、下腔静脉系有以下 3 处重要吻合（图 8-43）。

食管静脉丛：位于食管下段壁内，由肝门静脉系的胃左静脉与上腔静脉系的奇静脉和半奇静脉吻合而成。

直肠静脉丛：位于直肠下段壁内，由肝门静脉系的直肠下静脉与下腔静脉系的直肠上静脉、肛静脉吻合而成。

脐周静脉网：位于脐周皮下，由肝门静脉系的附脐静脉、上腔静脉系的腹壁上静脉和胸腹壁静脉、下腔静脉系的腹壁下静脉和腹壁浅静脉吻合而成。

正常情况下，吻合处血流少，吻合支细小。但当肝门静脉血流受阻（如肝硬化、胰头肿瘤等）时，血液可以通过上述 3 处吻合建立 3 条侧支循环，部分肝门静脉血可分别经上、下腔静脉回流入心。此时，可引起上述吻合处的静脉曲张，甚至破裂，出现呕血、便血或腹水等临床表现。

链接

门静脉高压症的临床表现

门静脉高压症的临床表现主要是脾大、门静脉侧支循环的建立和腹水。①脾大：正常情况下，脾静脉血回流入肝门静脉，因此当肝门静脉高压时，脾静脉回流受阻，导致脾淤血，引起脾大。晚期甚至出现脾功能亢进，表现为白细胞、红细胞和血小板计数减少。②门静脉侧支循环的建立：当门静脉压力达到 200mmHg 以上时，侧支循环建立并开放。主要是食管静脉丛、直肠静脉丛及脐周静脉网三处。③腹水：是肝硬化失代偿期最突出的临床表现。

五、微　循　环

微循环（microcirculation）是指微动脉与微静脉之间的血液循环。一般由微动脉、毛细血管前微动脉和中间微动脉、真毛细血管、直捷通路、动静脉吻合和微静脉组成（图 8-44）。其主要功能是实现血液与组织细胞间的物质交换，同时还可调节组织器官血流量，参与维持动脉血压等。

1. 微动脉　管壁有环行平滑肌纤维，是控制微循环血流量的"总闸门"。

2. 中间微动脉　微动脉的分支是毛细血管前微动脉，毛细血管前微动脉继续分支为中间微动脉，管壁上散布不连续的平滑肌，能够调节毛细血管网的血流量。

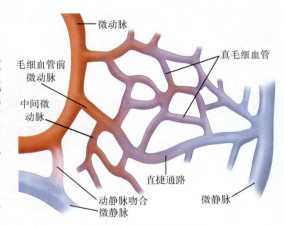

图 8-44　微循环模式图

3. 真毛细血管　为中间微动脉的分支，互相吻合成网，行程迂曲，血流缓慢，是进行物质交换的重要部位。在真毛细血管起始部位有少量环行平滑肌，称毛细血管前括约肌，是调节微循环血流量的"分闸门"。

4. 直捷通路　又称**通血毛细血管**，是中间微动脉与微静脉直接相通的血管，是经常开放的血流通路，直而短，流速快，流量大，血液与组织细胞间物质交换较少。

当局部组织处于静息状态时，毛细血管前括约肌收缩，大部分血液由微动脉、中间微动脉经直捷通路快速流入微静脉，只有少部分血液流经真毛细血管。当局部组织功能活跃时，毛细血管前括约肌松弛，较多的血液流经真毛细血管，促进物质交换。

5.动静脉吻合 是微动脉与微静脉之间直接连通的血管。动静脉吻合多处于收缩状态，在机体处于应激状态时开放，微动脉的血液经此直接进入微静脉。对局部组织血流调节起重要作用。

机体静息状态下，微循环中约 20% 的真毛细血管呈开放状态，仅小部分血液经真毛细血管进行物质交换，而大部分由直捷通路进入微静脉，回流心脏。机体功能活跃时，局部代谢旺盛，产生的代谢产物对毛细血管前括约肌具有调节作用，使真毛细血管网的血流量增加，有利于进行充分的物质交换。

第2节 淋巴系统

淋巴系统（lymphatic system）由淋巴管道、淋巴组织和淋巴器官组成（图 8-45）。

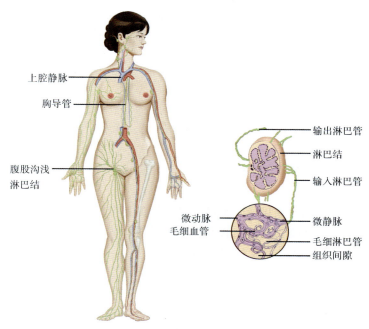

图 8-45 淋巴系统模式图

淋巴系统是静脉系统的辅助系统，协助静脉引流组织液。血液流经毛细血管动脉端时，一些成分经毛细血管滤出进入组织间隙形成组织液，与组织细胞进行物质交换后，大部分组织液经毛细血管静脉端流入静脉，小部分组织液则进入毛细淋巴管，成为**淋巴液**。淋巴液沿各级淋巴管道回流，途经多级淋巴结的过滤，最后汇入静脉。此外，淋巴器官和淋巴组织还具有产生淋巴细胞、过滤淋巴液和参与免疫反应等功能。

一、淋巴管道

淋巴管道包括毛细淋巴管、淋巴管、淋巴干和淋巴导管。

（一）毛细淋巴管

毛细淋巴管（lymphatic capillary）是淋巴管道的起始部，位于组织间隙内，以膨大的盲端起始，分布广泛，除上皮、角膜、晶状体、软骨、脑和脊髓外，几乎遍及全身。毛细淋巴管管径较毛细血管粗，壁薄，管壁由单层内皮细胞构成，内皮细胞间有较大间隙，无基膜，故通透性比毛细血管大（图 8-46）。

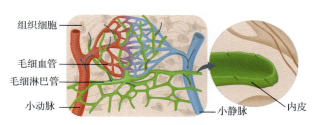

图 8-46 毛细血管及毛细淋巴管模式图

不易透过毛细血管的大分子物质，如肿瘤细胞、蛋白质、异物、细菌等，较易进入毛细淋巴管，经淋巴转移扩散等。

（二）淋巴管

淋巴管（lymphatic vessel）由毛细淋巴管汇合而成，注入淋巴结。管壁结构与小静脉相似，但腔小壁薄，管内有众多的瓣膜，可防止淋巴逆流。由于相邻瓣膜之间的淋巴管段扩张明显，淋巴管呈串珠状外形。淋巴管也有浅、深之分并有丰富的交通。

> **链接**
>
> **急性淋巴管炎**
>
> 急性淋巴管炎是指致病菌从皮肤、黏膜的破损处或其他感染病灶侵入淋巴管，引起淋巴管及其周围组织的急性炎症。致病菌主要为乙型溶血性链球菌、金黄色葡萄球菌等。
>
> 急性淋巴管炎分为管状淋巴管炎和网状淋巴管炎。管状淋巴管炎又分浅层和深层，浅层往往在病灶表面出现"红线"，并有压痛。深层不出现红线，但有肿胀及条形压痛区。网状淋巴管炎就是我们通常说的丹毒，常伴有周围淋巴结肿大和疼痛。

（三）淋巴干

淋巴干（lymphatic trunk）共有 9 条，由全身各部的浅、深淋巴管经过一系列淋巴结后，最终汇合形成较大的淋巴干（图 8-47）。

1. 左、右颈干　主要收集头颈部的淋巴。
2. 左、右锁骨下干　主要收集上肢和胸壁的部分淋巴。
3. 左、右支气管纵隔干　主要收集胸腔脏器和胸腹壁的部分淋巴。
4. 左、右腰干　主要收集下肢、盆部、腹腔内成对脏器和腹壁的部分淋巴。
5. 肠干　1 条，主要收集腹腔内不成对脏器的淋巴。

（四）淋巴导管

淋巴导管（lymphatic duct）共有 2 条，即胸导管和右淋巴导管。由 9 条淋巴干汇合而成，最后分别注入左、右静脉角（图 8-47、图 8-48）。

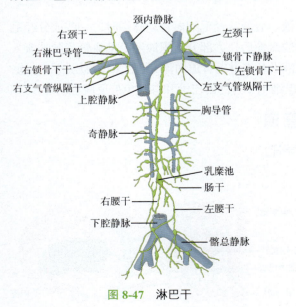

图 8-47　淋巴干

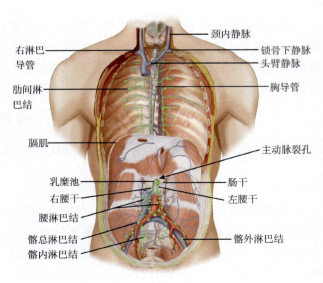

图 8-48　淋巴导管模式图

1. 胸导管（thoracic duct）　由 6 条淋巴干汇合而成，是人体最粗大的淋巴管道（图 8-48）。在第 1 腰椎前方起自膨大的**乳糜池**。乳糜池由左、右腰干和肠干汇合而成。胸导管向上穿主动脉裂孔入胸腔，沿脊柱前方上行达第 5 胸椎处，逐渐偏向脊柱左侧，出胸廓上口至左颈根部，并呈弓状向前下弯曲注入左静脉角。在注入之前还收集左颈干、左锁骨下干和左支气管纵隔干的淋巴液。胸导管收集人体下半身和左侧上半身的淋巴，约全身 3/4 区域的淋巴液。

2. 右淋巴导管（right lymphatic duct）　较短小，由右颈干、右锁骨下干和右支气管纵隔干 3 条淋巴干汇合而成，注入右静脉角。右淋巴导管收集人体右侧上半身的淋巴，约全身 1/4 区域的淋巴液。

二、淋巴器官

淋巴器官包括淋巴结、脾、扁桃体和胸腺等，主要由淋巴组织构成。

（一）淋巴结

1. 淋巴结的形态和功能　淋巴结（lymphatic node）为大小不等的灰红色圆形或椭圆形小体，质地柔软。淋巴结的一侧隆凸，有数条**输入淋巴管**进入；另一侧凹陷，称**淋巴结门**，有 1 ～ 2 条**输出淋巴管**、血管及神经出入。有滤过淋巴、产生淋巴细胞、参与免疫反应的功能。引流人体某局部或器官淋巴的第一级淋巴结称为**局部淋巴结**。当局部或器官发生病变时，细菌、病毒或癌细胞等可沿淋巴管侵入相应的局部淋巴结，引起局部淋巴结肿大。因此，了解局部淋巴结的位置、收纳淋巴的范围及淋巴回流的方向，具有重要的临床意义。

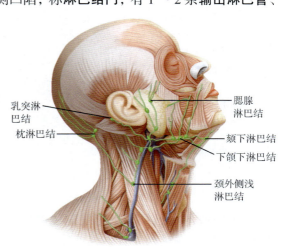

图 8-49　头颈部浅淋巴结

2. 全身主要部位的淋巴结群　淋巴结多成群集聚，沿血管排列分布，位于关节的屈侧和体腔的隐蔽部位。可分为浅、深两种，浅淋巴结位于浅筋膜内，深淋巴结位于深筋膜深面，收纳一定器官或部位的淋巴。

（1）头颈部的淋巴结　主要分布于头、颈交界处和颈内、外静脉的周围（图 8-49）。

1）头部淋巴结：位于头、颈交界处，有颏下淋巴结、下颌下淋巴结、腮腺淋巴结、耳后淋巴结和枕淋巴结，主要收纳头面部的淋巴，汇入颈外侧淋巴结。**下颌下淋巴结**位于下颌下腺附近，收纳面部及口腔的淋巴。

2）颈部的淋巴结：主要有颈前淋巴结和颈外侧淋巴结。

颈前淋巴结：分为浅、深两群。浅群沿颈前静脉排列，引流颈前部浅层结构的淋巴。深群主要是沿喉、气管和甲状腺排列的喉前淋巴结、气管前淋巴结、气管旁淋巴结和甲状腺淋巴结。

颈外侧淋巴结：分为浅、深两群。**颈外侧浅淋巴结**：沿颈外静脉排列，收集颈部浅层、乳突部及枕部的淋巴等，注入颈外侧深淋巴结。**颈外侧深淋巴结**：包括咽后淋巴结、颈内静脉二腹肌淋巴结、锁骨上淋巴结等，沿颈内静脉排列，收集头颈部、胸壁上部及乳房上部的淋巴，输出淋巴管汇合成颈干，左侧注入胸导管，右侧注入右淋巴导管。颈干注入淋巴导管处通常缺乏瓣膜，在胃癌或食管癌时，癌细胞可经胸导管由颈干逆行转移到左锁骨上淋巴结，引起该淋巴结肿大（图 8-50）。

（2）上肢的淋巴结　主要为腋淋巴结，位于腋窝内腋动、静脉周围，按位置分为**外侧淋巴结、胸肌淋巴结、肩胛下淋巴结、中央淋巴结**和**尖淋巴结** 5 群，主要收纳上肢、胸前外侧壁、乳房和脐以上腹壁浅层的淋巴，其输出淋巴管汇合成锁骨下干（图 8-51）。

（3）胸部的淋巴结　分为胸壁和胸腔脏器的淋巴结。主要收纳胸腔脏器、乳房内侧和脐以上胸腹壁深层的淋巴，其输出淋巴管主要合成左、右支气管纵隔干，最后注入胸导管或右淋巴导管。

图中标注：乳突淋巴结、枕淋巴结、腮腺淋巴结、颏下淋巴结、下颌下淋巴结、颈外侧浅淋巴结

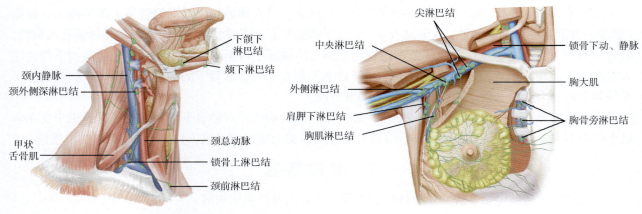

图 8-50 头颈部深淋巴结

图 8-51 腋淋巴结

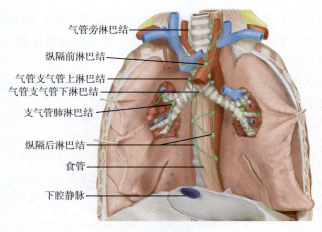

图 8-52 胸部淋巴结

1）胸壁淋巴结：主要有胸骨旁淋巴结、肋间淋巴结、膈上淋巴结等。

2）胸腔脏器的淋巴结：主要有**纵隔前淋巴结**、**纵隔后淋巴结**、**肺淋巴结**、**支气管肺淋巴结（又称肺门淋巴结）**、**气管支气管（上、下）淋巴结**、**气管旁淋巴结**等（图 8-52）。

（4）下肢的淋巴结　主要分两群，即位于腘窝的腘淋巴结和位于腹股沟的腹股沟淋巴结。

1）腘淋巴结：分浅、深 2 组，分别沿小隐静脉末端和腘血管排列，收纳足外侧缘、小腿后外侧部的浅淋巴和足、小腿的深淋巴，最终注入腹股沟深淋巴结。

2）腹股沟淋巴结：①**腹股沟浅淋巴结**，分为上、下 2 组，上组沿腹股沟韧带下方排列，下组沿大隐静脉末端排列。收纳腹前壁下部、臀部、会阴部、外生殖器和下肢大部分的浅淋巴，最后注入腹股沟深淋巴结或髂外淋巴结。②**腹股沟深淋巴结**，位于股静脉末端周围和股管内，引流大腿深部结构和会阴部的淋巴，并收纳腹股沟浅淋巴结和腘淋巴结深群的淋巴，最后注入髂外淋巴结（图 8-53）。

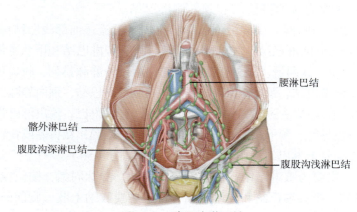

图 8-53 腹股沟淋巴结

（5）盆部的淋巴结　主要有髂外淋巴结、髂内淋巴结和髂总淋巴结。

1）髂外淋巴结：沿髂外动静脉排列，引流腹前壁下部、膀胱、前列腺或子宫、阴道上部的部分淋巴及收纳腹股沟浅、深淋巴结的输出淋巴，注入髂总淋巴结。

2）髂内淋巴结：沿髂内动脉及其分支排列，收纳大部分盆壁、盆腔脏器、会阴深部、臀部及大腿后部深层结构的淋巴，注入髂总淋巴结。

3）髂总淋巴结：位于髂总动静脉周围排列，收纳髂内、外淋巴结的淋巴，注入腰淋巴结。

（6）腹部的淋巴结　位于腹后壁和腹腔脏器周围，沿腹腔血管排列，包括腰淋巴结、腹腔淋巴结和肠系膜上、下淋巴结。腹后壁和腹腔成对器官的淋巴汇入腰淋巴结，腹腔不成对器官的淋巴汇入腹腔淋巴结和肠系膜上、下淋巴结。

1）腰淋巴结：位于腹后壁，沿腹主动脉和下腔静脉排列，引流腹后壁深层结构、腹腔成对器官的淋巴及髂总淋巴结输出的淋巴。其输出淋巴管汇合成左、右腰干。

2）腹腔淋巴结（图 8-54）：沿腹腔干及其分支排列。收纳腹腔干分布区域内的淋巴，包括**胃左淋巴结**、**胃右淋巴结**、**胃网膜左淋巴结**、**胃网膜右淋巴结**、**幽门上淋巴结**、**幽门下淋巴结**、**脾淋巴结**等。

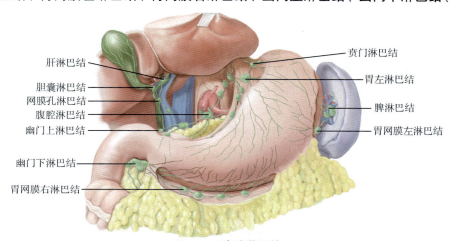

图 8-54　腹腔淋巴结

3）肠系膜上、下淋巴结：沿肠系膜上、下动脉及其分支排列，收纳同名动脉分布区域内的淋巴（图 8-55）。

腹腔淋巴结、肠系膜上淋巴结和肠系膜下淋巴结的输出淋巴管汇合成肠干。

 案例 8-11

患者，男，18 岁，3 小时前被汽车撞伤后，左上腹剧烈疼痛。查体：心率 135 次 / 分，血压 55/40mmHg，面色苍白、四肢厥冷，上腹部压痛，肌紧张，叩诊移动性浊音（＋），腹腔穿刺抽出不凝固血液。经临床诊断为脾破裂。

问题：脾的位置在哪？脾的形态和功能如何？

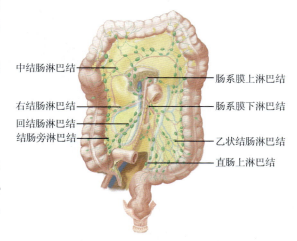

图 8-55　肠系膜上、下淋巴结

（二）脾

1. 脾的位置和形态　脾位于左季肋区，介于膈与胃底之间，第 9～11 肋的深面，其长轴与第 10 肋一致，正常情况下在左肋弓下不能触及脾（图 8-56）。脾为暗红色、扁椭圆形的实质器官，质软而脆，受暴力打击易破裂。脾分膈、脏两面，上、下两缘。**膈面**与膈相贴，光滑隆凸；**脏面**与脏器邻近，中央处为**脾门**，是血管、神经和淋巴管等出入部位。上缘较锐，有 2～3 个**脾切迹**，是触诊辨认脾的标志。

下缘较钝，朝向后下方。

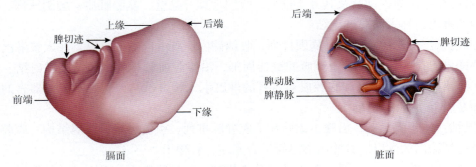

图 8-56　脾

2. 脾的功能　是人体最大的淋巴器官，具有滤血、储血、造血和参与免疫应答的功能。

（三）胸腺

1. 胸腺的位置和形态　胸腺（thymus）是中枢淋巴器官，位于胸骨柄后方，上纵隔前部，分为大小不对称的左、右2叶。随年龄增长有明显的变化（图8-57），新生儿及幼儿的胸腺相对较大，青春期后逐渐萎缩退化，逐渐被脂肪组织代替。

2. 胸腺的功能　为T淋巴细胞早期发育的场所，不直接参与免疫反应，但对人体免疫功能的建立有重要作用。

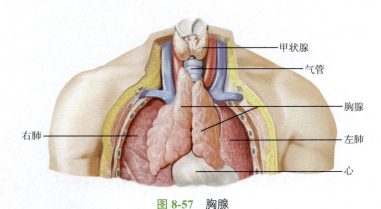

图 8-57　胸腺

第3节　循环系统的组织学结构

一、血管壁的一般结构

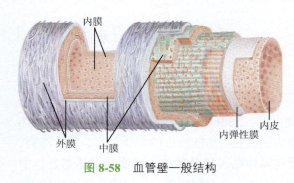

图 8-58　血管壁一般结构

除毛细血管外，循环系统的管壁一般都分为内膜、中膜和外膜3部分（图8-58）。

1. 内膜（tunica intima）　由内皮和内皮下层构成。内皮为单层扁平上皮，衬贴在管腔内面，表面光滑，有利于血液和淋巴液的流动。内皮下层为薄层的结缔组织，内含少量胶原纤维、弹性纤维，有时可见少许纵行平滑肌。大、中、小动脉的内皮下层还有内弹性膜，由弹性纤维构成。

2. 中膜（tunica media） 由平滑肌（或心肌）和结缔组织构成，位于内、外膜之间，其厚度、组织成分等与血管的种类有关。动脉的中膜内有大量弹性纤维。

3. 外膜（tunica adventitia） 由疏松结缔组织构成，含螺旋状或纵行的弹性纤维和胶原纤维。中动脉的外膜与中膜交界处还有外弹性膜。

 案例 8-12

患者，女，25 岁。患风湿性心脏瓣膜病。不明原因持续发热 1 月余，体温波动在 37.5 ～ 38.5℃，应用多种抗生素治疗无效，今晨以"感染性心内膜炎"收治入院。

问题：心脏壁分为哪几层？心内膜分为哪几层？

二、循环系统各段管壁的结构特点

（一）心脏

心脏是一个中空性器官，壁很厚，由内向外依次为心内膜、心肌膜和心外膜。

1. 心内膜 由内皮、内皮下层和心内膜下层组成。此处的内皮与血管内皮相连；内皮下层除结缔组织外，还有少量平滑肌；内皮下层与心肌膜之间的疏松结缔组织为心内膜下层，含血管、神经及心传导系的分支。

2. 心肌膜 最厚，主要由心肌构成。心肌纤维大致可分为内纵、中环和外斜 3 层。肌束之间、心肌纤维之间有丰富的毛细血管和数量不等的结缔组织。部分心房肌纤维含分泌颗粒，内含心房钠尿肽，有利尿、排钠和降压的作用。

3. 心外膜 即心包的脏层，其结构为浆膜。内含血管、神经和少量脂肪组织。

（二）动脉

动脉可分为大动脉、中动脉、小动脉和微动脉。它们互相连续，内膜、中膜和外膜 3 层结构逐渐移行变化，以中膜变化最明显。

1. 大动脉 包括主动脉、肺动脉、头臂干、颈总动脉、锁骨下动脉和髂总动脉等。

（1）内膜 大动脉的内膜有较厚的内皮下层，其下方为多层弹性膜组成的内弹性膜。内弹性膜与中膜的弹性膜相连，故内膜与中膜的分界不清楚（图 8-59）。

（2）中膜 最厚，主要由 40 ～ 70 层弹性膜、大量弹性纤维和少量环行平滑肌构成。各层弹性膜之间有弹性纤维相连，故大动脉又称**弹性动脉**。

（3）外膜 由疏松结缔组织构成，无明显的外弹性膜，内有小血管营养外膜和中膜。内膜的营养主要来自管腔内血液的渗透。

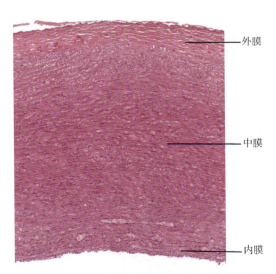

图 8-59　大动脉管壁光镜图（HE 染色）

外膜

中膜

内膜

2. 中动脉 除大动脉外，凡动脉管径在 1mm 以上、解剖学中有名称的动脉均属于中动脉，如肱动脉、桡动脉和尺动脉等。其管壁的三层结构最为典型，中膜含有大量平滑肌，又称**肌性动脉**（图 8-60）。

（1）内膜 由内向外分为内皮、内皮下层和内弹性膜。内弹性膜明显，是内膜与中膜的分界线。

（2）中膜 最厚，主要由 10 ～ 40 层环行平滑肌纤维、少量的弹性纤维和胶原纤维构成。环行平滑肌的收缩和舒张，可改变其管径大小，以调节器官的血流量。

（3）外膜　由疏松结缔组织构成。在中膜与外膜交界处有明显的**外弹性膜**。

3.小动脉　管径0.3～1.0mm。内膜有明显的内弹性膜，中膜含有3～9层平滑肌，故也属**肌性动脉**。在神经和体液的调节下，平滑肌可收缩和舒张，影响血流的外周阻力，从而调节血压。外膜一般无外弹性膜（图8-61）。

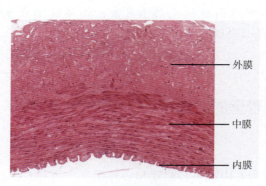

图 8-60　中动脉管壁光镜图（HE 染色）

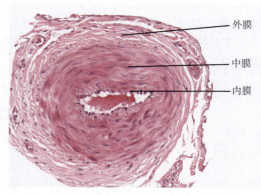

图 8-61　小动脉管壁光镜图（HE 染色）

4.微动脉　是指管径在0.3mm以下的动脉。无内、外弹性膜，中膜由1～2层平滑肌组成，外膜非常薄。

（三）毛细血管

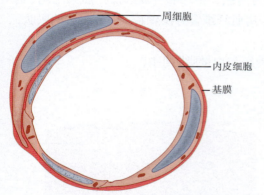

图 8-62　毛细血管超微结构模式图

1.毛细血管的组织结构　毛细血管的管径一般为5～50μm，分支多且互相吻合成网。毛细血管壁薄，仅由一层内皮细胞和基膜组成（图8-62）。内皮细胞和基膜之间，散在分布一种扁平状而有突起的**周细胞**，其突起紧贴内皮细胞基底面。在毛细血管损伤时，周细胞可增殖分化为内皮细胞、平滑肌细胞或成纤维细胞，参与血管的生长或损伤修复。

2.毛细血管的超微结构和分类　电镜下，根据毛细血管内皮细胞结构的不同，可分为连续毛细血管、有孔毛细血管和血窦 3 类。

（1）连续毛细血管　由连续的内皮细胞围成，细胞间有紧密连接封闭细胞间隙，基膜完整，胞质中有许多吞饮小泡（图8-63）。主要分布于结缔组织、肌组织、肺、胸腺和中枢神经系统等处。

（2）有孔毛细血管　内皮细胞不含核的部分很薄，有许多贯穿细胞的窗孔，一般有隔膜封闭，基膜完整（图8-64）。主要分布于胃肠黏膜、内分泌腺和肾小球等处。

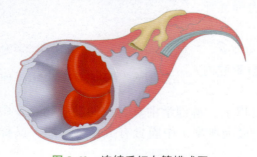

图 8-63　连续毛细血管模式图

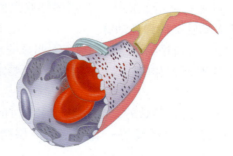

图 8-64　有孔毛细血管模式图

（3）血窦　又称**窦状毛细血管**。管腔大，形态不规则，内皮细胞上有窗孔，无隔膜，且细胞间隙较大，基膜不完整或缺如，有利于大分子物质或血细胞的出入（图8-65）。主要分布于肝、脾、骨髓及内分泌腺等。

（四）静脉

静脉相对动脉来说，壁薄，弹性小，腔大且不规则；内膜、中膜和外膜之间无明显的界线；管径大于 2mm 的静脉常有静脉瓣，可防止血液逆流。

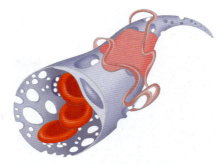

图 8-65　血窦（窦状毛细血管）模式图

1. 大静脉　管径大，包括上、下腔静脉，颈外静脉，肝门静脉和头臂静脉等。内膜薄，内皮下层含少量平滑肌纤维；中膜不发达，仅有几层环行平滑肌；外膜较厚，结缔组织内常有较多的纵行平滑肌纤维束。

2. 中静脉　管径为 1～9mm，除大静脉外，解剖学上有名称的静脉均属于中静脉。中静脉内膜薄，内弹性膜不明显。中膜较薄，有稀疏的环行平滑肌。外膜厚，由结缔组织组成，可有少量的纵行平滑肌束，无外弹性膜。

3. 小静脉　管径 0.2～1.0mm，内皮外有一层至数层较完整的平滑肌。

4. 微静脉　管径小于 200μm，中膜含 1～2 层平滑肌纤维。

三、淋巴组织

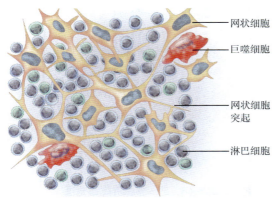

图 8-66　淋巴组织模式图

淋巴组织以网状组织为支架，网眼中充满大量淋巴细胞及其他免疫细胞（图 8-66），是免疫应答的主要场所。根据细胞成分、形态和功能特点，一般分为弥散淋巴组织和淋巴小结两种。

1. 弥散淋巴组织　无固定的形态，与周围的结缔组织无明显分界。组织中有毛细血管后微静脉，因其内皮细胞为柱状，又称高内皮微静脉，是淋巴细胞从血液进入淋巴组织的重要通道。当弥散淋巴组织受抗原刺激时，可出现淋巴小结。

2. 淋巴小结　为直径 1～2mm 的球形小体，边界清晰，主要含有大量的 B 细胞和少量的 T 细胞、巨噬细胞等。淋巴小结有两种类型：①未受抗原刺激的淋巴小结称为初级淋巴小结，体积较小，由分布均匀并密集的小淋巴细胞组成；②当淋巴小结受到抗原刺激后，体积增大，产生生发中心，形成次级淋巴小结。

生发中心分为深部的暗区和浅部的明区。暗区较小，主要由大的 B 细胞和辅助性 T 细胞（Th 细胞）组成，嗜碱性强，着色深；明区较大，含有滤泡树突细胞、巨噬细胞、中等大小的 B 细胞等；在生发中心的顶部及周围有一层密集的小的 B 细胞，尤其以顶部最厚，称为小结帽。

淋巴小结除分布在淋巴器官外，还分布于消化道、呼吸道及泌尿生殖管道的黏膜中。根据存在形式不同，分为单独存在的孤立淋巴小结和有 10～40 个淋巴小结成群存在的集合淋巴小结。

四、淋巴器官的组织结构与功能

（一）胸腺

1. 胸腺的结构　胸腺分左右两叶，表面有薄层结缔组织被膜，结缔组织伸入胸腺内部形成小叶间隔，将胸腺实质分成许多不完整的胸腺小叶。每个小叶分为皮质和髓质。所有的髓质都相互连续。

（1）皮质　位于小叶的周边，细胞密集，着色深。以胸腺上皮细胞为支架，间隙内含有大量胸腺细胞和少量基质细胞等（图 8-67）。

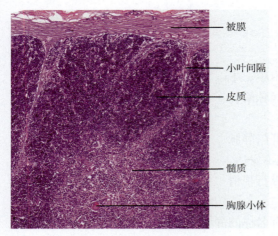

图 8-67　胸腺的结构（HE 染色）

1）胸腺上皮细胞：又称**上皮性网状细胞**，分布于被膜下和胸腺细胞之间，为扁平状或星形的多突细胞，相邻细胞突起相连成网，分泌胸腺素和胸腺生成素，为胸腺细胞的发育分化提供适宜的微环境。

2）胸腺细胞：是胸腺内处于不同分化发育阶段的 T 细胞，是由骨髓来的淋巴细胞前体进入胸腺后分裂分化而来。其高度密集于皮质内，占皮质细胞总数的 85% ～ 90%。在发育中的胸腺细胞，凡能与机体自身抗原发生反应的（约占 95%），将被淘汰而凋亡，被巨噬细胞吞噬清除。仅 5% 的胸腺细胞能继续分化成熟，成为初始 T 细胞，具有正常的免疫应答潜能。

（2）髓质　位于小叶的中央，含大量胸腺上皮细胞，少量初始 T 细胞和巨噬细胞等，着色较浅。胸腺上皮细胞呈多边形，胞体较大，也能分泌胸腺激素，部分参与构成胸腺小体。

胸腺小体（thymic corpuscle），是胸腺髓质的特征结构。散在分布，大小不等，由数层胸腺上皮细胞呈同心圆状排列而成，其功能不太明确，但缺乏胸腺小体的胸腺不能培育出 T 细胞。

（3）血 - 胸腺屏障（blood-thymus barrier）　胸腺皮质内的毛细血管及其周围结构能阻止血液中抗原物质进入胸腺皮质，具有屏障作用，称为**血 - 胸腺屏障**（图 8-68）。血 - 胸腺屏障主要由下列结构组成：①连续的毛细血管内皮及其细胞间的紧密连接；②完整的内皮基膜；③血管周隙，内含巨噬细胞；④胸腺上皮细胞的基膜；⑤连续的胸腺上皮细胞。血 - 胸腺屏障对维持胸腺内环境的稳定、保证胸腺细胞的正常发育起着重要的作用。

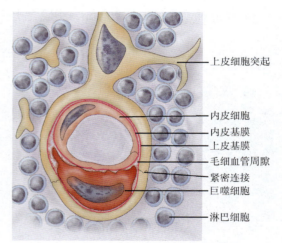

图 8-68　血 - 胸腺屏障模式图

2.胸腺的功能　胸腺属于中枢淋巴器官，为 T 细胞早期发育的场所，并向周围淋巴器官输送 T 细胞。不直接参与免疫反应，但对人体免疫功能的建立有重要作用。

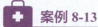　**案例 8-13**

患者，28 岁，因不规则低热 2 月余、头痛、畏寒、腹泻、明显消瘦、肌肉关节疼痛就诊。既往有静脉吸毒史。查体：全身淋巴结肿大，质韧、无痛，活动度尚可。化验结果示血清抗体 HIV（＋）。临床诊断为艾滋病。
问题：淋巴结的功能如何？淋巴结的结构如何？

（二）淋巴结

1.淋巴结的结构　淋巴结表面为薄层结缔组织形成的被膜。被膜和淋巴结门部的结缔组织伸入实质形成**小梁**，构成淋巴结的粗支架，小梁粗细不等，相互交织成网，其间有网状组织分布，构成淋巴结的微细支架。淋巴结实质可分为皮质和髓质两部分（图 8-69）。

（1）皮质　位于被膜下方，由浅层皮质、副皮质区及皮质淋巴窦构成。

1）浅层皮质：含有大量**淋巴小结**和少量**弥散淋巴组织**（图 8-69），主要由 B 细胞构成。

2）副皮质区：位于皮质深层，为较大片的弥散淋巴组织，主要由 T 细胞组成，故又称**胸腺依赖区**。在细胞免疫应答时，细胞分裂象增多，此区域迅速扩大。

3）皮质淋巴窦：包括被膜下窦和小梁周窦。由内皮细胞构成窦壁，并有星状的网状细胞支撑窦腔，窦内表面附着有许多巨噬细胞，有利于清除细菌、异物及处理抗原物质（图 8-70）。

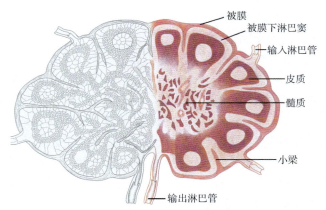

图 8-69　淋巴结的结构模式图

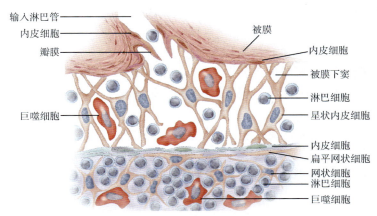

图 8-70　皮质淋巴窦

（2）髓质　位于淋巴结深部，由髓索及其间的髓窦构成。髓索呈条索状，内含有 B 细胞、浆细胞和巨噬细胞等。其中浆细胞主要由皮质淋巴小结产生的幼浆细胞在此转变形成。髓窦位于髓索之间，与皮质淋巴窦结构相同，但窦腔宽大，巨噬细胞较多，有较强的滤过作用。

2. 淋巴结的功能

（1）滤过淋巴　进入淋巴结的淋巴液中常有细菌、病毒、毒素等抗原物质，流经淋巴结时，这些抗原物质被巨噬细胞清除。正常时淋巴结对细菌的清除率可达 99.5%。

（2）免疫应答　致病菌等抗原物质进入淋巴结后，可产生体液免疫和细胞免疫。抗原物质首先被巨噬细胞捕获，巨噬细胞处理抗原，并将抗原信息传递给 B 细胞，使之分化为浆细胞，产生抗体，参与体液免疫应答；被处理的抗原物质也可激活 T 细胞，使其分裂增生形成效应 T 细胞，行使细胞免疫功能。

（三）脾

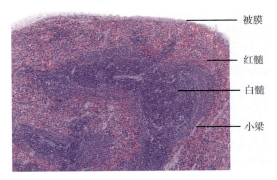

图 8-71　脾光镜图（HE 染色）

1. 脾的结构　脾实质无皮质、髓质之分，而分为以下几部分。

（1）被膜和小梁　脾表面有较厚的被膜，由富含弹性纤维及平滑肌纤维的致密结缔组织构成。被膜的结缔组织伸入脾实质内形成小梁，小梁的分支互相连接成网，构成脾的支架（图 8-71）。

（2）白髓（white pulp）　因新鲜脾切面上，呈散在的灰白色小点状而得名。由密集的淋巴组织构成，可分为动脉周围淋巴鞘和淋巴小结两部分。

　　1）动脉周围淋巴鞘：是位于**中央动脉**周围的弥散淋巴组织，由大量 T 细胞和少量巨噬细胞等构成，相当于淋巴结的副皮质区。

　　2）淋巴小结：又称**脾小体**，主要由大量 B 细胞构成，结构与淋巴结内的淋巴小结相似。

　　（3）红髓（red pulp）　因含有大量血细胞，在新鲜脾切面上呈现红色而得名。位于被膜下、小梁周围及白髓边缘区外侧的广大区域，占脾实质的大部，由脾索和脾血窦构成。

　　1）脾索：由富含血细胞的索状淋巴组织构成，相互连接成网。脾索内含有许多 B 细胞、浆细胞、巨噬细胞、树突状细胞等，是脾滤血的主要场所。

　　2）脾血窦：位于脾索之间，腔大而不规则。窦壁由一层长杆状的内皮细胞平行排列而成，细胞间有间隙，内皮外有不完整的基膜及环行网状纤维。脾索内的血细胞可变形穿越内皮细胞间隙进入脾血窦。窦壁附近有较多的巨噬细胞，其突起可通过内皮间隙伸向窦腔。

　　（4）边缘区　位于白髓和红髓交界处，含 T 细胞、B 细胞及较多巨噬细胞等。边缘区内有微小动脉直接开口，是淋巴细胞从血液进入淋巴组织的重要通道，也是脾首先接触抗原并引起免疫应答的重要部位。

　　2. 脾的功能　主要为滤血、贮血、造血和参与免疫应答。

　　（1）滤血　脾是清除衰老红细胞的主要器官，也是清除进入血液中抗原的主要场所。

　　（2）贮血　可贮存约 40ml 血细胞，当机体需要时，被膜和小梁内平滑肌收缩，贮存的血液迅速排入血液循环。

　　（3）造血　在胚胎早期脾具有造血功能。出生后，脾内仍有少量造血干细胞，当机体严重缺血时，脾可以恢复造血功能。

　　（4）免疫应答　脾内含有各类免疫细胞，是对血源性抗原物质产生免疫应答的主要部位。

🎯 目标检测

一、单项选择题

1. 体循环终于（　　　）

　　A. 右心房　　　　B. 右心室　　　　C. 左心房

　　D. 左心室　　　　E. 冠状窦

2. 心尖部的体表投影在（　　　）

　　A. 左侧第 4 肋间隙，锁骨中线内侧 1～2cm 处

　　B. 左侧第 4 肋间隙，锁骨中线外侧 1～2cm 处

　　C. 左侧第 4 肋间隙，距正中线 7～9cm 处

　　D. 左侧第 5 肋间隙，左锁骨中线内侧 1～2cm 处

　　E. 左侧第 5 肋间隙，左锁骨中线外侧 1～2cm 处

3. 分界心房与心室的表面标志是（　　　）

　　A. 冠状沟　　　　B. 前室间沟　　　　C. 后室间沟

　　D. 心尖切迹　　　E. 心耳

4. 注入右心房的静脉有（　　　）

　　A. 上、下腔静脉和奇静脉

　　B. 上、下腔静脉和冠状窦

　　C. 左、右肺静脉和奇静脉

　　D. 左、右肺静脉和冠状窦

　　E. 上、下腔静脉

5. 心室收缩时，防止血液逆流装置是（　　　）

　　A. 二尖瓣，三尖瓣

　　B. 肺动脉瓣，三尖瓣

　　C. 主动脉瓣，二尖瓣

　　D. 肺动脉瓣，主动脉瓣

　　E. 主动脉瓣，三尖瓣

6. 心的正常起搏点是（　　　）

　　A. 窦房结　　　　B. 房室结　　　　C. 房室束

　　D. 左右束支　　　E. 浦肯野纤维

7. 左、右冠状动脉起自（　　　）

　　A. 胸主动脉　　　B. 主动脉弓　　　C. 升主动脉

　　D. 肺动脉　　　　E. 冠状窦

8. 室间隔缺损好发于（　　　）

　　A. 卵圆窝　　　　　　　B. 室间隔膜部

　　C. 室间隔肌部　　　　　D. 室间隔下部

　　E. 以上都不对

9. 主动脉弓上缘的三大分支，由右向左依次排列为（　　　）

　　A. 右锁骨下动脉、右颈总动脉、头臂干

　　B. 右颈总动脉、右锁骨下动脉、头臂干

　　C. 头臂干、左锁骨下动脉、左颈总动脉

　　D. 头臂干、左颈总动脉、左锁骨下动脉

　　E. 左锁骨下动脉、左颈总动脉、头臂干

10. 临床上测量血压听诊的血管是（　　　）

　　A. 腋动脉　　　　B. 锁骨下动脉　　　C. 尺动脉

　　D. 桡动脉　　　　E. 肱动脉

11. 胆囊动脉通常发自（　　）
    A. 肝固有动脉　　　　B. 肝固有动脉右支
    C. 肝固有动脉左支　　D. 肝总动脉
    E. 胃右动脉

12. 阑尾动脉直接起自（　　）
    A. 空肠动脉　　　　　B. 回肠动脉
    C. 回结肠动脉　　　　D. 胰十二指肠下动脉
    E. 右结肠动脉

13. 大隐静脉（　　）
    A. 起于足背静脉弓外侧
    B. 经外踝后方上升
    C. 无静脉瓣
    D. 注入股静脉
    E. 与腋动脉伴行

14. 肝门静脉收集血液范围不包括（　　）
    A. 胃的静脉血　　　　B. 阑尾的静脉血
    C. 肝的静脉血　　　　D. 胆囊的静脉血
    E. 空场和回肠的静脉血

15. 胸导管收集范围是（　　）
    A. 仅上半身的淋巴
    B. 仅右半身的淋巴
    C. 下半身与左上半身的淋巴
    D. 仅右上半身的淋巴
    E. 下半身与右上半身的淋巴

16. 心内膜包括（　　）
    A. 内皮、内皮下层和心内膜下层
    B. 内皮、内皮下层和肌层
    C. 内皮和内皮下层
    D. 内皮、基膜和心内膜下层
    E. 内皮、基膜和心内膜下层

17. 中动脉的中膜有（　　）
    A. 10～20 层有孔弹性膜
    B. 10～30 层环行平滑肌
    C. 20～40 层平滑肌
    D. 20～30 层环行平滑肌
    E. 10～40 层环行平滑肌

18. 淋巴结内含 B 细胞的主要区域是（　　）
    A. 被膜与小梁　　　　B. 副皮质区
    C. 髓质淋巴窦　　　　D. 皮质淋巴窦
    E. 浅层皮质和髓索

19. 脾脏内 T 细胞主要分布于（　　）
    A. 脾小梁　　　　　　B. 淋巴小结
    C. 脾窦　　　　　　　D. 动脉周围淋巴鞘
    E. 以上均不对

20. 胸腺髓质最显著的特征性结构是（　　）
    A. 淋巴小结　　　　　B. 胸腺小体
    C. 血 - 胸腺屏障　　　D. 动脉周围淋巴鞘
    E. 副皮质区

二、名词解释
1. 肺循环　2. 三尖瓣复合体　3. 心包腔　4. 危险三角
5. 肝门静脉系　6. 血 - 胸腺屏障

三、思考题
1. 简述右半心腔的主要结构及功能联系。
2. 试述胃的营养血管及其各自的来源血管。
3. 治疗一胆囊炎患者，在其左手背桡侧皮下静脉输注抗生素等药物，药物通过何种途径到达胆囊？（用箭头表示）
4. 口服黄连素后尿液呈黄色，请问黄连素通过哪些途径经尿液排至体外？（用箭头表示）
5. 试述毛细血管的分类，各类毛细血管的分布、结构特点与功能。

（宋先兵）

第9章
内分泌系统

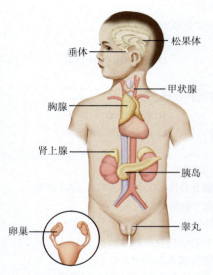

图 9-1　内分泌系统

内分泌系统（endocrine system）由内分泌腺和内分泌组织组成（图9-1）。**内分泌腺**为结构上独立存在、肉眼可见的内分泌器官，包括垂体、甲状腺、甲状旁腺、肾上腺、松果体等。内分泌腺无排泄管，故又称**无管腺**。**内分泌组织**为内分泌细胞团块，散在于其他器官组织中，如胰腺的胰岛、睾丸的间质细胞、卵巢的卵泡和黄体等。

内分泌腺和内分泌组织均无导管，血管丰富。其分泌物称为**激素**（hormone），能直接经其内的血管壁进入血液循环中，送到机体的特定部位发挥调节作用。激素直接作用的特定器官或细胞，称为**靶器官**或**靶细胞**。激素与靶器官或靶细胞膜上特异性受体结合后，改变靶器官和靶细胞的功能活动，发挥激素维持机体内环境相对稳定和协调功能的作用。

内分泌系统功能活动直接或间接受神经系统的调节和控制。例如，甲状腺、性腺等在垂体分泌的促激素作用下可增强分泌活动。另一方面，内分泌系统也可影响神经系统发育与功能。例如，甲状腺分泌的甲状腺激素除在幼年时期能影响脑的正常发育外，分泌过多又能导致神经系统兴奋性增高，出现烦躁、易怒等。再如，下丘脑通过垂体门脉系统、无髓神经纤维，分别与腺垂体和神经垂体紧密联系等。此外，某些神经细胞具有分泌激素的功能，如下丘脑的室旁核和视上核的神经元，其所分泌的激素称**神经激素**。

第1节　内分泌系统的解剖学结构

（一）垂体

垂体（hypophysis）位于蝶骨体背侧的垂体窝内，通过漏斗连接于下丘脑（图9-2，图9-3）。垂体外面包被有硬脑膜。垂体约黄豆大小，重0.35～0.70g，女性略大于男性，妊娠期更明显。垂体可分为前部的腺垂体与后部的神经垂体2部分，腺垂体分为远侧部、中间部、结节部3部分，神经垂体包含神经部、漏斗部和正中隆起。其中远侧部和结节部又称为**垂体前叶**，神经部和中间部合称为**垂体后叶**，漏斗部与正中隆起合称**漏斗**。垂体是人体最复杂的内分泌腺，其分泌的激素不仅影响身体骨骼和软组织发育，还可调节其他内分泌腺和内分泌组织的功能活动。

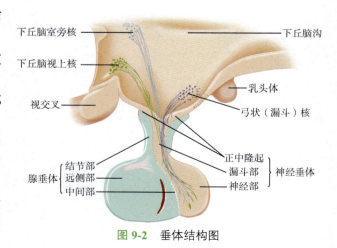

图 9-2　垂体结构图

（二）甲状腺

甲状腺（thyroid gland）位于颈前部，喉和气管上部的前方及两侧，呈 H 形，由左、右两侧叶通过中间的峡部连接成一整体。侧叶附着于喉下部和气管上部的前外侧，上端可达甲状软骨中部，下端可抵第 6 软骨环水平（图 9-4，图 9-5）。峡部常横行于第 2～4 气管软骨环的前方，临床上行气管切开术时应注意避免伤及。部分人的峡部可向上突出一较为尖细的锥状叶。

甲状腺可分泌甲状腺激素，影响幼年个体的神经系统与骨骼发育，还在新陈代谢、器官功能活动等调节中起到重要作用，幼年时分泌过少可致呆小症。

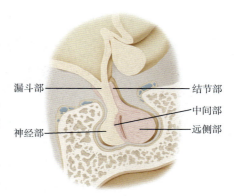

图 9-3　垂体位置图

漏斗部　神经部　结节部　中间部　远侧部

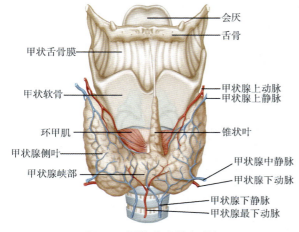

图 9-4　甲状腺（前面观）

会厌　舌骨　甲状舌骨膜　甲状软骨　环甲肌　甲状腺侧叶　甲状腺峡部　甲状腺上动脉　甲状腺上静脉　锥状叶　甲状腺中静脉　甲状腺下动脉　甲状腺下静脉　甲状腺最下动脉

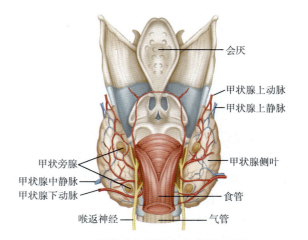

图 9-5　甲状腺与甲状旁腺（后面观）

会厌　甲状旁腺　甲状腺中静脉　甲状腺下动脉　喉返神经　甲状腺上动脉　甲状腺上静脉　甲状腺侧叶　食管　气管

 案例 9-1

患者，男，52 岁，因"发现甲状腺结节 6 天"就诊。患者自诉 6 天前体检发现甲状腺结节。查体：甲状腺大小正常，表面未触及明显结节，未闻及血管杂音。辅助检查：体重指数（BMI）33.5kg/m²。甲状腺彩色 B 超示甲状腺右叶实性结节，左叶混合性结节。临床诊断为甲状腺结节。
问题：甲状腺位于何处？甲状腺可分泌什么激素？

（三）甲状旁腺

甲状旁腺（parathyroid gland）位于甲状腺侧叶的背面，可在甲状腺表面或包埋于甲状腺组织内，有上、下 2 对，是约黄豆大小的棕黄色小体，呈扁椭圆形。上一对常在甲状腺侧叶后面中、上 1/3 交界处，下一对多在甲状腺下动脉进入甲状腺组织附近（图 9-5）。活体上甲状旁腺与甲状腺颜色相近，如其包埋于甲状腺组织内，手术时常难找到。甲状旁腺分泌的甲状旁腺激素可通过调节体内钙的代谢，维持血钙平衡。

（四）肾上腺

肾上腺（adrenal gland）位于两肾的内上方、腹膜的后方，属于腹膜外位器官（图 9-6）。肾上腺与肾共同包被于肾筋膜内，因而肾下垂时常随之下垂。因受腹腔上部邻近器官的影响，两侧的形态有所差别，左肾上腺近似新月形，右肾上腺受肝压迫而呈三角形。腺的前面有血管、神经、淋巴管等出入的部位称为"门"。肾上腺分泌的激素多与水盐代谢、心血管功能调节等有关。

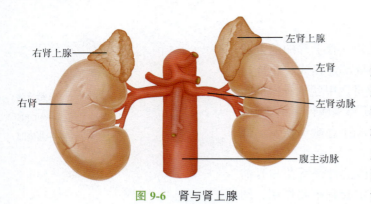

图 9-6　肾与肾上腺

（五）松果体

松果体（pineal body）可分泌褪黑激素，起到抑制性腺发育和调节生物钟的作用。松果体位于背侧丘脑后上方，中脑上丘之间的浅凹内（图 9-1）。松果体形如松果，为一椭圆形小体，颜色灰红。其在儿童时期较为发达，成年后则部分钙化，可在 X 线片上见到其钙化影。松果体位置的改变常作为临床诊断颅内占位性病变的判断参考。

第 2 节　内分泌系统的组织学结构

一、垂　体

（一）腺垂体

1. 远侧部　细胞排列成团状或索状，少数围成小滤泡状，细胞之间有丰富的窦状毛细血管和少量结缔组织。经 HE 染色后，依据细胞染色不同可分为嗜酸性细胞、嗜碱性细胞和嫌色细胞 3 种（图 9-7）。

（1）嗜酸性细胞　细胞数量较多，边界清楚，呈圆形、卵圆形或三角形。胞质内含有较为粗大的嗜酸性颗粒。根据所分泌激素的不同，嗜酸性细胞又可再分为生长激素细胞、催乳激素细胞 2 种。①**生长激素细胞**，数量较多，能够合成与分泌**生长激素**，促进机体的生长与代谢，尤其是对骨骼的生长影响更明显。

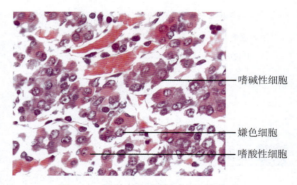

图 9-7　垂体的远侧部（HE 染色）

在幼年时期，生长激素分泌不足，可以出现侏儒症；分泌过多，可引起巨人症。成年人分泌过多，则可导致肢端肥大症。②催乳激素细胞，男女性均有，但女性较多，女性在妊娠期和哺乳期细胞功能旺盛，胞质含内分泌颗粒增多，可分泌催乳素，促进乳腺发育增生和乳汁分泌。

（2）嗜碱性细胞　数量较少，细胞轮廓清楚，呈圆形、卵圆形或多边形。胞质内含有嗜碱性颗粒。嗜碱性细胞可再分为：①**促甲状腺激素细胞**，呈多边形，胞质内含细小分泌颗粒，位于胞质边缘，其分泌的促甲状腺激素可促进甲状腺滤泡上皮细胞增生和甲状腺激素的合成与释放。②**促肾上腺皮质激素细胞**，呈多边形，细胞膜附近有少量较大分泌颗粒。该细胞能分泌促肾上腺皮质激素，促进肾上腺皮质束状带细胞分泌糖皮质激素。③**促性腺激素细胞**，呈圆形或卵圆形，体积较大，胞质内含有中等大小的分泌颗粒，可分泌卵泡刺激素和黄体生成素。在女性，卵泡刺激素可促进卵巢中的卵泡发育，黄体生成素则可促进排卵、黄体形成并分泌雌激素与孕激素；在男性，卵泡刺激素的作用是促进精子的发育，黄体生成素又称间质细胞刺激素，能刺激睾丸间质细胞分泌雄激素。

（3）嫌色细胞　数量最多，体积小，轮廓不清，胞质较少，HE 染色着色浅。嫌色细胞的功能尚不清楚，无分泌作用。

2. 结节部　包围着神经垂体的漏斗，含有丰富的纵行毛细血管，腺细胞沿血管呈条索状排列，体积较小。结节部主要为嫌色细胞，间杂有少量的嗜酸性细胞和嗜碱性细胞。

3. 中间部　是位于远侧部与神经部之间的纵行狭窄区域，由大小不等的滤泡及围绕在其周围的一些嫌色细胞和嗜碱性细胞组成。

（二）神经垂体

神经垂体由大量的无髓神经纤维、神经胶质细胞和丰富的毛细血管等组成。无髓神经纤维来源于下丘脑的视上核与室旁核，核中的神经内分泌细胞可分泌抗利尿激素和催产素，经无髓神经纤维运送到神经垂体暂存，需要时由此释放入血。抗利尿激素的主要作用是促进肾远曲小管和集合管对水的重吸收，使尿液浓缩，减少尿量。抗利尿激素分泌减少时，会引起尿崩症；分泌过多则可使小动脉平滑肌收缩，升高血压，因此又称血管升压素。催产素可引起子宫平滑肌收缩，利于孕妇分娩，促进乳腺泌乳。

案例 9-2

　　患者，男，45 岁，因"反复头晕、头痛 10 天"就诊。患者自诉 10 天前出现头晕、头痛，伴性功能下降。查体：神志清，记忆、思维、定向力、计算力等正常，肌张力、肌力及腱反射无异常。头颅 MR 提示垂体占位性病变。临床诊断为垂体瘤。

问题：垂体可分泌哪些激素？神经垂体贮存的激素有哪些？

二、甲　状　腺

甲状腺表面被覆有由薄层结缔组织构成的被膜。被膜伸入甲状腺实质中，将甲状腺组织分隔成许多大小不一的小叶。每个小叶内含有许多甲状腺滤泡和滤泡旁细胞，滤泡之间分布有疏松结缔组织，并有丰富的有孔毛细血管（图 9-8）。

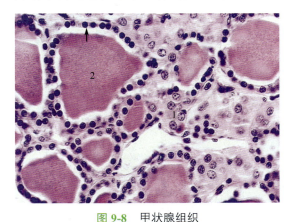

图 9-8　甲状腺组织

↑. 滤泡上皮细胞；1. 滤泡旁细胞；2. 胶质

> **链接**
>
> **地方性甲状腺肿**
>
> 　　地方性甲状腺肿是由于某一地区环境碘缺乏造成机体碘摄入不足而发生的甲状腺肿大的病理现象，又称为碘缺乏性甲状腺肿，多见于山区和远离海洋的地区。碘是甲状腺合成甲状腺激素的重要原料之一，碘缺乏时合成甲状腺激素不足，反馈引起垂体分泌过量的促甲状腺激素，刺激甲状腺增生肥大。

（一）甲状腺滤泡

甲状腺组织中的甲状腺滤泡大小不一，呈圆球形、椭圆形或不规则形。滤泡由单层立方上皮围成，细胞核一个，呈圆形，位于细胞中央，胞质为弱嗜碱性。滤泡腔内充满均质状胶质，在 HE 染色切片中呈嗜酸性的红色。滤泡上皮细胞形态可变，在功能活跃时增高呈高柱状，功能低下时则变矮呈扁平状。

甲状腺滤泡上皮细胞可合成与分泌甲状腺激素。甲状腺激素的主要成分包括四碘甲状腺原氨酸（T_4）和三碘甲状腺原氨酸（T_3），主要功能是促进机体的物质代谢与能量代谢，提高神经兴奋性，促进生长发育等，对婴幼儿骨骼和中枢神经系统的发育影响特别显著。

（二）滤泡旁细胞

滤泡旁细胞常常散在分布，存在于甲状腺滤泡之间组织中，细胞数量较少。其细胞体积较大，呈卵圆形，胞质在 HE 染色时着色较浅，镀银染色时，胞质内显示有大量黑色嗜银颗粒。滤泡旁细胞能分泌降钙素，促进成骨活动，抑制破骨作用及肠道对钙的吸收，使血钙浓度降低。

三、甲状旁腺

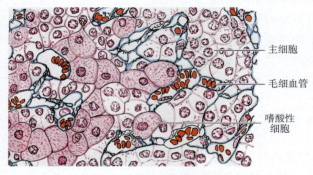

图 9-9 甲状旁腺组织示意图

甲状旁腺表面包裹有薄层结缔组织形成的被膜，腺实质内的腺细胞通常排列成条索状或团状，间以少量结缔组织和丰富的毛细血管。甲状旁腺组织中主要包含有主细胞与嗜酸性细胞（图 9-9）。

主细胞数量较多，细胞体积较小，呈圆形或多边形，核呈圆形，位于细胞中央，胞质在 HE 染色切片中着色浅。电镜下，可见大量粗面内质网和高尔基体等，内有分泌颗粒。主细胞分泌甲状旁腺激素，可促进骨细胞和破骨细胞溶骨，并促进肠道对钙的吸收，从而升高血钙。它与甲状腺分泌的降钙素一起维持人体血钙浓度的稳定。

嗜酸性细胞数量较少，常单个或成群散在分布在主细胞之间。细胞呈多边形，体积较大，核较小，染色深，胞质内有大量的嗜酸性颗粒。电镜下可见这些颗粒为线粒体。目前嗜酸性细胞的功能尚不明确。

四、肾 上 腺

肾上腺表面包有结缔组织被膜，少量结缔组织伸入到腺实质内。肾上腺实质由周围的皮质和中央的髓质构成。

（一）肾上腺皮质

肾上腺皮质占肾上腺总体积的 80% ～ 90%，由皮质细胞、毛细血管和少量的结缔组织构成。依皮质细胞的形态与排列特征，皮质由浅入深可分为球状带、束状带和网状带（图 9-10）。

1. 球状带　位于被膜下方，较薄。球状带腺细胞排列呈圆球形或椭圆形，细胞较小，核小染色深，胞质较少呈弱嗜酸性，含少量脂滴。球状带细胞能分泌盐皮质激素，主要成分是醛固酮，可促使肾远曲小管和集合管重吸收 Na^+ 和排出 K^+，并增加水的重吸收，达到调节机体钠、钾和水平衡的目的。

2. 束状带　是皮质最厚部分，位于球状带深面。束状带腺细胞排列呈条索状，索间有毛细血管和结缔组织。腺细胞体积较大，呈多边形，核较大，着色深，圆形，

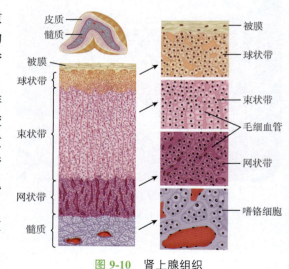

图 9-10　肾上腺组织

胞质含较多脂滴。束状带细胞分泌糖皮质激素，主要成分为皮质醇和皮质酮，作用是促进蛋白质及脂肪分解转变为糖，抑制免疫应答及抗炎等。

3. 网状带　位于皮质部最深层，最薄。网状带腺细胞常排列呈短条索状并互相吻合成网状。腺细胞较小，核小且染色深，胞质呈弱嗜酸性并含较多脂褐素。网状带腺细胞主要分泌雄激素，也分泌少量雌激素。

（二）髓质

髓质位于肾上腺中央部、皮质网状带深面，主要由排列成索状的髓质细胞构成，间以毛细血管和

少量结缔组织。髓质细胞体积较大，呈圆形或多边形，核大而圆，染色较浅，胞质经铬盐染色后可见含黄褐色的嗜铬颗粒，故该细胞又称**嗜铬细胞**（图 9-10）。

依肾上腺髓质腺细胞分泌的激素不同，可分为肾上腺素细胞和去甲肾上腺素细胞，二者分别分泌肾上腺素、去甲肾上腺素，两种激素均属儿茶酚胺类物质。肾上腺素细胞约占 80%。肾上腺素主要作用于心肌，使心率加快，心脏及骨骼肌的血管扩张，血压升高。去甲肾上腺素主要作用于血管平滑肌，引起血管广泛收缩，血压升高，心、脑和骨骼肌内的血流加速。

🔥 医者仁心

手术安全守护人——罗爱伦

北京协和医院麻醉科的罗爱伦教授被称为手术安全守护人，在嗜铬细胞瘤患者手术安全性方面做出了杰出的贡献。她应用酚苄明、普萘洛尔作为术前准备用药，避免了嗜铬细胞瘤患者麻醉和手术期间血压的大幅波动及心律失常，后又率先使用乌拉地尔作为嗜铬细胞瘤的术前准备用药，显著降低了嗜铬细胞瘤围手术期死亡率。她因此获得了 2010 年中华医学会北京分会"终身成就奖"及 2015 年"中华医学会百年纪念荣誉状"等荣誉。

🎯 目标检测

一、单项选择题

1. 关于甲状腺的陈述，正确的是（　　）
   A. 位于喉和气管上部的前方
   B. 可分为侧叶、峡部与下叶 3 部分
   C. 侧叶前面有甲状旁腺
   D. 可分泌生长激素
   E. 吞咽时位置无变化

2. 关于垂体的陈述，错误的是（　　）
   A. 位于蝶骨体的垂体窝内
   B. 分为腺垂体与神经垂体两部分
   C. 腺垂体可分泌生长激素
   D. 神经垂体可分泌抗利尿激素
   E. 腺垂体可分泌促甲状腺激素

3. 关于肾上腺的陈述，正确的是（　　）
   A. 右肾上腺呈新月形
   B. 左肾上腺呈三角形
   C. 髓质可分泌性激素
   D. 实质可分球状带、束状带与网状带 3 部分
   E. 可分泌糖皮质激素，影响脂类与蛋白质代谢

4. 下列哪个结构不是内分泌腺（　　）
   A. 垂体　　　　　B. 肾上腺　　　C. 胸腺
   D. 甲状腺　　　　E. 甲状旁腺

5. 下列结构中，可分泌激素明显兴奋心脏和血管而增高血压的是（　　）
   A. 垂体　　　　　B. 下丘脑　　　C. 甲状腺
   D. 肾上腺　　　　E. 松果体

6. 下列结构中，腺细胞呈立方形围成滤泡状，泡腔内含大量均匀胶质分泌物，染色呈嗜酸性，分泌激素可明显影响物质与能量代谢的是（　　）
   A. 垂体　　　　　B. 下丘脑　　　C. 甲状腺
   D. 肾上腺　　　　E. 松果体

7. 下列结构中，腺细胞呈圆形或多边形，胞质充满嗜酸性颗粒，幼年时分泌的激素过少可致侏儒症的是（　　）
   A. 垂体　　　　　B. 下丘脑　　　C. 甲状腺
   D. 肾上腺　　　　E. 松果体

8. 下列结构中，幼年时分泌的激素过少可致呆小症的是（　　）
   A. 下丘脑　　　　B. 肾上腺　　　C. 垂体
   D. 松果体　　　　E. 甲状腺

9. 下列结构中，幼年时分泌的激素过少可致性早熟的是（　　）
   A. 下丘脑　　　　B. 肾上腺　　　C. 垂体
   D. 松果体　　　　E. 甲状腺

二、名词解释

1. 激素　2. 垂体前叶　3. 靶器官（靶组织）

三、简答题

1. 甲状腺位于何处？其形态可分为哪几部分？
2. 肾上腺实质的组织结构是怎样的？

（吴炳锐）

第10章
感 觉 器

感觉器（sensory organ）是人体感受刺激的装置，由感受器及其附属结构共同组成，又称为**感觉器官**或**感官**，如视器（眼）、前庭蜗器（耳）、嗅器（鼻）、味器（舌）、皮肤等。

感受器（receptor）是感觉器中的核心结构，能接收内、外环境的各种刺激，并将其转化为神经冲动。根据其所在部位和接收刺激的来源不同，感受器可分为3类：①**内感受器**，分布于内脏、血管和腺体等处，感受压力、渗透压、温度和离子浓度等物理和化学刺激；嗅觉和味觉刺激虽然来自外界，但与内脏活动密切相关，所以这两种刺激的感受器通常也被列入内感受器。②**外感受器**，分布于皮肤、黏膜、视器、前庭蜗器等处，感受外界刺激，如痛觉、温觉、触觉、压觉、光和声等；③**本体感受器**，分布于肌、腱、关节和内耳等处，感受身体的位置变化所产生的刺激。

感受器还可以根据特化的程度分为两类：①**一般感受器**，分布于全身各处，如痛觉、温觉、触觉、压觉等刺激的感受器。②**特殊感受器**，分布于头部，如视觉、听觉、平衡觉、嗅觉、味觉等的感受器。

第1节 视 器

案例 10-1

患者，女，48岁，高度近视，几天前因没戴眼镜右眼撞到门框。近几日右眼视力突然明显下降，且下方视物不清。双眼外观正常无红肿。眼底检查：视盘颜色正常，黄斑中心光反射消失，视网膜上方隆起呈灰白色，血管爬行于其上，下方视网膜呈豹纹状，左眼底正常。临床诊断为视网膜剥离症。

问题：1. 眼睛为什么能产生视觉？近视是如何形成的？

2. 视网膜在形成视觉过程中发挥什么作用？为什么容易剥脱？

视器（visual organ）又称为**眼**（eye），由眼球和眼副器构成。视器能感受光的刺激，并将其转化为神经冲动，沿视觉传导通路传入大脑皮质的视觉中枢，产生视觉。

一、眼 球

眼球（eyeball）为视器的主要部分，位于眼眶内，外形近似球形，由眼球壁和眼球内容物组成。眼球通过筋膜与眼眶壁相连，并借视神经与脑相连。

（一）眼球壁

眼球壁由外向内依次分为纤维膜、血管膜和视网膜3层（图10-1）。

1. 纤维膜 又称为**外膜**，主要由致密结缔组织构成，前1/6为无色透明的角膜，后5/6为乳白色不透明的巩膜。

（1）角膜（cornea） 位于眼球正前方，微向前凸，

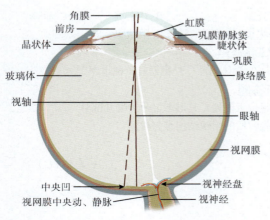

角膜 —— 虹膜
前房 —— 巩膜静脉窦
晶状体 —— 睫状体
玻璃体 —— 巩膜
视轴 —— 脉络膜
—— 眼轴
—— 视网膜
中央凹 —— 视神经盘
视网膜中央动、静脉 —— 视神经

图 10-1 眼球的水平切面示意图

富有弹性，具有屈光作用。角膜内无血管，其营养依靠房水和角膜周边的血管供给。角膜有丰富的感觉神经末梢，感觉敏锐。角膜由前向后依次分为角膜上皮、前界层、角膜基质、后界层和角膜内皮 5 层（图 10-2）。

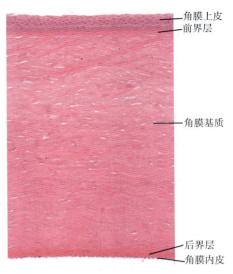

图 10-2　角膜光镜图

角膜上皮
前界层

角膜基质

后界层
角膜内皮

1）角膜上皮：为平整光滑的未角化复层扁平上皮，由 5～6 层排列整齐的细胞构成。基部为一层平整的矮柱状基底层细胞，中间为 3 层多边形细胞，表面为 1～2 层扁平细胞。

2）前界层：为不含细胞的薄层结构，由基质和胶原原纤维组成。

3）角膜基质：约占角膜全厚的 9/10，有多层与表面平行的胶原板层，每一板层由大量胶原原纤维平行排列而成，相邻板层的胶原原纤维排列方向互相垂直。板层之间有扁平的成纤维细胞。

4）后界层：结构与前界层类似，但更薄，可随年龄的增长而增厚。

5）角膜内皮：为单层扁平或立方上皮。

案例 10-2

患者，男，43 岁，20 天前感冒后左眼红，伴轻度畏光，未治疗，18 天前左眼出现明显异物感，逐渐加重为眼痛，眨眼时疼痛加重，伴视物模糊，无明显分泌物。此后左眼视力进行性下降，眼部症状加重。临床诊断为角膜溃疡。

问题：角膜位于眼睛的哪个部位？角膜的结构特征如何？

链接

角膜移植术

角膜移植是用透明、健康的角膜替换混浊角膜从而恢复一定视力的手术方式，是角膜盲唯一的治疗手段。遗憾的是，角膜捐献供体数量的严重匮乏导致大多数角膜病患者在等待中失去了复明的唯一希望。作为医学工作者，有义务利用各种机会在群众中开展"解放思想，移风易俗，奉献爱心，捐献角膜"的宣传工作，也希望有更多的人投入到人工角膜的研制中去。

医者仁心

中国眼科医学界泰斗夏德昭

中华人民共和国成立初期，面对大量角膜外伤患者，中国医科大学第一附属医院的夏德昭医生（1918.01.15—2021.05.20）刻苦钻研，大胆创新，在困难重重的情况下开创角膜移植事业，使中国成为全世界第二个能成功实现人类角膜移植手术的国家。夏德昭毕生矢志不渝地追求眼科学事业，百岁高龄时仍工作在临床一线。他用百年人生，诠释对家国的热爱和忠诚，帮助患者实现对光明的追求。

（2）巩膜（sclera）　占眼球纤维膜的后 5/6，与前部的角膜无缝对接。巩膜由不规则致密结缔组织构成，主要成分是互相交织的粗大胶原纤维，故呈不透明的乳白色，通常看到的眼白就属于巩膜。巩膜厚而坚韧，具有维持眼球形态、保护眼球的作用。巩膜向前内侧伸出一较短的环形突起，称**巩膜距**，是小梁网和睫状肌的附着部位。巩膜前部的外表面覆有球结膜。角膜与巩膜之间的带状移行区域为**角膜缘**。近角膜缘内侧有环行的**巩膜静脉窦**，窦腔较大而不规则。巩膜静脉窦内侧为小梁网，由小梁和小梁间隙构成，小梁间隙与巩膜静脉窦相通（图10-3）。

2. 血管膜　也称为**中膜**，因含有丰富的血管和色素细胞，呈棕黑色，故又称为**葡萄膜**。由前向后依次分为虹膜、睫状体和脉络膜3部分。

（1）虹膜（iris）　为位于角膜正后方的环状薄膜，中央为**瞳孔**，光线经瞳孔进入眼球内。在活体上透过角膜可见到虹膜和瞳孔，虹膜因不同人种的色素不同而表现不同的颜色，而瞳孔因为无光线反射而呈深黑色。虹膜由前向后分为3层，即**前缘层**、**虹膜基质**和**虹膜上皮**。前缘层为一层不连续的成纤维细胞和色素细胞；虹膜基质为富含血管和色素细胞的疏松结缔组织；虹膜上皮由前后两层细胞组成。后层细胞呈立方形，胞质内充满色素颗粒。前层特化为肌上皮细胞，其中近瞳孔边缘呈环行走向，称**瞳孔括约肌**，收缩时使瞳孔缩小；括约肌外侧呈放射状排列的肌上皮细胞称**瞳孔开大肌**，收缩时使瞳孔开大。在弱光下或视远物时，瞳孔开大；在强光下或视近物时，瞳孔缩小。瞳孔开大或缩小，可调节进入眼球内的光线（图10-3，图10-4）。

（2）睫状体（ciliary body）　介于虹膜和脉络膜之间，是血管膜最厚的部分，断面上呈三角形。其前部最厚，向内增厚并形成许多放射状排列的突起，称为**睫状突**，后者发出许多睫状小带与晶状体相连。睫状体内有睫状肌，其收缩与舒张可通过睫状小带调节晶状体的曲度。睫状体基质是富含血管和色素细胞的结缔组织，上皮由外层的色素上皮细胞和内层的矮柱状非色素上皮细胞组成，后者能分泌房水（图10-3，图10-4）。

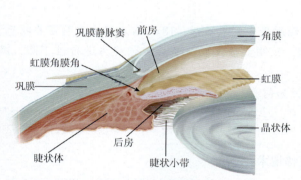

图10-3　眼球的水平切面局部放大示意图

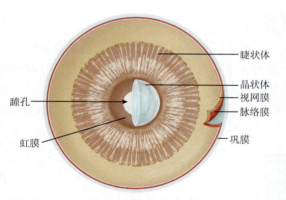

图10-4　眼球前半部后面观示意图

（3）脉络膜（choroid）　约占血管膜的后2/3，为富含血管和色素细胞的疏松结缔组织，呈棕黑色，具有营养眼球壁和吸收眼内散射光线的作用。外面与巩膜疏松相连，内面紧贴视网膜的色素上皮层（图10-5）。

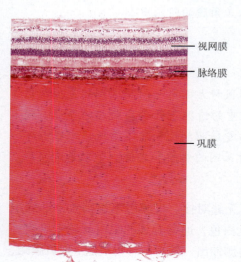

图10-5　眼球壁光镜图

3. 视网膜（retina）　又称**内膜**，贴附于中膜内面。其中位于虹膜与睫状体内面的部分很薄，仅由单层立方状的色素上皮细胞构成，无感光功能，称为**视网膜盲部**；位于脉络膜内面的部分有感光作用，称为**视网膜视部**，即通常所说的**视网膜**（图10-1）。在视网膜后正中偏鼻侧有一灰白色圆盘状结构，是视神经及视网膜中央动、静脉出入处，称为**视神经盘**或**视神经乳头**。因该区域无感光细胞，又称为**生理盲点**（图10-6）。在视神经盘颞侧稍下方约3.5mm处有一黄色区域，称为**黄斑**，其中央凹陷称为**中央凹**，是视网膜感光、辨色力最敏锐的部位（图10-6）。

视网膜分为色素上皮层、视细胞层、双极细胞层和节细胞层，其中后3层合称为神经层（图10-7），神经层和色素上皮层之间连接疏松，临床上的视网膜脱离，即是这两层之间发生分离。

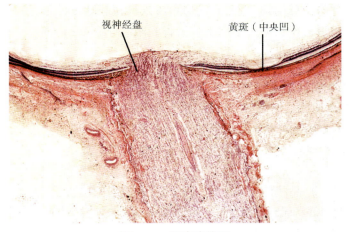

图 10-6 眼底光镜图

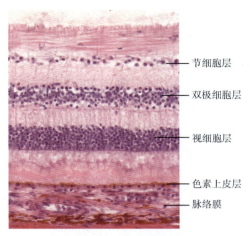

图 10-7 视网膜光镜图

（1）色素上皮层 由单层立方上皮构成，紧贴脉络膜，可吸收光线，还能储存维生素 A 和吞噬视细胞的脱落物。

（2）视细胞层 内含长柱状感光细胞，细胞可分为胞体、内突和外突 3 部分。依据其外突呈圆柱状或圆锥状，可将视细胞分为视杆细胞和视锥细胞 2 类。视杆细胞的外突上有几百乃至上千个扁平膜盘，膜盘上的感光蛋白为视紫红质，能感受弱光。视紫红质的合成原料是维生素 A，当人体维生素 A 摄入不足，感受弱光功能下降，会导致夜盲症。视锥细胞外突的膜盘上分布有视紫蓝质，能感受强光和颜色。视锥细胞有 3 种类型，分别感受红、绿、蓝 3 种颜色，缺乏其中一种即可导致某一类型的色盲，如红色盲、绿色盲。人的每个眼球约有 1.2 亿个视杆细胞和 700 万个视锥细胞，黄斑区主要由密集排列的视锥细胞构成，无视杆细胞，是视觉最敏锐的区域。从中央凹到视网膜周围，视杆细胞逐渐增多，而视锥细胞逐渐减少。

（3）双极细胞层 主要由双极细胞构成，大部分双极细胞可以同时与多个感光细胞和节细胞形成突触联系。中央凹周围有一些双极细胞仅与一个感光细胞和一个节细胞联系，这些称为侏儒双极细胞。在双极细胞之间分布有少量形态特殊的神经元，如内侧的无长突细胞和外侧的水平细胞（图 10-8）。

（4）节细胞层 由节细胞构成，为多极神经元，其树突与双极细胞形成突触，轴突沿视网膜内面向视神经盘集中，出眼球壁后构成视神经。

视网膜的神经层也有神经胶质细胞分布，如星形胶质细胞和小胶质细胞，另外还有一种视网膜特有的放射状胶质细胞，称为米勒细胞。米勒细胞狭长，几乎贯穿整个神经层，

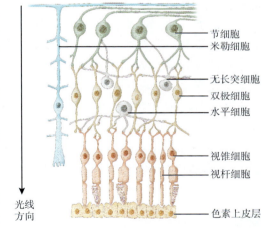

图 10-8 视网膜细胞结构模式图

细胞核位于双极细胞层，内外侧的突起发出许多分支包绕神经元的胞体和突起，发挥营养、支持、绝缘和保护作用。

（二）眼球内容物

眼球内容物包括房水、晶状体和玻璃体，它们均无色透明，无血管分布，与角膜一起统称为眼的**屈光系统**，能将光线聚焦在视网膜上清晰成像。

1. 房水（aqueous humor） 是充填于眼房内的无色透明液体，具有屈光、营养眼球及维持眼内压的作用。**眼房**是角膜与晶状体之间的间隙，被虹膜分为前房和后房，前、后房借瞳孔相通

（图10-9）。房水由睫状体产生，从眼球后房经瞳孔到眼球前房，最后经前房角渗入巩膜静脉窦，回到静脉。若房水回流受阻，可引起眼压升高，导致视力减退甚至失明，临床上称为青光眼。

案例 10-3

患者，女，51岁。近半年来常自觉左眼酸胀，休息后可缓解，未重视。昨晚熬夜批改试卷，今日晨起突发左眼剧烈胀痛，眼红、视物模糊明显，伴左侧头痛，自觉恶心、头晕，呕吐2次胃内容物，休息后症状无缓解，左眼持续胀痛。临床诊断为原发性闭角型青光眼。

问题：青光眼与房水循环有何关系？房水循环的途径如何？哪些部位容易导致循环受阻？

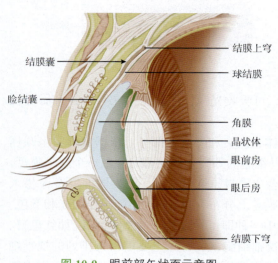

结膜上穹
球结膜
结膜囊
睑结膜
角膜
晶状体
眼前房
眼后房
结膜下穹

图 10-9 眼前部矢状面示意图

2. 晶状体（lens） 位于虹膜与玻璃体之间，为富有弹性的双凸透明结构，是眼睛最重要的屈光装置。晶状体前面和赤道部有一层立方形的晶状体上皮细胞，从周围到晶状体中央，细胞逐渐演化为细长的晶状体纤维，且在中心部位细胞核消失。正常情况下，晶状体无色透明，但是衰老、病变或创伤等原因会导致其混浊，弹性减退、透明度下降，称为白内障。

晶状体表面由增厚的上皮基膜及胶原原纤维构成一层富有弹性的薄膜，称为**晶状体囊**。晶状体囊的周缘借睫状小带与睫状体相连。当视近物时，睫状肌收缩，睫状体环变小，导致睫状小带松弛，晶状体因自身弹性变厚；视远物时，睫状肌舒张，睫状体环变大，睫状小带拉紧，使晶状体变薄。

案例 10-4

患者，男，69岁，近3年来感觉右眼视物模糊，视力呈缓慢进行性下降，眼前像有薄雾遮挡。右眼视力0.15，左眼0.5，矫正无法提高。裂隙灯显微镜检查：外眼正常，结膜无充血，角膜透明，前房深浅正常，房闪（－），瞳孔圆、直径3mm，对光反射灵敏，晶状体位正，混浊。眼底检查未见明显异常。临床诊断为年龄相关性白内障。

问题：晶状体位于眼睛哪个部位？晶状体由什么结构组成？其主要功能是什么？

3. 玻璃体（vitreous body） 位于晶状体后方，约占眼球总体积的4/5，为无色透明的胶状物质，填充于眼球内的空腔。玻璃体具有屈光和支撑视网膜的作用，若支撑作用减弱可能会导致视网膜剥离。

链接

屈光不正

屈光不正是指眼在自然状态下，光线通过眼的屈光作用后，不能在视网膜上形成清晰的物像，包括远视、近视及散光等。造成屈光不正的原因很多，不合理用眼是不可忽视的原因，儿童处于生长发育时期，如不注意科学用眼，如看书写字的姿势不正确、眼与书的距离太近、看书时间过长、走路或坐车时看书等都可造成眼睛过度疲劳，导致屈光不正。

二、眼 副 器

眼副器包括眼睑、结膜、泪器、眼球外肌和眶内结缔组织等，对眼球起支持、保护作用并控制眼球运动。

（一）眼睑

眼睑（eyelid）俗称眼皮，位于眼球前方，对眼球起保护作用。眼睑分为上睑和下睑，上、下睑之间的裂隙为**睑裂**。睑裂的内、外侧角，分别称为**内眦**和**外眦**。上、下睑的游离缘为**睑缘**，生有睫毛。睫毛根部的皮脂腺为**睑缘腺**（睫毛腺），其分泌物润滑睑缘，防止泪液外溢。睑缘腺感染时形成睑腺炎。在上、下睑缘近内眦处的小隆起为**泪乳头**，其顶部的小孔为**泪点**，是上、下泪小管的入口。

眼睑从外向内依次分为 5 层：即**皮肤**、**皮下组织**、**肌层**、**睑板**和**睑结膜**（图 10-10）。眼睑的皮肤薄而柔软；皮下组织较疏松，易发生水肿；肌层主要有眼轮匝肌和上睑提肌，前者收缩可闭合睑裂，后者收缩时可提上睑；睑板由致密结缔组织构成，呈半月形板状结构，为眼睑的支架。睑板内有**睑板腺**，开口于睑缘，分泌物能润滑睑缘，防止泪液外溢；当睑板腺导管阻塞时，可形成睑板腺囊肿（霰粒肿）；睑结膜贴附于睑板内面。

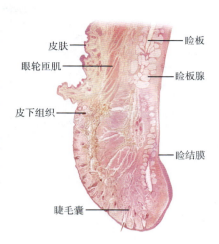

图 10-10 眼睑结构示意图

（图中标注：皮肤、眼轮匝肌、皮下组织、睑毛囊、睑板、睑板腺、睑结膜）

（二）结膜

结膜（conjunctiva）为富有血管、薄而透明的黏膜，衬贴于眼睑内面（**睑结膜**）及巩膜前面（**球结膜**），上、下睑的睑结膜与球结膜反折移行处，分别形成**结膜上穹**和**结膜下穹**。上、下眼睑闭合时，各部分结膜共同围成的囊状腔隙，称为**结膜囊**，通过睑裂与外界相通。

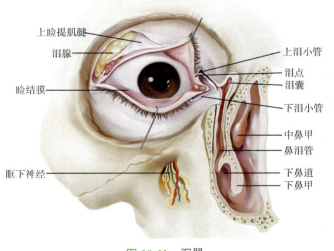

图 10-11 泪器

（图中标注：上睑提肌腱、泪腺、睑结膜、眶下神经、上泪小管、泪点、泪囊、下泪小管、中鼻甲、鼻泪管、下鼻道、下鼻甲）

（三）泪器

泪器由泪腺和泪道 2 部分构成（图 10-11）。

1. 泪腺（lacrimal gland） 位于眼眶上壁前外侧部的泪腺窝内，其排泄管开口于结膜上穹外侧。分泌的泪液可冲洗结膜囊、湿润角膜及发挥杀菌作用。

2. 泪道（lacrimal passage） 包括泪点、泪小管、泪囊和鼻泪管。泪小管起于泪点，分别形成上、下泪小管，开始垂直于睑缘向上、下走行，后水平转向内侧，注入泪囊。泪囊位于眼眶内侧壁的泪囊窝内，上端为盲端，向下移行为鼻泪管，开口于下鼻道。

（四）眼球外肌

眼球外肌共有 7 块，包括 1 块上睑提肌和 6 块眼球肌，均是骨骼肌（图 10-12，图 10-13）。上睑提肌收缩能使上睑上提，开大睑裂。眼球肌包括 4 块直肌（上直肌、下直肌、内直肌和外直肌）和 2 块斜肌（上斜肌和下斜肌）。4 块直肌均起自视神经管内的**总腱环**，分别止于眼球前部巩膜的上、下、内、外侧面。上斜肌也起于总腱环，前行并穿眼眶内侧壁前上方，随后转向后外，止于眼球后外侧面；上斜肌收缩使眼球转向下外方。下斜肌起于眼眶下壁前内侧，经眼球下方止于眼球后外侧面；下斜肌收缩使眼球转向上外方。

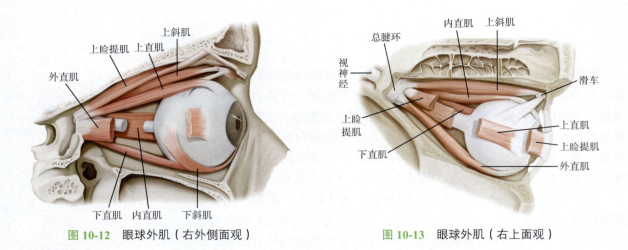

图 10-12　眼球外肌（右外侧面观）　　　　图 10-13　眼球外肌（右上面观）

三、眼的血管和神经

（一）眼的动脉

眼的血液供应主要来自眼动脉，其是颈内动脉在颅内的分支，与视神经伴行，经视神经管入眶，分布于眼球及眼副器（图 10-14）。眼动脉最重要的分支是**视网膜中央动脉**，随视神经入眼球，至视神经盘发出 4 条主干，再发出各级分支分布于视网膜。临床上常用检眼镜观察这些结构，对高血压等疾病的诊断有非常重要的意义。

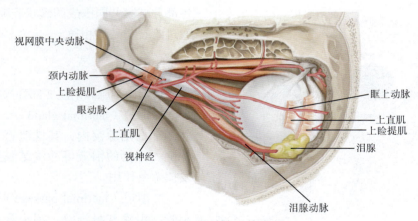

图 10-14　眼动脉及其分支

（二）眼的静脉

眼的静脉主要收集视网膜中央静脉的血液，经眼上、下静脉注入海绵窦，向前与内眦静脉及面静脉吻合。眼的静脉无静脉瓣，故面部感染可蔓延到颅内。

（三）眼的神经

分布于眼的神经来源较多，主要神经如下。

1.运动神经　动眼神经支配上直肌、下直肌、内直肌、下斜肌和上睑提肌，滑车神经支配上斜肌，展神经支配外直肌。

2.感觉神经　视神经传导视觉，三叉神经支配眼部的一般感觉。

第 2 节 前庭蜗器

前庭蜗器（vestibulocochlear organ）又称为**耳**或**位听器**，由**外耳**、**中耳**和**内耳**构成（图 10-15）。外耳和中耳是传导声波的结构，内耳是听觉和位觉感受器的所在部位。听觉感受器能感受声波刺激，位觉感受器能感受头部位置变动、重力变化和运动速度等刺激。两者功能虽不同，但结构上关系密切。

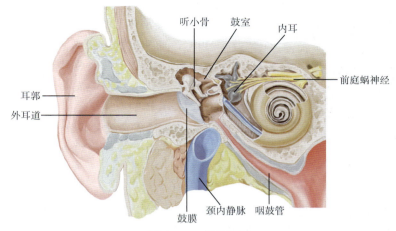

图 10-15 前庭蜗器

一、外 耳

外耳（external ear）包括耳郭、外耳道和鼓膜 3 部分。

1. **耳郭**（auricle） 位于头部两侧，主要以弹性软骨为支架，外覆皮肤构成（图 10-16）。耳郭下部悬垂的部分为耳垂，无软骨，仅由皮肤和皮下组织构成，含有丰富的血管和神经末梢。耳郭中部的深窝内有外耳门，其前外方的突起为耳屏。耳郭的主要功能是收集声波并将其传入外耳道。

2. **外耳道**（external acoustic meatus） 是介于外耳门与鼓膜之间的弯曲管道，成人外耳道长 2.0 ～ 2.5cm，其外侧 1/3 为**软骨部**，是耳郭软骨的延续，朝向后上内方；外耳道内侧 2/3 为**骨部**，位于颞骨内，朝向前下内方（图 10-15）。检查成人外耳道

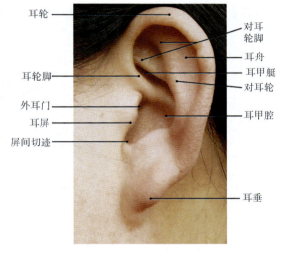

图 10-16 耳郭

及鼓膜时应将耳郭拉向后上方，使外耳道变直，以便于观察。婴幼儿外耳道发育尚未完全，短而狭窄，且鼓膜的位置近似水平位，故检查婴幼儿外耳道及鼓膜时，应将耳郭拉向后下方。

外耳道皮肤较薄，皮下组织较少，皮肤与骨膜或软骨膜结合紧密，故外耳道发生疖肿时，因张力较大，压迫感觉神经末梢，引起剧烈疼痛。外耳道的皮肤内含有**耵聍腺**，可分泌黄褐色黏稠物，称为**耵聍**，干燥后可形成痂块，阻塞外耳道，影响听力。

3. **鼓膜**（tympanic membrane） 为位于外耳道与中耳鼓室之间的椭圆形浅漏斗状的半透明薄膜（图 10-17），具有放大并传导声波的功能。鼓膜中心向内凹陷，称为鼓膜脐，其前下方的三角形反光区，称为光锥，是检查鼓膜的标志。当鼓膜异常时，光锥可变形或消失。鼓膜前上 1/4 为松弛部，薄而松弛，活体呈浅红色；后下 3/4 为紧张部，紧张坚实，活体呈苍白色。

二、中　耳

中耳（middle ear）介于外耳与内耳之间，位于颞骨岩部内，包括鼓室、咽鼓管、乳突窦和乳突小房。各部内面均衬有黏膜并相互延续，故发生病变时可相互蔓延。

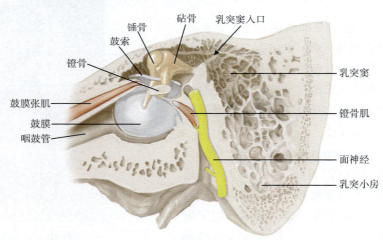

砧骨体
锤骨头
松弛部
锤凸
锤纹
纤维软骨环
鼓膜脐
紧张部
光锥

图 10-17　鼓膜

案例 10-5

患儿，男，8 岁。因发热伴右耳流脓且听力下降就诊。体温 39℃，外耳道肿胀明显，有黄色脓性分泌物，无法看到光锥。血常规示白细胞计数偏高，其他无异常。患儿前几天扁桃体发炎引起发热，自服退热药。临床诊断为急性化脓性中耳炎。

问题： 1. 扁桃体发炎为什么会引起中耳炎？

2. 中耳由哪些结构组成？中耳在听觉形成中发挥什么作用？

1. **鼓室**（tympanic cavity）　位于鼓膜与内耳之间，是颞骨岩部内的不规则含气小腔。上壁即鼓室盖，由颞骨岩部前面构成，分隔鼓室与颅中窝；下壁也称为颈静脉壁，分隔鼓室与颈内静脉起始部；前壁为颈动脉壁，与颈动脉管相邻，其上部有咽鼓管的鼓室口；后壁即乳突壁，上部有乳突窦开口，可经乳突窦通乳突小房；外侧壁为鼓膜，其上方为骨性结构；内侧壁为迷路壁，与内耳相隔，此壁中部隆起，称为岬（图 10-18，图 10-19）。岬后上方为卵圆形的前庭窗，有镫骨底附着；后下方有圆形的蜗窗，被第 2 鼓膜封闭。前庭窗后上方有面神经管凸，内有面神经通过，面神经管壁薄，中耳炎时易损伤面神经而引起相应的症状。

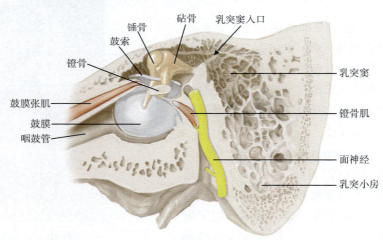

锤骨
砧骨
乳突窦入口
鼓索
镫骨
乳突窦
鼓膜张肌
镫骨肌
鼓膜
面神经
咽鼓管
乳突小房

图 10-18　鼓室外侧壁

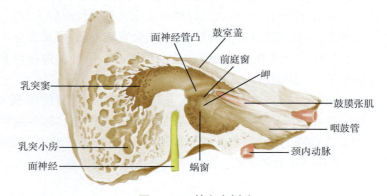

面神经管凸
鼓室盖
前庭窗
岬
乳突窦
鼓膜张肌
咽鼓管
乳突小房
面神经
蜗窗
颈内动脉

图 10-19　鼓室内侧壁

鼓室内有 3 块听小骨，由外向内依次为锤骨、砧骨和镫骨（图 10-20）。锤骨柄连于鼓膜，镫骨底封闭前庭窗，砧骨分别连于锤骨和镫骨。3 块听小骨借关节构成听骨链，可将鼓膜振动放大的声波传至内耳。

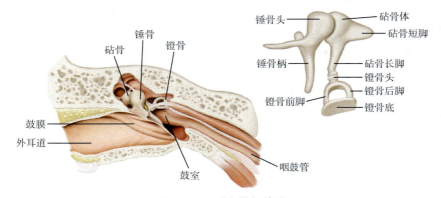

图 10-20　听小骨与鼓膜

2. 咽鼓管（auditory tube）　是连通鼻咽与鼓室的管道（图 10-20），成人咽鼓管长 3.5 ～ 4.0cm，内衬黏膜并与咽部和鼓室黏膜相续。平时咽鼓管咽口呈闭合状态，当吞咽、打哈欠或尽力张口时开放，以维持鼓膜内外侧压力平衡。小儿咽鼓管较成人短而直，接近水平位，管腔较大，故小儿咽部感染时易沿此管蔓延至鼓室，引起中耳炎。

3. 乳突小房和乳突窦　乳突小房（mastoid cells）是颞骨乳突内一些相互连通的含气小腔。乳突窦（mastoid antrum）是介于乳突小房与鼓室之间的腔隙，向前开口于鼓室后壁上部，向后下与乳突小房相通。乳突小房和乳突窦内衬黏膜，并与鼓室黏膜相续，故中耳炎易并发乳突炎。

三、内　耳

内耳（internal ear）位于颞骨岩部内，由一系列结构复杂的弯曲管道组成，故又称为迷路，包括骨迷路和膜迷路 2 部分。骨迷路是颞骨岩部内的骨性隧道，膜迷路是套在骨迷路内封闭的膜性管道。骨迷路与膜迷路之间充满外淋巴，膜迷路内含有内淋巴，内外淋巴互不相通。位、听觉感受器位于膜迷路内。

（一）骨迷路

骨迷路（bony labyrinth）包括依次互相连通的骨半规管、前庭和耳蜗 3 部分（图 10-21）。

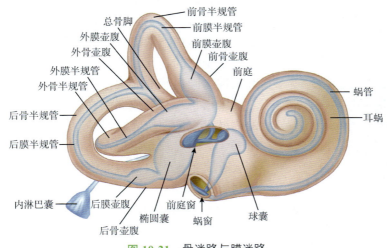

图 10-21　骨迷路与膜迷路

1. **骨半规管（bony semicircular canal）** 由3个相互垂直的半环形骨性小管组成，分别称为前、后、外骨半规管。每个骨半规管的一端为单骨脚，另一端膨大为壶腹骨脚，其膨大部分为骨壶腹。前、后骨半规管的单骨脚合成一个总骨脚，3个骨半规管分别开口于前庭。

2. **前庭（vestibule）** 位于骨半规管与耳蜗之间，为不规则的椭圆形小腔。前庭外侧壁即鼓室内侧壁，上有前庭窗和蜗窗；内侧壁为内耳道底，有血管、神经穿行；后壁通向骨半规管，前壁通向耳蜗。

3. **耳蜗（cochlea）** 位于骨迷路前部，后接前庭，形似蜗牛壳，蜗底朝向后内侧的内耳道底，蜗顶朝向前外侧。耳蜗中央是由圆锥形骨松质构成的蜗轴，内有螺旋神经节。起源于前庭的骨蜗管环绕蜗轴向上旋转2.50～2.75圈，同时蜗轴向骨蜗管内伸出螺旋形骨板，称为骨螺旋板。骨性蜗螺旋管被内部膜迷路的蜗管分隔成上方的前庭阶和下方的鼓阶2部分。前庭阶通前庭，鼓阶接蜗窗，两者在蜗顶借蜗孔相通（图10-22）。

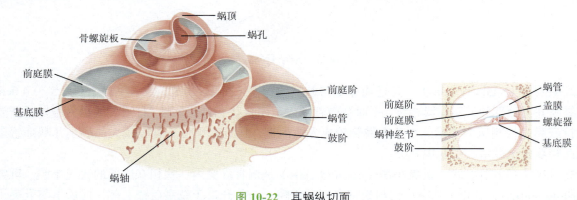

图 **10-22** 耳蜗纵切面

（二）膜迷路

膜迷路（membranous labyrinth） 是套在骨迷路内的封闭性膜性管囊，不完全充满骨迷路，可借纤维束固定于骨迷路的壁上。包括骨半规管内的膜半规管、前庭内的椭圆囊和球囊，以及耳蜗内的膜蜗管（图10-21）。

1. **膜半规管（membranous semicircular duct）** 是套在骨半规管内的3个相互垂直的半环形膜性小管，形状与骨半规管相似。每个膜半规管在骨壶腹内也相应膨大，称膜壶腹。其壁内有位觉感受器，称为**壶腹嵴**，能感受头部变速旋转运动的刺激。

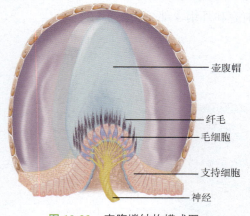

图 **10-23** 壶腹嵴结构模式图

壶腹嵴为局部增厚的黏膜突向膜半规管的壶腹内腔，表面覆以高柱状支持细胞和烧瓶状毛细胞（图10-23）。支持细胞游离面有微绒毛，胞质顶部有分泌颗粒。支持细胞向上分泌大量糖蛋白，形成圆顶状胶质膜，称壶腹帽。毛细胞位于支持细胞之间，其顶部有数根静纤毛和一根较长的动纤毛，纤毛伸入圆顶状的壶腹帽内。毛细胞的基部有前庭神经的传入纤维末梢与其形成突触联系。当头部旋转时，膜半规管内的内淋巴流动，使壶腹帽倾斜，刺激毛细胞产生神经冲动。由于3个半规管互相垂直排列，不管身体或头部怎样旋转，都会有膜半规管内的内淋巴流动使壶腹帽偏斜，从而使人感受到旋转变化。

2. **椭圆囊（utricle）和球囊（saccule）** 是位于前庭内的2个膜性囊。椭圆囊与膜半规管相通，球囊与膜蜗管相通。椭圆囊和球囊各延伸出一细管，两者汇合形成内淋巴导管，后者终于盲端的内淋巴囊。椭圆囊和球囊的内壁均有局部增厚，分别称为**椭圆囊斑**和**球囊斑**，它们又称位觉斑。位觉斑也是由高柱状支持细胞和烧瓶状毛细胞组成的，支持细胞的分泌物在表面形成一层平坦的位砂膜，分泌物内有细小的碳酸钙结晶，称为位砂。毛细胞的纤毛伸入位砂膜内（图 10-24），位砂压迫纤毛可使毛细胞产生兴奋。椭圆囊斑与球囊斑共同作用，使人能感受身体的直线变速运动和静止状态。

3. 膜蜗管（cochlear duct） 位于蜗螺旋管内，连于骨螺旋板与蜗螺旋管外侧壁之间。下起自前庭，并与球囊相通，上至蜗顶，呈盲端而终。膜蜗管横切面呈三角形，上壁为菲薄的前庭膜，外侧壁是特化的复层上皮，内含毛细血管，称为血管纹，可产生内淋巴。下壁含内侧的骨螺旋板和外侧的膜螺旋板，后者也称为基膜，上有呈螺旋形突向膜蜗管内腔的隆起，称为**螺旋器**。骨螺旋板上方的骨膜增厚，突入膜蜗管内形成螺旋缘，并延伸出一游离的薄板状盖膜覆盖在螺旋器上方（图 10-25）。

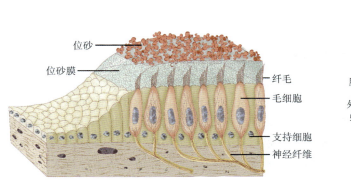

图 10-24　位觉斑结构模式图

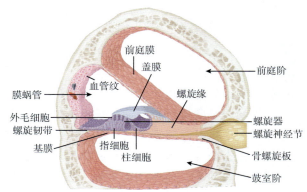

图 10-25　膜蜗管切面

螺旋器又称科蒂器（Corti 器），是基膜上能感受听觉的特化结构，由支持细胞和毛细胞组成，支持细胞又分为柱细胞和指细胞。柱细胞排列为内、外两行，分别称内柱细胞和外柱细胞。内、外柱细胞在基底部和顶部彼此连接，细胞中部分离，围成一条三角形的内隧道。柱细胞中部细长，基部较宽，位于基膜上，胞质富含张力丝。指细胞呈长柱状，基部也位于基膜上，顶部凹陷内托着一个毛细胞。指细胞有支托毛细胞的作用。毛细胞分为内毛细胞和外毛细胞，分别位于内、外指细胞顶部。毛细胞是感觉性的上皮细胞，内毛细胞呈烧瓶形，外毛细胞呈高柱状。毛细胞底部与来自耳蜗神经节细胞的树突末端形成突触（图 10-26）。螺旋器基膜中含有大量的胶原样细丝，称听弦。基膜从蜗底到蜗顶逐渐变宽，所以蜗底的听弦较短，蜗顶的听弦较长且较细。因此，蜗底基膜的共振频率高，蜗顶的共振频率低。蜗底受损可导致高音感觉障碍，蜗顶受损可导致低音感觉障碍。

四、声波的传导途径

（一）空气传导

空气传导是指声波经耳郭和外耳道传至鼓膜，使鼓膜振动，再经听骨链传至前庭窗，先后引起前庭阶和鼓阶外淋巴振动，继而引起蜗管内淋巴振动，刺激螺旋器，螺旋器将机械性刺激转化为神经冲动（图 10-27），最后神经传导经前庭蜗神经传入大脑皮质的听觉中枢，这是正常人形成听觉的最主要途径。当鼓膜穿孔、中耳疾病等引起听骨链功能障碍时，到达鼓室的声波也可以直接振动第二鼓膜，引起鼓阶外淋巴振动，而后引起内淋巴振动，刺激螺旋器，产生听觉神经冲动。这种途径产生的听觉效果只有前一种的千分之一左右，一般情况下意义不大。

（二）骨传导

骨传导是指声波经颅骨、骨迷路（外淋巴振动）、膜迷路（内淋巴振动）传入，刺激螺旋器，螺旋器将刺激转化成神经冲动，传入大脑皮质的听觉中枢，形成听觉。因为传导效率很低，正常情况下骨传导的意义也不大，但是在听力障碍者的临床检查中有重要意义。

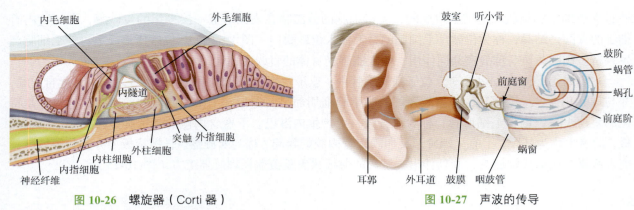

图 10-26 螺旋器（Corti 器）　　　　　图 10-27 声波的传导

听力障碍

　　听力障碍是临床常见病，声波传导系统、螺旋器、蜗神经及听觉中枢任何一个环节发生器质性或功能性障碍均可能导致听力出现不同程度的减退，甚至完全性耳聋。螺旋器以前的声波传导障碍或退化引起的耳聋称传导性耳聋，可使用助听器补偿听力不足。助听器是一种声音的放大器，对不完全的传导性耳聋者具有非常好的治疗效果。螺旋器以后神经冲动产生、传导与处理功能障碍引起的耳聋，称神经性耳聋。植入人工耳蜗对于螺旋器功能障碍的患者有很好的治疗效果。人工耳蜗是一种能模拟人耳蜗功能的电子换能器，可以把声波信号转换成电信号，通过植入内耳的电极，直接刺激蜗神经，可达到听力恢复的效果。

第 3 节 皮　　肤

　　皮肤（skin）覆盖于身体表面，是面积最大的人体器官，成人总面积 1.2 ～ 2.0m²，总重量可达体重的 5% ～ 15%。皮肤由表皮和真皮两部分构成，两者之间呈指状交错，牢固地互相黏着。皮肤借皮下组织与深部组织相连，其间有毛、皮脂腺、汗腺和指（趾）甲等附属器（图 10-28，图 10-29）。皮肤的功能复杂多样，皮肤与外界环境直接接触，构成人体的第一道防线，能保护人体免受外界环境中的有害物质的损害；皮肤还能参与体温的调节，通过排汗，发挥散热和排泄体内某些代谢产物的作用；皮肤内含丰富的感觉神经末梢，能感受多种刺激，因此皮肤被认为是身体重要的感觉器官。

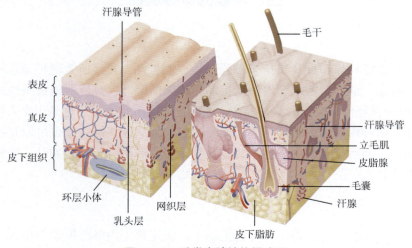

图 10-28 手掌皮肤结构模式图

案例 10-6

患者，男，48岁。反复全身起皮疹伴瘙痒20年，最近加重约2个月。患者头部及前胸后背皮肤出现相互融合的鳞屑性丘疹斑块，有白色鳞屑脱落，双手及双足尤为严重，皮损突出于皮肤表面，界限清楚。患者长期工作于阴冷潮湿的环境中，20年前四肢开始出现皮疹，后扩散至前胸后背，伴瘙痒，挠后出现破皮出血。患病期间曾用过一些外用药物，症状有所好转，但常有复发。临床诊断为银屑病。

问题：1. 皮肤的基本结构是什么？
2. 患者脱落的皮屑是什么？
3. 银屑病为什么会奇痒无比？

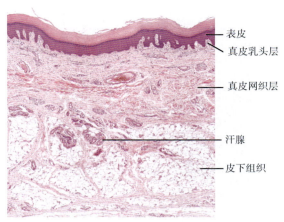

图 10-29　手指皮肤光镜图

一、表　皮

表皮（epidermis）位于皮肤浅层，由角化复层扁平上皮组成。根据构成表皮的细胞形态和功能的不同可将表皮细胞分为角质形成细胞和非角质形成细胞2种类型。前者占表皮细胞数量的90%以上，后者散在分布于表皮深层的角质形成细胞之间，包括黑素细胞、朗格汉斯细胞和梅克尔细胞（图10-30）。

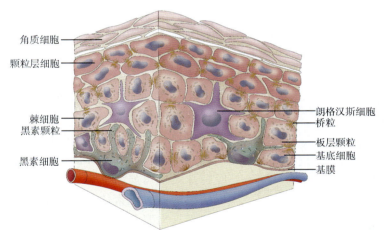

图 10-30　表皮细胞结构模式图

（一）表皮的分层

人体各部位的表皮厚薄不一，可分为厚皮和薄皮。厚皮分布于手掌和足底，根据角质形成细胞的不同，具有典型的5层结构：从深层向浅层依次为基底层、棘层、颗粒层、透明层和角质层（图10-31）。薄皮的颗粒层和透明层不太明显，且角质层比较薄（图10-32）。

1. 基底层（stratum basale）　由附着于基膜上的1层矮柱状或立方状的基底细胞组成。因胞质中有大量的游离核糖体而呈嗜碱性。基底细胞属幼稚细胞，有活跃的分裂能力，增殖的细胞脱离基膜后向浅层移动，分化为棘细胞。

2. 棘层（stratum spinosum）　由4～10层多边形、体积较大的细胞组成。细胞表面有许多短小的棘状突起，故称棘细胞。棘细胞由深层向浅层推移时逐渐变为扁平状。

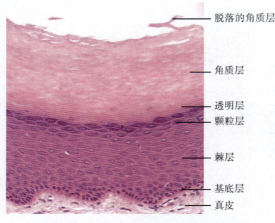

图 10-31　厚皮（手指皮）的表皮光镜图

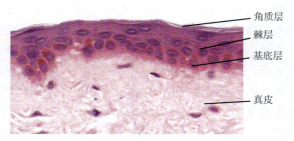

图 10-32　薄皮（腹部皮）的表皮光镜图

3. 颗粒层（stratum granulosum）　由 3～5 层梭形细胞组成。颗粒层细胞的细胞核和细胞器逐渐退化，胞质内出现大小不一、形状不规则的嗜碱性颗粒，称透明角质颗粒。此颗粒无膜包裹，主要成分为富含组氨酸的蛋白质，能以胞吐方式排入细胞间隙，构成表皮的重要屏障，阻止物质透过表皮。

4. 透明层（stratum lucidum）　由 2～3 层扁平细胞组成，细胞轮廓不清，细胞核与细胞器已完全消失。胞质内富含透明角质，HE 染色下透明层呈强嗜酸性均质状结构。

5. 角质层（stratum corneum）　由多层扁平的角质细胞组成。角质细胞已经完全角化，无细胞核和细胞器，胞质内充满嗜酸性均质状的角蛋白。细胞间隙充满糖脂类构成的膜状物，它与角质细胞共同构成表皮浅层牢固的屏障，对多种物理和化学刺激有很强的耐受力。但是因为最表层的角质细胞之间桥粒消失，连接松散，容易脱落形成皮屑。

角质形成细胞的更新周期为 3～4 周，脱落的细胞由基底层的细胞分裂、增殖补充。

（二）非角质形成细胞

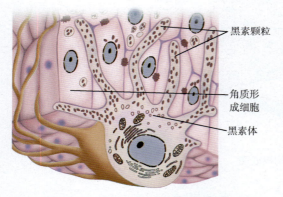

图 10-33　黑素细胞电镜结构模式图

1. 黑素细胞（melanocyte）　是能生成黑色素的细胞，细胞体积较大，有许多细长突起。胞体主要散布于基底细胞间，其树状突起伸入基底层和棘层的细胞间（图 10-33）。黑素细胞在 HE 染色标本中不易辨认，经特殊染色可显示其全貌。电镜下，胞质内有许多椭圆形的黑素体，黑素体内含酪氨酸酶，能将酪氨酸转化为黑色素。当黑素体充满黑色素后，改称黑素颗粒，光镜下呈黄褐色。黑素颗粒迅速迁移到突起末端，然后通过胞吐方式释放黑色素，被邻近的基底细胞和棘细胞吞入。黑色素可以吸收紫外线，对深层组织具有保护作用。

链接

肤色与黑素细胞

不同种族间肤色不同，甚至每个人的肤色也会发生变化，这主要是由于黑素细胞产生黑色素的能力及黑素颗粒的分布有差异。黑种人的黑素颗粒大而多，分布于表皮全层；白种人的黑素颗粒小而少，主要分布于基底层；黄种人介于两者之间。表皮的色素也取决于遗传、激素水平和环境等因素。例如，紫外线可刺激黑素细胞的酪氨酸酶活性增加，导致黑色素产生增加，进而沉积在角质形成细胞中的黑素颗粒数量增加。黑素颗粒能吸收紫外线，可以保护皮肤及深部组织免受损伤。

2. 朗格汉斯细胞（Langerhans cell） 散布于棘层，有树枝状突起，HE 染色标本中颜色较浅不易辨认。电镜下可见到特征性的杆状颗粒，又称伯贝克颗粒（图 10-34）。朗格汉斯细胞属于单核吞噬细胞系，它起源于血液的单核细胞，能捕捉侵入表皮的抗原物质，经伯贝克颗粒参与处理后，形成抗原肽 - 主要组织相容性复合体（MHC）复合物并分布于细胞表面，然后细胞迁移出表皮，进入毛细淋巴管，再随淋巴液进入淋巴结，将抗原提呈给 T 细胞，引发免疫应答。

3. 梅克尔细胞（Merkel cell） 在基底层，指尖、口腔和生殖道分布较多，其他区域很少。细胞体积小，形态不规则，有短指状突起伸入角质形成细胞之间。大部分梅克尔细胞的基底部胞质内含许多细小的致密颗粒，并与感觉神经末梢形成类似突触的结构，是接收机械刺激的感觉细胞（图 10-35）。少量梅克尔细胞不与感觉神经末梢形成类似突触的结构，而是通过旁分泌影响角质形成细胞的增殖或影响朗格汉斯细胞的抗原提呈能力。

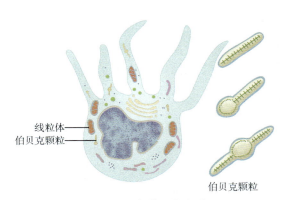

图 10-34　朗格汉斯细胞

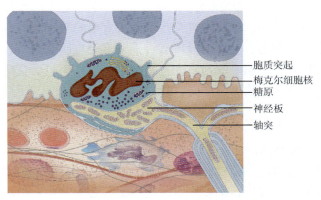

图 10-35　梅克尔细胞与神经末梢超微结构模式图

二、真 皮

真皮（dermis）是位于表皮深面的结缔组织，借基膜与表皮相连接。真皮内的结缔组织纤维束逐渐过渡到皮下组织，两者间无明确结构分界。真皮的厚度因身体部位不同而异，通常为 1 ～ 2mm，可分为乳头层和网织层 2 层（图 10-29）。

1. 乳头层（papillary layer） 填充于表皮凹凸不平的基底间隙内，形成乳头状隆起，称真皮乳头，这种相互嵌合式的结构扩大了表皮与真皮的连接面，有利于两层的牢固连接，同时使表皮与真皮之间有更大的物质、信息交换面积。乳头层含丰富的毛细血管网和游离神经末梢。另外，手指等部位的真皮乳头中可观察到数量较多的触觉小体。真皮浅层毛细血管周围有朗格汉斯细胞、巨噬细胞和 T 细胞等分布，是皮肤发生免疫应答的主要部位。

2. 网织层（reticular layer） 位于乳头层的深面，是真皮的主要组成部分，由较厚的不规则致密结缔组织构成。网织层内有粗大的胶原纤维束纵横交错成网，其间还含有丰富的弹性纤维，使皮肤具有较强的韧性和弹性。网织层内分布有汗腺、毛囊、皮脂腺、较大的血管、淋巴管、神经及环层小体。

三、皮下组织

皮下组织（hypodermis），即解剖学所称的**浅筋膜**，不属于皮肤的结构，位于真皮网织层的深部，由疏松结缔组织和脂肪组织构成。皮下组织在皮肤与深部组织之间起连接作用，并使皮肤有一定的活动度。皮下组织的厚度可因年龄、性别、营养状况、解剖部位等不同而有很大的差别。其内的脂肪组织还使皮下组织具有缓冲、保温、储存能量等功能。

四、皮肤附属器

存在于皮肤中的毛、皮脂腺、汗腺和指（趾）甲等结构是由表皮细胞衍生而形成的，统称为皮肤

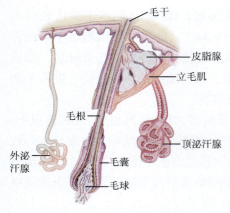

图 10-36　皮肤附属器示意图

附属器（图 10-36）。

（一）毛

除手掌、足底外，人体皮肤大部分均有毛分布。毛分为毛干、毛根、毛球 3 部分。露在皮肤外面的部分称**毛干**，埋在皮肤内的为**毛根**。毛根周围的上皮组织和结缔组织构成的鞘状结构称毛囊。毛囊内层为上皮组织，称上皮组织鞘，与表皮相连续；外层为致密结缔组织，称结缔组织鞘。毛根与毛囊的下端结合在一起，形成的膨大结构称**毛球**。毛球的上皮细胞为幼稚细胞，称毛母质细胞，它们能不断增殖，并分化为毛根和毛囊内层的上皮细胞。因此，毛球是毛的生长点。毛球底面向内凹陷，血管、神经随同结缔组织突入其中，形成毛乳头。毛乳头对毛的生长起诱导和营养作用，如毛乳头退化或遭破坏，毛即停止生长并脱落。毛囊上段可有一个或多个皮脂腺开口，并和一束平滑肌（立毛肌）一起组成毛囊皮脂腺单位。立毛肌一端与真皮乳头层相连。立毛肌受交感神经支配，遇冷或情绪波动时立毛肌收缩，使毛发直立，皮肤出现鸡皮疙瘩。

（二）皮脂腺

皮脂腺（sebaceous gland）位于毛囊与立毛肌之间，为泡状腺。分泌部由一个或几个囊状的腺泡构成，其周边部是一层较小的干细胞，它们不断分裂增殖，生成新的皮脂腺细胞。腺泡中心为成熟的腺细胞，细胞体积较大，呈多边形，核固缩，胞质内充满脂滴。在近导管处，腺细胞解体，连同脂滴一起通过毛囊排出，成为皮脂，对皮肤和毛发发挥柔润和保护作用。立毛肌的收缩有助于皮脂的排出。皮脂腺的大小和分泌活动受性激素控制，在青春期分泌最活跃。若腺体的分泌旺盛而阻塞导管，可导致产生粉刺甚至痤疮。老年人皮脂腺萎缩，所以皮肤与毛发均变得干燥而无光泽。

（三）汗腺

汗腺（sweat gland）为盘曲的单管腺，由分泌部和导管部两部分组成。根据分泌物的性质、分泌方式的不同，汗腺可分为两种：外泌汗腺和顶泌汗腺。

1. 外泌汗腺（eccrine sweat gland）　又称小汗腺，遍布全身皮肤。分泌部末端盘曲成团，位于真皮的网织层或在皮下组织中，由单层锥体形细胞围成。导管由两层立方形细胞围成，从真皮深部蜿蜒上行，开口于皮肤表面。汗腺分泌汗液，汗液中除有大量水分外，主要含 Na^+、K^+、Cl^-、乳酸盐和尿素等。汗液经导管排至皮肤表面，汗液分泌是机体散热的主要方式，除保持体温稳定外，汗液也有湿润皮肤和排泄含氮代谢废物的作用。

2. 顶泌汗腺（apocrine sweat gland）　又称大汗腺，主要分布在腋下、乳晕、肛门及会阴部。其分泌部管径较粗，管腔大。分泌物为较浓稠的乳状液，微黄，含蛋白质、糖类和脂类，经细菌分解后产生特别的气味，分泌过剩、气味过浓时，则发生狐臭。顶泌汗腺受性激素影响，青春期分泌较旺盛，随年龄增长逐渐退化。

（四）指（趾）甲

指（趾）甲（nail）为指（趾）端背面的硬角质板，露在外面的为甲体，埋于皮肤内的为甲根，甲体下面的皮肤为甲床，甲体周缘的皮肤为甲襞，甲体与甲襞之间形成甲沟，甲根附着处的上皮称甲母质，是甲的生长区。甲母质细胞分裂增殖，不断向指（趾）端方向移动并角化成甲，甲母质是指（趾）甲受损后再生的基础。甲床真皮中有丰富的毛细血管和感觉神经末梢。

链接

皮肤的再生

　　皮肤的再生能力很强。正常情况下，皮肤表皮、真皮和皮肤附属器不断更新，使皮肤保持一定的厚度，即生理性再生，人的表皮更新1次需3～4周。补偿性再生是指皮肤损伤后的修复过程，其过程为：止血、血液凝固形成血痂，然后巨噬细胞清除受损组织，最后血痂深部的结缔组织成纤维细胞增生，新生毛细血管穿入其中，形成肉芽组织；同时，伤口周缘上皮的基底层细胞，以及伤口内残留的毛囊、汗腺的上皮细胞迅速分裂、分化，形成一层新的细胞迁移覆盖在伤口表面，并逐步分裂成复层，经角化形成复层扁平上皮。大面积烧、烫伤患者，其毛囊、汗腺等均受破坏，靠机体自然修复极困难，这种情况可考虑植皮。

目标检测

一、单项选择题

1. 角膜中最厚的一层是（　　　）
   A. 角膜上皮　　　　　　B. 前界层
   C. 后界层　　　　　　　D. 角膜基质
   E. 角膜内皮

2. 不含血管的部位是（　　　）
   A. 角膜　　　　B. 巩膜　　　　C. 虹膜
   D. 视网膜　　　E. 脉络膜

3. 眼球向外侧斜视，可能损伤的眼外肌是（　　　）
   A. 外直肌　　　　　　　B. 内直肌
   C. 上斜肌　　　　　　　D. 下斜肌
   E. 上直肌

4. 视杆细胞分布最多的部位是（　　　）
   A. 视神经盘　　　B. 黄斑　　　C. 中央凹
   D. 视网膜边缘　　E. 睫状体

5. 听觉感受器是（　　　）
   A. 球囊斑　　　　　　　B. 椭圆囊斑
   C. 壶腹嵴　　　　　　　D. 螺旋缘
   E. 螺旋器

6. 中耳炎的主要感染途径是（　　　）
   A. 外耳道　　　　　　　B. 内耳门
   C. 面神经管　　　　　　D. 咽鼓管
   E. 颈动脉管

7. 不属于膜迷路结构的是（　　　）
   A. 膜蜗管　　　　B. 前庭阶　　　C. 球囊
   D. 椭圆囊　　　　E. 膜半规管

8. 壶腹嵴位于（　　　）
   A. 椭圆囊　　　　B. 球囊　　　C. 咽鼓管
   D. 蜗管　　　　　E. 膜半规管

9. 真皮网织层不含的结构是（　　　）
   A. 环层小体　　　B. 汗腺　　　C. 触觉小体
   D. 毛囊　　　　　E. 皮脂腺

10. 下列参与免疫应答的细胞是（　　　）
    A. 朗格汉斯细胞　　　B. 黑素细胞
    C. 梅克尔细胞　　　　D. 角质形成细胞
    E. 基底层细胞

二、名词解释

1. 巩膜静脉窦　2. 前房角　3. 视神经盘　4. 黄斑
5. 螺旋器　6. 角质形成细胞

三、简答题

1. 简述房水的循环途径及其与青光眼形成的关系。
2. 从解剖学角度解释近视、远视的形成原因。
3. 根据听觉形成的功能需要简述耳的结构。
4. 从表皮深层至浅层，角质形成细胞的形态结构有什么变化规律？
5. 皮肤有哪些附属器？它们各有什么结构特点和功能？

（郭家松）

第11章 神经系统

神经系统（nervous system）是机体内起主导作用的系统。人体内各器官、系统的功能活动，通过神经系统的调节与控制，相互联系、相互影响，从而使人体成为一个有机的整体。同时，人生活在经常变化的环境中，环境的变化也随时影响着人体的各种功能，这也需要神经系统对机体各种功能不断地进行迅速而完善的调整，以适应机体内外环境的变化。

第1节 神经系统总论

一、神经系统的区分

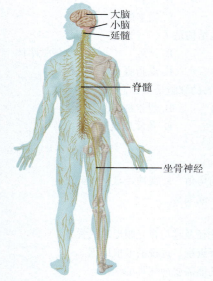

图 11-1 神经系统概况

神经系统在形态和功能上是一个不可分割的整体，由中枢神经系统和周围神经系统两部分组成（图 11-1）。

中枢神经系统（central nervous system）包括位于颅腔内的**脑**（brain）和位于椎管内的**脊髓**（spinal cord）2 部分。

周围神经系统（peripheral nervous system）是指中枢神经系统以外的所有神经成分，包括与脑相连的 12 对**脑神经**（cranial nerve）和与脊髓相连的 31 对**脊神经**（spinal nerve）；按其分布范围不同，周围神经系统可分为**躯体神经**（somatic nerve）和**内脏神经**（visceral nerve）。

躯体神经主要分布于皮肤、骨、关节和骨骼肌；内脏神经主要分布于内脏、血管和腺体。躯体神经和内脏神经根据其功能又分为感觉神经和运动神经。感觉神经是将神经冲动从感受器传向中枢，又称为**传入神经**；运动神经是将神经冲动从中枢传向周围的效应器，又称为**传出神经**。内脏神经中的传出神经即**内脏运动神经**，支配心肌、平滑肌和腺体，因其不受人的意志控制，故又称为**自主神经**或**植物神经**，根据其形态和功能的不同，又分为**交感神经**和**副交感神经**。

为了叙述简便，一般将周围神经系统按照脑神经、脊神经和内脏神经 3 部分进行叙述。

图中标注：大脑、小脑、延髓、脊髓、坐骨神经

二、神经系统的活动方式

神经系统的基本活动方式是反射。**反射**是指机体在神经系统的调节下，对内、外环境的各种刺激所做出的反应。

反射活动的结构基础是**反射弧**，包括感受器、传入（感觉）神经、神经中枢、传出（运动）神经和效应器等 5 部分（图 11-2）。反射弧的任何部位受损，反射活动即出现障碍。因此，临床上常用检查反射的方法来协助诊断神经系统疾病。

三、神经系统的常用术语

神经系统内神经元的胞体和突起在不同部位常有不同的聚集方式，为了叙述和学习方便，规定了不同的名词术语。

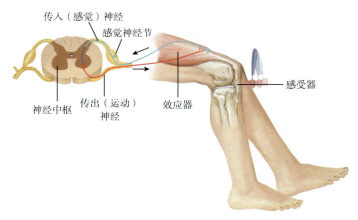

图 11-2 反射弧示意图

1. 灰质（gray matter） 是在中枢神经系统中，神经元胞体及其树突聚集的部位，在新鲜标本呈暗灰色。位于大脑和小脑表层的灰质，分别称为**大脑皮质**和**小脑皮质**。

2. 白质（white matter） 是在中枢神经系统中，有髓神经纤维聚集的部位。因髓鞘内含髓磷脂，在新鲜标本中呈白色。位于大脑和小脑深部的白质，分别称为**大脑髓质**和**小脑髓质**。

3. 神经核（nucleus） 是在中枢神经系统中，形态和功能相似的神经元胞体及其树突聚集成的团块状结构（皮质除外）。

4. 神经节（ganglion） 是在周围神经系统内，由形态和功能相似的神经元胞体及其树突聚集而成的结节状结构，形状略膨大。

5. 纤维束（fiber tract） 是在中枢神经系统内，由起止、行程和功能相同的许多神经纤维集合而成的束状结构。

6. 神经（nerve） 是在周围神经系统内，神经纤维集聚并被结缔组织包绕而形成的粗细不等的条索状结构。

7. 网状结构（reticular formation） 是脑干内，在边界明显的灰质和白质以外的区域，神经元胞体和神经纤维相互混杂交错而成的网络状结构，即某些部位的神经纤维交织成网，网眼内含有大小不等的神经细胞团。

第 2 节　中枢神经系统

一、脊　髓

（一）脊髓的位置和外形

脊髓位于椎管内，占据椎管上 2/3，成人的脊髓全长 42 ～ 45cm。上端平枕骨大孔处接延髓，下端在成人约平第 1 腰椎体下缘，在新生儿可达第 3 腰椎体水平（图 11-3）。椎管长于脊髓，成人第 1 腰椎以下无脊髓，故临床上常在第 3、4 或 4、5 腰椎棘突之间行腰椎穿刺术。

脊髓呈前后略扁的圆柱状，全长粗细不等，有两个膨大。上部有由第 4 颈节至第 1 胸节构成的**颈膨大**，连接分布于上肢的神经；下部有由第 2 腰节至第 3 骶节构成的**腰骶膨大**，连接分布于下肢的神经，脊髓下端变细为**脊髓圆锥**。脊髓圆锥下端借结缔组织构成的**终丝**固定于尾骨背面。

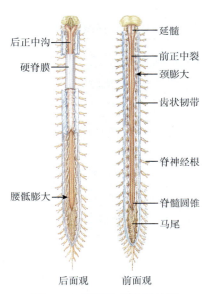

后面观　　　前面观

图 11-3 脊髓的位置和外形

　　脊髓表面有 6 条纵行的沟或裂，前面正中较深的为**前正中裂**，后面正中为**后正中沟**。在前正中裂和后正中沟的两侧分别有**前外侧沟**和**后外侧沟**。沟内分别有脊神经前、后根附着（图 11-4）。后根处有一膨大的**脊神经节**（spinal ganglion），由假单极神经元的胞体积聚而成。

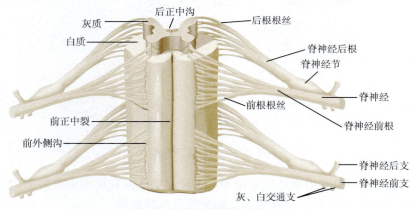

图 11-4　脊髓结构示意图

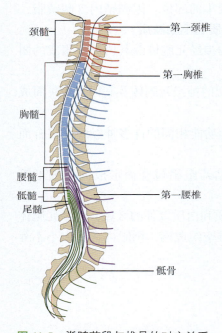

图 11-5　脊髓节段与椎骨的对应关系

　　每 1 对脊神经的前、后根在椎间孔处合并成为**脊神经**。每 1 对脊神经根相连的脊髓，称为 1 个脊髓节段，共有 31 个节段。自上而下分别有颈髓 8 节、胸髓 12 节、腰髓 5 节、骶髓 5 节和尾髓 1 节（图 11-5）。

　　在胚胎 3 个月以前，脊髓长度与椎管基本一致，脊髓各节段与相应椎骨大致齐平，所有脊神经根几乎呈水平方向经相应的椎间孔出入。自胚胎第 4 个月开始，脊髓生长速度慢于脊柱，而脊髓上端与延髓相接，位置固定，故脊髓各节段与椎骨的对应关系发生了变化。出生时，脊髓下端与第 3 腰椎下缘齐平，至成年时，脊髓下端仅达第 1 腰椎体下缘（图 11-5）。由于脊髓比脊柱短，以致腰、骶、尾部脊神经根行至相应的椎间孔之前，在椎管内几乎垂直下行一段距离，并在脊髓圆锥以下围绕终丝，形成马尾。

　　了解脊髓节段与椎骨的对应关系，对确定脊髓病变部位和临床治疗有重要意义（表 11-1）。

表 11-1　脊髓节段与椎骨的对应关系		
脊髓节段	对应椎骨	推算举例
上颈髓（$C_1 \sim C_4$）	与同序数椎骨同高	第 3 颈髓平对第 3 颈椎
下颈髓（$C_5 \sim C_8$）	较同序数椎骨高 1 个椎骨	第 5 颈髓平对第 4 颈椎
上胸髓（$T_1 \sim T_4$）	较同序数椎骨高 1 个椎骨	第 3 胸髓平对第 2 胸椎
中胸髓（$T_5 \sim T_8$）	较同序数椎骨高 2 个椎骨	第 6 胸髓平对第 4 胸椎
下胸髓（$T_9 \sim T_{12}$）	较同序数椎骨高 3 个椎骨	第 11 胸髓平对第 8 胸椎
腰髓（$L_1 \sim L_5$）	平对第 10 ~ 12 胸椎	—
骶、尾髓（$S_1 \sim S_5$、Co）	平对第 12 胸椎和第 1 腰椎	

链接

腰椎穿刺术

腰椎穿刺术是经腰椎棘突间隙进针，刺入蛛网膜下隙，抽取脑脊液进行检查，或注入药物进行治疗的操作技术。穿刺部位通常选在第 3、4 或 4、5 腰椎棘突之间，两侧髂嵴最高点连线可作为定位标志。穿刺针依次穿过皮肤、浅筋膜、棘上韧带、棘间韧带和黄韧带进入硬膜外隙，穿刺针穿过黄韧带时有明显落空感，再向前进针穿过硬脊膜和脊髓蛛网膜即达蛛网膜下隙，拔出针芯可见脑脊液流出。

（二）脊髓的内部结构

脊髓中央有贯穿其全长的**中央管**，内含脑脊液。围绕中央管周围的为**灰质**，灰质外周为**白质**（图 11-6）。

1. 灰质　在脊髓横切面上呈左、右对称的 H 形，每侧灰质前部扩大部分，称为**前角**；后部狭细部分，称为**后角**，前、后角之间的部分为**中间带**。脊髓第 1 胸节至第 3 腰节的前、后角之间有向外侧突出的**侧角**。中央管前、后部的灰质，分别称为**灰质前连合**和**灰质后连合**。

（1）前角　从立体角度也称为前柱，由运动神经元构成。其发出的轴突经脊髓前外侧沟穿出，组成脊神经前根，构成脊神经的躯体运动纤维，支配躯干肌和四肢肌的随意运动。

脊髓前角运动神经元受损（如脊髓灰质炎）时，表现为其所支配的骨骼肌随意运动障碍、肌张力低下、腱反射消失、肌萎缩等，临床上称为弛缓性瘫痪（软瘫）。

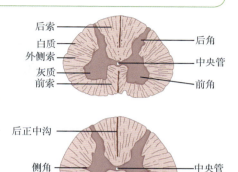

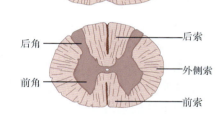

图 11-6　脊髓各部横断面

链接

脊髓灰质炎

脊髓灰质炎又称为小儿麻痹症，是由脊髓灰质炎病毒引起的小儿急性传染病，多发生在 5 岁以下小儿，尤其是婴幼儿。脊髓灰质炎病毒侵犯脊髓灰质前角运动神经元，造成弛缓性肌肉麻痹，患儿病情轻重不一，轻者无瘫痪出现，严重者可累及生命中枢而死亡；大部分患者可治愈，仅小部分留下瘫痪后遗症。

医者仁心

他发明了"糖丸"，消灭了中国脊髓灰质炎

顾方舟是我国组织培养口服活疫苗的开拓者之一，为消灭脊髓灰质炎的伟大工程做出了重要贡献。顾方舟于 1958 年受命远赴云南昆明筹建中国医学科学院医学生物学研究所。1960 年成功研制出首批脊髓灰质炎（Sabin 型）活疫苗。1962 年，他成功研制出脊髓灰质炎减毒活疫苗糖丸。自此，我国脊髓灰质炎年平均发病率大幅下降，数十万名儿童免于致残。2000 年 10 月，世界卫生组织证实中国本土脊灰野病毒的传播已被阻断，成为无脊灰国家。

（2）后角　也称为后柱，由联络神经元构成，接收来自后根的传入纤维，后角的主要核团有**后角固有核**。发出纤维经白质前连合交叉至对侧组成脊髓丘脑束，上行至背侧丘脑。

（3）侧角　又称为侧柱，仅见于胸 1 至腰 3 节段，内含交感神经元，是交感神经的低级中枢。脊髓第 2～4 骶节相当于侧角处，含有副交感神经元，称为**骶副交感核**，是副交感神经在脊髓内的低级中枢。

2. 白质　位于灰质周围，借脊髓表面的沟、裂分为对称的 3 个索：前正中裂与前外侧沟之间的为**前索**；前、后外侧沟之间的为**外侧索**；后外侧沟与后正中沟之间的为**后索**。在中央管前方的白质纤维称为**白质前连合**。白质由纤维束组成，其内主要有传导感觉信息的上行纤维束和传导运动信息的下行纤维束（图 11-7）。

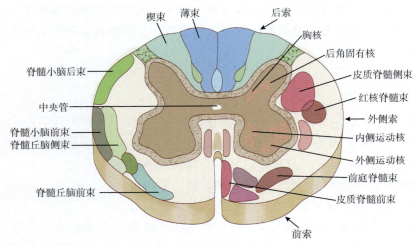

图 11-7　脊髓横断面示意图

（1）上行（感觉）纤维束

1）薄束和楔束：均位于脊髓后索内。来自脊神经节内假单极神经元的中枢突，经脊神经后根入脊髓同侧后索上升而成。薄束位于后正中沟两侧，由第 5 胸节及其以下来的纤维组成；楔束位于薄束外侧，由第 4 胸节及其以上来的纤维组成。

薄束和楔束传导同侧躯干和四肢的本体感觉（来自肌、腱、关节等处的位置觉、运动觉和振动觉）和皮肤的精细触觉（如辨别两点之间的距离和物体的纹理粗细等）的神经冲动。

脊髓后索病变时，本体感觉和皮肤精细触觉信息不能传入大脑皮质，故患者闭眼时，不能确定自己肢体的位置和运动状况，出现站立不稳，不能辨别物体形状等症状。

2）脊髓丘脑束：位于脊髓外侧索前部和前索内。主要起自脊髓后角固有核细胞，这些细胞发出的轴突交叉到对侧脊髓的外侧索和前索上行，经脑干终于背侧丘脑。在外侧索上行的纤维束称为**脊髓丘脑侧束**，其功能是传导躯干和四肢的痛觉、温度觉冲动；在前索上行的纤维束称为**脊髓丘脑前束**，其功能是传导躯干和四肢的粗触觉和压觉冲动。

脊髓丘脑束传导来自对侧躯干和四肢的痛觉、温度觉、粗触觉和压觉冲动。脊髓丘脑束损伤可导致对侧损伤平面以下分布区皮肤的痛觉、温度觉减弱或消失。

（2）下行（运动）纤维束

1）皮质脊髓束：位于脊髓外侧索后部和前索内。起自大脑皮质躯体运动区的运动神经元，纤维下行经内囊至延髓下部的锥体，在延髓的锥体交叉处，大部分纤维交叉到对侧后，继续下行于脊髓外侧索后部，称为**皮质脊髓侧束**，该束纵贯脊髓全长，沿途发出纤维止于同侧脊髓前角运动神经元，支配同侧四肢肌的随意运动；皮质脊髓束的小部分纤维，在延髓的锥体交叉处不交叉，下行于同侧脊髓前索的前正中裂两侧，称为**皮质脊髓前束**，其纤维止于双侧脊髓前角运动神经元，支配双侧躯干肌的随意运动。皮质脊髓前束一般不低于脊髓胸节。

皮质脊髓束将来自大脑皮质的神经冲动，传至脊髓前角运动神经元，管理躯干和四肢骨骼肌的随意运动。皮质脊髓束损伤可导致损伤平面以下同侧肢体痉挛性瘫痪，肌张力增高，腱反射亢进，并出现病理反射。

2）红核脊髓束：位于皮质脊髓侧束前方。起自中脑红核，立即交叉至对侧，经脑干下行于脊髓外侧索内，止于脊髓前角运动神经元。与皮质脊髓侧束一起对肢体远端肌的运动发挥重要作用。

（三）脊髓的功能

1.传导功能 脊髓具有重要的传导功能，通过上、下行纤维束可将脑与躯干、四肢的感受器、效应器联系起来。临床上脊髓横断性损伤时，因上、下行纤维束全部被阻断，脊髓失去高级中枢的调控，则损伤平面以下躯体的感觉和运动功能全部消失，称为截瘫。

2.反射功能 脊髓灰质内有许多反射活动的低级中枢如排便中枢位于脊髓骶节，血管舒缩中枢位于脊髓侧角，脊髓可完成一些反射活动。

 案例 11-1

患者，男，28 岁。因车祸，背部被强力撞击。查体：左下肢完全瘫痪，腱反射亢进，无明显肌萎缩，右侧下半身痛觉、温度觉丧失，本体感觉和精细触觉基本正常；左侧下半身本体感觉和精细触觉消失，痛觉、温度觉正常。

问题：1.分析该患者的病变发生于哪侧？可能损伤了哪些结构？

2.脊髓白质内有哪些上、下行的纤维束？

二、脑

脑位于颅腔内，成人脑的重量约为 1400g，形态和功能均比脊髓复杂。可分为脑干、小脑、间脑和端脑 4 部分（图 11-8，图 11-9）。

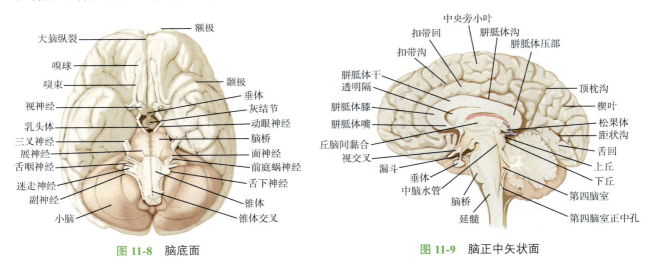

图 11-8　脑底面　　　　　　　　　**图 11-9　脑正中矢状面**

（一）脑干

脑干（brain stem）位于颅后窝，枕骨大孔前面的骨面。自下而上分为延髓、脑桥和中脑 3 部分（图 11-9）。延髓在枕骨大孔平面下续脊髓，中脑向上接间脑，延髓和脑桥的背侧与小脑相连。脑干自上而下依次连有第Ⅲ～Ⅻ对脑神经根。

1.脑干的外形

（1）脑干的腹侧面 延髓（medulla oblongata）位于脑干最下部。延髓腹侧面有脊髓向上延续的沟、裂。在延髓上部前正中裂两侧各有一纵行隆起，称为**锥体**，其内有皮质脊髓束通过。锥体下方，皮质脊髓束的大部分纤维左、右交叉，构成**锥体交叉**。锥体外侧的卵圆形隆起为**橄榄**，内有下橄榄核。锥体与橄榄之间的前外侧沟内有舌下神经根穿出。在橄榄后方，自上而下依次连有舌咽神经根、迷走神经根和副神经根（图 11-10）。

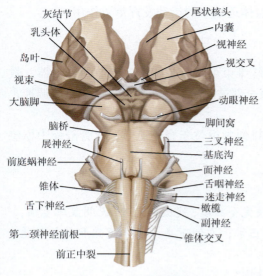

灰结节
乳头体
岛叶
视束
大脑脚
脑桥
展神经
前庭蜗神经
锥体
舌下神经
第一颈神经前根
前正中裂

尾状核头
内囊
视神经
视交叉
动眼神经
脚间窝
三叉神经
基底沟
面神经
舌咽神经
迷走神经
橄榄
副神经
锥体交叉

图 11-10　脑干腹侧面

脑桥（pons）位于脑干中部。脑桥下缘借延髓脑桥沟与延髓分界，脑桥上缘与中脑相连。脑桥腹侧面宽阔膨隆，称为**脑桥基底部**。基底部正中线上有一条纵行浅沟，称为**基底沟**，容纳基底动脉。基底部向后外逐渐变窄移行为**小脑中脚**，后与背侧的小脑相连，脑桥基底部与小脑中脚分界处连有三叉神经根；在延髓脑桥沟内，由内向外依次连有展神经根、面神经根和前庭蜗神经根。

中脑（midbrain）位于脑干上部。中脑腹侧面有 1 对纵行柱状结构，称为**大脑脚**，有锥体束等纤维通过。两大脑脚之间的凹窝，称为**脚间窝**，连有动眼神经根。

（2）脑干的背侧面　延髓的背侧面下部后正中沟两侧，各有 1 对隆起，内侧的称为**薄束结节**，外侧的称为**楔束结节**，两者深面分别有薄束核和楔束核（图 11-11）。延髓背侧面上部形成**菱形窝**（第四脑室底）的下半部。**脑桥**背侧面形成菱形窝的上半部。菱形窝中部有横行的髓纹可作为延髓与脑桥在背侧面的分界。**中脑**背侧面有 2 对圆形隆起，上方称为**上丘**，是视觉反射中枢；下方称为**下丘**，是听觉中枢。下丘下方连有滑车神经根，是唯一自脑干背侧面发出的脑神经。在中脑内部有贯穿中脑全长的**中脑水管**。

（3）第四脑室（fourth ventricle）　是位于延髓、脑桥与小脑之间的四棱锥体形腔隙（图 11-12）。第四脑室顶形如帐篷，朝向小脑，底即菱形窝。第四脑室向上经中脑水管与第三脑室相通，向下通延髓和脊髓的中央管，并通过**第四脑室正中孔**和**左、右外侧孔**与蛛网膜下隙相通，第四脑室脉络丛可产生脑脊液。

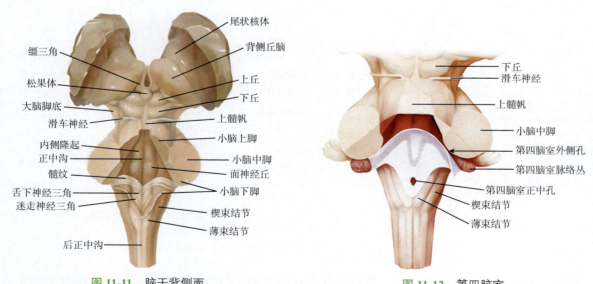

缰三角
松果体
大脑脚底
滑车神经
内侧隆起
正中沟
髓纹
舌下神经三角
迷走神经三角
后正中沟

尾状核体
背侧丘脑
上丘
下丘
上髓帆
小脑上脚
小脑中脚
面神经丘
小脑下脚
楔束结节
薄束结节

图 11-11　脑干背侧面

下丘
滑车神经
上髓帆
小脑中脚
第四脑室外侧孔
第四脑室脉络丛
第四脑室正中孔
楔束结节
薄束结节

图 11-12　第四脑室

2. 脑干的内部结构　比脊髓复杂，包括灰质、白质和网状结构等。脊髓的中央管上升到延髓、脑桥背面与小脑之间扩展，形成第四脑室，在中脑则为中脑水管。

（1）灰质　脑干灰质的配布与脊髓不同，它不形成连续的灰质柱，而是分散成大小不等的团块，称为神经核。脑干的神经核主要有 2 种：一种是与第Ⅲ～Ⅻ对脑神经相连的脑神经核；另一种是不与脑神经相连，但参与各种神经传导通路或反射通路的组成，称为非脑神经核。

1）脑神经核：名称和位置多与其相连的脑神经名称一致（图 11-13，图 11-14）。如中脑内有动眼神经核、动眼神经副核、滑车神经核和三叉神经中脑核；脑桥内有三叉神经运动核、三叉神经脑桥核、展神经核、面神经核、上泌涎核、前庭神经核和蜗神经核；延髓内有疑核、下泌涎核、孤束核、迷走神经背核、副神经核、舌下神经核和三叉神经脊束核等。

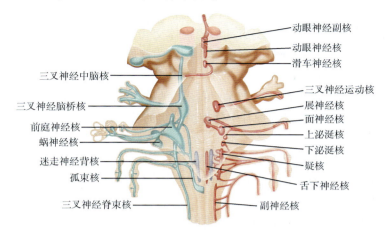

图 11-13　脑神经核在脑干背面的投影

脑神经核按其功能性质可分为脑神经运动核和脑神经感觉核，脑神经运动核是脑神经运动纤维的起始核，包括躯体运动核和内脏运动核（副交感核），脑神经感觉核是脑神经感觉纤维的终止核，包括躯体感觉核和内脏感觉核。

脑神经的躯体运动核包括动眼神经核、滑车神经核、三叉神经运动核、展神经核、面神经核、疑核、副神经核和舌下神经核；脑神经的内脏运动核包括动眼神经副核、上泌涎核、下泌涎核和迷走神经背核；脑神经的躯体感觉核包括三叉神经中脑核、三叉神经脑桥核、三叉神经脊束核、前庭神经核和蜗神经核；内脏感觉核则为延髓内的孤束核。

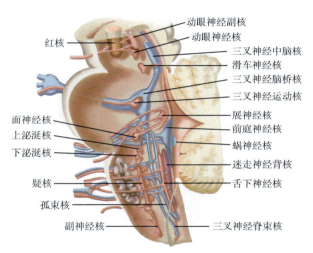

图 11-14　脑神经核在脑干侧面的投影

2）非脑神经核：不与脑神经相连，可组成上、下行传导通路的中继核。主要有①**薄束核**和**楔束核**：分别位于延髓的薄束结节和楔束结节深面，它们分别是薄束和楔束的终止核，是躯干和四肢本体感觉和皮肤精细触觉冲动传导通路的中继核团。②**红核**和**黑质**：位于中脑内，红核富有血管，在新鲜脑干切面上呈红色；黑质的细胞内含有黑色素，故呈黑色。红核和黑质对调节骨骼肌的张力有重要作用。黑质细胞主要合成多巴胺，黑质病变导致的多巴胺缺乏被认为是帕金森病（震颤麻痹）的主要病因。

（2）白质　脑干白质多位于脑干腹侧部和外侧部，主要含有上行（感觉）纤维束和下行（运动）纤维束。

1）上行纤维束：主要有①**内侧丘系**：薄束核和楔束核发出的纤维在中央管前方左、右交叉，称为**内侧丘系交叉**。交叉后的纤维在正中线两侧折返上行，组成内侧丘系然后上行终止于背侧丘脑腹后外侧核。内侧丘系传导对侧躯干和四肢的本体感觉和皮肤精细触觉的冲动。②**脊髓丘系**：由脊髓丘脑束自脊髓向上行至脑干构成，脊髓丘系行于内侧丘系的背外侧，经脑干各部上行至背侧丘脑的腹后外侧核。脊髓丘系传导对侧躯干和四肢皮肤的痛觉、温度觉、粗触觉和压觉的冲动。③**三叉丘系**：由脑桥内的三叉神经脑桥核和三叉神经脊束核发出的纤维交叉至对侧组成，行于内侧丘系的背外侧，上行终止于背侧丘脑的腹后内侧核。三叉丘系传导对侧头面部皮肤和黏膜的痛觉、温度觉、粗触觉和压觉的冲动。

2）下行纤维束：主要有**锥体束**，是大脑皮质躯体运动区发出的支配骨骼肌随意运动的纤维束。锥体束下行途经内囊、中脑大脑脚、脑桥基底部，到延髓形成锥体。锥体束包括皮质核束和皮质脊髓束

2部分。

皮质核束在脑干内下行过程中发出分支止于双侧脑神经躯体运动核、对侧面神经核下部和舌下神经核，支配大部分双侧头面部肌和对侧眼裂以下面肌及对侧舌肌。

皮质脊髓束的大部分纤维在锥体下端交叉形成锥体交叉，交叉后在脊髓外侧索内下行，称为皮质脊髓侧束；小部分纤维不交叉，在脊髓前索内下行，称为皮质脊髓前束。皮质脊髓束主要支配对侧四肢肌和双侧躯干肌的随意运动。

（3）网状结构　在进化上较为古老，仍保留着多突触的形态特征，网状结构接收来自各种感觉传导系的信息，传出纤维直接或间接地联系着中枢神经系统的各级部位。

3. 脑干的功能

（1）反射功能　脑干内有多个反射活动的低级中枢，如中脑内有瞳孔对光反射中枢，脑桥内有角膜反射中枢，延髓内有调节呼吸运动和心血管活动的"生命中枢"。如果"生命中枢"受损，可致呼吸、心跳和血压等严重障碍，危及生命。

（2）传导功能　大脑皮质、间脑与小脑、脊髓相互联系的上行纤维束和下行纤维束，均经过脑干。因此，脑干是大脑、间脑与小脑、脊髓和周围神经联系的重要通道。

（3）网状结构的功能　脑干网状结构有保持大脑皮质觉醒、调节骨骼肌张力、维持生命活动等功能。

（二）小脑

1. 小脑的位置和外形　小脑（cerebellum）位于颅后窝，在延髓和脑桥的背侧，与脑干相连。小脑与脑干之间的腔隙为第四脑室。小脑中间缩细的部分称为小脑蚓，两侧膨大的部分称为小脑半球（图 11-15）。小脑上面平坦，下面靠近小脑蚓的小脑半球形成椭圆形隆起，称为小脑扁桃体。

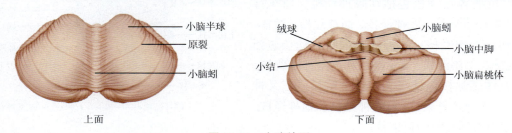

图 11-15　小脑外形

小脑扁桃体紧靠枕骨大孔，其腹侧邻近延髓。当颅内病变（脑炎、肿瘤、出血）引起颅内压增高时，小脑扁桃体可被挤入枕骨大孔内，从而压迫延髓，危及生命，临床上称为小脑扁桃体疝或枕骨大孔疝。

2. 小脑的内部结构　小脑表层的灰质，称为小脑皮质；皮质深面的白质，称为小脑髓质；小脑髓质内有数对灰质核团，称为小脑核，其中最大的小脑核是齿状核，其内侧有球状核和栓状核，第四脑室顶上方中线两侧为顶核（图 11-16）。

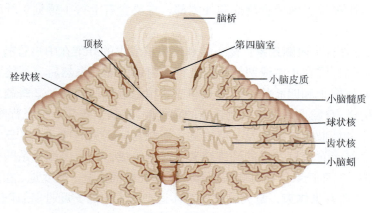

图 11-16　小脑内部结构

3. 小脑的功能 小脑主要接收大脑、脑干和脊髓的有关运动信息，传出纤维主要与运动中枢有关，因此小脑是重要的运动调节中枢。小脑的主要功能是维持身体平衡、调节肌张力和协调骨骼肌的随意运动。

小脑损伤时，可出现平衡失调、站立不稳、醉酒步态，肌张力降低，肢体随意运动不协调、指鼻试验动作不准确等，临床上称为共济失调。

（三）间脑

间脑（diencephalon）位于中脑与端脑之间，大部分被大脑半球掩盖（图 11-17，图 11-18）。仅腹侧面小部分露出于脑底。在结构上，间脑包括背侧丘脑、下丘脑、后丘脑、上丘脑和底丘脑 5 部分。间脑内的腔隙，称为**第三脑室**。

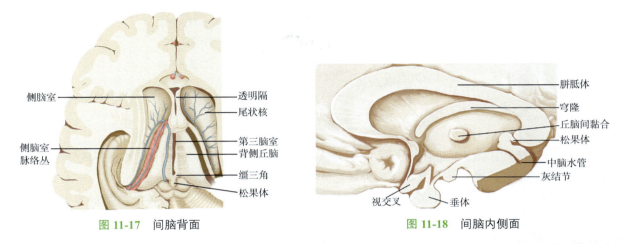

图 11-17　间脑背面　　　　　　　　　图 11-18　间脑内侧面

1. 背侧丘脑（dorsal thalamus） 简称为丘脑，位于间脑的背侧份，由 1 对大的灰质团块借丘脑间黏合连接而成。其前端为**丘脑前结节**，后端为**丘脑枕**。背侧丘脑被一 Y 形的内髓板分为**前核群**、**内侧核群**和**外侧核群**。外侧核群可分为背侧部和腹侧部，腹侧部核群又分为腹前核、腹外侧核和腹后核，其中腹后核又分为腹后内侧核和腹后外侧核（图 11-19）。

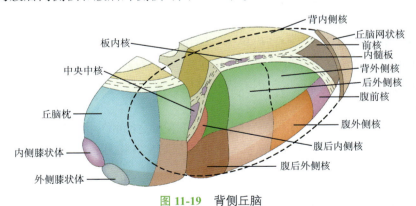

图 11-19　背侧丘脑

背侧丘脑是感觉传导通路的中继站，是全身躯体浅感觉（痛、温、触、压觉）和深感觉（本体感觉）传导通路第 3 级神经元胞体的所在处。背侧丘脑腹后外侧核接收内侧丘系、脊髓丘系的感觉冲动，腹后内侧核接收三叉丘系的感觉冲动。背侧丘脑腹后核发出纤维组成丘脑皮质束（丘脑中央辐射），上传到大脑皮质的躯体感觉区。

背侧丘脑也是一个复杂的分析器，为皮质下感觉中枢，一般认为痛觉在背侧丘脑即开始产生。背侧丘脑损伤，常见的症状是对侧半身感觉丧失、过敏或伴有剧烈的自发性疼痛。

2. 下丘脑（hypothalamus） 位于背侧丘脑前下方，构成第三脑室的下壁和侧壁下部。

在脑底面，可见下丘脑主要包括**视交叉**、**灰结节**、**漏斗**、**垂体**和**乳头体**。视交叉前连视神经，向后延为视束；视交叉后方是灰结节；灰结节向前下方延续为漏斗；漏斗下端连垂体；灰结节后方的一对圆形隆起为乳头体。

下丘脑的结构较为复杂，内有多个内分泌神经核团，其中重要的有位于视交叉上方的**视上核**和第三脑室侧壁内的**室旁核**（图 11-20）。

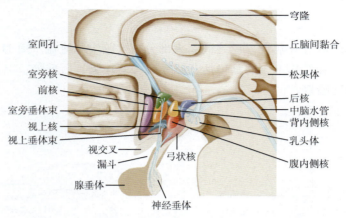

左侧标注（从上到下）：室间孔、室旁核、前核、室旁垂体束、视上核、视上垂体束、视交叉、漏斗、腺垂体、神经垂体、弓状核

右侧标注（从上到下）：穹隆、丘脑间黏合、松果体、后核、中脑水管、背内侧核、乳头体、腹内侧核

图 11-20　下丘脑的主要核团

视上核分泌抗利尿激素（血管升压素）；室旁核分泌催产素（缩宫素）。视上核和室旁核分泌的激素，随各自神经元的轴突，经漏斗直接输送到神经垂体，由垂体释放入血液。

下丘脑是神经内分泌活动中心，通过与垂体的密切联系，将神经调节与体液调节融为一体，调节机体的内分泌活动。下丘脑也是皮质下内脏活动的高级中枢，能将内脏活动与其他生理活动联系起来，对机体摄食、体温、水和电解质平衡、内脏活动和内分泌活动及情绪等进行调节。下丘脑损伤常会引起尿崩症、体温调节紊乱、睡眠紊乱和情绪改变等。

3. **后丘脑**　是位于背侧丘脑后端外下方的 1 对隆起，位于内侧的称为**内侧膝状体**，位于外侧的称为**外侧膝状体**。内侧膝状体是听觉传导通路的中继站，接收听觉传导通路的纤维，发出纤维组成听辐射至大脑皮质听觉区；外侧膝状体是视觉传导通路的中继站，接收视束的传入纤维，发出纤维组成视辐射，投射至大脑皮质的视觉区。

4. **上丘脑**　位于第三脑室顶部，包括松果体、缰连合和缰三角等。其中松果体具有产生褪黑素的功能，褪黑素可抑制性腺的发育，且与生物钟调节有关。16 岁以后松果体逐渐钙化。

5. **底丘脑**　是间脑和中脑的移行区，内有底丘脑核。该核的主要功能是抑制苍白球的作用，属锥体外系的重要结构。

6. **第三脑室**（third ventricle）　位于两侧背侧丘脑与下丘脑之间的矢状位裂隙（图 11-17），前借左、右室间孔通侧脑室，后经中脑水管通第四脑室，顶为**第三脑室脉络丛**，产生脑脊液。

（四）端脑

端脑又称为大脑，是脑的最发达部分。被矢状位的**大脑纵裂**分为左、右大脑半球，两大脑半球在近底部处借**胼胝体**相连接。两大脑半球后部与小脑之间的横行裂隙，称为**大脑横裂**。

1. 大脑半球的外形和分叶

（1）大脑半球的外形　每侧大脑半球分为上外侧面、内侧面和下面。大脑半球表面凹凸不平，凹陷处形成**大脑沟**，沟与沟之间的隆起，称为**大脑回**。大脑半球表面有 3 条较为恒定的叶间沟：①**外侧沟**：较深，于半球上外侧面自前下行向后上；②**中央沟**：于半球上缘中点稍后方，向前下斜行于半球上外侧面，几乎达外侧沟，上端延伸至半球内侧面；③**顶枕沟**：位于半球内侧面后部，胼胝体稍后方，从距状沟起，自前下向后上并略延伸至半球上外侧面。

（2）大脑半球的分叶　每侧大脑半球借 3 条叶间沟分为 5 叶（图 11-21），即中央沟以前，外侧沟上方的部分为**额叶**；外侧沟以下的部分为**颞叶**；顶枕沟后下方的部分为**枕叶**；中央沟后方，外侧沟上方与枕叶以前的部分为**顶叶**；埋藏于外侧沟深面，被额、顶、颞叶所掩盖的部分为**岛叶**。

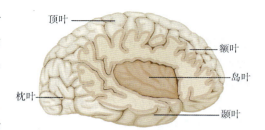

图 11-21　大脑半球的分叶

（3）大脑半球各面的主要沟、回

1）上外侧面：①**额叶**：中央沟前方与之平行的为**中央前沟**，两沟之间的脑回，称为**中央前回**。自中央前沟向前分出两条近似水平的沟，分别称为**额上、下沟**。此 2 沟将中央前沟以前的额叶分为**额上、中、下回**。②**顶叶**：中央沟后方有与之平行的**中央后沟**，两沟之间的脑回，称为**中央后回**。中央后回以后的顶叶被 1 条与半球上缘平行的**顶内沟**分为**顶上、下小叶**。顶下小叶包括围绕外侧沟末端的**缘上回**和围绕颞上沟末端的**角回**。③**颞叶**：外侧沟下方，有与之平行的**颞上、下沟**。将颞叶分为**颞上、中、下回**。在颞上回后部，外侧沟下壁处有数条横行的脑回，称为**颞横回**（图 11-22）。

2）内侧面：大脑半球内侧面，有前后方向略呈弓形走行的**胼胝体**。在胼胝体背面有**胼胝体沟**，上方有与之平行的**扣带回**。扣带回上方中央，有由中央前、后回延伸到内侧面的部分，称为**中央旁小叶**。自胼胝体后端，顶枕沟前下，有一弓形伸向枕叶的**距状沟**（图 11-23）。

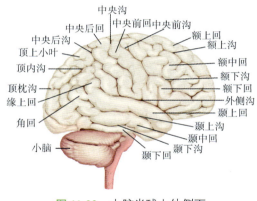

图 11-22　大脑半球上外侧面

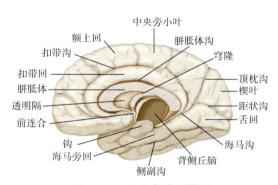

图 11-23　大脑半球内侧面

3）下面：额叶下面有纵行的**嗅束**，其前端膨大为**嗅球**，与嗅神经相连。这些结构与嗅觉冲动传导有关。在距状沟前下方，有自枕叶向前伸向颞叶的**侧副沟**，侧副沟内侧为**海马旁回**，其前端弯曲形成钩。

2. 大脑半球的内部结构　大脑半球表面为**大脑皮质**，大脑皮质深面为**大脑髓质**。在大脑半球的基底部，髓质内埋有灰质团块，称为**基底核**。大脑半球内的腔隙，称为**侧脑室**。

（1）大脑皮质的功能定位　大脑皮质是神经系统的最高级中枢。人体各部的感觉冲动传至大脑皮质，经大脑皮质整合，产生特定的意识性感觉，或产生神经冲动。随着大脑皮质的发育和分化，不同的皮质区具有不同的功能。这些具有一定功能的皮质区称为大脑皮质的功能定位（图 11-24）。

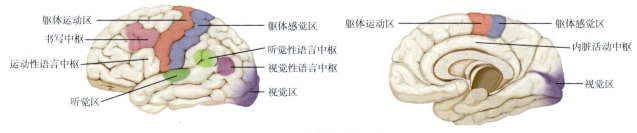

图 11-24　大脑皮质功能定位

1）躯体运动区：位于中央前回和中央旁小叶前部，主要管理对侧半身骨骼肌的随意运动。身体各部在躯体运动区的投射特点是：①倒置人形，但头面部是正立的。即中央旁小叶前部和中央前回上部支配下肢肌的运动，中央前回中部支配躯干肌和上肢肌的运动，中央前回下部支配头面部肌的运动。

②左、右交叉。即一侧大脑半球的躯体运动区管理对侧半身的骨骼肌运动，但一些与联合运动有关的肌则受双侧运动区的支配。③身体各部在大脑皮质投射区的大小与各部形体大小无关，而取决于运动的灵活性和复杂程度。如拇指的投射区大于躯干或大腿的投射区（图11-25）。一侧躯体运动区某一局部损伤，可引起对侧半身相应部位的骨骼肌运动障碍。

2）躯体感觉区：位于中央后回和中央旁小叶后部，主要接收对侧半身浅感觉和深感觉的冲动。身体各部在躯体感觉区的投射特点是：①倒置人形，但头面部是正立的。即自中央旁小叶后部开始依次为下肢、躯干、上肢、头面部的投射区；②左、右交叉。即一侧半身浅感觉和深感觉的冲动投射到对侧大脑半球的躯体感觉区；③身体各部在大脑皮质投射区的大小与各部形体大小无关，而取决于感觉的灵敏性（图11-26）。一侧躯体感觉区某一局部损伤，可引起对侧半身相应部位的感觉障碍。

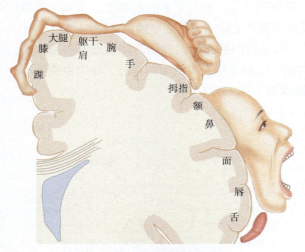

图 11-25　躯体运动区定位

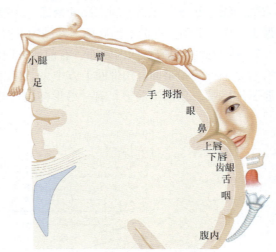

图 11-26　躯体感觉区定位

3）视觉区：位于枕叶内侧面距状沟两侧的皮质（图11-24）。一侧视觉区接收同侧视网膜颞侧半和对侧视网膜鼻侧半的传入冲动。一侧视觉区损伤，可引起双眼视野对侧半同向性偏盲。

4）听觉区：位于颞横回（图11-24）。每侧听觉区都接收来自两耳的听觉冲动。因此，一侧听觉区受损，不会引起全聋。

5）语言功能区：语言功能是人类在社会活动中逐渐形成的，是人类大脑皮质所特有的功能。语言功能是指能理解他人说的话和写、印出来的文字，并能用口语或文字表达自己的思维活动。凡不是由听觉、视觉或骨骼肌障碍而引起的语言功能障碍，均称为失语症。

语言功能区多存在于左侧大脑半球（优势半球）。主要有（图11-24）：①**运动性语言中枢**（说话中枢）：位于额下回后部，此区受损，患者喉肌等虽未瘫痪，但丧失了说话能力，不能说出有意义的语言，临床上称为运动性失语症；②**书写中枢**：位于额中回后部，此区受损，患者手的运动正常，但丧失了书写文字符号的能力，称为失写症；③**视觉性语言中枢**（阅读中枢）：位于角回，此区受损，患者无视觉障碍，但不能阅读文字，也不能理解文意，称为失读症（字盲）；④**听觉性语言中枢**（听话中枢）：位于颞上回后部，此区受损，患者听觉无障碍，能听到别人的讲话，但不能理解其意义，称为感觉性失语症（字聋）。

（2）基底核（basal nuclei）　是埋藏于大脑髓质底部内的灰质核团，包括豆状核、尾状核、杏仁核和屏状核等（图11-27，图11-28）。

1）豆状核（lentiform nucleus）：位于背侧丘脑外侧，岛叶深部。豆状核在水平切面上呈三角形，被穿行于其中的纤维分为3部分，外侧部最大，称为**壳**；内侧2部分合称为**苍白球**。

2）尾状核（caudate nucleus）：弯曲如弓状，围绕在豆状核和背侧丘脑的上方，分为头、体、尾3部分。尾端与杏仁核相连。

尾状核与豆状核合称为**纹状体**。在种系发生上，苍白球较古老，称为**旧纹状体**；豆状核的壳和尾状核发生较晚，称为**新纹状体**。纹状体是锥体外系的重要组成部分，主要功能是维持骨骼肌的张力，协调骨骼肌随意运动。

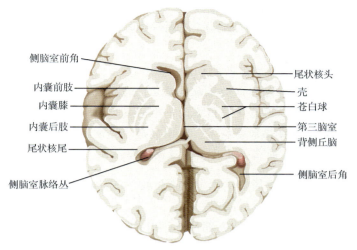

图 11-27 大脑横断面

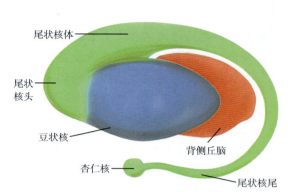

图 11-28 基底核和内囊空间位置示意图

3）杏仁核（amygdala）：连于尾状核尾端，属于边缘系统，具有参与情绪和情感的调控、学习和记忆、联合注意等功能。

4）屏状核（claustrum）：位于豆状核与岛叶皮质之间，功能不清。

基底核主要参与调节肌张力和协调随意运动。临床上基底核损伤引起的运动障碍有 2 类：一类是不自主运动过多而肌张力减退的疾病，如亨廷顿病；另一类是运动迟缓而肌张力亢进的疾病，如帕金森病。

（3）大脑髓质（cerebral medullary substance） 位于大脑皮质深面，由大量的神经纤维组成。这些神经纤维可分为 3 种。

1）联络纤维：是联系同侧大脑半球皮质脑叶与脑叶或脑回与脑回之间的纤维束。

2）连合纤维：是连接左、右大脑半球皮质的纤维束，主要有胼胝体。

胼胝体位于大脑纵裂底部，由联系左、右大脑半球的纤维构成。在正中矢状面上，其前部弯曲呈钩状，后部弯向后下。在经胼胝体的水平切面上，其纤维在大脑半球内向左、右、前、后放射，连接两侧额、顶、颞、枕叶。

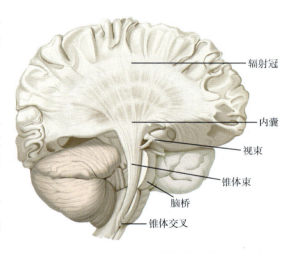

图 11-29 大脑的投射纤维

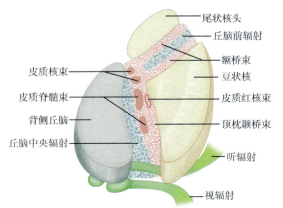

图 11-30 内囊水平切面

3）投射纤维：是联系大脑皮质与皮质下结构之间的上、下行纤维束，这些纤维束大部分都经过内囊（图 11-29）。

内囊（internal capsule）位于豆状核与背侧丘脑以及豆状核与尾状核之间，由上行的感觉纤维束和下行的运动纤维束构成（图 11-27，图 11-30）。

在大脑半球水平切面上，双侧内囊略呈"＞＜"形。内囊可分为 3 部分：位于豆状核与尾状核之间的部分为**内囊前肢**，在豆状核与背侧丘脑之间的部分为**内囊后肢**，前、后肢相交处为**内囊膝**。

经内囊前肢的投射纤维有额桥束和丘脑前辐射，经内囊膝的投射纤维有皮质核束，经内囊后肢的投射纤维主要有皮质脊髓束、丘脑皮质束（丘脑中央辐射）、视辐射和听辐射等。

内囊是上行纤维束和下行纤维束密集而成的白质区，当内囊发生病变时，可导致严重后果。当一侧内囊损伤时，可引起对侧半身骨骼肌随意运动障碍（皮质脊髓束、皮质核束受损）、对侧半身浅感觉和深感觉障碍（丘脑皮质束受损）、双眼对侧半视野同向性偏盲（视辐射受损），即三偏综合征。

链接

三偏综合征

内囊的血液供应来自大脑中动脉发出的豆纹动脉。大脑中动脉血流量大，而豆纹动脉呈直角分出，管腔纤细，管内压力较高，极易破裂出血，所以内囊是脑出血的一个好发部位。一旦这个部位损伤，患者可能出现对侧偏身感觉丧失（丘脑中央辐射受损）、对侧偏瘫（皮质脊髓束、皮质核束受损）和双眼视野对侧同向偏盲（视辐射受损）的三偏症状，即三偏综合征。

边缘系统（limbic system）由边缘叶及与之密切联系的皮质下结构（如杏仁核、下丘脑、背侧丘脑前核群等）共同组成。边缘系统的功能与内脏活动、情绪和记忆等有关。

（4）侧脑室　位于大脑半球内，左、右各一，分为4部，**中央部**位于顶叶内，向前伸入额叶形成**前角**，向后伸入枕叶形成**后角**，向前下伸入颞叶形成**下角**（图11-31）。

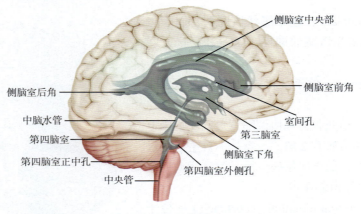

图 11-31　侧脑室

案例 11-2

患者，女，65岁。两天前因激动后突然晕倒，不省人事，急诊入院，有高血压病史10年，查体：右侧肢体瘫痪，腱反射亢进；右半身深、浅感觉丧失；双眼右侧半视野偏盲；右侧鼻唇沟变浅，微笑时口角偏向左侧，伸舌时，舌尖偏向右侧。

问题：1. 患者的病变部位在何处？

　　　2. 内囊位于何处？通过内囊各部的上、下行纤维束有哪些？

　　　3. 解释出现上述症状的原因。

第3节　脊髓和脑的被膜、血管，脑脊液及血脑屏障

一、脊髓和脑的被膜

脊髓和脑的外面包有3层被膜，由外向内依次为硬膜、蛛网膜和软膜，具有保护、支持脊髓和脑的作用。

（一）硬膜

硬膜是一层坚韧的致密结缔组织膜，包被在脊髓和脑的最外面。

1. 硬脊膜（spinal dura mater） 呈管状包裹脊髓和脊神经根，上端附于枕骨大孔周缘，并与硬脑膜相续，下端自第 2 骶椎平面以下包裹终丝，末端附于尾骨背面。

硬脊膜与椎管内面骨膜之间的间隙，称为**硬膜外隙**。硬膜外隙内为负压，含疏松结缔组织、脂肪组织、淋巴管、静脉丛和脊神经根等（图 11-32）。硬膜外隙不与颅内相通。临床上把麻醉药物注入硬膜外隙内，以阻滞脊神经根的神经传导，称为**硬膜外麻醉**。

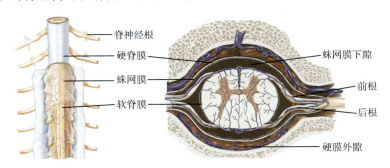

图 11-32 脊髓的被膜

2. 硬脑膜（cerebral dura mater） 包裹于脑外面，由颅骨内面的骨膜和硬膜融合而成，2 层之间有丰富的血管和神经，无硬膜外隙。硬脑膜与颅底骨连接紧密，当颅底骨折时，硬脑膜和脑蛛网膜易同时撕裂，导致脑脊液外漏；硬脑膜与颅顶骨之间连接疏松，故颅顶骨折时，可因硬脑膜血管破裂，形成**硬膜外血肿**。

> **链接**
>
> **硬膜外血肿**
>
> 硬膜外血肿是位于颅骨内板与硬脑膜之间的血肿，约占外伤性颅内血肿的 30%，其中大部分属于急性血肿，其次为亚急性、慢性较少。硬膜外血肿的形成与颅骨损伤有密切关系，90% 的硬膜外血肿与颅骨线形骨折有关，其中较常见的是翼点处骨折出血。硬膜外血肿会压迫脑组织，重者形成脑疝而危及生命。

硬脑膜内层在某些部位折叠形成板状结构，称为**硬脑膜隔**，伸入大脑的某些裂隙内，对脑有固定和承托作用，主要包括：①**大脑镰**：形似镰刀状，呈矢状位，伸入大脑纵裂内，下缘游离于胼胝体上方，前端附着于鸡冠，后端连于小脑幕上面的正中线上；②**小脑幕**：形似幕帐，呈水平位，伸入大脑横裂内。其后外侧缘附着于枕骨横窦沟和颞骨上缘，前内缘游离形成**小脑幕切迹**（图 11-33）。

小脑幕切迹前方邻中脑，上方的两侧邻海马旁回和钩。当小脑幕上方发生颅内病变引起颅内压增高时，海马旁回和钩可被挤入小脑幕切迹内，压迫中脑的大脑脚和动眼神经根，临床上称为小脑幕切迹疝。

硬脑膜在某些部位内、外 2 层分离，内面衬以内皮细胞，

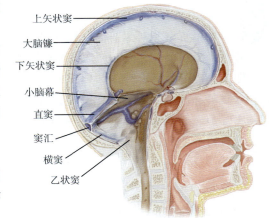

图 11-33 硬脑膜隔和硬脑膜窦

形成特殊的颅内静脉管道，称为**硬脑膜窦**。窦壁无平滑肌，不易收缩，故受损时止血困难，易形成颅内血肿。主要的硬脑膜窦有（图 11-33）：①**上矢状窦**：位于大脑镰上缘内（图 11-34）；②**下矢状窦**：位于大脑镰下缘内；③**横窦和乙状窦**：横窦位于小脑幕后缘内（位于横窦沟内），其外侧端向前续乙

状窦（位于乙状窦沟内），乙状窦向前下经颈静脉孔续颈内静脉；④**直窦**：位于大脑镰与小脑幕结合处；⑤**窦汇**：位于上矢状窦、直窦和横窦汇合处；⑥**海绵窦**：位于蝶骨体两侧。海绵窦内有颈内动脉、动眼神经、滑车神经、展神经、三叉神经的眼神经和上颌神经通过（图 11-35）。海绵窦向前借眼静脉与面静脉相交通，因此，面部感染可经上述途径蔓延到颅内海绵窦，引起颅内感染。

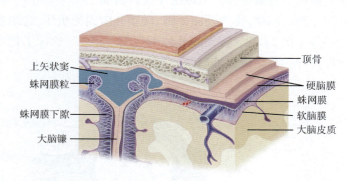

图 11-34　上矢状窦

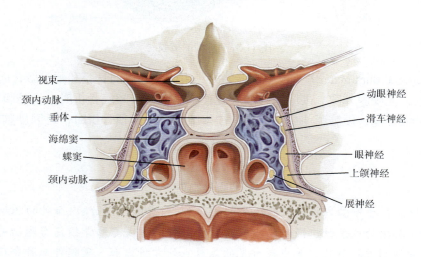

图 11-35　海绵窦

链接

脊椎麻醉与硬膜外麻醉

　　脊椎麻醉俗称腰麻，也称为蛛网膜下隙阻滞麻醉，是将局部麻醉药注入蛛网膜下隙，以阻滞脊神经根内的信息传递。此隙内有脊神经根和脑脊液，所以给药量较少，阻滞部位在麻醉平面以下，即下半身麻醉，麻醉平面以下的感觉、运动均被阻滞。硬膜外麻醉是将局部麻醉药注入硬膜外隙，以阻滞脊神经根内的信息传递，使其支配区域产生暂时麻痹。此隙内含疏松结缔组织、血管、淋巴管和脊神经根等，阻滞范围为节段性，可根据给药的间隙，阻滞某一或某几个脊髓节段支配平面内的感觉和运动神经。

（二）蛛网膜

　　蛛网膜（arachnoid mater）位于硬膜深面，跨越脊髓和脑的沟裂，包括脊髓蛛网膜和脑蛛网膜。蛛网膜由纤细的结缔组织构成，薄而透明，无血管和神经。

　　蛛网膜与软膜之间的间隙称为**蛛网膜下隙**，其内充满脑脊液。脊髓的蛛网膜下隙和脑的蛛网膜下隙相连通。蛛网膜下隙在某些部位扩大，称为**蛛网膜下池**，如小脑延髓池和终池。

　　蛛网膜下隙在小脑与延髓之间扩大，称为**小脑延髓池**；蛛网膜下隙在脊髓末端与第 2 骶椎水平之间扩大，称为**终池**。临床上可经枕骨大孔处进针行小脑延髓池穿刺，抽取脑脊液。终池内无脊髓而只有马尾、终丝和脑脊液。脑蛛网膜在上矢状窦附近形成许多细小的突起，突入上矢状窦内，称为**蛛网膜粒**（图 11-34）。蛛网膜下隙内的脑脊液经过蛛网膜粒渗入上矢状窦，进入血液。

（三）软膜

软膜薄而富含血管，紧贴于脊髓和脑表面，并延伸至脊髓和脑的沟、裂内。包裹于脊髓表面的为软脊膜，包裹于脑表面的为软脑膜。

1. 软脊膜（spinal pia mater）　于脊髓下端变细为终丝。软脊膜在脊髓两侧，脊神经前、后根之间形成**齿状韧带**。该韧带尖端附着于硬脊膜，可作为椎管内手术的标志。

2. 软脑膜（cerebral pia mater）　薄而透明，血管在脑室附近反复分支形成毛细血管丛，并连同其表面的软脑膜与室管膜上皮一起突入脑室，形成**脉络丛**，产生脑脊液。

二、脊髓和脑的血管

（一）脊髓的血管

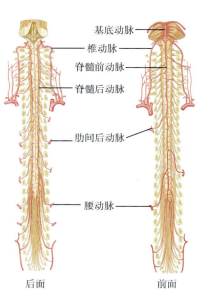

图 11-36　脊髓的动脉

1. 脊髓的动脉　血液供应有 2 个来源：一个是椎动脉发出的脊髓前动脉和脊髓后动脉；另一个是肋间后动脉和腰动脉发出的脊髓支（图 11-36）。

椎动脉入颅后发出**脊髓前动脉**和**脊髓后动脉**。脊髓前动脉由起始处的两条合为一条，沿脊髓前正中裂下行至脊髓末端；两条脊髓后动脉沿脊髓后外侧沟下行，在颈段脊髓中部合成一条，再下行至脊髓末端。

肋间后动脉和腰动脉发出的脊髓支进入椎管，与脊髓前、后动脉吻合，在脊髓的表面形成血管网，由血管网发出分支营养脊髓。

2. 脊髓的静脉　与动脉伴行，大部分注入硬膜外隙内的椎静脉丛。

（二）脑的血管

1. 脑的动脉　来源于颈内动脉和椎动脉（图 11-37，图 11-38）。以顶枕沟为界，大脑半球前 2/3 和部分间脑由颈内动脉供血；大脑半球后 1/3、小脑、脑干和部分间脑由椎动脉供血。故临床上将脑的动脉分为**颈内动脉系和椎 - 基底动脉系**，它们均发出皮质支和中央支。**皮质支**较短，供应大脑皮质和大脑髓质浅层；**中央支**细长，供应大脑髓质深层、间脑、基底核和内囊等结构。

（1）颈内动脉　起自颈总动脉，经颈动脉管入颅腔，穿海绵窦至视交叉外侧，分支供应脑和眼球等。颈内动脉的主要分支包括大脑前动脉、大脑中动脉和后交通动脉。

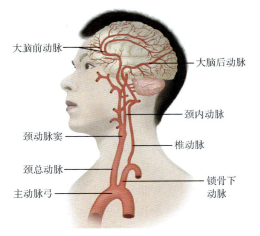

图 11-37　脑的动脉

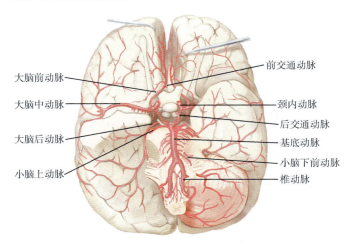

图 11-38　脑底面的动脉

1）大脑前动脉（anterior cerebral artery）：自颈内动脉发出后进入大脑纵裂内，在胼胝体背侧向后走行（图 11-39）。皮质支分布于大脑半球顶枕沟以前的内侧面和上外侧面的上部；中央支进入脑实质，分布于尾状核、豆状核和内囊等。左、右大脑前动脉在发出不远处与**前交通动脉**相连。

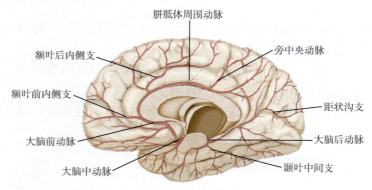

图 11-39　大脑半球内侧面的动脉

2）大脑中动脉（middle cerebral artery）：是颈内动脉的直接延续，沿大脑外侧沟向后上行，皮质支分布于大脑半球上外侧面的大部分；中央支（**豆纹动脉**）垂直向上进入脑实质，分布于尾状核、豆状核和内囊等处（图 11-40，图 11-41）。临床上高血压动脉硬化的患者，分布于内囊的中央动脉容易破裂出血，因此有"易出血动脉"之称。

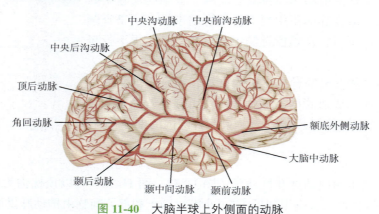

图 11-40　大脑半球上外侧面的动脉

3）后交通动脉：自颈内动脉发出后，向后与大脑后动脉吻合。

（2）椎动脉　起自锁骨下动脉，上穿第 6～1 颈椎横突孔，经枕骨大孔入颅内，在脑桥下缘，左、右椎动脉合成 1 条**基底动脉**。基底动脉沿脑桥基底沟上行至脑桥上缘，分为左、右大脑后动脉。

椎动脉和基底动脉沿途发出分支分布于脊髓、脑干和内耳等处。

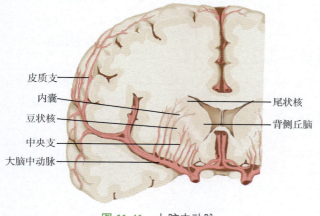

图 11-41　大脑中动脉

大脑后动脉（posterior cerebral artery）是基底动脉的终支，绕大脑脚向背侧，行向颞叶下面和枕叶内侧面。皮质支分布于大脑半球颞叶的内侧面、下面和枕叶；中央支分布于下丘脑等处（图 11-38）。

（3）大脑动脉环（cerebral arterial circle）　位于大脑底面，在视交叉、灰结节和乳头体周围，由前交通动脉、两侧大脑前动脉、两侧颈内动脉、两侧后交通动脉和两侧大脑后动脉相吻合形成的环形结构，又称威利斯环（Willis circle）（图 11-38）。大脑动脉环将颈内动脉系和椎 - 基底动脉系联系起来，也将左、右大脑半球的动脉联系起来，对保证大脑的血液供应起重要作用。当某一动脉血流减少或阻塞时，通过大脑动脉环的调节，血液重新分配，补偿缺血部分，维持脑的正常血液供应。

2.脑的静脉　不与动脉伴行，可分为浅、深静脉，无瓣膜。浅静脉位于脑的表面，收集皮质和皮质下髓质浅部的静脉血（图 11-42）；深静脉收集大脑髓质深部的静脉血。两组静脉均注入附近的硬脑膜窦，最终汇入颈内静脉。

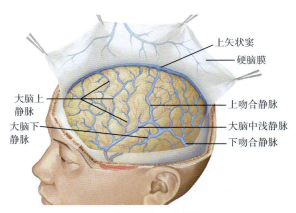

图 11-42　大脑浅静脉

三、脑脊液及其循环

脑脊液（cerebrospinal fluid）是无色透明的液体，充满于脑室、蛛网膜下隙和脊髓中央管内，成人脑脊液总量约 150ml。脑脊液内含有葡萄糖、无机盐、少量蛋白质、维生素、酶、神经递质和少量淋巴细胞等。正常脑脊液的成分较恒定，中枢神经系统的某些疾病可引起脑脊液成分的改变，因此，临床上检验脑脊液，有助于某些疾病的诊断。

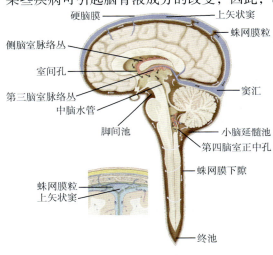

图 11-43　脑脊液循环

脑脊液由各脑室脉络丛产生，处于不断产生、循环和回流的相对平衡状态。其循环途径是：侧脑室脉络丛产生的脑脊液，经室间孔流入第三脑室，汇合第三脑室脉络丛产生的脑脊液，经中脑水管流入第四脑室，汇合第四脑室脉络丛产生的脑脊液，经第四脑室正中孔和左、右外侧孔流入蛛网膜下隙。最后经蛛网膜粒渗入上矢状窦，归入静脉（图 11-43）。

脑脊液可缓冲震荡，对脑和脊髓具有保护作用；脑脊液可运送营养物质，并带走脑和脊髓的代谢产物；脑脊液还有维持正常颅内压的作用。

如脑脊液循环受阻，可引起脑积水和颅内压升高，使脑组织受压移位，甚至形成脑疝而危及生命。

链接

脑 积 水

脑积水是由于颅脑疾病致脑脊液分泌过多或（和）循环、吸收障碍而使脑脊液含量增加，脑室系统扩大和（或）蛛网膜下隙扩大的一种病症。其典型症状为头痛、呕吐、视力模糊、视神经盘水肿，偶伴复视、眩晕及癫痫发作。脑积水患者神经功能障碍与脑积水严重程度正相关，应积极诊治。

四、血 脑 屏 障

在中枢神经系统内，毛细血管内的血液与脑组织之间，具有一层有选择性通透作用的结构，此结构称为**血脑屏障**。血脑屏障的结构基础是：毛细血管内皮及其基膜、星形胶质细胞突起形成的胶质膜（图 11-44）。

血脑屏障具有选择性通透作用，能阻止有些物质进入脑组织，维持脑细胞内环境相对稳定的作用。在血脑屏障损伤（如缺血、缺氧、炎症、外伤、血管疾病）时，其通透性发生改变，可使脑和脊髓的神经细胞受到各种致病因素的影响。临床上治疗脑部疾病选用药物时，必须考虑其

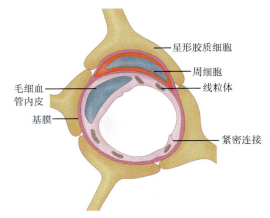

图 11-44　血脑屏障超微结构模式图

通过血脑屏障的能力，以达到预期的疗效。

第4节　周围神经系统

周围神经系统通常按照脊神经、脑神经和内脏神经3部分来叙述。脑神经与脑相连，主要分布于头颈部；脊神经与脊髓相连，主要分布于躯干和四肢；内脏神经作为脊神经和脑神经的纤维成分，分别与脊髓和脑相连，主要分布于内脏、心血管和腺体。

脊神经和脑神经含有4种纤维成分：①**躯体运动纤维**支配全身骨骼肌运动；②**躯体感觉纤维**分布于皮肤、肌、腱、关节，以及口、鼻腔黏膜、视器和前庭蜗器；③**内脏运动纤维**支配心肌、平滑肌运动，控制腺体的分泌活动；④**内脏感觉纤维**分布于内脏、心血管和腺体。

一、脊　神　经

脊神经共31对：含**颈神经**8对、**胸神经**12对、**腰神经**5对、**骶神经**5对和**尾神经**1对。

每对脊神经均由前根和后根在椎间孔处合并而成（图11-45），后根在椎间孔附近有一膨大的**脊神经节**，内含假单极神经元胞体。脊神经的前根内含有躯体运动纤维和内脏运动纤维，为运动根；后根内含有躯体感觉纤维和内脏感觉纤维，为感觉根。每对脊神经内既有运动纤维又有感觉纤维，所以每对脊神经都是混合性的。

脊神经干很短，出椎间孔后，立即分为前支和后支。①**后支**较细小，经相邻椎骨横突之间或骶后孔向后走行，主要分布于项、背、腰、骶部皮肤及深层肌；②**前支**粗大，主要分布于颈、胸、腹、四肢的肌和皮肤。除第2～11对胸神经前支外，其余脊神经的前支分别交织成**脊神经丛**，包括颈丛、臂丛、腰丛和骶丛。

（一）颈丛

1.组成与位置　颈丛由第1～4颈神经前支组成，位于颈侧部胸锁乳突肌上部的深面。

2.分支　颈丛主要发出分布于颈部皮肤的皮支、支配颈部深层肌的肌支和膈神经。

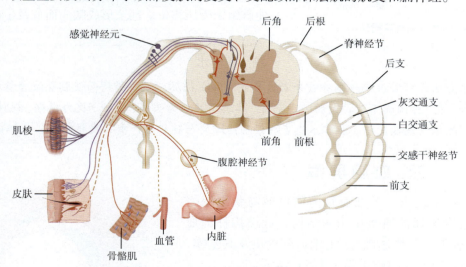

图11-45　脊神经的组成

（1）皮支　主要有枕小神经、耳大神经、颈横神经和锁骨上神经。颈丛皮支自胸锁乳突肌后缘中点附近穿出浅筋膜，呈放射状分布于枕部、耳部、颈前区和肩部皮肤（图11-46）。颈丛皮支在胸锁乳突肌后缘中点浅出处比较集中，临床上做颈部表浅手术时，常在此进行局部阻滞麻醉。

（2）肌支　细小，主要支配颈深肌群和舌骨下肌群。

（3）膈神经（phrenic nerve） 属混合性神经，为颈丛最重要的分支。自颈丛发出后沿前斜角肌表面下行，经锁骨下动、静脉之间入胸腔，在纵隔胸膜与心包之间，经肺根前方下行至膈。膈神经的运动纤维支配膈的运动，感觉纤维分布至胸膜、心包和膈下面中央部的腹膜。一般认为右侧膈神经的感觉纤维还分布至肝和胆囊表面的腹膜（图 11-47）。

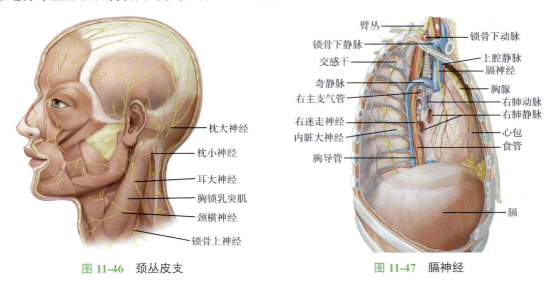

图 11-46 颈丛皮支

图 11-47 膈神经

膈神经受刺激时，可导致膈肌痉挛性收缩，产生呃逆。一侧膈神经损伤可致同侧半膈肌瘫痪，引起呼吸困难。

（二）臂丛

1. 组成与位置 臂丛由第 5～8 颈神经前支和第 1 胸神经前支的大部分组成（图 11-48），自斜角肌间隙穿出，向外行于锁骨下动脉的后上方，经锁骨后方进入腋窝，围绕腋动脉排列（图 11-49）。

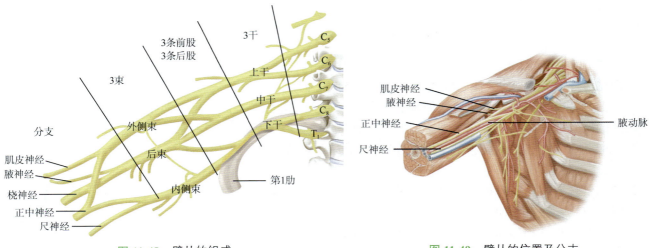

图 11-48 臂丛的组成

图 11-49 臂丛的位置及分支

臂丛各分支在锁骨中点后方比较集中，位置表浅，临床上常在此处进行臂丛阻滞麻醉。

2. 分支 臂丛的主要分支如下。

（1）肌皮神经（musculocutaneous nerve） 自臂丛发出后，向外下斜穿喙肱肌，在肱二头肌与肱肌之间下行，沿途发出肌支支配这 3 块肌，在肘关节稍上方外侧穿深筋膜，移行为前臂外侧皮神经，分布于前臂外侧的皮肤（图 11-50）。

（2）尺神经（ulnar nerve） 沿肱二头肌内侧沟伴肱动脉下行，至臂中部离开肱动脉向后下，经肱

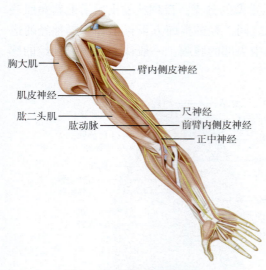

胸大肌
肌皮神经
肱二头肌
肱动脉
臂内侧皮神经
尺神经
前臂内侧皮神经
正中神经

图 **11-50**　上肢前面的神经

骨内上髁后方的尺神经沟至前臂，在尺侧腕屈肌深面伴尺动脉内侧下行，经腕前部豌豆骨桡侧入手掌（图 11-50）。尺神经在臂部无分支，在前臂发出肌支支配尺侧腕屈肌和指深屈肌尺侧半，在手掌，尺神经的肌支支配手肌内侧群、拇收肌、全部骨间肌和第 3、4 蚓状肌；皮支分布于手掌尺侧 1/3、尺侧 1 个半指掌面的皮肤，以及手背尺侧半和小指、环指尺侧半指背皮肤，另有分支分布于环指桡侧半及中指尺侧半的近节指背面皮肤（图 11-51）。

　　尺神经在肱骨内上髁后方的尺神经沟处紧贴骨面，位置表浅，易受损伤。尺神经损伤后，主要表现为屈腕力减弱，小鱼际肌萎缩平坦，拇指不能内收，其他各指不能内收和外展，各掌指关节过伸，第 4、5 指的指间关节屈曲，表现为爪形手（图 11-52）；感觉障碍以手内侧缘和小指最为明显。

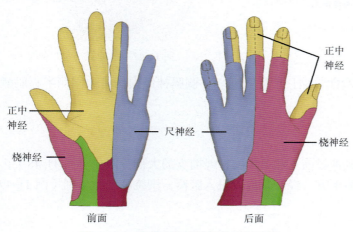

正中神经
桡神经
尺神经
桡神经
正中神经
前面　　　　　后面

图 **11-51**　手部皮肤的神经分支示意图

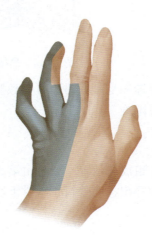

图 **11-52**　爪形手

　　（3）正中神经（median nerve）　沿肱二头肌内侧沟伴肱动脉下行至肘窝。从肘窝向下穿旋前圆肌，继而在前臂中线于指浅、深屈肌之间下行，经腕管入手掌。

　　正中神经在臂部无分支，在肘部和前臂发出肌支支配除肱桡肌、尺侧腕屈肌和指深屈肌尺侧半以外的所有前臂肌前群，在手掌支配除拇收肌以外的鱼际肌和第 1、2 蚓状肌；皮支分布于手掌桡侧 2/3、桡侧 3 个半指掌面皮肤，以及桡侧 3 个半指中、远节指背皮肤（图 11-51）。

　　正中神经损伤多发生在前臂和腕部，正中神经损伤后，表现为前臂不能旋前，屈腕力减弱，拇指不能对掌，因鱼际肌萎缩，而手掌平坦，类似猿手（图 11-53）；感觉障碍以拇指、示指及中指远节皮肤最为明显。

　　（4）桡神经（radial nerve）　为臂丛最粗大的神经。经肱三头肌深面紧贴肱骨体中部后面，沿桡神经沟旋向外下，至肱骨外上髁前方分为浅、深两支（图 11-54）。**桡神经浅支**为皮支，伴桡动脉下行，在前臂中、下 1/3 交界处转向背侧，并下行至手背。**桡神经深支**为肌支，穿至前臂后群肌浅、深 2 层之间下行达腕关节背面。桡神经的肌支支配肱三头肌、肱桡肌和前臂后群肌；皮支分布于臂和前臂背面、手背桡侧半、桡侧 2 个半指近节背面的皮肤（图 11-51）。

　　桡神经在桡神经沟内紧贴肱骨的骨面，故肱骨中段骨折易损伤桡神经。桡神经损伤后，表现为前臂伸肌瘫痪，不能伸腕，呈垂腕状（图 11-55），不

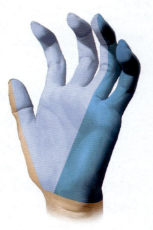

图 **11-53**　猿手

能伸指，拇指不能外展，前臂旋后功能减弱；感觉障碍以手背第 1、2 掌骨间隙"虎口区"背面的皮肤最为明显。

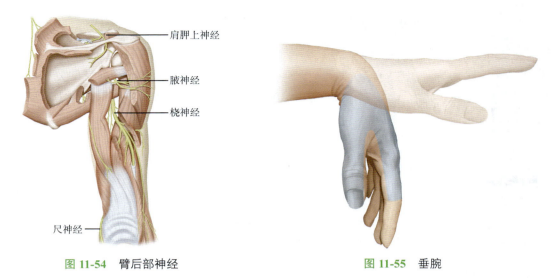

图 11-54 臂后部神经   图 11-55 垂腕

（5）腋神经（axillary nerve）　绕肱骨外科颈行向后外，至三角肌深面（图 11-54）。腋神经的肌支支配三角肌，皮支分布于肩关节和肩部、臂外上部的皮肤。

肱骨外科颈骨折时易伤及腋神经，主要表现为三角肌瘫痪，上肢不能外展，肩部失去圆隆状而形成方形肩；三角肌区皮肤感觉障碍。

（三）胸神经前支

胸神经前支共 12 对，除第 1 对胸神经前支的大部分参与组成臂丛和第 12 对胸神经前支的小部分参与组成腰丛外，其余均不形成神经丛。第 1～11 对胸神经前支各自位于相应的肋间隙内，称为**肋间神经**（intercostal nerves）。第 12 对胸神经前支位于第 12 肋下方，称为**肋下神经**（subcostal nerve）。

肋间神经在肋间内、外肌之间，与肋间血管伴行（图 11-56，图 11-57）。上 6 对肋间神经到达胸骨外侧缘穿至皮下，下 5 对肋间神经和肋下神经至肋弓处走向前下，行于腹内斜肌与腹横肌之间，进入腹直肌鞘，在白线附近穿至皮下。

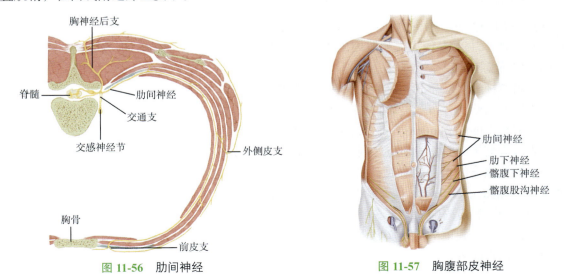

图 11-56 肋间神经   图 11-57 胸腹部皮神经

肋间神经和肋下神经的肌支支配肋间肌、腹肌前外侧群；皮支分布于胸、腹壁皮肤，以及壁胸膜和壁腹膜。胸神经前支在胸、腹壁皮肤的分布有明显的节段性，由上向下按顺序依次呈环带状分布。如第 2 胸神

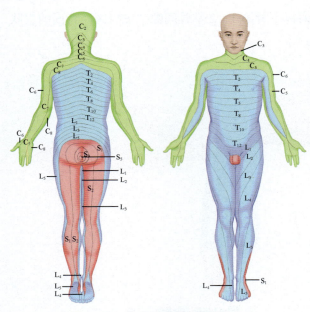

图11-58　体表神经的节段性分布

经前支分布于胸骨角平面，第4胸神经前支分布于乳头平面，第6胸神经前支分布于剑突平面，第8胸神经前支分布于肋弓平面，第10胸神经前支分布于脐平面，第12胸神经前支分布于脐与耻骨联合连线的中点平面（图11-58）。

临床上常可根据胸神经前支的分布区来确定麻醉平面。当脊髓损伤时，可根据躯干皮肤感觉障碍的平面，推断脊髓损伤的节段。

（四）腰丛

1. 组成与位置　腰丛由第12胸神经前支一部分、第1～3腰神经前支和第4腰神经前支的一部分共同组成。腰丛位于腰大肌深面、腰椎横突的前方（图11-59）。

2. 分支　腰丛的主要分支如下。

（1）髂腹下神经（iliohypogastric nerve）　在髂嵴上方进入腹内斜肌与腹横肌之间至腹前壁，在腹股沟管浅环上方穿腹外斜肌腱膜至皮下。其肌支支配腹壁肌，皮支分布于臀外侧区、腹股沟区和下腹部的皮肤。

（2）髂腹股沟神经（ilioinguinal nerve）　在髂腹下神经的下方，与其平行走行。进入腹股沟管伴精索或子宫圆韧带出腹股沟管浅环。其肌支支配下腹部肌，皮支分布于腹股沟部、阴囊或大阴唇的皮肤（图11-57，图11-59）。

髂腹下神经和髂腹股沟神经是腹股沟部的主要神经，在做腹股沟疝修补术时，应注意避免损伤。

（3）闭孔神经（obturator nerve）　自腰大肌内侧缘穿出，沿小骨盆侧壁行向前下，穿闭孔至大腿内侧部（图11-60）。闭孔神经的肌支分布于大腿肌内侧群；皮支分布于大腿内侧面的皮肤。骨盆骨折时易损伤闭孔神经，闭孔神经损伤时，主要表现为大腿肌内侧群瘫痪；大腿内侧面的皮肤感觉障碍。

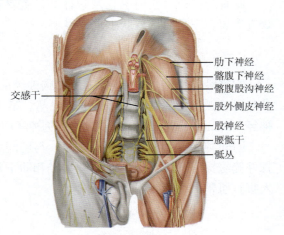

图11-59　腰骶丛及分支

（4）生殖股神经（genitofemoral nerve）　穿腰大肌，沿腰大肌前面下行，分为生殖支和股支2支。生殖支进入腹股沟管，分布于提睾肌和阴囊（或大阴唇）。股支分布于股三角上部的皮肤。

（5）股神经（femoral nerve）　为腰丛最大的分支。自腰大肌外侧缘穿出后，在腰大肌与髂肌之间下行，经腹股沟韧带深面、股动脉外侧入股三角内，分为数支（图11-60）。

股神经的肌支支配大腿前群肌；皮支除分布于大腿和膝关节前面的皮肤外，还发出最长的皮支，称为**隐神经**（saphenous nerve），在膝关节内侧浅出至皮下，伴大隐静脉沿小腿内侧下行至足内侧缘，分布于小腿内侧面和足内侧缘的皮肤。

股神经损伤，大腿前群肌瘫痪，由于股四头肌瘫痪，不能伸小腿，膝反射消失；大腿前面、小腿内侧面和足内侧缘的皮肤感觉障碍。

（五）骶丛

1. 骶组成与位置　骶丛由腰骶干（由第4腰神经前支的一部分和第5腰神经前支组成）及全部骶、

尾神经前支组成，是全身最大的脊神经丛。位于盆腔内，在骶骨和梨状肌前面（图 11-59）。

2.分支　骶丛的主要分支如下。

（1）臀上神经（superior gluteal nerve）　伴臀上动、静脉经梨状肌上孔出盆腔，支配臀中、小肌。

（2）臀下神经（inferior gluteal nerve）　伴臀下动、静脉经梨状肌下孔出盆腔，支配臀大肌。

（3）阴部神经（pudendal nerve）　伴阴部内动、静脉出梨状肌下孔，绕坐骨棘穿坐骨小孔入坐骨肛门窝，分布于会阴部及外生殖器的肌和皮肤（图 11-61，图 11-62）。主要分支有：①**肛神经**分布于肛门外括约肌和肛周的皮肤；②**会阴神经**分布于会阴肌和阴囊或大阴唇的皮肤；③**阴茎背神经**沿阴茎背侧前行，分布于阴茎的皮肤，女性为**阴蒂背神经**。

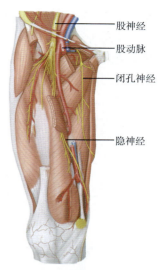

图 11-60　股神经和闭孔神经

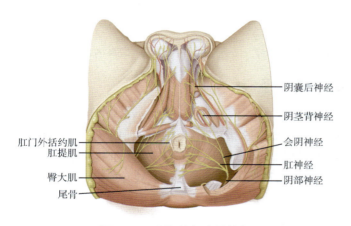

图 11-61　阴部神经（男性）

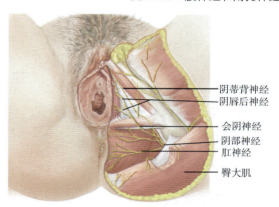

图 11-62　阴部神经（女性）

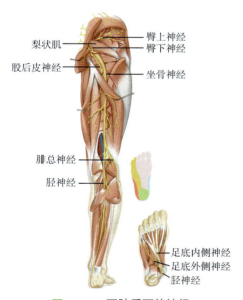

图 11-63　下肢后面的神经

（4）坐骨神经（sciatic nerve）　是全身最长、最粗大的神经。经梨状肌下孔出盆腔后，在臀大肌深面，经坐骨结节与股骨大转子之间的中点下行至大腿后面，分支分布于大腿后群肌，主干继续下行，至腘窝上角附近分为胫神经和腓总神经（图 11-63）。

坐骨神经干的体表投影为坐骨结节与股骨大转子之间的中点和股骨内、外侧髁之间中点连线的上 2/3。

1）胫神经（tibial nerve）：为坐骨神经干的直接延续。沿腘窝中线向下，在小腿三头肌深面伴胫后动脉下行，经内踝后方至足底，分为**足底内侧神经**和**足底外侧神经**。胫神经分支支配小腿后群肌和足底肌，以及小腿后面和足底的皮肤（图 11-63）。

胫神经损伤主要表现为足不能跖屈，趾不能屈，内翻力弱。由于小腿肌前群和外侧群的牵拉，足呈背屈和外翻位，出现钩状足畸形（图 11-64）；感觉障碍以足底皮肤最为明显。

2）腓总神经（common peroneal nerve）：自坐骨神经发出后，沿腘窝上外侧缘向外下方斜行，绕腓骨颈至小腿前面，分为腓浅神经和腓深神经（图 11-65）。①**腓浅神经**在小腿外侧群肌之间下行，于小腿中、下 1/3 交界处浅出至皮下。沿途发出肌支支配腓骨长肌、腓骨短肌；皮支分布于小腿外侧面下部、足背和第 2 ～ 5 趾背的皮肤；②**腓深神经**在小腿前群肌之间伴胫前动脉下行，发出肌支支配小腿前群肌和足背肌，皮支分布于第 1、2 趾背面的皮肤。

腓总神经在腓骨头下外方位置表浅，易受损伤。腓总神经损伤后，主要表现为足不能背屈，趾不能伸，足下垂并内翻，形成马蹄内翻足畸形（图 11-66），行走时呈跨阈步态，小腿前外侧面和足背皮肤感觉障碍。

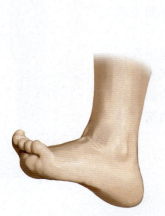

图 11-64　钩状足

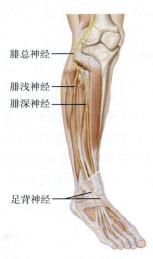

图 11-65　腓总神经

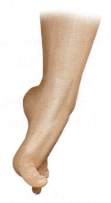

图 11-66　马蹄内翻足

二、脑　神　经

脑神经（cranial nerves）是与脑相连的周围神经，共 12 对，通常按与脑相连的顺序编码，用罗马数字表示，其排列顺序和名称分别是：Ⅰ嗅神经、Ⅱ视神经、Ⅲ动眼神经、Ⅳ滑车神经、Ⅴ三叉神经、Ⅵ展神经、Ⅶ面神经、Ⅷ前庭蜗神经、Ⅸ舌咽神经、Ⅹ迷走神经、Ⅺ副神经、Ⅻ舌下神经（图 11-67）。

按所含纤维的成分，脑神经可分为 3 类：①感觉性神经：第Ⅰ、Ⅱ、Ⅷ对脑神经；②运动性神经：第Ⅲ、Ⅳ、Ⅵ、Ⅺ、Ⅻ对脑神经；③混合性神经：第Ⅴ、Ⅶ、Ⅸ、Ⅹ对脑神经。

脑神经的内脏运动纤维属副交感成分，仅存于Ⅲ、Ⅶ、Ⅸ、Ⅹ对脑神经中。

含有感觉纤维的脑神经与脊神经后根相似，一般都有神经节，称为脑神经节，这些神经节一般位于所属脑神经穿越颅底裂、孔的附近。

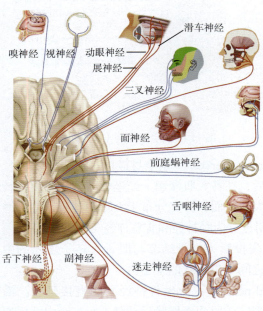

图 11-67　脑神经模式图

（一）嗅神经

嗅神经（olfactory nerve）为感觉性神经，由鼻腔黏膜嗅区的嗅细胞中枢突组成。嗅细胞是双极神经元，其周围突分布于鼻腔嗅黏膜上皮，中枢突聚集成 15～20 条嗅丝，组成嗅神经，穿筛孔入颅，止于嗅球，传导嗅觉（图 11-68）。颅前窝骨折累及筛孔时，可伤及嗅神经，导致嗅觉障碍。

（二）视神经

视神经（optic nerve）为感觉性神经，由视网膜节细胞的轴突组成。视网膜节细胞的轴突在视网膜后部视神经盘处集中，然后穿出巩膜形成视神经。视神经自眼球向后内行，经视神经管入颅腔，连于视交叉。向后延续为视束，主要终于外侧膝状体，传导视觉（图 11-69）。

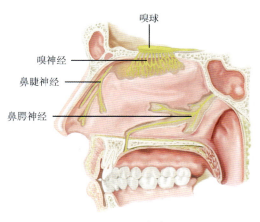

图 11-68 嗅神经

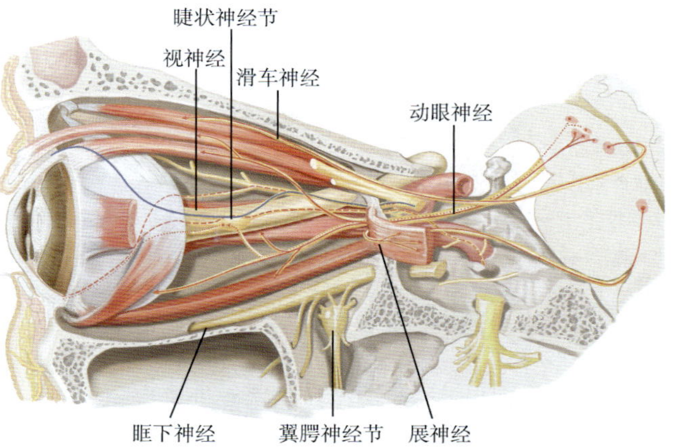

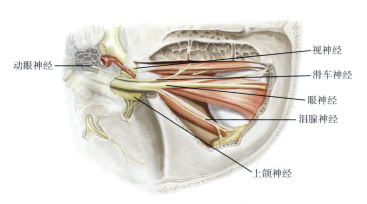

图 11-69 眶内神经（左侧面观）

（三）动眼神经

动眼神经（oculomotor nerve）为运动性神经，由动眼神经核发出的躯体运动纤维和动眼神经副核发出的内脏运动纤维（副交感纤维）组成。自脚间窝出脑，向前穿过海绵窦，经眶上裂入眶（图 11-69，图 11-70）。动眼神经的躯体运动纤维支配上睑提肌、上直肌、内直肌、下直肌和下斜肌；副交感纤维换元后分布于瞳孔括约肌和睫状肌，参与瞳孔对光反射和眼的调节反射。一侧动眼神经损伤，可导致上睑提肌、上直肌、内直肌、下直肌、

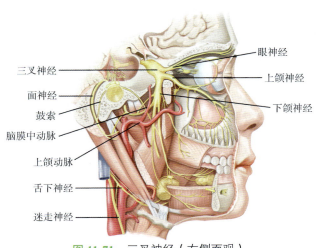

图 11-70 眶内神经（上面观）

下斜肌和瞳孔括约肌、睫状肌瘫痪。主要表现为患侧上睑下垂，眼球不能向内侧、上方和下方运动，眼外斜视；瞳孔对光反射消失等。

（四）滑车神经

滑车神经（trochlear nerve）为运动性神经，由滑车神经核发出的躯体运动纤维组成。自中脑背侧的下丘下方出脑，绕过大脑脚外侧向前，穿海绵窦外侧壁，向前经眶上裂入眶，支配上斜肌（图 11-69，图 11-70）。滑车神经损伤，患眼不能向外下方斜视。

（五）三叉神经

三叉神经（trigeminal nerve）与脑桥相连，为最粗大的混合性神经，在颞骨岩部前面膨大形成三叉神经节，节内假单极神经元的中枢突终于脑干内的三叉神经感觉核群，周围突组成眼神经、上颌神经和下颌神经的大部分。来自脑桥内三叉神经运动核发出的运动纤维，参与组成下颌神经（图 11-71 ～图 11-73）。

图 11-71 三叉神经（右侧面观）

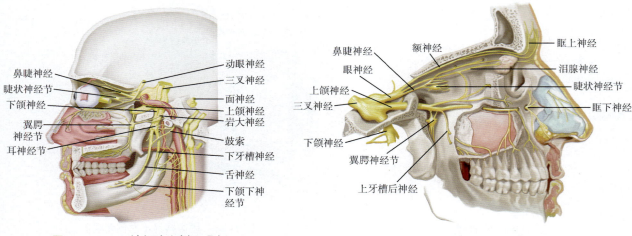

图 11-72 三叉神经（左侧面观）　　　　图 11-73 眼神经和上颌神经

1.眼神经（ophthalmic nerve）　为感觉性神经，经眶上裂入眶。其中一个分支经眶上切迹（或眶上孔）出眶，称为眶上神经（图 11-73）。眼神经分布于硬脑膜、眼球、泪腺、结膜，以及部分鼻黏膜、眼裂以上皮肤等。

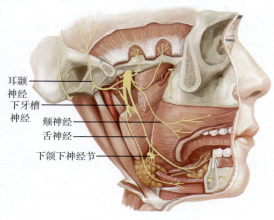

图 11-74 下颌神经

2.上颌神经（maxillary nerve）　为感觉性神经，经圆孔出颅，穿眶下裂入眶，延续为**眶下神经**，出眶下孔至面部（图 11-73）。上颌神经分布于口腔和鼻腔黏膜、上颌牙、牙龈，以及睑裂与口裂之间的皮肤。

3.下颌神经（mandibular nerve）　是三叉神经中最大的一支，为混合性神经，经卵圆孔出颅后分为耳颞神经、舌神经、下牙槽神经等分支（图 11-74）。感觉纤维主要分布于下颌牙、牙龈、颊部和舌前 2/3 的黏膜，以及耳颞部和口裂以下的面部皮肤；运动纤维支配咀嚼肌的运动。

（1）耳颞神经　以 2 根夹持脑膜中动脉，向后合成一干，经下颌颈内侧转向上，伴颞浅血管穿腮腺上行，分布于耳屏、外耳道、颞区皮肤和腮腺等。

（2）舌神经　分布于舌前 2/3 和口腔底的黏膜，传导一般感觉。

（3）下牙槽神经　向下经下颌孔入下颌管，在管内分支构成下牙槽神经丛，分布于下颌牙及牙龈。终支自颏孔穿出，称为**颏神经**，分布于颏部和下唇皮肤及黏膜。

三叉神经在头面部皮肤的分布范围（图 11-75）：①眼神经分布于额部、上睑和鼻背的皮肤；②上颌神经分布于眼裂与口裂之间的皮肤；③下颌神经分布于耳颞部和口裂以下的面部皮肤。一侧三叉神经损伤，主要表现为患侧头面部皮肤和鼻腔、口腔黏膜的一般感觉丧失；角膜反射消失；患侧咀嚼肌瘫痪，张口时下颌偏向患侧。

（六）展神经

展神经（abducent nerve）为运动性神经，由展神经核发出的躯体运动纤维组成。自延髓脑桥沟中线两侧出脑，前行穿海绵窦，经眶上裂入眶，支配外直肌。展神经损伤，患眼外直肌

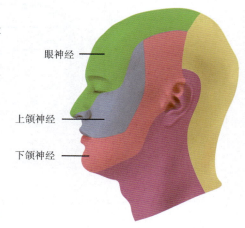

图 11-75 三叉神经分布模式图

瘫痪，表现为患侧眼球不能转向外侧，呈现内斜视。

（七）面神经

面神经（facial nerve）为混合性神经，含有面神经核发出的躯体运动纤维、上泌涎核发出的内脏运动（副交感）纤维和终止于孤束核的内脏感觉纤维。面神经在延髓脑桥沟内展神经外侧出脑，经内耳门入内耳道，穿内耳道底进入面神经管，从茎乳孔出颅后，向前穿入腮腺实质，在腮腺内分为数支到达面部（图 11-76）。面神经的内脏运动纤维和内脏感觉纤维都在面神经管内自面神经分出（图 11-77）。内脏运动纤维支配泪腺、下颌下腺、舌下腺等腺体的分泌活动；内脏感觉纤维分布于舌前 2/3 的味蕾，感受味觉。面神经的躯体运动纤维组成面神经主干，进入腮腺后分为数支并交织成丛，在腮腺前缘发出颞支、颧支、颊支、下颌缘支和颈支，呈放射状走向颞部、颧部、颊部、下颌骨下缘和颈部，支配面肌和颈阔肌。

面神经损伤是常见病。根据面神经的行程，因受损部位不同，可出现不同的临床表现：①面神经管外损伤，主要是患侧半面肌瘫痪，表现为患侧额纹消失、不能闭眼皱眉、鼻唇沟变浅、口角歪向健侧、不能鼓腮、说话时唾液自口角流出等；②面神经管内损伤，除上述症状外，还可出现听觉过敏、角膜干燥、舌前 2/3 味觉障碍、唾液分泌障碍等。

（八）前庭蜗神经

前庭蜗神经（vestibulocochlear nerve）又称为位听神经，为感觉性神经，由前庭神经和蜗神经组成。前庭蜗神经经内耳道，穿内耳门入颅，连于延髓脑桥沟外侧部，终于前庭神经核和蜗神经核（图 11-77）。**前庭神经**分布于内耳的壶腹嵴、椭圆囊斑和球囊斑，传导平衡觉冲动。**蜗神经**分布于内耳的螺旋器，传导听觉冲动。前庭蜗神经损伤，主要表现为伤侧耳聋和平衡觉功能障碍。如前庭神经受到刺激，可出现眩晕、眼球震颤、恶心和呕吐等。

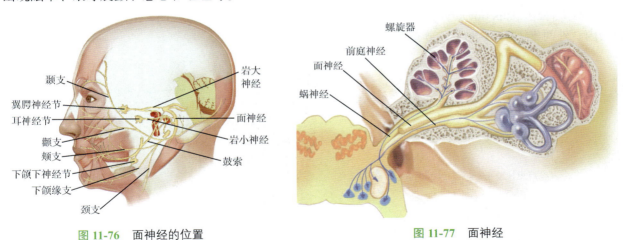

图 11-76　面神经的位置　　　　　　　　图 11-77　面神经

（九）舌咽神经

舌咽神经（glossopharyngeal nerve）为混合性神经，含有由疑核发出的躯体运动纤维、下泌涎核发出的内脏运动（副交感）纤维、止于三叉神经感觉核群的躯体感觉纤维，以及止于孤束核的内脏感觉纤维。舌咽神经于延髓后外侧沟上部离脑后，经颈静脉孔出颅，下行至颈内动、静脉之间，继而弓行向前入舌（图 11-78）。舌咽神经的躯体运动纤维支配咽肌；内脏运动纤维支配腮腺的分泌活动；躯体感觉纤维分布于耳后皮肤；内脏感觉纤维分布于咽和中耳等处的黏膜、舌后 1/3 的黏膜和味蕾，司一般感觉和味觉。此外，内脏感觉纤维还形成 1～2 条**颈动脉窦支**，分布于颈动脉窦和颈动脉小球，将动脉血压的变化和二氧化碳浓度变化的刺激传入脑，反射性地调节血压和呼吸。

一侧舌咽神经损伤，表现为患侧咽肌无力、吞咽困难；舌后 1/3 黏膜的味觉和一般感觉丧失，舌根和咽峡区黏膜的感觉障碍；腮腺分泌障碍。

（十）迷走神经

迷走神经（vagus nerve）为混合性神经，含有自疑核发出的躯体运动纤维、迷走神经背核发出的内脏运动（副交感）纤维，止于三叉神经感觉核群的躯体感觉纤维和孤束核的内脏感觉纤维。迷走神经是脑神经中行程最长、分布范围最广的神经。其从延髓后外侧沟、舌咽神经根下方离脑后，经颈静脉孔出颅入颈部。在颈部，迷走神经在颈内动脉、颈总动脉与颈内静脉之间的后方下行，经胸廓上口入胸腔。左迷走神经经左肺根后方下行至食管前面，形成食管前丛，并在食管下端延续为**迷走神经前干**，经食管裂孔入腹腔，分布于胃前壁、肝、胆囊和肝外

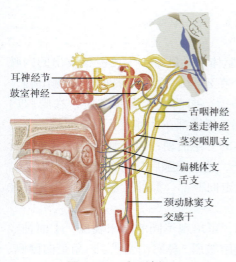

图 11-78　舌咽神经

胆道；右迷走神经经右肺根后方下行至食管后面，形成食管后丛，并向下延续为**迷走神经后干**，经食管裂孔入腹腔，分布于胃后壁、肝、胰、脾、肾、肾上腺，以及结肠左曲以上的消化管（图 11-79）。迷走神经的躯体运动纤维支配咽喉肌；内脏运动纤维主要分布于颈部、胸部和腹部器官（只到结肠左曲以上的消化管），支配平滑肌、心肌和腺体的活动；躯体感觉纤维分布于硬脑膜、耳郭和外耳道皮肤；内脏感觉纤维分布到颈部、胸部和腹部器官，管理一般内脏感觉。

迷走神经主干损伤后，内脏活动障碍表现为心动过速、恶心、呕吐、呼吸深而慢，甚至窒息等症状；由于咽喉感觉障碍和喉肌瘫痪，可出现吞咽困难、软腭瘫痪、发音困难、声音嘶哑等。

迷走神经沿途发出许多分支，其中重要的分支如下。

1. 喉上神经（superior laryngeal nerve）　在颈静脉孔下方由迷走神经发出，沿颈内动脉内侧下行，分为内、外两支（图 11-80），分布于声门裂以上的喉黏膜和环甲肌。

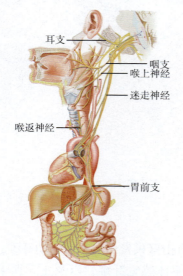

图 11-79　迷走神经

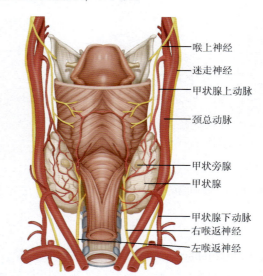

图 11-80　喉上神经和喉返神经

2. 喉返神经（recurrior laryngeal nerve）　是迷走神经在胸部的分支（图 11-80，图 11-81）。左、右喉返神经的起点和行程不同。左喉返神经起点稍低，在左迷走神经干跨越主动脉弓前方时发出，向后勾绕主动脉弓，返回颈部；右喉返神经在右迷走神经干行经右锁骨下动脉前方时发出，向后勾绕右锁骨下动脉，返回颈部。喉返神经分布于声门裂以下的喉黏膜及除环甲肌以外的所有喉肌。

喉返神经在颈部与甲状腺下动脉交叉，故甲状腺手术时应注意避免损伤。一侧喉返神经损伤，可导致声音嘶哑；若两侧同时损伤，可引起失音、呼吸困难，甚至窒息。

3. 胃前支和肝支　是迷走神经前干的两终支。**胃前支**沿胃小弯向右，分布于胃前壁，其终支以"鸦爪"形分支分布于胃幽门部前壁；**肝支**向右行于小网膜内参与构成肝丛，随肝固有动脉分支分布于肝、胆囊等处。

4. 胃后支和腹腔支　是迷走神经后干的两终支。**胃后支**沿胃小弯向右，分布于胃后壁，其终支亦以"鸦爪"形分支分布于胃幽门部后壁；**腹腔支**向右行于腹腔干附近，与交感神经分支共同构成腹腔丛，随腹腔干、肠系膜上动脉和肾动脉等分支分布于肝、胆囊、胰、脾、肾，以及结肠左曲以上的消化管。

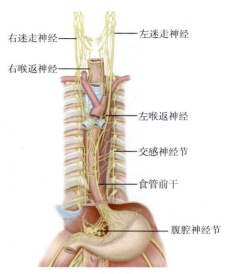

图 11-81　喉返神经

（十一）副神经

副神经（accessory nerve）为运动性神经，由疑核和副神经核发出的躯体运动纤维组成。在延髓后外侧沟、迷走神经根的下方离脑后，经颈静脉孔出颅，在颈内动、静脉之间行向后下（图 11-82），支配胸锁乳突肌和斜方肌。副神经损伤时，由于胸锁乳突肌瘫痪，头不能向同侧倾斜，面部不能转向对侧；由于斜方肌瘫痪，出现患侧肩下垂，耸肩无力。

（十二）舌下神经

舌下神经（hypoglossal nerve）为运动性神经，由舌下神经核发出的躯体运动纤维组成（图 11-83）。自延髓前外侧沟离脑，经舌下神经管出颅，在颈内动脉和颈外动脉之间下行，至下颌角处行向前，进入舌内。支配同侧舌内肌和大部分舌外肌。一侧舌下神经损伤，可导致患侧舌肌瘫痪，伸舌时舌尖偏向患侧。

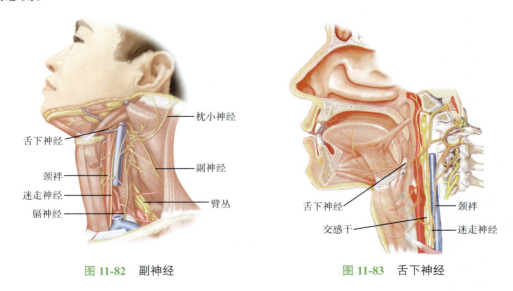

图 11-82　副神经　　　　　　　　　**图 11-83　舌下神经**

三、内 脏 神 经

内脏神经主要分布于内脏、心血管和腺体。

内脏神经与躯体神经一样，亦分为内脏运动神经（图 11-84）和内脏感觉神经。**内脏运动神经**支配平滑肌、心肌和腺体的分泌活动，其功能一般不受意识支配，故又称为**自主神经**；又因其主要调控动

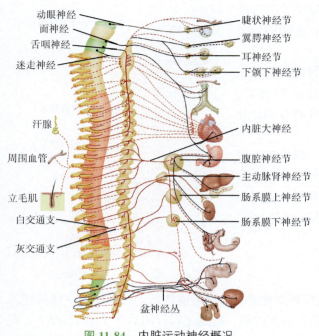

图 11-84　内脏运动神经概况

物和植物共有的物质代谢活动，而不支配动物所特有的骨骼肌运动，所以也称为**植物神经**。**内脏感觉神经**将内脏、心血管等处内脏感受器的感觉传入各级中枢，到达大脑皮质。内脏感觉神经传来的信息经中枢整合后，通过内脏运动神经调节内脏、心血管和腺体等活动。

（一）内脏运动神经

　　内脏运动神经和躯体运动神经相比较有如下特点：①支配的对象不同：躯体运动神经支配骨骼肌，受意识控制；内脏运动神经支配平滑肌、心肌和腺体，在一定程度上不受意识控制。②神经元数目不同：躯体运动神经自低级中枢到其支配的骨骼肌只有 1 个神经元；内脏运动神经自低级中枢到其支配的器官，则必须在周围部的内脏神经节更换神经元，即需要 2 级神经元才能到其支配器官。第 1 级神经元称为**节前神经元**，胞体位于脑干或脊髓内，其轴突称为节前纤维；第 2 级神经元称为**节后神经元**，胞体位于内脏神经节内，其轴突称为节后纤维。③纤维成分不同：躯体运动神经只有 1 种纤维成分，内脏运动神经有交感和副交感 2 种纤维成分，形成多数器官同时接受交感神经和副交感神经的双重支配现象。④分布形式不同：躯体运动神经以神经干的形式分布；内脏运动神经的节后纤维多沿血管或攀附于内脏器官形成内脏神经丛，再由神经丛分支到所支配的器官（表 11-2）。

表 11-2　内脏运动神经与躯体运动神经的区别

项目	躯体运动神经	内脏运动神经
支配对象和特点	支配骨骼肌，受意识控制	支配心肌、平滑肌和腺体，不受意识控制
神经元数目	只有 1 个神经元	包括节前神经元和节后神经元
纤维成分	只有 1 种纤维成分	包括交感神经和副交感神经
神经纤维数目	只有 1 种纤维成分	包括节前纤维和节后纤维
低级中枢	位于脑干躯体运动核和脊髓灰质前角	位于脑干内脏运动核和脊髓胸 1 至腰 3 节段灰质侧角、第 2～4 骶节的骶副交感核
分布形式	以神经干的形式分布	以神经丛的形式分布

　　内脏运动神经根据其形态结构和功能特点分为交感神经和副交感神经。

　　1. 交感神经（sympathetic nerve）　分为中枢部和周围部。

　　（1）中枢部　位于脊髓的胸 1 至腰 3 节段的灰质侧角内。侧角内的神经元即节前神经元，其轴突即交感神经的节前纤维。

　　（2）周围部　包括交感神经节、交感干和交感神经纤维等。

　　1）交感神经节：依其所在位置分为椎旁节和椎前节。神经节内的神经元即节后神经元，其轴突即交感神经的节后纤维。

　　椎旁节又称为交感干神经节，位于脊柱两侧。每侧有 19～24 对，包括颈节 2～3 对；胸节 10～12 对；腰节 4～5 对；骶节 2～3 对；尾节 1 个，又名**奇神经节**。

椎前节位于脊柱前方，主要有腹腔神经节、主动脉肾神经节、肠系膜上神经节和肠系膜下神经节，分别位于同名动脉根部附近。

2）交感干（sympathetic trunk）（图 11-85，图 11-86）：由每侧的交感干神经节借节间支相互连接而成。交感干呈串珠状，左、右各一，位于脊柱两旁，上自颅底，下至尾骨前方，2 干合并于奇神经节。

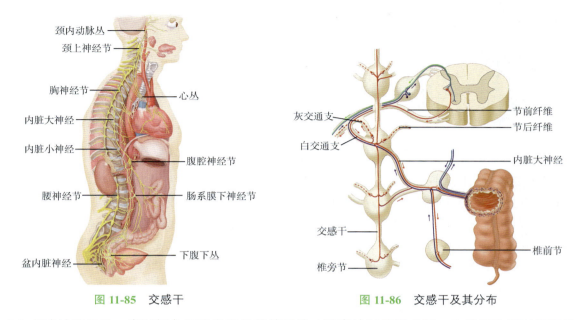

图 11-85　交感干　　　　　　　　图 11-86　交感干及其分布

3）交感神经纤维：脊髓侧角细胞发出的节前纤维，随脊神经前根走行，出椎间孔后离开脊神经，进入交感干后有 3 种去向。①终止于相应的椎旁节；②在交感干内上升或下降，终于上方或下方的椎旁节；③穿过椎旁节，终于椎前节。

交感神经节发出的节后纤维也有 3 种去向：①返回脊神经，随脊神经的分支分布于血管、汗腺和立毛肌等；②攀附于动脉表面形成神经丛，随动脉分支分布于所支配的器官；③由交感神经节直接到达所支配的器官（图 11-84）。

4）交感神经的分布概况：脊髓胸 1 ～ 5 节段侧角发出的节前纤维，在椎旁节更换神经元后，节后纤维分布于头、颈、胸腔器官和上肢的血管、汗腺、立毛肌等。

脊髓胸 5 ～ 12 节段侧角发出的节前纤维，在椎旁节或椎前节更换神经元后，节后纤维分布于肝、胆、胰、脾、肾等腹腔实质性器官和结肠左曲以上的消化管。

脊髓腰 1 ～ 3 节段侧角发出的节前纤维，在椎旁节或椎前节更换神经元后，节后纤维分布于结肠左曲以下的消化管、盆腔器官（图 11-87，图 11-88）和下肢的血管、汗腺、立毛肌等。

2. 副交感神经（parasympathetic nerve）　也分为中枢部和周围部。

（1）中枢部　位于脑干的副交感神经核和脊髓骶 2 ～ 4 节段的骶副交感核，这些核内的神经元即节前神经元，其轴突即副交感神经的节前纤维。

（2）周围部　包括副交感神经节和副交感神经纤维。

1）副交感神经节：多位于所支配的器官附近或器官内，分别称为**器官旁节**和**器官内节**。神经节内的神经元即节后神经元，其轴突即副交感神经的节后纤维。

位于颅部的器官旁节较大，肉眼可见，有睫状神经节、翼腭神经节、下颌下神经节和耳神经节等。其他部位的副交感神经节较小，在显微镜下才能看清。

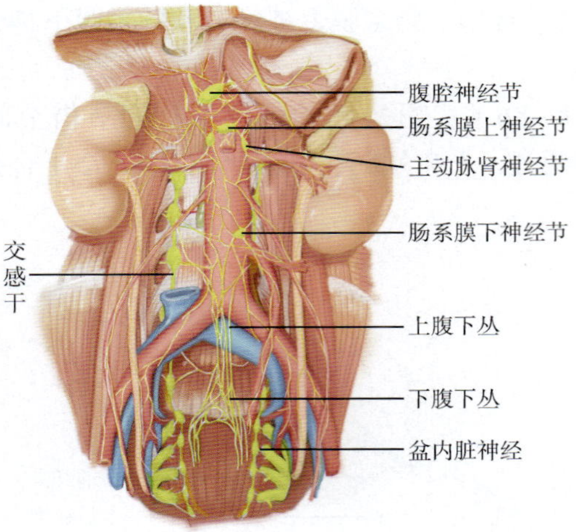

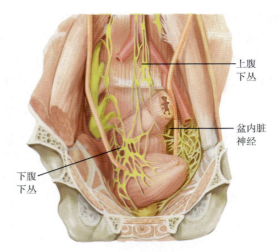

图 11-87 腹腔神经丛

图 11-88 盆腔神经丛

2）副交感神经纤维：①**颅部副交感神经**：脑干内的副交感神经核发出的副交感神经节前纤维，分别随第Ⅲ、Ⅶ、Ⅸ、Ⅹ对脑神经走行，至相应脑神经所支配器官附近或器官内的副交感神经节更换神经元，其节后纤维分别分布于所支配器官。中脑动眼神经副核发出的节前神经纤维，随动眼神经走行，至睫状神经节更换神经元，节后纤维支配瞳孔括约肌和睫状肌。脑桥上泌涎核发出的节前纤维，随面神经走行，一部分在翼腭神经节更换神经元，节后纤维支配泪腺、鼻腔和腭黏膜的腺体；另一部分在下颌下神经节更换神经元，节后纤维支配下颌下腺和舌下腺的分泌。延髓下泌涎核发出的节前纤维，随舌咽神经走行，至耳神经节更换神经元，节后纤维支配腮腺的分泌。延髓迷走神经背核发出的节前纤维，随迷走神经走行，至相应的器官内节更换神经元，节后纤维分布于颈部、胸部和腹部器官（结肠左曲以上的消化管），支配平滑肌、心肌和腺体的分泌活动。②**骶部副交感神经**：脊髓骶 2～4 节段骶副交感核发出的节前纤维，随第 2～4 对骶神经前支出骶前孔后，离开骶神经，组成**盆内脏神经**（图 11-88），至所支配器官的器官旁节或器官内节更换神经元，其节后纤维支配结肠左曲以下的消化管、盆腔器官和外生殖器等。

3. 交感神经与副交感神经的区别　交感神经和副交感神经都是内脏运动神经，常支配同一个内脏器官，形成对内脏器官的双重神经支配。但两者在来源、形态结构、分布范围和对所支配器官的主要生理作用上又有区别（图 11-89，表 11-3）。

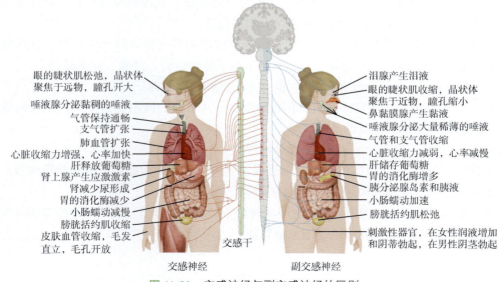

图 11-89　交感神经与副交感神经的区别

表 11-3　交感神经与副交感神经的区别

项目	交感神经	副交感神经
低级中枢	脊髓 T_1 至 L_3 节段灰质侧角	脑干副交感神经核，脊髓 $S_2 \sim S_4$ 节段的骶副交感核
周围神经节	椎旁节和椎前节	器官旁节和器官内节
节前、节后纤维	节前纤维短，节后纤维长	节前纤维长，节后纤维短
分布范围	分布广泛，在全身血管、内脏、平滑肌、心肌、腺体、竖毛肌和瞳孔开大肌等都有分布	局限（大部分血管、肾上腺髓质、汗腺、竖毛肌处无分布）

（二）内脏感觉神经

内脏感觉神经元的胞体位于脊神经节和脑神经节内，这些神经元的周围突随交感神经或副交感神经分布到内脏器官和心血管等处。中枢突进入脊髓或脑干。

内脏感觉神经接收内脏器官的各种刺激，转变为神经冲动传至中枢，产生内脏感觉。

内脏感觉神经与躯体感觉神经的形态基本相似，但有如下特点：①内脏器官的一般活动不引起感觉，较强烈的活动才引起感觉；②内脏器官对切割、冷热或烧灼等刺激不敏感，而对牵拉、膨胀、平滑肌痉挛、化学刺激、缺血和炎症等刺激敏感；③内脏感觉的传入途径比较分散，即一个脏器的感觉冲动可经几条脊神经后根传入脊髓的几个节段；因而一条脊神经可含有来自几个脏器的感觉纤维，故内脏痛往往是弥散的，且定位模糊。

牵涉痛是指某些内脏器官发生病变时，常在体表的一定区域产生感觉过敏或疼痛的现象。牵涉痛可发生在患病内脏器官附近的皮肤，也可发生在离患病内脏器官相距较远的皮肤。如心绞痛时，常有左胸前区或左臂内侧皮肤疼痛；肝、胆病变时，常有右肩部皮肤疼痛（图 11-90）。牵涉痛发生的原因，一般认为是传导患病内脏的感觉纤维和被牵涉区皮肤的躯体感觉纤维进入同一个脊髓节段，因此从患病内脏传来的冲动可以扩散到邻近的躯体感觉神经元，从而产生牵涉痛。熟悉器官病变时牵涉痛的发生部位，对诊断内脏器官的疾病有一定临床意义。

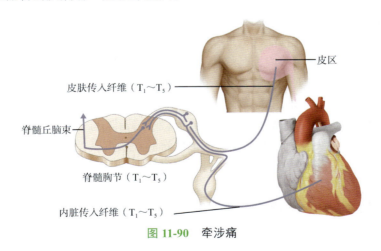

图 11-90　牵涉痛

第 5 节　神经系统的传导通路

神经系统的传导通路是指高级神经中枢与感受器或效应器之间传导神经冲动的神经通路。它是由若干神经元连接而成的神经元链。由感受器将神经冲动经传入神经、各级中枢传导至大脑皮质的神经传导通路为**感觉传导通路**，又称为上行传导通路；将大脑皮质发出的神经冲动，经皮质下的各级中枢、传出神经传导至效应器的神经传导通路为**运动传导通路**，又称为下行传导通路。

一、感觉传导通路

有深感觉、浅感觉及视觉传导通路等。**深感觉**即本体感觉，是指肌、腱、关节等的位置觉、运动觉和振动觉；**浅感觉**是指全身皮肤、鼻腔黏膜等处的痛觉、温度觉、粗触觉和压觉。**精细触觉**包括皮肤两点之间距离辨别觉和物体纹理觉等。

（一）躯干四肢本体感觉和皮肤精细触觉传导通路

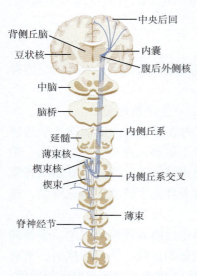

图 11-91 躯干四肢本体感觉和皮肤精细触觉传导通路

躯干四肢的本体感觉和皮肤精细触觉传导通路由 3 级神经元组成（图 11-91）。

第 1 级神经元胞体位于**脊神经节**内，其周围突随脊神经分布于躯干和四肢的肌、腱和关节等处的本体感受器和皮肤的精细触觉感受器，中枢突经脊神经后根进入脊髓后索上行，组成薄束和楔束，分别止于延髓的薄束核和楔束核。

第 2 级神经元胞体位于**薄束核和楔束核**内，此 2 核发出纤维向前绕过延髓中央灰质腹侧后左、右交叉，称为**内侧丘系交叉**。交叉后的纤维在延髓中线两侧上行，称为**内侧丘系**，经脑桥和中脑止于背侧丘脑腹后外侧核。

第 3 级神经元胞体位于背侧丘脑**腹后外侧核**内，其发出的投射纤维为丘脑中央辐射，经内囊后肢投射到大脑皮质中央后回上 2/3 和中央旁小叶后部的皮质。

若此通路损伤，患者在闭眼时不能确定相应关节的位置和运动方向，容易摔倒。

（二）躯干四肢皮肤痛觉、温度觉、粗触觉和压觉传导通路

躯干四肢皮肤痛觉、温度觉、粗触觉和压觉传导通路又称为**浅感觉传导通路**，由 3 级神经元组成（图 11-92）。

第 1 级神经元胞体位于**脊神经节**内，其周围突随脊神经分布于躯干、四肢皮肤内的痛觉、温度觉、粗触觉和压觉感受器，中枢突经脊神经后根进入脊髓，止于脊髓灰质后角固有核。

第 2 级神经元胞体位于脊髓灰质**后角固有核**内，其发出纤维上升 1～2 个脊髓节段后，经中央管前方交叉到对侧形成脊髓丘脑束，沿脊髓外侧索和前索上行，经延髓、脑桥和中脑止于背侧丘脑腹后外侧核。

第 3 级神经元胞体位于背侧丘脑**腹后外侧核**内，其发出的投射纤维为丘脑中央辐射，经内囊后肢投射到大脑皮质中央后回上 2/3 和中央旁小叶后部的皮质。

在脊髓内，脊髓丘脑束纤维的排列有一定的次序：自外向内、由浅入深，依次排列着来自骶、腰、胸、颈部的纤维。因此，当脊髓内肿瘤压迫一侧脊髓丘脑束时，痛、温觉障碍首先出现在身体对侧上半部，逐渐波及下半部。若受到脊髓外肿瘤压迫，则发生感觉障碍的次序相反。

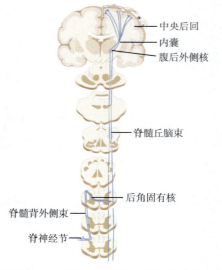

图 11-92 躯干四肢皮肤痛觉、温度觉、粗触觉和压觉传导通路

（三）头面部皮肤痛觉、温度觉、粗触觉和压觉传导通路

头面部皮肤痛觉、温度觉、粗触觉和压觉冲动主要由三叉神经传入，该传导通路由 3 级神经元组成（图 11-93）。

第 1 级神经元胞体位于**三叉神经节**内，其周围突构成三叉神经感觉支，分布于头面部皮肤和黏膜的感受器，中枢突经三叉神经根进入脑桥，止于三叉神经脑桥核和脊束核。

第 2 级神经元胞体位于**三叉神经脑桥核和脊束核**内，其轴突组成纤维交叉至对侧形成三叉丘系，上行至背侧丘脑腹后内侧核。

第 3 级神经元胞体位于背侧丘脑**腹后内侧核**内，由此核发出的投射纤维为丘脑中央辐射，经内囊后肢投射至中央后回下 1/3 的皮质。

在此通路中，若三叉丘系以上受损，则导致对侧头面部痛觉、温度觉、粗触觉和压觉障碍；若三叉丘系以下受损，则同侧头面部痛觉、温度觉、粗触觉和压觉障碍。

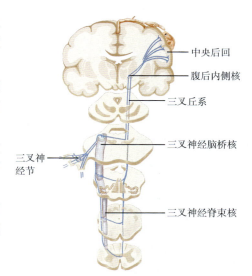

图 11-93　头面部皮肤痛觉、温度觉、粗触觉和压觉传导通路

（四）视觉传导通路和瞳孔对光反射通路

1. 视觉传导通路　由 3 级神经元组成（图 11-94）。

第 1 级神经元为视网膜的**双极细胞**，分别与视细胞和节细胞形成突触。

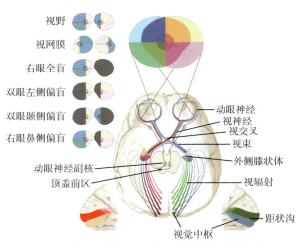

图 11-94　视觉传导通路和瞳孔对光反射通路

第 2 级神经元为视网膜的**节细胞**，其轴突在视神经盘处集聚成视神经，穿视神经管入颅腔，经视交叉后组成视束，绕过大脑脚终止于外侧膝状体。来自两眼视网膜鼻侧半的纤维相互交叉，而来自两眼视网膜颞侧半的纤维不交叉。因此，每侧视束内含有同侧眼视网膜颞侧半和对侧眼视网膜鼻侧半的纤维。

第 3 级神经元胞体位于**外侧膝状体**内，其发出的投射纤维组成视辐射，经内囊后肢投射到大脑内侧面距状沟附近的皮质。

当眼球固定不动向前平视时，所能看到的空间范围，称为**视野**。

视觉传导通路不同部位损伤，临床症状不同：①一侧视神经损伤，引起患眼全盲；②视交叉中部（交叉纤维）损伤（如垂体瘤压迫），将造成双眼视野颞侧偏盲；③一侧视交叉外部（未交叉纤维）损伤，可引起患侧眼视野鼻侧偏盲；④一侧视束、外侧膝状体、视辐射或视觉区损伤，则引起双眼对侧半视野同向性偏盲（患眼视野鼻侧偏盲和健眼视野颞侧偏盲）。

2. 瞳孔对光反射通路　光照一侧瞳孔，引起两眼瞳孔缩小的反应称为**瞳孔对光反射**。光照引起同侧瞳孔缩小的反应称为直接对光反射，未照射侧瞳孔缩小的反应称为间接对光反射。瞳孔对光反射的通路如下：视网膜→视神经→视交叉→两侧视束→上丘臂→顶盖前区→两侧动眼神经副核→动眼神经→睫状神经节→节后纤维→瞳孔括约肌收缩→两侧瞳孔缩小（图 11-94）。

瞳孔对光反射通路损伤后的表现：①一侧动眼神经损伤：患侧眼的直接、间接对光反射均消失。②一侧视神经损伤：光照患侧眼时，双侧瞳孔不能缩小；光照健侧眼时，双侧瞳孔均能缩小。

二、运动传导通路

大脑皮质对躯体运动的调节是通过锥体系和锥体外系来实现的。

（一）锥体系

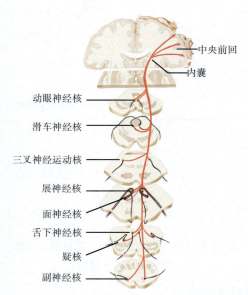

图 11-95　皮质核束

动眼神经核
滑车神经核
三叉神经运动核
展神经核
面神经核
舌下神经核
疑核
副神经核

中央前回
内囊

锥体系主要管理骨骼肌的随意运动，由上、下 2 级神经元组成。**上运动神经元**是指位于大脑皮质的锥体细胞，胞体位于中央前回和中央旁小叶前部；**下运动神经元**是指脑神经躯体运动核和脊髓灰质前角运动神经元。锥体系包括皮质核束和皮质脊髓束 2 部分。

1. 皮质核束　由中央前回下 1/3 大脑皮质的锥体细胞轴突聚合而成，下行经内囊至脑干，大部分纤维终止于双侧脑神经躯体运动核，再由这些脑神经躯体运动核发出纤维支配眼球外肌、眼裂以上面肌、咀嚼肌、咽喉肌、胸锁乳突肌和斜方肌等。小部分纤维终止于对侧脑神经躯体运动核（面神经核下部和舌下神经核），支配对侧眼裂以下面肌和舌肌（图 11-95）。

一侧皮质核束损伤可导致对侧眼裂以下面肌和舌肌瘫痪，表现为对侧鼻唇沟变浅或消失，口角歪向患侧，伸舌时舌尖偏向健侧。一侧面神经损伤则出现该侧面肌全部瘫痪，除表现上述症状外，还有额纹消失、不能皱眉，不能闭眼。一侧舌下神经损伤则出现患侧舌肌全部瘫痪，伸舌时舌尖偏向患侧（图 11-96，图 11-97）。

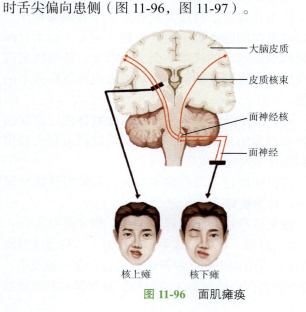

大脑皮质
皮质核束
面神经核
面神经

核上瘫　　核下瘫

图 11-96　面肌瘫痪

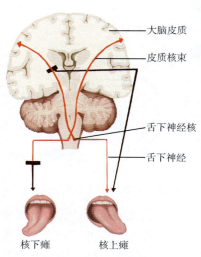

大脑皮质
皮质核束
舌下神经核
舌下神经

核下瘫　　核上瘫

图 11-97　舌肌瘫痪

链接

核上瘫与核下瘫

核上瘫指一侧上运动神经元受损，可产生对侧眼裂以下的面肌和对侧舌肌瘫痪，表现为病灶对侧鼻唇沟消失，口角低垂并向病灶侧偏斜，流涎，不能做鼓腮、露齿等动作，伸舌时舌尖偏向病灶对侧。核下瘫指一侧面神经核的神经元受损，可致病灶侧所有的面肌瘫痪，表现为额横纹消失，眼不能闭，口角下垂，鼻唇沟消失等；一侧舌下神经核的神经元受损，可致病灶侧全部舌肌瘫痪，表现为伸舌时舌尖偏向病灶侧。两者均为下运动神经元损伤。

2. 皮质脊髓束　由大脑皮质中央前回上 2/3 和中央旁小叶前部皮质的锥体细胞轴突集聚而成，下行经内囊后肢、中脑大脑脚、脑桥至延髓腹侧形成锥体。在锥体下部，大部分（75%～90%）纤维左、右交叉形成锥体交叉，交叉后的纤维形成皮质脊髓侧束，沿对侧脊髓外侧索下行，沿途陆续终止于同侧脊髓灰质前角运动神经元，支配四肢肌；小部分未交叉的纤维形成皮质脊髓前束，终止于双侧脊髓灰质前角运动神经元，支配双侧躯干肌（图11-98）。因此躯干肌是受双侧大脑皮质支配的，一侧皮质脊髓束损伤，主要引起对侧肢体瘫痪，而躯干肌的运动不受影响。

（二）锥体外系

锥体外系是指锥体系以外影响和控制躯体运动的传导通路（图11-99）。锥体外系的结构十分复杂，在种系发生上较古老。随着大脑皮质和锥体系的发生发展，锥体外系逐渐处于从属和协调锥体系完成运动功能的地位。锥体外系的主要功能是调节肌张力和肌群运动、维持和调整体态姿势和习惯性动作等。

上、下运动神经元损害后的临床表现见表11-4。

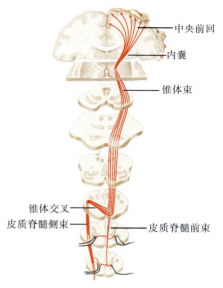

图11-98 皮质脊髓束

表11-4 上、下运动神经元损害后的临床表现

症状与体征	上运动神经元损害	下运动神经元损害
瘫痪范围	常较广泛	常较局限
瘫痪特点	痉挛性瘫（硬瘫、中枢性瘫）	弛缓性瘫（软瘫、周围性瘫）
肌张力	增高	减低
深反射	亢进	消失
浅反射	减弱或消失	消失
腱反射	亢进	减弱或消失
病理反射	有	无
肌萎缩	早期无肌萎缩，晚期可出现失用性萎缩	早期即有肌萎缩

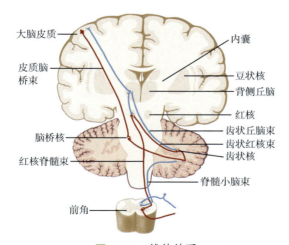

图11-99 锥体外系

 案例 11-3

患者，男，66岁。起床后突然出现站立不稳，头痛，伴恶心，呈喷射状呕吐，无抽搐和意识障碍。继往有高血压病史。查体：血压182/95mmHg，嗜睡状态，对答切题，查体合作。双侧瞳孔等大等圆，直径约3mm，对光反射迟钝，右侧视野缺损，颈软，气管居中，四肢肌张力正常，右上肢肌力2级，

右下肢肌力 3 级，右侧肢体深、浅感觉正常。生理反射存在，病理反射未引出。

问题：1. 分析该患者病变部位在何处？

　　　2. 内囊位于何处？经过内囊的纤维束有哪些？

　　　3. 视觉传导通路和瞳孔对光反射通路各部位损伤后有哪些临床表现？

目标检测

一、单项选择题

1. 中枢神经系统内形态和功能相似的神经元胞体聚集形成的团块状结构称为（　　）

　A. 灰质　　　　　　B. 白质　　　　　　C. 神经核

　D. 神经节　　　　　E. 网状结构

2. 成人脊髓下端平对（　　）

　A. 第 12 胸椎下缘　　　B. 第 1 腰椎下缘

　C. 第 2 腰椎下缘　　　D. 第 3 腰椎下缘

　E. 第 5 腰椎下缘

3. 脊髓白质内的下行纤维束是（　　）

　A. 薄束　　　　　　B. 楔束

　C. 脊髓丘脑前束　　　D. 脊髓丘脑侧束

　E. 皮质脊髓侧束

4. 临床上腰椎穿刺常选择的部位是（　　）

　A. 第 12 胸椎与第 1 腰椎之间进行

　B. 第 1、2 腰椎间进行

　C. 第 2、3 腰椎间进行

　D. 第 3、4 或 4、5 腰椎间进行

　E. 第 5 腰椎与骶椎间进行

5. 脑干的组成从上向下分别是（　　）

　A. 中脑、脑桥、延髓　B. 延髓、中脑、脑桥

　C. 中脑、延髓、脑桥　D. 脑桥、延髓、中脑

　E. 脑桥、中脑、延髓

6. 从脑干背面出脑的神经是（　　）

　A. 动眼神经　　　　B. 滑车神经

　C. 三叉神经　　　　D. 展神经

　E. 舌下神经

7. 下丘脑的组成不包括（　　）

　A. 视交叉　　　　　B. 乳头体　　　　C. 灰结节

　D. 内侧膝状体　　　E. 漏斗

8. 属于小脑内部的神经核是（　　）

　A. 齿状核　　　　　B. 视上核　　　　C. 室旁核

　D. 杏仁核　　　　　E. 薄束核

9. 端脑的分叶不包括（　　）

　A. 额叶　　　　　　B. 顶叶　　　　　C. 枕叶

　D. 颞叶　　　　　　E. 边缘叶

10. 组成纹状体的是（　　）

　A. 豆状核和尾状核　　B. 豆状核和杏仁核

　C. 杏仁核和尾状核　　D. 豆状核和屏状核

　E. 尾状核和齿状核

11. 连接左、右两侧大脑半球的纤维主要是（　　）

　A. 胼胝体　　　　　B. 联络纤维　　　C. 投射纤维

　D. 内侧丘系　　　　E. 锥体交叉

12. 第 1 躯体运动区位于（　　）

　A. 中央前回和中央旁小叶后部

　B. 中央后回和中央旁小叶前部

　C. 中央前回和中央旁小叶前部

　D. 中央前回

　E. 中央后回

13. 视区位于（　　）

　A. 距状沟两侧的大脑皮质

　B. 角回

　C. 中央前回和中央旁中前部

　D. 颞横回

　E. 额中回

14. 产生脑脊液的结构是（　　）

　A. 蛛网膜　　　　　B. 脉络丛　　　　C. 神经元

　D. 神经胶质　　　　E. 侧脑室

15. 脑和脊髓周围三层被膜由内向外分别是（　　）

　A. 软膜、蛛网膜和硬膜

　B. 硬膜、蛛网膜和软膜

　C. 蛛网膜、硬膜和软膜

　D. 硬膜、软膜和蛛网膜

　E. 软膜、硬膜和蛛网膜

16. 供应大脑半球上外侧面的主要动脉是（　　）

　A. 大脑前动脉　　　　B. 大脑中动脉

　C. 大脑后动脉　　　　D. 基底动脉

　E. 前交通动脉

17. 肱骨内上髁骨折易损伤的神经是（　　）

　A. 正中神经　　　　　B. 尺神经

　C. 桡神经　　　　　　D. 腋神经

　E. 肌皮神经

18. 支配面肌的神经是（　　）

　A. 三叉神经　　　　　B. 面神经

　C. 舌咽神经　　　　　D. 迷走神经

　E. 副神经

19. 患者，男，25 岁，因车祸致左上肢肱骨中段骨折，同时出现左手垂腕症状，可能损伤的神经是（　　）

A. 腋神经　　　　　B. 正中神经

C. 尺神经　　　　　D. 桡神经

E. 肌皮神经

20. 支配膈的神经发自（　　　）

A. 颈丛　　　　　　B. 臂丛

C. 胸神经前支　　　D. 腰丛

E. 骶丛

6. 蛛网膜下隙

三、简答题

1. 脊髓半横断损伤可能损伤哪些主要结构，出现哪些临床症状？

2. 说出大脑皮质主要功能区的位置。

3. 简述脑脊液的产生结构和循环途径。

4. 简述躯干四肢本体感觉、浅感觉传导通路的途径。

5. 简述视觉传导通路的途径。

二、名词解释

1. 灰质　2. 网状结构　3. 纹状体　4. 内囊　5. 硬膜外隙

（董　博）

第12章

人体胚胎发育总论

人体胚胎学（**human embryology**）是研究人体出生前发生发育过程及其规律的科学，研究内容包括生殖细胞发生、受精、胚胎发育、胚胎与母体的关系及先天畸形等。人胚在母体内发育是一个连续而复杂的过程，历时约 38 周（266 天），分为两个时期：①**胚期**（embryonic period）：从受精卵形成到第 8 周末，此期器官原基建立，胚体初具人形；②**胎期**（fetal period）：从第 9 周至出生，此期胎儿逐渐长大，各器官的结构和功能逐渐完善。

第 1 节　人体胚胎早期发育

 案例 12-1

患者，女，32 岁，结婚三年来积极备孕但一直未孕，近一年来因生育意愿迫切而就诊。超声检查发现子宫大小正常，内膜厚度无异常；输卵管通液检查见双侧输卵管不通畅。其丈夫精液检查未见异常。

问题：1. 什么是受精？受精的条件是什么？
　　　2. 女性不孕的常见原因有哪些？

一、生殖细胞与受精

（一）生殖细胞

生殖细胞（germ cell）又称配子，包括精子和卵子，均为单倍体细胞，即细胞内有 23 条染色体，其中 22 条是常染色体，1 条是性染色体。

1. 精子的发生与成熟　精子在睾丸内发生，在附睾内成熟后具有运动能力，但无受精能力。当精子进入女性生殖道后，包裹在精子头部的糖蛋白被酶降解，从而获得受精能力，此过程称为**获能**。精子在女性生殖管道内的受精能力一般可维持 1 天。

2. 卵子的成熟　卵巢排出的次级卵母细胞处于第 2 次减数分裂中期，进入输卵管壶腹部，若遇到精子便可受精。受精后次级卵母细胞完成第 2 次减数分裂而变为成熟的卵子。若未受精，次级卵母细胞则不能成熟，于排卵后 12～24 小时内退化。

（二）受精

成熟的精子与卵子结合形成受精卵的过程，称**受精**（fertilization），受精一般发生在输卵管壶腹部。

1. 受精的条件　①精子的数量足够，形态正常并获能，且有活跃的运动能力。当精子密度过低（低于 500 万个/ml）或异常精子过多（超过总数 40%）时，则不能受精。②次级卵母细胞处于第 2 次减数分裂中期，且雌激素和孕激素水平正常。③男、女生殖管道通畅，且精子与卵细胞适时相遇。精子进入女性生殖道后 24 小时内遇到卵细胞才能完成受精。

2. 受精的过程　当获能的精子与卵细胞相遇时，顶体酶溶解放射冠和透明带，精子的细胞核和细胞质进入卵细胞内。精子的进入可迅速激发次级卵母细胞完成第 2 次减数分裂，形成 1 个成熟卵子和

1 个第二极体（图 12-1）。此时精子和卵子的细胞核分别称为**雄原核**和**雌原核**，两个原核逐渐靠拢，核膜随即消失，染色体融合，形成二倍体的受精卵，又称为**合子**（图 12-2）。

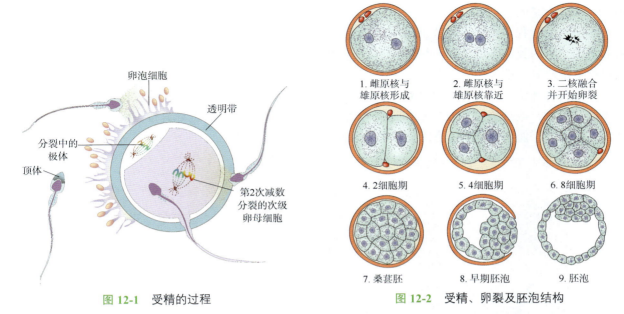

图 12-1　受精的过程

图 12-2　受精、卵裂及胚泡结构

3. 受精的意义　①受精标志着新生命的开始，启动了胚胎发育；②雌原核和雄原核融合，恢复二倍体，保持物种的稳定性；③决定性别。

二、胚泡形成与植入

（一）卵裂与胚泡形成

1. 卵裂　受精卵早期进行的有丝分裂称**卵裂**，卵裂产生的子细胞称**卵裂球**。受精卵在卵裂的同时，逐渐沿输卵管向子宫腔方向运行。受精卵外包透明带，细胞数目逐渐增加而体积变小。受精后第 3 天，形成 12～16 个卵裂球的实心细胞团，形似桑葚，称**桑葚胚**（图 12-2）。

2. 胚泡形成　桑葚胚继续分裂，细胞增至 100 个左右时，细胞间开始出现小的腔隙，随后逐渐融合成一个大腔，称**胚泡腔**。此时，实心的桑葚胚变为中空的泡状，称**胚泡**。胚泡壁为一层扁平细胞，称**滋养层**；腔一侧的细胞团称**内细胞群**，内细胞群为胚胎干细胞，将来分化为胚的各种组织结构和器官系统。覆盖在内细胞群外面的滋养层，称**极端滋养层**（图 12-3）。胚泡于受精后第 4 天形成并进入子宫腔，透明带逐渐变薄，最终消失，胚泡与子宫内膜接触并开始植入。

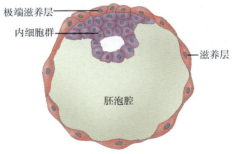

图 12-3　胚泡的结构

链接

胚胎干细胞

　　胚胎干细胞是指从胚泡的内细胞群或胎儿原始生殖细胞中分离提取的具有发育全能性的干细胞。该细胞具有无限增殖、自我更新和多向分化的特性。目前，胚胎干细胞成为早期胚胎发生、组织分化、基因表达调控等发育生物学基础研究的理想模型和工具，也可以用于动物胚胎工程开发、治疗各种疾病、修复受损伤的组织和器官，具有广泛的应用前景。当然，所有研究和临床应用均应符合伦理要求。

（二）植入与子宫内膜的变化

胚泡埋入子宫内膜功能层的过程称**植入**（implantation），又称**着床**，于受精后第 5 ～ 6 天开始，第 11 ～ 12 天完成。

1. 植入的过程　受精后第 4 天透明带逐渐消失，第 5 天滋养层完全裸露，极端滋养层分泌蛋白水解酶溶蚀子宫内膜，打开缺口，胚泡沿缺口逐渐埋入子宫内膜的功能层，待胚泡全部埋入子宫内膜后，缺口处上皮修复，植入完成（图 12-4）。

2. 植入的部位　通常在子宫体和底部。若植入部位靠近宫颈处，将形成前置胎盘，在妊娠晚期易发生胎盘早剥，或分娩时胎盘堵塞产道。若植入在子宫以外的部位，则称**异位妊娠**，也称**宫外孕**，常发生在输卵管，偶尔可见于子宫阔韧带、肠系膜或卵巢（图 12-5）。

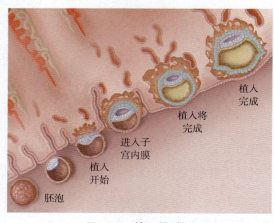

图 12-4　植入的过程

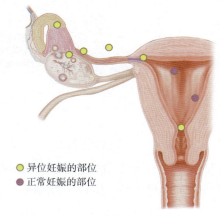

- 异位妊娠的部位
- 正常妊娠的部位

图 12-5　植入的部位

3. 植入的条件　①植入必须在雌激素和孕激素的协同调节下进行，子宫内膜处于分泌期；②胚泡适时进入子宫腔，且透明带及时消失；③子宫内环境正常。子宫腔内放置节育器可干扰植入过程而达到避孕目的。

4. 植入后子宫内膜的变化　植入后子宫内膜进一步增厚，血液供应更加丰富，腺体分泌更旺盛，基质细胞变肥大并含丰富的糖原和脂滴，子宫内膜的这些变化称**蜕膜反应**。此时的子宫内膜称**蜕膜**，依据与胚的关系，可分 3 部分：①**基蜕膜**：位于胚的深部，将来参与胎盘的形成；②**包蜕膜**：覆盖在胚的表面；③**壁蜕膜**：其余部分的蜕膜。壁蜕膜与包蜕膜之间为子宫腔。

三、胚层的形成与分化

（一）二胚层胚盘的形成

1. 滋养层的分化　植入过程中，滋养层迅速增生并分化为内外两层：外层细胞相互融合，细胞界限消失，称**合体滋养层**；内层细胞界限清楚，称**细胞滋养层**。

2. 内细胞群的分化　植入的同时，内细胞群细胞增殖、分化为两层，邻近滋养层的一层柱状细胞称**上胚层**；靠近胚泡腔一侧的立方形细胞称**下胚层**。上胚层和下胚层紧密相贴，逐渐形成圆盘状结构，称**胚盘**，又称二胚层胚盘。胚盘是人体发生的原基。受精后第 8 天，随着上胚层细胞的增殖，与滋养层之间形成一充满液体的腔隙，称**羊膜腔**，腔内液体为羊水；下胚层周边的细胞向腹侧生长、延伸，形成**卵黄囊**（图 12-6）。

在二胚层胚盘形成的同时，细胞滋养层向内增生，形成松散分布的星状细胞和细胞外基质，充填于细胞滋养层和卵黄囊、羊膜囊之间，形成**胚外中胚层**（图 12-6）。第 2 周末，胚外中胚层细胞之间出现小腔隙，后逐渐融合成大腔，称**胚外体腔**。随着胚外体腔的扩大，二胚层胚盘及羊膜腔和卵黄囊仅由少部分胚外中胚层组织与滋养层相连，这部分胚外中胚层组织称为**体蒂**，将来发育为脐带的主要成分（图 12-7）。

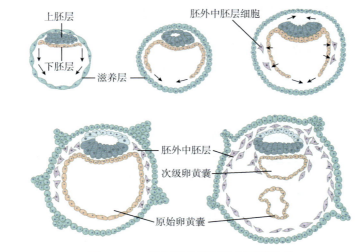

图 12-6　二胚层胚盘及胚外中胚层形成

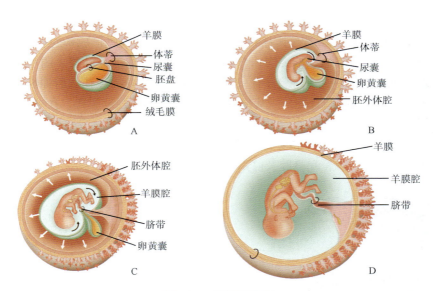

图 12-7　胎膜的演变
A. 3 周；B. 4 周；C. 10 周；D. 20 周

（二）三胚层胚盘的形成

1. 原条的出现　第 3 周初，部分上胚层细胞迅速增殖，在胚盘一端中轴汇聚，形成一条细胞索，称**原条**。原条的出现，决定了胚盘的头尾端和左右侧，出现原条的一端为尾端。原条的头端细胞增生膨大，称**原结**。继而在原条的中线出现浅沟，原结的中心出现浅凹，分别称**原沟**和**原凹**（图 12-8）。

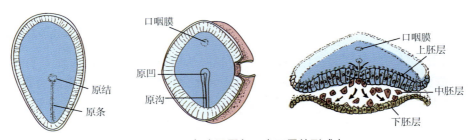

图 12-8　胚盘（示原条、中胚层的形成）

2.三胚层的形成　原沟深部的细胞在上、下胚层之间向周边扩展迁移，一部分细胞在上、下胚层间形成一个夹层，称**胚内中胚层**，即**中胚层**（图12-8），它在胚盘边缘与胚外中胚层衔接；另一部分细胞进入下胚层，并逐渐全部置换下胚层的细胞，形成的新细胞层，称**内胚层**。在内胚层和中胚层形成后，原上胚层改称**外胚层**。此时的胚体由内胚层、中胚层和外胚层构成，称**三胚层胚盘**。

3.脊索的形成　原凹底部的细胞向头端迁移，在内、外胚层之间形成一条单独的细胞索，称**脊索**，

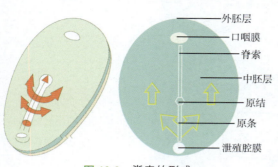

图 12-9　脊索的形成

原条和脊索构成了胚盘的中轴，对早期胚胎起支持作用（图12-9）。随着胚体发育，原条生长缓慢，最后退化消失。若原条退化不全，残留的细胞会继续增殖分化形成畸胎瘤。脊索诱导神经管形成后大部分退化，仅小部分形成椎间盘中的髓核。

4.口咽膜和泄殖腔膜的形成　在脊索的头端和原条的尾端，各有一个无中胚层的区域，此处内、外胚层直接相贴成为薄膜状，分别称为**口咽膜和泄殖腔膜**。口咽膜前端的中胚层为生心区，是心发生的原基（图12-9）。

（三）三胚层的分化

人胚在第4～8周，3个胚层逐渐分化形成各器官的原基。

1.外胚层的分化　在脊索诱导下，其背侧的外胚层中间部分增厚形成**神经板**，神经板两侧边缘隆起形成**神经褶**，中央沿长轴下陷形成**神经沟**；外胚层其余部分称**体表外胚层**（图12-10）。随后，神经褶愈合形成**神经管**，神经管的头、尾两端各有一开口，分别称为**前神经孔和后神经孔**（图12-11），它们在第4周末闭合，将发育成脑和脊髓，以及松果体、神经垂体和视网膜等。在神经褶愈合的过程中，它的一些细胞迁移到神经管背侧形成两条纵行细胞索，称**神经嵴**，其将发育成周围神经系统和肾上腺髓质及某些神经内分泌细胞。体表外胚层将分化为皮肤的表皮及其附属结构、牙釉质、角膜上皮、晶状体、内耳膜迷路、腺垂体、口腔和鼻腔及肛门等处的皮肤。

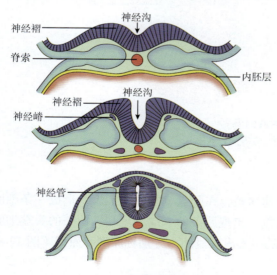

图 12-10　神经管的形成

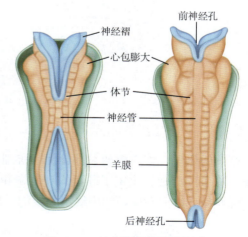

图 12-11　神经管及体节的形成

2.中胚层的分化　随着外胚层的发育和分化，中胚层从内向外依次分化为轴旁中胚层、间介中胚层和侧中胚层。散在分布的中胚层细胞称为间充质，分化为结缔组织、肌组织和血管等。

（1）轴旁中胚层　分化为背部的真皮、大部分中轴骨（如脊柱、肋骨）及骨骼肌。

（2）间介中胚层　分化为泌尿、生殖系统的主要器官。

（3）侧中胚层　随着胚的发育，侧中胚层组织中出现腔隙，称**胚内体腔**，将侧中胚层分为两层（图 12-12）。与外胚层邻近的一层为体壁中胚层，将分化为腹膜壁层，以及体壁（包括肢体）的骨、肌组织及结缔组织等；与内胚层邻近的一层为脏壁中胚层，包于原始消化管的外侧，分化为腹膜脏层，以及消化、呼吸系统器官的平滑肌和结缔组织等。胚内体腔依次分隔形成心包腔、胸膜腔和腹膜腔。

3. 内胚层的分化　当胚胎逐渐由盘状卷折成桶状时，内胚层被包入胚体形成**原始消化管**，又称**原肠**（图 12-13），其是消化系统与呼吸系统的原基，将分化成消化管、消化腺、呼吸道和肺的上皮组织，还形成中耳、甲状腺、甲状旁腺、胸腺及膀胱等器官的上皮。

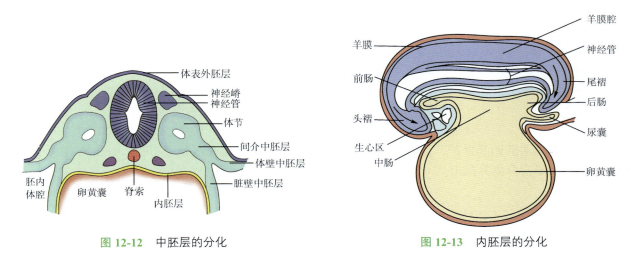

图 12-12　中胚层的分化

图 12-13　内胚层的分化

（四）胚体形成

早期胚盘为扁平的盘状结构，原条、脊索、神经管和体节相继形成并位于中轴线上，这是促使胚体变成圆柱体的因素之一。第 4 周初，由于体节及神经管生长迅速，胚盘中央部的生长速度较边缘快，致使扁平的胚盘向羊膜腔内隆起，胚盘的边缘向腹侧卷折，同时头、尾两端逐渐向腹侧中央卷折并合拢，外胚层包于体表，内胚层卷入胚体内，至第 4 周末，胚体由圆盘状变为 C 形的圆柱状，并突入羊膜腔内（图 12-14）。

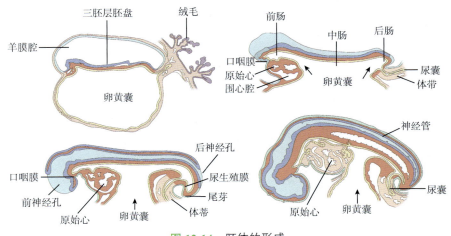

图 12-14　胚体的形成

胚体在第 5 周至第 8 周，外形发生明显变化。第 5 周时，耳泡、眼泡和鼻窝出现，随后，上肢芽和下肢芽逐渐出现，体内各器官原基相继形成。至第 8 周末，上、下肢发育，指、趾分开，颜面部形成并发育，胚体初具人形。

（五）胎龄的推算

胎龄有月经龄和受精龄两种。月经龄是从孕妇末次月经的第1天算起，至胎儿娩出为止，共计280天，以28天为一个妊娠月，故有"十月怀胎"之说，现实生活中常用此法推算孕妇的预产期。胚胎学上常用受精龄，即从受精之日起推算胎龄。受精一般发生在末次月经第1天之后的2周左右，所以从受精到胎儿成熟大约266天。由于女性的月经周期常受很多因素影响，受精龄的推算难免有误差。

第2节 胎膜与胎盘

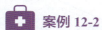 **案例 12-2**

患者，女，30岁，孕8个月，常规产检：子宫大小符合正常月份，胎心正常，超声检查发现脐带缠绕胎儿颈部2圈。

问题： 脐带有什么作用？正常脐带长度是多少？脐带过长对胎儿有什么不利影响？

胎膜与胎盘对胚胎起保护、营养、呼吸和排泄等作用，胎盘还有内分泌功能。胎儿娩出后，胎膜和胎盘随即与子宫分离并排出。

一、胎 膜

胎膜（fetal membrane）包括绒毛膜、羊膜、卵黄囊、尿囊和脐带。

1. 绒毛膜 绒毛膜由滋养层及其内侧的胚外中胚层组成。绒毛膜上发出许多绒毛。胚胎早期，绒毛分布均匀，第8周后，基蜕膜侧的绒毛因营养丰富而生长旺盛，形成**丛密绒毛膜**，与基蜕膜共同构成胎盘。包蜕膜侧的绒毛因营养不良而退化，称**平滑绒毛膜**。随着胚体发育，包蜕膜与壁蜕膜融合，子宫腔也消失（图 12-15）。

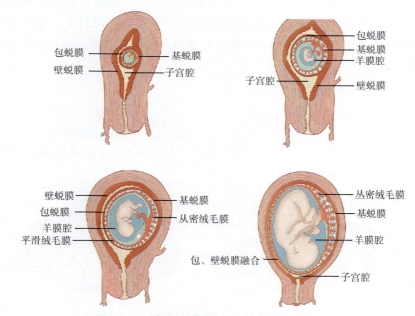

图 12-15 胎膜、蜕膜及胎盘的形成与变化图

2. 羊膜 为半透明薄膜，由单层羊膜上皮和薄层胚外中胚层构成。羊膜最初附着在胚盘边缘，随着胚体逐渐凸入羊膜腔，羊膜腔迅速扩大，使羊膜与平滑绒毛膜相贴，胚外体腔消失；随着胚体形成，羊膜逐渐向胚体腹侧包卷，包裹卵黄囊、体蒂和尿囊形成脐带。

羊膜上皮分泌的液体充满羊膜腔，称**羊水**。羊水为胚胎的发育提供适宜的微环境，防止胎儿肢体粘连，缓冲外力对胎儿的震动和压迫，分娩时可扩张宫颈和冲洗产道。足月胎儿的羊水为 1000 ～ 1500ml，少于 500ml 为羊水过少，常见于胎儿肾发育不良或尿道闭锁；多于 2000ml 为羊水过多，常见于消化管闭锁或无脑畸形等。

3. 卵黄囊　位于原始消化管腹侧。人胚卵黄囊不发达，退化早，它的出现只是生物进化过程的重演。卵黄囊壁上的胚外中胚层分化为血岛，后形成血管及造血干细胞；卵黄囊尾侧壁的内胚层细胞分化为原始生殖细胞，后形成精原细胞或卵原细胞。

4. 尿囊　第 3 周，卵黄囊尾侧的内胚层向体蒂内长入一个盲管，称尿囊。尿囊壁的胚外中胚层分化形成尿囊动脉和静脉，随着圆柱胚的形成，尿囊根部卷入胚体内形成膀胱及脐尿管，其余部分退化并卷入脐带内，尿囊动、静脉保留，将来演变为脐动脉和脐静脉。

5. 脐带　是胎儿与胎盘间物质运输的通道。脐带内有 2 条脐动脉和 1 条脐静脉，将母体的营养物质运输给胎儿，同时将胎儿的代谢废物运至母体血液，并由母体排出体外。足月胎儿脐带长 40 ～ 60cm。脐带过短可影响胎儿娩出或分娩时引起胎盘早期剥离而导致出血过多；脐带过长易缠绕胎儿四肢或颈部，影响胎儿发育甚至导致胎儿死亡。

二、胎　盘

（一）胎盘的形态结构

1. 胎盘的形态　足月胎儿的胎盘呈圆盘状，重约 500g，直径 15 ～ 20cm，中央厚，周边薄。胎盘的胎儿面光滑，表面覆有羊膜，脐带附于中央或稍偏；胎盘的母体面粗糙，凹凸不平，有浅沟将其分割成 15 ～ 30 个胎盘小叶（图 12-16）。

2. 胎盘的结构　胎儿面被覆羊膜，深面为绒毛膜板，绒毛膜板上发出 50 ～ 60 个绒毛干，绒毛干又发出细小的绒毛，浸浴于母体血中。

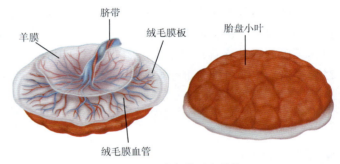

图 12-16　胎盘的形态结构

基蜕膜间隔一定距离向绒毛间隙发出胎盘隔，不完全分隔绒毛间隙。1 ～ 4 个绒毛干及其分支构成一个胎盘小叶，胎盘小叶之间不完全分隔，母体血可以在胎盘小叶间流动（图 12-17）。

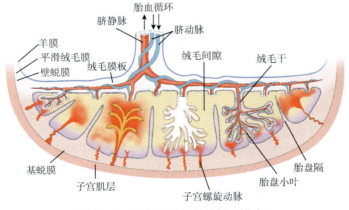

图 12-17　胎盘结构与血液循环模式图

（二）胎盘的血液循环和胎盘屏障

1. 胎盘的血液循环　胎盘内有母体和胎儿两套血液循环，两者的血液互不相混，但可进行物质交

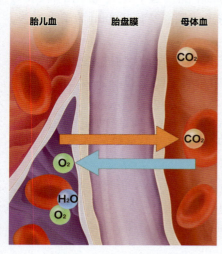

图 12-18　胎盘屏障模式图

换。母体的动脉血从子宫螺旋动脉开口注入绒毛间隙，在此与绒毛内毛细血管的胎儿血进行物质交换后，经子宫静脉回流入母体。胎儿的静脉血经脐动脉及其分支流入绒毛内毛细血管，与绒毛间隙的母体血进行物质交换后成为动脉血，经脐静脉回流到胎儿体内（图 12-17）。

2. 胎盘屏障　胎儿血与母体血在胎盘内进行物质交换所通过的结构，称**胎盘屏障**或胎盘膜。早期胎盘屏障较厚，依次由合体滋养层、细胞滋养层及其基膜、薄层绒毛结缔组织、毛细血管内皮及其基膜构成，随着胎儿的发育长大逐渐变薄，更有利于胎血与母血间的物质交换（图 12-18）。

（三）胎盘的功能

1. 物质交换　胎儿通过胎盘从母体吸收氧和营养物质，并排出二氧化碳和其他代谢产物。

2. 屏障作用　胎盘屏障可阻挡母血中的大分子物质进入胎儿血液，保护胎儿；但此屏障功能是有限的，某些药物、病毒和激素可以透过胎盘屏障进入胎儿体内，故孕妇需谨慎用药。

3. 内分泌功能　①**人绒毛膜促性腺激素**：从第 2 周开始分泌，至第 8 周达高峰。人绒毛膜促性腺激素可促进黄体的生长发育，维持妊娠；还能抑制母体对胎儿、胎盘的免疫排斥作用，常作为早孕的诊断指标之一。②**人胎盘催乳素**：从第 2 个月开始分泌，至第 8 个月达高峰。人胎盘催乳素既能促进母体乳腺的生长发育，又能促进胎儿的代谢和生长发育。③**孕激素和雌激素**：从第 4 个月开始分泌，以后逐渐增多，可维持继续妊娠。

第 3 节　双胎、多胎与先天畸形

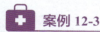**案例 12-3**

女性，26 岁，停经 3 周，一周前行早孕试纸检测为阳性，入院确诊妊娠。超声检查：子宫略增大，宫腔内见 2 个孕囊，分别位于子宫前壁和后壁。临床诊断为双胎妊娠。

问题：什么是双胎？哪些影响因素可导致双胎？自然受孕双胎的发生概率有多大？

一、双　胎

一次分娩产生两个新生儿，称为**双胎**（twins），又称孪生，双胎的发生率约占新生儿的 1%。

1. 双卵双胎　又称假孪生，是来自两个受精卵的双胎。

2. 单卵双胎　又称真孪生，是指两个胎儿由一个受精卵分裂形成，他们的遗传基因完全一样。单卵双胎的发生有以下情况：①形成两个胚泡，并各自植入发育成一个胎儿，两个胎儿有各自的羊膜腔和胎盘。②形成两个内细胞群，各自发育成一个胎儿，两个胎儿位于各自的羊膜腔内，但共享一个胎盘。③形成两个原条与脊索，诱导形成两个神经管，分别发育为两个胎儿。这类孪生儿在同一个羊膜腔内发育，两个胎儿可能局部连接，形成联胎（图 12-19）。

3. 联体双胎　又称联胎，是指两个未完全分离的单卵双胎，有对称型和不对称型两类。对称型联胎指两个胚胎大小差不多，根据连接的部位可分为头联体、臀联体、胸腹联体等。不对称型联胎指双胎大小差异较大，小者常发育不全，形成寄生胎；如果小而发育不全的胚胎被包裹在大的胎体内则称胎中胎。

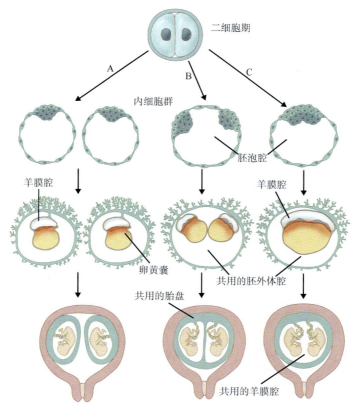

图 12-19 单卵双胎形成示意图

二、多　胎

一次分娩出两个以上的新生儿，称**多胎**。多胎形成的原因与孪生相同，有单卵多胎、多卵多胎及混合多胎等类型。四胎以上罕见，多胎不易存活。多胎自然发生率极低，但近年随着临床应用促性腺激素治疗不孕症及试管婴儿技术的应用，其发生率有所增高。

三、先天畸形

先天畸形是由胚胎发育紊乱所致的出生时即可见的形态结构异常。器官内部的结构异常或生化代谢异常常在出生后一段时间或相当长时间内才显现，故将形态结构、功能、代谢和行为等方面的先天性异常，统称**出生缺陷**。

（一）先天畸形的发生原因

先天畸形的发生原因包括遗传因素和环境因素，多数先天畸形是遗传因素和环境因素相互作用的结果。

1. 遗传因素

（1）染色体畸变　主要包括染色体数目异常和染色体结构异常。染色体数目增多引起的畸形如唐氏综合征；染色体结构异常是指染色体断裂、缺失、异位、重复、倒位等。

（2）基因突变　是指 DNA 分子碱基组成或排列顺序的改变，其染色体外形无异常。

2. 环境因素　引起先天畸形的环境因素统称为致畸因子，主要有 5 大类。

（1）生物性致畸因子　如风疹病毒、巨细胞病毒、单纯疱疹病毒等。

（2）物理性致畸因子　如各种射线、机械性压迫和损伤。

（3）致畸性药物　如抗肿瘤药、抗惊厥药、抗凝血药、抗生素、激素等。

（4）化学性致畸因子　工业污染、食品添加剂、农药、防腐剂等均含有致畸因子。

（5）其他致畸因子　如吸烟、酗酒、缺氧、严重营养不良等。

（二）致畸敏感期

胚胎发育是一个连续的过程，处于不同发育阶段的胚胎对致畸因子的敏感程度不同。在胚前两周受到致畸因子作用后，胚通常死亡而很少发展为畸形。胚期第 3 ～ 8 周，胚体内细胞增殖分化活跃，对致畸因子最敏感，易受致畸因子的干扰而发生畸形，所以此时期称**致畸敏感期**，此期是胎儿先天畸形发生率最高的阶段。由于各器官的发生与分化时间不同，致畸敏感期也不尽相同。

第 4 节　胎儿血液循环

（一）胎儿血液循环途径

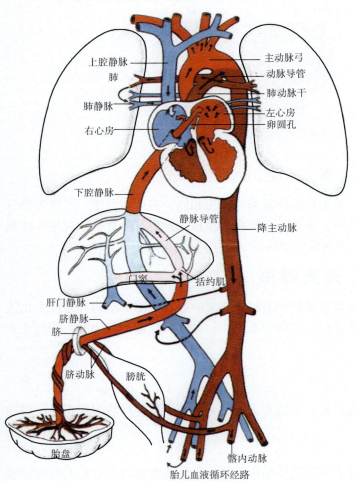

上腔静脉
肺
肺静脉
右心房
下腔静脉
静脉导管
门窦
肝门静脉
脐静脉
脐
脐动脉
膀胱
胎盘
髂内动脉

主动脉弓
动脉导管
肺动脉干
左心房
卵圆孔
降主动脉
括约肌

胎儿血液循环经路

图 12-20　胎儿血循环通路

由胎盘来的脐静脉血是动脉血，流入肝脏时，近 2/3 血液经静脉导管直接注入下腔静脉，1/3 血液经肝血窦注入下腔静脉。下腔静脉还收集由下肢和盆腔、腹腔器官来的静脉血，所以下腔静脉的血液为混合血。下腔静脉进入右心房，其大部分血液通过卵圆孔进入左心房，然后进入左心室。左心室的血液大部分经主动脉及其分支分布到头、颈和上肢，以充分供应胎儿头部发育所需要的氧和营养。小部分血液流入降主动脉。

从胎儿头、颈部及上肢回流到上腔静脉的血液，经右心房流入右心室，再进入肺动脉。因为胎儿肺处于不张状态，肺动脉血仅少量入肺，90% 以上血液经动脉导管注入降主动脉。降主动脉的血液除了供应盆腔、腹腔器官和下肢外，还经两条脐动脉将血液送至胎盘。在胎盘内与母体血液进行气体和物质交换后，再经脐静脉送往胎儿体内（图 12-20）。

（二）胎儿血液循环的特点

1. 动、静脉血液在不同部位发生一定程度上的混合。

2. 高氧含量血液主要供应肝、头颈部及上肢，所以胚胎的这些部位优先发育，如胎儿头部较大。

3. 由于肺尚未建立呼吸功能，此处的循环血量很小。

4. 循环途径中有卵圆孔、动脉导管、脐动脉、脐静脉和静脉导管等成人血液循环中不再存在的临时通路。

（三）胎儿出生后血液循环的变化

胎儿出生后，由于新生儿肺开始呼吸活动和胎盘血液循环中断，胎儿血液循环发生一系列重大改变。

1. 脐动脉、脐静脉及静脉导管关闭　分别形成脐外侧韧带、肝圆韧带和静脉韧带。

2. 动脉导管闭锁　由于肺的呼吸，流经肺动脉的血液大部分入肺，动脉导管逐渐闭锁，成为动脉韧带。

3. 卵圆孔关闭　胎儿出生后，由于肺循环的建立，左心房压力高于右心房，第一房间隔与第二房间隔相贴，使卵圆孔功能性关闭。到 1 岁左右，第一房间隔和第二房间隔的结缔组织增生使卵圆孔达到结构上的关闭。

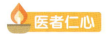 医者仁心

神州试管婴儿之母

张丽珠教授是我国现代生殖医学的先驱。她一生致力于妇产科学的研究和临床工作，为我国培养了大批的妇产专业人才，给千千万万个不孕不育家庭带来希望。1949 年，张丽珠受聘于英国伦敦玛丽居里医院从事妇产科工作。1951 年，抗美援朝战争爆发，张丽珠毅然决定回国为国效力。然而回国的道路并非坦途，有人试图挽留她，张丽珠断然拒绝。在她心中，"除了祖国，处处都不可为家"。1984 年，63 岁的张丽珠开始主持研究试管婴儿技术，当时的科研条件非常简陋，但张丽珠带领团队攻坚克难。1988 年 3 月 10 日，中国大陆首例试管婴儿在北京医科大学第三医院诞生，张丽珠被誉为"神州试管婴儿之母"。

目标检测

一、单项选择题

1. 受精的部位是在（　　　）

　　A. 输卵管壶腹部　　　　B. 输卵管峡部

　　C. 输卵管漏斗部　　　　D. 子宫底部

　　E. 卵巢

2. 参与形成胎盘的结构是（　　　）

　　A. 基蜕膜　　　　B. 包蜕膜　　　　C. 壁蜕膜

　　D. 平滑绒毛膜　　　　E. 羊膜

3. 下列诱导神经板形成的结构是（　　　）

　　A. 原条　　　　B. 脊索　　　　C. 原结

　　D. 原肠　　　　E. 神经管

4. 正常植入的部位是（　　　）

　　A. 子宫颈部　　　　B. 子宫体或底部

　　C. 输卵管壶腹部　　　　D. 卵巢

　　E. 肠系膜

5. 致畸敏感期是在胚胎发育的（　　　）

　　A. 第 3 ～ 8 周　　　　B. 第 3 ～ 8 个月

　　C. 第 10 ～ 14 周　　　　D. 第 1 ～ 3 周

　　E. 前 8 周

6. 来源于神经嵴的结构是（　　　）

　　A. 中枢神经系统　　　　B. 周围神经系统

　　C. 皮肤及其附属器　　　　D. 神经垂体和腺垂体

　　E. 神经管

7. 胎盘不产生（　　　）

　　A. 人绒毛膜促性腺激素

　　B. 人胎盘催乳素

　　C. 雄激素

　　D. 雌激素

　　E. 孕激素

8. 人胚初具人形的时间是（　　　）

　　A. 第 4 周末　　　　B. 第 6 周末

　　C. 第 8 周末　　　　D. 第 10 周末

　　E. 第 12 周末

二、名词解释

1. 受精　2. 植入　3. 胎盘屏障　4. 致畸敏感期

三、简答题

1. 简述胚泡植入的时间和部位。

2. 简述外胚层的分化。

3. 试述胎盘结构和功能。

（马永臻）

实验指导

实验指导 1　细胞与基本组织

【实验目的】

1. 了解所有的器官都是由多种基本组织通过一定的方式组合形成。
2. 观察并辨认各种基本组织的结构特点和细胞组成。
3. 熟悉各种重要细胞的结构特点。

【实验材料】

甲状腺、胃、气管、食管、舌、心脏、小肠、脊髓、坐骨神经等组织切片，人血液涂片，骨磨片和疏松结缔组织平铺片。

【实验内容和方法】

1. 单层立方上皮（甲状腺切片，HE 染色）

（1）肉眼观察　切片标本呈不规则形，隐约可见许多红色小团块，即甲状腺滤泡。

（2）低倍镜观察　可见许多大小不等的圆形或椭圆形的结构，即甲状腺滤泡。腺泡壁由单层立方上皮围成，滤泡腔含有许多染成红色的分泌物。

（3）高倍镜观察　上皮细胞大致呈立方形，细胞核呈圆形，居于细胞中央，细胞质呈弱嗜碱性，细胞界限不甚清楚。细胞可因功能状态不同而呈低柱状或扁平状。

2. 单层柱状上皮（胃切片，HE 染色）

（1）肉眼观察　切片上一面呈凹凸不平且被染成紫蓝色的一侧为胃黏膜，对侧相对平滑，为外膜。

（2）低倍镜观察　在胃黏膜的表面可见细胞排列较整齐的单层柱状上皮。

（3）高倍镜观察　上皮细胞呈柱状，细胞核呈椭圆形，靠近基底部，核的长轴与细胞长轴平行，胞质染成淡红色，顶端较透亮。

3. 假复层纤毛柱状上皮（气管切片，HE 染色）

（1）肉眼观察　在气管内表面被染成紫蓝色的一层即假复层纤毛柱状上皮。

（2）低倍镜观察　上皮细胞核染成紫蓝色，高低不等。细胞分界不明显。

（3）高倍镜观察　可见假复层纤毛柱状上皮由高矮不等的四种细胞组成。其形态特点如下：①柱状细胞，数量最多，呈柱状，顶部可达游离面，在其表面可见一排纤细而整齐的纤毛，细胞核呈椭圆形，位于细胞顶部，柱状细胞排列在整个上皮的表层。②杯状细胞，呈高脚杯状，顶部胞质呈白色空泡状，有时可呈浅蓝色，核在基底部。③梭形细胞，胞体呈梭状，细胞核呈椭圆形，位于细胞中央，梭形细胞排列在整个上皮的中层。④锥状细胞，细胞较小，呈锥体形，其基底面紧贴在基膜上，细胞核呈圆形，位于细胞中央，排列在上皮的基底层。⑤基膜，紧贴上皮基底面，呈均质状粉红色。

4. 复层扁平上皮（食管切片，HE 染色）

（1）肉眼观察　管腔内表面着紫蓝色部分为复层扁平上皮。

（2）低倍镜观察　食管上皮由多层细胞密集排列组成，基底部凹凸不平，与结缔组织相连接。

（3）高倍镜观察　由深层至浅层观察各层细胞。基底层由一层矮柱状细胞组成，染色较深，细胞核呈卵圆形，着色浅，胞质呈强嗜碱性。中间层细胞较大，呈多边形，胞质较多，着色较浅，细胞核呈圆形，细胞界限逐渐清楚。表层细胞为扁平状，核扁平，较小，有的细胞已脱落。

5.疏松结缔组织（胃切片，HE 染色）

（1）肉眼观察　在胃黏膜下层，有一层染成粉红色的结构为疏松结缔组织。

（2）低倍镜观察　在胃黏膜下方找到疏松结缔组织，然后换高倍镜观察。

（3）高倍镜观察　可看到交叉排列、长短不同、粗细不等的胶原纤维（红色），纤维束之间排列分散的细胞主要是成纤维细胞，其细胞质不明显，细胞核呈卵圆形，染色较浅。在疏松结缔组织中，可见许多小血管的断面。

6.疏松结缔组织平铺片（注射锥虫蓝活体染料的小白鼠肠系膜，HE 加地衣红染色）

（1）低倍镜观察　选择标本最薄处，可以见到交叉成网的纤维和散在纤维之间的细胞。

（2）高倍镜观察　胶原纤维数量较多，为界限不清楚、粗细不等的条束状结构，被染成粉红色，有些较直，有些呈波浪形。弹性纤维混杂于胶原纤维之间，细而明显，染成紫蓝色，有分支，末端常呈卷曲状。成纤维细胞数量很多，其整体轮廓不甚清楚，大多数细胞往往只能看到椭圆形的细胞核，染色质很少，核仁较清楚。巨噬细胞胞体不规则，核染色较深，有些细胞质内可见大小不等的蓝色吞噬颗粒。肥大细胞呈圆形或椭圆形，胞体较大，常成群排列，胞质内充满着粗大的异染性颗粒，细胞核呈圆形或卵圆形，染色浅。

7.血涂片（人血液涂片，瑞特染色）

（1）低倍镜观察　选择血细胞分布比较均匀，有核细胞（白细胞）比较多，红细胞被染成橘红色的部位，然后转用油镜（或高倍镜）观察。

（2）油镜结合高倍镜观察

1）红细胞：体积较小，无核。被染成粉红色，中央染色比较浅，边缘染色比较深。

2）白细胞：①中性粒细胞：体积较大，颗粒细小，淡粉红色或紫红色；细胞核呈分叶状或杆状，一般分 2～5 叶。②嗜酸性粒细胞：颗粒粗大，大小一致，分布均匀呈鲜红色；细胞核多为 2 叶。③嗜碱性粒细胞：数量极少，颗粒粗细不等，呈蓝紫色；细胞核为 S 形或不规则形。④淋巴细胞：大小与红细胞相近，细胞核呈圆形或椭圆形，一侧常有浅凹，染色质呈团块状，着色很深，细胞质很少，强嗜碱性，呈天蓝或灰蓝色。⑤单核细胞：体积最大的细胞，细胞核呈肾形、马蹄铁形或不规则形，核染色质较疏松，染色浅；胞质丰富，呈浅蓝色或灰蓝色，内含许多细小的紫色嗜天青颗粒。

3）血小板：常成群集合在血细胞之间，其中央部常有蓝紫红色血小板颗粒，周围呈均质的浅蓝色。

8.透明软骨（气管切片，HE 染色）

（1）肉眼观察　气管横切面有 C 字形蓝色的结构，即气管的软骨环。

（2）低倍镜观察　找到蓝色的软骨环，从软骨的表面向中央顺序观察。①软骨膜：紧靠在软骨的周围，是一层染成淡红色的致密结缔组织。②软骨组织：软骨的基质被染成蓝色，其中有单个或成群分布的软骨细胞，未见纤维。

（3）高倍镜观察　①软骨膜：在胶原纤维之间有一些卵圆形或梭形的细胞核，细胞的胞质因与胶原纤维连在一起，多不易分辨，在软骨膜浅部多为纤维细胞，在深部的多为骨祖细胞，两者形态相似，不易区分。②软骨细胞：位于软骨浅层的软骨细胞较小，呈扁圆形，单个分布。软骨中央的细胞大，圆形或卵圆形，2～8 个成群分布，为同源细胞群，藏于软骨陷窝（腔隙）内，由于软骨细胞富含水分，固定后常收缩呈星形，细胞与软骨陷窝之间出现空白的腔隙。在软骨陷窝的周围可见染色较深蓝色的部分，即软骨囊。

9.密质骨（骨磨片，甲紫染色）

（1）肉眼观察　切面呈扇形，根据弧形可确定骨的外表面和内表面。

（2）低倍镜观察　①外环骨板：较厚，位于骨密质外表面，为数层至十几层与骨表面平行排列的骨板，其中，有时可见与骨表面垂直走行的穿通管。②内环骨板：较薄，位于骨髓腔面，骨板层数少。③骨单位（哈弗斯系统）：在内、外环骨板间可见许多同心圆形排列的结构，即哈弗斯系统，每个哈弗斯系统由周围同心圆排列的骨板围绕中央管组成，有些相连的两个中央管之间，还可以见到一横行的穿通管。④间骨板：位于骨单位之间或骨单位与内、外环骨板之间，形态不规则。

（3）高倍镜观察　在骨板之间或骨板内有许多蜘蛛状的小黑点，即骨陷窝，从陷窝向四周发出许多细小的放射状突起即骨小管，相邻骨陷窝之间的骨小管是彼此相通的，靠近中央管的骨小管和中央管相连通，在每个骨单位表面，有折光性较强的黏合线，骨小管在此终止，不与相邻骨单位的骨小管相通。

10. 骨骼肌（舌切片，HE 染色）

（1）肉眼观察　切片中央大部分染成红色的区域为骨骼肌。

（2）低倍镜观察　可以看到肌纤维的各种切面，在肌纤维之间还有腺组织和结缔组织等。

（3）高倍镜观察　①纵切面：肌纤维呈长带状，有多个细胞核，呈扁圆形，位于细胞周边。把视野光线调暗，在肌纤维上，可看到明暗相间的周期性横纹。②横切面：肌纤维呈圆形或多边形，其内有被切断的肌原纤维，呈点粒状，肌细胞核位于周边。

11. 心肌（心脏切片，HE 染色）

（1）肉眼观察　切片中央大部分染成红色的区域为心肌组织。

（2）低倍镜观察　在低倍镜下全面观察，可见到纵切、横切或斜切的心肌纤维。

（3）高倍镜观察　①纵切面，心肌纤维呈圆柱形，并有侧支，细胞核呈卵圆形，1～2个，位于肌纤维中央，核周区染色浅，将视野光线调暗，肌纤维上可见明带暗带相间排列而形成的横纹，但横纹没有骨骼肌那么明显；在纵切面还可见到一些线条较粗、着色较深的带状结构，即闰盘。②横切面，肌纤维呈圆形、多边形、哑铃形或不规则形，大小不一，有些切到细胞核，有些未切到细胞核。核位于中央，肌原纤维横切成点状。

12. 平滑肌（小肠横切面，HE 染色）

（1）肉眼观察　小肠壁内层深蓝色的结构为肠黏膜，外侧染色较红的部分就是小肠壁的平滑肌。

（2）低倍镜观察　小肠壁的平滑肌层分两层，内层为平滑肌的纵切面，肌纤维呈梭形。外层为平滑肌的横切面，呈大小不等的圆形结构。

（3）高倍镜观察　①纵切面，肌细胞呈长梭形，肌细胞核呈椭圆形或杆状，位于肌纤维中央，每个细胞只有一个核，染色较浅。②横切面，平滑肌纤维呈圆形的小点状，大小不等，细胞核位于中央。

13. 神经元（脊髓横切片，HE 染色）

（1）肉眼观察　呈扁圆形，周围着色较浅，为脊髓白质；中央着色深，呈蝴蝶形，为脊髓灰质。灰质两个较粗短的突起为前角，相对的两个细长突起为后角。

（2）低倍镜观察　找到脊髓灰质前角，可看到许多染成紫蓝色、大小不一的多极神经元，其周围有许多较小而圆形的细胞核，为神经胶质细胞核，选一切面结构较完整的神经元，换高倍镜观察。

（3）高倍镜观察　胞体较大，呈多角形，发出很多突起，突起因被切断而不完整，细胞核大而圆，常染色质多，着色浅，核仁一个，呈圆形，大而明显。胞质中有许多嗜碱性染色的斑块状结构为尼氏体。

14. 有髓神经纤维（坐骨神经横切片与纵切片，HE 染色）

（1）肉眼观察　长形的一段为神经纤维纵切面，旁边有几个小红点为神经纤维横切面。

（2）低倍镜观察　纵切面上可见许多互相平行的神经纤维，横切面上可见神经纤维被切成小圆圈状结构，主要观察纵切面。

（3）高倍镜观察　① 纵切面：神经纤维呈长条状，每条神经纤维的中央有一条染色较深的线条为轴突，轴突两侧着色较浅呈空网状是髓鞘。髓鞘呈节段性包在轴突外表，段与段之间为郎飞结。②横切面：神经纤维被切断呈圆形，中央有一着色深的圆点，此即轴突，周围着色浅的部位为髓鞘，外表染色较深的环为基膜。

（周　雯）

实验指导2　运 动 系 统

【实验目的】

1.掌握骨的形态、分类和构造；各部椎骨的主要特征；脊柱、胸廓的组成和特点；上、下肢骨的组成和各骨的位置、形态；颅的组成，翼点的位置；全身的骨性标志。

2.掌握关节的基本结构；肩关节、肘关节、桡腕关节、髋关节、膝关节、踝关节的组成、结构特点和运动；骨盆的组成和分部，男、女性骨盆的差异。

3.掌握膈的位置、形态和功能；胸锁乳突肌、斜方肌、背阔肌、竖脊肌、胸大肌、肋间肌的位置和功能；三角肌、肱二头肌、肱三头肌、臀大肌、梨状肌、股四头肌、缝匠肌、小腿三头肌的位置和功能。

4.掌握腋窝、肘窝和腘窝的位置及分界，股三角的位置、分界和内容物。

【实验材料】

1.人体骨架标本及模型；全身散骨标本及模型；股骨剖面标本、脊柱腰段矢状切面标本、脱钙骨及煅烧骨标本。

2.脊柱、椎骨连结、胸廓、男性骨盆、女性骨盆、整颅及分离颅骨、颅的水平切面、颅正中矢状切面标本。

3.已被打开关节囊的肩关节、肘关节、髋关节、膝关节、桡腕关节、踝关节和颞下颌关节标本。

4.已解剖好的全身肌标本及游离的四肢肌标本、大腿横切面标本。

【实验内容和方法】

1.骨与骨连结的基本结构辨认

（1）骨的分类和构造　在人体骨骼标本及模型上，辨认各类骨的形态及构造。取股骨剖面标本辨认长骨的骨干和两端及骨髓腔、关节面。

（2）骨连结的分类和构造

1）直接连结：取脊柱腰段矢状切面标本辨认椎间盘。

2）关节：取肩关节标本观察关节的组成、关节面的形状、关节囊的构造和特性、关节腔的构成。取膝关节标本观察韧带的外形、纤维排列及与关节囊的关系，观察膝关节两块半月板的位置、形态。

2.躯干骨及其连结

（1）脊柱　在人体骨架标本上观察脊柱的外形和组成。取各部位椎骨观察椎骨的组成及形态特点。取脊柱腰段矢状切面标本，观察椎间盘及各韧带的外形、位置和结构。

（2）胸廓　在人体骨架标本上观察胸廓的外形和组成。取胸骨标本观察其组成和形态特点，取肋标本观察其形态特点。

（3）在活体上触摸躯干的重要体表标志（如第7颈椎棘突、胸骨角、肋弓等）。

3.上肢骨及其连结

（1）上肢骨　取肩胛骨、锁骨、肱骨、桡骨、尺骨、手骨标本，观察各骨的重要形态特点，在活体上触摸上肢的重要体表标志（如肩峰，肩胛下角，尺骨鹰嘴和肱骨内、外上髁及桡骨茎突等）。

（2）上肢骨的连结　取肩关节、肘关节、桡腕关节切开标本，观察各关节的组成和结构特点，并在活体上验证各关节的运动。

4.下肢骨及其连结

（1）下肢骨　取髋骨、股骨、髌骨、胫骨、腓骨、足骨标本，观察各骨的重要形态特点，在活体上触摸下肢的重要体表标志（如髂嵴、髂前上棘、坐骨结节、内踝、外踝等）

（2）下肢骨的连结　取骨盆、髋关节、膝关节、踝关节切开标本，观察骨盆及各关节的组成和结构特点，在活体上验证各关节的运动；注意女性骨盆的特点。

5.颅

（1）颅的组成　取整颅和分离颅骨标本观察颅的组成及重要颅骨的形态和位置。

（2）颅的整体观　取整颅和颅的水平切面、正中矢状切面标本分别观察颅的顶面、颅底内面、颅底外面、颅的侧面、颅的前面等重要结构。区分颅底内面各主要的孔裂。

（3）颞下颌关节　取颞下颌关节标本，观察颞下颌关节的组成及结构特点。

（4）在活体上触摸颅的重要体表标志（如翼点、下颌角、乳突、颧弓等）。

6.肌的形态和构造　在各肌标本上观察长肌、短肌、扁肌、轮匝肌的形态，区分肌腹、肌腱和腱膜。

7.肌的辅助装置　在大腿的横切面标本上观察浅筋膜和深筋膜的结构及分布部位；在示教标本上观察滑膜囊和腱鞘。

8.全身重要肌的辨认　取全尸解剖标本和全身肌肉模型，观察躯干各肌的位置、起止点，理解各肌的作用。在全尸标本上确定腋窝、肘窝、股三角、腘窝的位置和境界。

（夏福友）

实验指导3　消化系统

【实验目的】

1.熟悉消化系统的组成和大体解剖构造及微细结构。

2.了解牙的构造和种类、舌乳头的形态特点、唾液腺的形态特点及导管开口部位。

【实验材料】

1.头部正中矢状切面标本，腹腔解剖标本。

2.唾液腺解剖标本，舌、食管、胃、小肠及大肠的离体解剖标本，胃、小肠切片。

3.肝胰的离体解剖标本及切片。

【实验内容和方法】

1.口腔　取头部正中矢状切面标本，或用镜子对照自己的口腔观察和辨认以下结构：口唇、颊、硬腭、软腭、舌、口腔前庭、固有口腔。

（1）牙　分辨切牙、尖牙、前磨牙和磨牙，计算各种牙的数目并写出牙式。每个牙都可分为牙冠、牙颈和牙根3部分。

（2）舌　位于口腔底。指认舌根、舌体、舌尖。活体观察舌乳头（丝状乳头、菌状乳头）。

（3）腭　活体观察，分辨硬腭和软腭。在软腭的游离缘中央有一圆形向下的突起，为腭垂。腭垂两侧有两对弓形皱襞，前方为腭舌弓，向下延续于舌根；后方为腭咽弓，移行于咽壁。两弓之间的隐窝内有腭扁桃体。软腭后缘、两侧腭舌弓和舌根共同围成咽峡，与咽相通。

（4）唾液腺　用头部已暴露唾液腺的解剖标本观察腮腺、下颌下腺和舌下腺。腮腺导管穿过颊肌开口于正对上颌第二磨牙的颊黏膜上。下颌下腺呈椭圆形，位于下颌骨体内面。舌下腺呈扁椭圆形，在舌下口腔黏膜深面。下颌下腺和舌下腺大管共同开口于舌下阜。

2.咽　用头部正中矢状切面标本观察。咽位于鼻腔、口腔和喉的后方，呈漏斗形，为前后略扁的肌性管道。咽的上方接颅底，下方在第6颈椎下缘高度延续为食管。咽几乎没有前壁，经鼻后孔、咽峡、喉口分别与鼻腔、口腔和喉腔相通。依据咽与上述部分的通路可分为鼻咽、口咽和喉咽。

（1）鼻咽　指认咽鼓管咽口、咽扁桃体、咽鼓管扁桃体。

（2）口咽　为咽的中间部，在咽峡后方，软腭、舌根和会厌上缘之间。在口咽两侧壁有腭扁桃体。

（3）喉咽　是咽的下部，较为狭窄。喉咽前方正对喉口。

3.食管　用食管标本观察食管的形态、位置和分段。食管是一条肌性管道，在脊柱前方、气管后方。

上端和喉咽相接，下端经膈的食管裂孔进入腹腔，续于胃的贲门部。食管可分颈段、胸段和腹段，全长 25cm，有 3 处狭窄：第一狭窄在食管起始部（平第 6 颈椎体下缘）；第二狭窄在食管与左支气管交叉处（相当于第 4、5 胸椎体之间水平）；第三狭窄在食管穿膈处（平第 10 胸椎体）。

4. 胃

（1）在腹腔解剖标本及胃的离体标本观察胃的位置、分部及形状。在胃的解剖标本上，可见胃的黏膜表面有许多小沟交织成网状，将黏膜分成许多小区，为胃区。在幽门处由于幽门括约肌发达使黏膜呈环形的幽门瓣。

（2）观察胃底切片（HE 染色）

1）肉眼观察：呈紫蓝色的一侧为黏膜，向外依次为浅红色的黏膜下层、红色的肌层和浅染的外膜。黏膜侧可见突起的皱襞。

2）低倍镜观察：分清胃壁 4 层（黏膜、黏膜下层、肌层、外膜），重点观察黏膜的单层柱状上皮（即表面黏液细胞）。

3）高倍镜观察：重点观察胃底腺的主细胞、壁细胞。

5. 小肠

（1）用腹腔解剖标本及小肠各部的解剖标本观察小肠的位置、分部及黏膜皱襞。小肠分十二指肠、空肠和回肠三部分。空肠和回肠借系膜固定于腹后壁，具有较大的活动性。

1）十二指肠：观察上部、降部、水平部、升部的走行，降部的后内侧壁的黏膜上有一纵行皱襞，其下端形成圆形突起，为十二指肠大乳头。十二指肠大乳头顶部有一小孔，为胆总管和胰管的共同开口。

2）空肠和回肠：由腹膜包被，借腹膜形成的肠系膜固定于腹后壁。肠管与肠系膜相连的缘为系膜缘。空肠和回肠之间没有明显界限，迂回盘曲成为若干回曲。观察剖开的空肠、回肠标本，可见环形皱襞。

（2）观察小肠横切片（HE 染色）

1）肉眼观察：有皱襞的一侧为管腔面，表面染成紫蓝色的是黏膜，皱襞的中轴为粉红色的黏膜下层；皱襞表面可见许多细小突起，为小肠绒毛。

2）低倍镜观察：分清黏膜、黏膜下层、肌层、外膜 4 层结构，重点观察黏膜（绒毛、小肠腺）。

3）高倍镜观察：重点观察黏膜绒毛（表面的单层柱状上皮，吸收细胞多，夹有杯状细胞；中轴的固有层含中央乳糜管）；小肠腺（单层柱状上皮，潘氏细胞）。

6. 大肠　在腹腔解剖标本及大肠各部的离体解剖标本观察大肠的位置、分部、形态及黏膜皱襞。大肠在外部形态上除阑尾和直肠外有 3 个特征性结构：结肠带、结肠袋、肠脂垂。

（1）盲肠　位于右髂窝，为向下方突出的盲囊。其后下端附有阑尾（蚓突），长度因人而异，7 ~ 9cm，多数有弯曲。回肠末端突入盲肠，其开口为回盲口，口的上、下两缘各有 1 个半月形皱襞为回盲瓣。

（2）结肠　围绕小肠周围，呈 M 形，介于盲肠与直肠之间，可分为升结肠、横结肠、降结肠和乙状结肠 4 部分。观察结肠的走行，乙状结肠借系膜固定于骨盆后壁上，在第 3 骶椎处移行为直肠。

（3）直肠　位于盆腔内，上端接乙状结肠，穿过盆膈终于肛门。观察剖开的直肠标本，可见肛柱、肛瓣、肛窦。肛瓣与肛柱下端共同形成的环形线为齿状线。线下方有光滑区为肛梳（痔环），向下移行为皮肤。

7. 肝

（1）在腹腔解剖标本上观察肝的位置、毗邻。在肝的离体解剖标本上观察肝的膈面和脏面的分叶、肝门、胆囊窝、胆囊、腔静脉沟、下腔静脉、肝圆韧带。

（2）观察肝切片（HE染色）

1）肉眼观察：染成紫红色处为肝小叶，染色浅的区域为门管区。

2）低倍镜观察：找到肝小叶（以中央静脉为中心，辐射状排列的肝索与肝血窦），小叶之间为门管区。

3）高倍镜观察：重点观察中央静脉内皮、肝细胞、肝血窦内皮、肝巨噬细胞，其次是门管区（小叶间动脉、小叶间静脉和小叶间胆管）。

8. 胆囊　观察其形态、位置、分部，观察胆囊管。

9. 胰

（1）观察腹腔解剖标本（已切除横结肠）和胰的离体解剖标本。观察胰的位置、毗邻、形态、分部、胰管，有时出现副胰管，单独开口于十二指肠小乳头。

（2）观察胰腺切片（HE染色）

1）肉眼观察：由许多紫红色小块（即胰腺小叶）组成。

2）低倍镜观察：分清胰的外分泌部（许多紫红色的细胞团即腺泡）和胰的内分泌部（腺泡间散在的大小不等、浅染的球形细胞团，即胰岛）。

3）高倍镜观察：重点观察外分泌部的腺泡（有泡心细胞）和胰岛细胞群。

（汤银娟）

实验指导4　呼 吸 系 统

【实验目的】

1. 正确辨认鼻旁窦、气管、主支气管、肺的形态，纵隔的位置和内容。

2. 观察喉的构成、胸膜的分布、胸膜腔的形成。

【实验材料】

1. 鼻腔标本或模型、喉软骨和喉腔标本或模型、气管和主支气管标本或模型、半身人模型。

2. 左、右肺标本或模型，胸腔标本。

3. 气管和肺切片（HE染色）。

【实验内容和方法】

1. 取鼻腔标本或模型，观察鼻腔外侧壁，主要是3个鼻甲和鼻道的形态，以及鼻旁窦的开口部位，然后观察各个鼻旁窦的位置、形态。

2. 取喉腔标本或模型，观察喉软骨和喉腔的结构，包括喉软骨的形态、位置，喉黏膜形成的结构及喉腔3部分的划分。

3. 取气管和主支气管标本或模型，观察气管和主支气管的形态与管壁的结构，重点观察气管软骨环的形态，然后比较左、右主支气管的区别，主要从管径、长度和走行方向上进行比较。

4. 在胸腔标本或半身人模型上观察左、右胸腔的位置，以及与心之间的关系。

5. 取肺标本或模型，观察肺的形态和分叶，重点观察肺门的形态和出入肺门的结构，然后比较左、右肺的形态区别。

6. 在胸腔标本上观察肋胸膜、膈胸膜、纵隔胸膜和胸膜顶的位置及胸膜腔的形态。

7. 在胸腔标本上观察肋膈隐窝的位置、深度及与肺下缘之间的关系。

8. 在胸腔标本上观察纵隔的位置和纵隔内的主要结构，主要是心、心包、气管与主支气管、食管、胸主动脉及脂肪组织等。

9. 气管横断切片（HE染色）

（1）肉眼观察　切片中呈淡蓝色的为气管软骨。

（2）低倍镜观察　内表面呈淡紫红的为黏膜的假复层纤毛柱状上皮，其下为固有层；在固有层与透明软骨之间为疏松结缔组织组成的黏膜下层、透明软骨和疏松结缔组织组成的外膜。

（3）高倍镜观察　①黏膜：假复层纤毛柱状上皮的游离面纤毛清晰可见，柱状细胞间夹有杯状细胞，基膜较明显；固有层中有弥散的淋巴组织，可见腺导管的断面。②黏膜下层：含有混合性腺体、血管及神经等。③外膜：有透明软骨，软骨环缺口处可见平滑肌纤维束。

10. 肺切片（HE 染色）

（1）肉眼观察　呈蜂窝状，其中较大的腔隙为血管和各级支气管的断面。

（2）低倍镜观察　可见大量呈泡状的肺泡，其间散布小支气管及其各级分支的断面。

（3）高倍镜观察　细支气管上皮为单层纤毛柱状上皮，杯状细胞少；呼吸性细支气管上皮为单层立方上皮；肺泡管上皮为单层立方或扁平上皮；泡壁极薄，上皮细胞不明显。相邻肺泡之间的结缔组织内有大量毛细血管断面及少许形态不规则的巨噬细胞或尘细胞。

（黄声鸣）

实验指导 5　泌尿系统

【实验目的】

1. 辨认肾的位置、形态与剖面结构，输尿管的行程与分部，膀胱的位置与形态。

2. 熟悉肾的被膜层次和尿道的特点。

3. 辨认肾和膀胱的显微结构。

【实验材料】

1. 标本与模型　男、女性泌尿系统全貌模型，男、女性骨盆正中矢状剖面标本与模型，男、女性腹后壁及盆腔标本与模型，肾剖面、膀胱切开标本与模型。

2. 肾和膀胱切片（HE 染色）。

【实验内容和方法】

1. 男性泌尿系统　取男性泌尿系统全貌模型，肾剖面、男性骨盆正中矢状剖面、男性腹后壁及盆腔、膀胱切开标本与模型，观察以下内容：①肾的位置、形态与被膜，肾剖面皮质、髓质及肾窦结构。②输尿管行程、狭窄、穿膀胱部位。③膀胱位置与毗邻、形态、膀胱三角。④男性尿道特点。

2. 女性泌尿系统　取女性泌尿系统全貌模型，女性骨盆正中矢状剖面、女性腹后壁及盆腔等标本与模型，观察以下内容：①女性膀胱的毗邻结构。②女性尿道特点、尿道外口部位。

3. 肾切片（HE 染色）

（1）肉眼观察　标本呈扇形或椭圆形，周边皮质区染色较红，中央髓质区染色较浅。

（2）低倍镜观察　被膜为一薄层在肾表面的致密结缔组织。皮质中可见肾小管切面呈圆形、椭圆形或弧形，间有粗圆点状的血管球，球周弧形腔隙为肾小囊腔。髓放线切面为成束排列的肾小管纵切面或斜切面。髓质中主要是大小不等的近端小管、远端小管切面。

（3）高倍镜观察　血管球呈圆球状，染色较深，球内有血管腔。肾小囊壁层为单层扁平上皮，弧形空白腔隙即为肾小囊腔。近曲小管管壁厚、管腔小、细胞分界不清，染色较红，游离面有刷状缘。远端小管管壁薄、管腔大、细胞分界清楚，染色较浅，游离面无刷状缘。细段为单层扁平上皮，染色浅，管腔小。集合小管壁立方形上皮细胞分界清、染色浅。球旁细胞呈立方上皮样，细胞核大，染色浅，轮廓不清。致密斑细胞呈柱状，紧密排列成一椭圆形的细胞团，界清，核圆靠顶部。

4. 膀胱切片（HE 染色）

（1）肉眼观察　标本呈扇形或近方形，深染表面为上皮，其余染色较浅。

（2）低倍镜观察　黏膜中变移上皮深染，黏膜皱襞向管腔内弯曲突起。肌层较厚，切面依次呈纵、横、纵排列。外膜是薄层红染的结缔组织。

（3）高倍镜观察 变移上皮细胞核圆，一般 1～2 个，胞质染色较深，浅层为卵圆形，深层为多边形。

（吴炳锐）

实验指导6　生殖系统

【实验目的】

1.掌握男、女生殖系统的组成，各器官的位置及形态结构。

2.掌握精囊、尿道球的位置，阴茎的构造；阴道、乳房的位置、形态和结构；会阴的分部及通过的结构。

3.掌握睾丸、附睾、卵巢、子宫和输卵管的显微结构。

【实验材料】

1.男、女性生殖系统全貌标本，男、女性盆腔正中矢状切面标本，阴茎的解剖标本及横切面标本。

2.女性内生殖器解剖标本，女性乳房标本，女性会阴肌标本。

3.睾丸、卵巢和子宫切片（HE染色）。

【实验内容和方法】

1.男性生殖系统 取男性生殖系统全貌标本、男性盆腔正中矢状切面标本和阴茎的解剖标本及横切面标本，观察以下内容。

（1）观察睾丸和附睾的位置与形态。

（2）观察睾丸鞘膜脏、壁两层及鞘膜腔的形态结构。

（3）观察输精管的起始、行程，并结合活体，触摸输精管的硬度。辨识精索的位置和构成。

（4）观察精囊、前列腺、尿道球腺的位置及形态。

（5）观察阴茎的外形及构造：3条海绵体的形态和位置关系，尿道外口的位置和形态，查看阴茎包皮及包皮系带的位置和构成，观察阴囊的构造和内容。

（6）观察尿道的走行和分部：2个弯曲和3个狭窄的形态与位置。

2.女性生殖系统 取女性生殖系统全貌标本、内生殖器解剖标本、盆腔矢状切面标本、女性乳房标本和女性会阴肌标本，观察以下内容。

（1）观察卵巢的位置形态及它与子宫阔韧带的关系。

（2）在子宫阔韧带上缘内寻认输卵管，观察它的分部及各部的形态特征。

（3）观察子宫的位置及子宫与膀胱、阴道和直肠的位置关系，子宫的形态和分部，子宫腔和子宫颈管的形态，子宫各韧带的位置、附着和构成。

（4）观察阴道的位置和毗邻，查看阴道穹的构成及阴道穹后部与直肠子宫陷凹的位置关系。

（5）观察阴阜、大阴唇、小阴唇、阴道前庭、阴蒂的位置和形态，注意阴道口和尿道外口的位置关系。

（6）观察乳头、乳晕、输乳管的排列方向和乳房悬韧带的形态特点。

（7）观察会阴的范围，区分尿生殖区和肛区及通过该二区的结构，观察狭义会阴的位置。

3.睾丸切片的观察

（1）肉眼观察 此标本大部分是睾丸的切面，小部分结构是附睾的切面。

（2）低倍镜观察 睾丸外层染成粉红色的薄膜即白膜。白膜结缔组织深入睾丸实质形成睾丸小隔，分割睾丸实质形成睾丸小叶。睾丸小叶实质内有各种断面的生精小管，生精小管之间的结缔组织为睾丸间质。

（3）高倍镜观察　生精小管外部是粉红色的基膜。管壁内有大小不同的细胞。由外向内依次观察生精细胞。精原细胞位于最外层，呈圆形或不规则形，体积较小；核圆，着色深。初级精母细胞位于精原细胞的内侧，细胞体积大，故可见到粗大的染色体，交织排列。次级精母细胞位于初级精母细胞内侧，不易找到。精子细胞在精母细胞内侧，靠近生精小管的管腔。有数层，细胞体积小，呈圆形或椭圆形，核圆且小。精子位于腔面，精子头深蓝色，为点状，尾部不易看清。支持细胞位于生精细胞之间，形状不清。睾丸间质为充填于生精小管之间的结缔组织。间质细胞大多成群排列，胞体较大，圆形或多边形，胞质嗜酸性；核大而圆，多偏于细胞一侧，核内染色质少。

4.卵巢切片的观察

（1）肉眼观察　外形如卵圆形，周边深染部分为皮质，髓质位于中央。

（2）低倍镜观察　卵巢外覆一层单层扁平上皮，上皮深面是致密结缔组织构成的白膜。皮质内有处于不同发育阶段的卵泡及内分泌细胞构成的黄体。

（3）高倍镜观察　依次观察各期发育的卵泡。原始卵泡位于皮质浅层，数量多；卵泡中央有一体积较大的初级卵母细胞，卵母细胞周围有一层扁平的卵泡细胞环绕。次级卵泡中可见透明带、放射冠、卵泡腔和卵丘等结构。成熟卵泡结构与次级卵泡晚期相似，但是特别大，靠近卵巢表面。

5.子宫切片的观察

（1）肉眼观察　标本大部分呈红色为子宫肌层，少部分紫蓝色为子宫黏膜。

（2）低倍镜观察　子宫壁有子宫黏膜、子宫肌层、子宫外膜三层构成。

（3）高倍镜观察　子宫内膜的上皮为单层柱状上皮，固有膜可见许多细胞和各种断面的子宫腺，腺体呈弯曲状，腺腔扩大；血管弯曲，呈螺旋形，可见许多小动脉切面。肌层厚，平滑肌成束排列，肌束之间可见血管和结缔组织。外膜为浆膜。

（孙　佳）

实验指导 7　循 环 系 统

【实验目的】

1.掌握心的位置、外形、心腔结构，心的体表投影，人体主要动静脉的主干及其分支行程。

2.熟悉心的传导系统和心包的形态结构，左、右冠状动脉的起始、行程、主要分支，颈动脉窦、颈动脉小球的位置，全身主要淋巴结群位置，脾、淋巴结和胸腺的形态、位置和微细结构。了解心壁的结构，心的位置及其与周围器官的毗邻关系。

3.掌握心脏、血管淋巴结和脾的显微结构。

【实验材料】

1.切开心包的胸部标本、离体心标本、心各腔切开标本、心的血管标本，头颈、上肢、躯干、盆部和下肢的动脉和静脉标本，牛心传导系统标本，头颈躯干淋巴标本。

2.心的放大模型，离体脾、胸腺标本和模型，小儿胸腺标本。

3.心脏、中动脉和中静脉、淋巴结、脾组织切片（HE染色）。

【实验内容和方法】

1.在切开心包的胸部标本上确定心的位置及其与周围器官的毗邻关系。

2.在离体心标本和心的放大模型上观察心的外形，辨认心尖、心底，心的三缘和三沟。

3.在心各腔切开标本和心的放大模型上辨认右心房的右心耳、上腔静脉口、下腔静脉口、冠状窦口、右房室口和卵圆窝。辨认右心室的三尖瓣、腱索、乳头肌、肺动脉口和肺动脉瓣。辨认左心房的左心耳、肺静脉口和左房室口。辨认左心室的二尖瓣、腱索、乳头肌、主动脉口和主动脉瓣。辨认房间隔和室间隔及室间隔的膜部和肌部。

4. 在心各腔切开标本上观察心内膜、心肌膜和心外膜，并比较心房壁和心室壁、左心室壁和右心室壁的厚度。

5. 利用人体骨架标本和离体心标本演示和确定心的体表投影。

6. 在牛心传导系统标本上观察房室束和左、右束支。

7. 在心的血管标本和心的放大模型上观察左、右冠状动脉的起始、分支、走行和分布，观察心的静脉和冠状窦。

8. 在切开心包的胸部标本上示教纤维心包、浆膜心包和心包腔。

9. 在切开心包的胸部标本上观察、辨认肺动脉干及分支、肺静脉和动脉韧带。

10. 在头颈和躯干动脉标本上观察主动脉的起止、行程和分段，辨认主动脉弓上的三大分支。

11. 在头颈和上肢的动脉标本上观察、辨认颈总动脉、颈内动脉、颈外动脉、甲状腺上动脉、面动脉、上颌动脉、颞浅动脉、锁骨下动脉、椎动脉、腋动脉、肱动脉、桡动脉和尺动脉、颈动脉窦、掌浅弓和掌深弓。

12. 在头颈和躯干动脉标本上观察腹腔干、胃左动脉、肝总动脉、肝固有动脉、脾动脉、肠系膜上下动脉、肾动脉、腰动脉、睾丸（卵巢）动脉和肋间后动脉。

13. 在盆部和下肢的动脉标本上观察、辨认髂总动脉、髂内动脉、髂外动脉、子宫动脉、股动脉、腘动脉、胫前动脉、胫后动脉和足背动脉。

14. 在活体上触摸面动脉、颞浅动脉、锁骨下动脉、肱动脉、桡动脉、股动脉和足背动脉的搏动，找出压迫止血点，确认测听血压部位及切脉部位。

15. 在头颈、上肢、躯干、盆部和下肢的动脉和静脉标本上观察、辨认上腔静脉、头臂静脉、锁骨下静脉、颈内静脉、颈外静脉、静脉角、奇静脉、下腔静脉、肾静脉、睾丸（卵巢）静脉、髂总静脉、髂外静脉、髂内静脉、肝门静脉及主要属支和肝静脉。

16. 结合活体观察、辨认上、下肢的头静脉、贵要静脉、肘正中静脉、大隐静脉、小隐静脉和足背静脉弓。

17. 在头颈躯干淋巴标本上观察胸导管起止、走行及乳糜池，辨认右淋巴导管和全身主要淋巴结群。

18. 利用头颈躯干淋巴标本、离体脾标本观察脾的形态和位置。

19. 利用小儿胸腺标本观察胸腺形态和位置。

20. 观察心脏切片（HE 染色）

（1）肉眼观察　标本为长条形，上、下两缘分别是心内膜及心外膜（或反之），两层之间为特厚的心肌膜。

（2）低倍镜下观察　心壁分为心内膜、心肌膜及心外膜 3 层。切片一端边缘平整，染色浅淡的为心内膜，另一端边缘凹凸不平，上皮下有许多脂肪组织与血管的为心外膜。心内膜与心外膜之间为很厚的心肌膜，可见心肌纵、横、斜的不同断面。

（3）高倍镜下观察

1）心内膜：①内皮，细胞呈扁平状，细胞核呈扁圆形，染色较淡。②内皮下层，为薄层结缔组织。③心内膜下层，为疏松结缔组织，含小血管和神经。有的部位的结缔组织中含有心脏传导系统的细胞。

2）心肌膜：由心肌纤维构成。可见纵、横和斜各种断面，在纵断面上可见闰盘。

3）心外膜：由外表面的间皮和薄层结缔组织构成，含有血管、神经纤维，常有结缔组织。

21. 观察中动脉和中静脉切片（HE 染色）

（1）肉眼观察　切片中有两个血管横断面。管壁厚、腔小而圆的是动脉，而管壁薄、腔大而不规则的是静脉。

（2）低倍镜下观察　中动脉和中静脉管壁由内向外分 3 层，即内膜、中膜和外膜。

1）中动脉：①内膜，很薄，最外层有呈亮红色波纹状的内弹性膜，它是内膜与中膜的分界标志。②中膜，较厚，红色，主要由数十层环行平滑肌组成。③外膜，由结缔组织构成。

2）中静脉：管壁薄，3层分界不明显，内弹性膜不明显，环行平滑肌层数少。

（3）高倍镜下观察　观察中动脉。

1）内膜：很薄，内皮细胞染色深，并突向管腔；内皮下层为极薄的结缔组织，不易分辨；内皮下层的最外侧一层粉红色呈波浪状的折光性强的亮带为内弹性膜。

2）中膜：由环行平滑肌纤维组成。肌纤维之间有胶原纤维和弹性纤维。

3）外膜：为疏松结缔组织，含胶原纤维和营养小血管的断面。与中膜相连处着浅红色，呈波浪状的为外弹性膜。

22. 观察淋巴结切片（HE 染色）

（1）肉眼观察　椭圆形，周围染色深的是皮质，中央染色浅的是髓质。

（2）低倍镜观察　表面是薄层的结缔组织，染成淡红色。淋巴结一侧凹陷是淋巴结门，可能看到输出淋巴管；另一侧隆凸，可能看到输入淋巴管。实质分周围染色深的皮质和中央染色浅的髓质。实质内看到的淡红色条索状或块状结构是小梁。

1）皮质：位于被膜深面，由浅层皮质、副皮质区和皮质淋巴窦组成。①浅层皮质：含淋巴小结及小结之间的弥散淋巴组织。淋巴小结是淋巴组织构成的球形结构，淋巴细胞密集，淋巴小结中央染色较浅的区域为生发中心。②副皮质区：位于浅层皮质深面，为较大片的弥散淋巴组织，主要含 T 细胞。③皮质淋巴窦：位于被膜下和小梁周围，染色浅淡明亮。

2）髓质：位于皮质深面，由髓索和髓窦组成。①髓索：呈紫红色条索状或块状，相互连接成网。②髓窦：位于髓索之间和髓索与小梁之间，染色浅淡明亮。

（3）高倍镜观察

1）淋巴小结的生发中心，色较浅，由大、中型淋巴细胞构成；淋巴小结的边缘，色较深，由小淋巴细胞构成。

2）髓窦的窦壁由扁平内皮细胞构成，不易区分。窦腔内充满星状的内皮细胞，内皮细胞的突起互相连接成网，网眼内有少量淋巴细胞和巨噬细胞。

23. 观察脾切片（HE 染色）

（1）肉眼观察　呈不规则椭圆形，边缘染红色部分为被膜，在实质中可见散在的深蓝色圆形或椭圆形小体，即脾的白髓；染淡红色部分是红髓。

（2）低倍镜下辨认　被膜、小梁、白髓和红髓。①被膜和小梁：被膜较厚，呈粉红色。被膜的表面覆盖间皮。实质中有小梁的各种断面，有的断面可见血管。②白髓：是散在的染成深蓝色的条索状和球状结构。③红髓：是染色较浅的红色部分。

（3）高倍镜下观察　①白髓，在淋巴小结的一侧，中央动脉周围包绕一厚层弥散淋巴组织，呈长筒状或圆圈状，称动脉周围淋巴鞘。脾小结常位于动脉周围淋巴鞘的一侧，染色浅区为生发中心。②红髓，脾索由淋巴组织构成，呈不规则条索状，其内含有许多血细胞；脾窦为位于脾索与脾索之间的不规则腔隙。

（宋先兵）

实验指导 8　内分泌系统

【实验目的】

1. 掌握垂体、甲状腺、肾上腺的组织结构。

2. 熟悉垂体、甲状腺、肾上腺和甲状旁腺的位置、形态。

3. 了解松果体的位置、形态。

【实验材料】

1. 内分泌系统全貌、颅正中矢状切面、甲状腺与甲状旁腺、腹后壁肾上腺等的标本和模型。

2. 垂体、甲状腺和肾上腺的组织切片（HE 染色）。

【实验内容和方法】

1. 取内分泌系统全貌、颅正中矢状切面、甲状腺与甲状旁腺、腹后壁肾上腺等标本和模型观察各内分泌腺的位置和形态。

2. 垂体切片（HE 染色）

（1）肉眼观察　标本呈椭圆形。染色较深的为远侧部、较浅的为神经部，两者之间线状狭窄区为中间部。

（2）低倍镜观察　表面为薄层红色被膜。远侧部细胞排列成团状或索状，间有丰富毛细血管；神经部染色较浅呈纤维状结构；中间部腺细胞排列成滤泡状，腔内呈红色或蓝色。

（3）高倍镜观察　远侧部中嗜酸性细胞数量较多、较大，呈圆形或多边形，胞质呈嗜酸性；嗜碱性细胞数量较少、较大，圆形或多边形，胞质呈嗜碱性；嫌色细胞数量最多、较大，胞体呈圆形或多边形，胞质染色浅。

3. 甲状腺切片（HE 染色）

（1）肉眼观察　标本染红色，有数量众多、大小不等的圆点状滤泡。

（2）低倍镜观察　表面被膜染为红色；实质内有数量众多、大小不等的甲状腺滤泡，泡间有少量红染、含丰富毛细血管的滤泡旁组织。

（3）高倍镜观察　滤泡上皮细胞呈立方形或矮柱状，核呈圆形，胞质为嗜酸性。滤泡腔内胶质均匀，呈嗜酸性。滤泡旁细胞体积较大，散在分布，圆形或卵圆形，染色较浅。

4. 肾上腺切片（HE 染色）

（1）肉眼观察　呈扇形红色，浅层为皮质，深层为髓质。

（2）低倍镜观察　表面染红色薄层组织为被膜。被膜深面为皮质的球状带，腺细胞聚成圆形或椭圆形、染色较深；束状带位于球状带深面，腺细胞排列成长条索状、着色较浅；网状带位于束状带深面，腺细胞排列成短条索状并互相吻合成网状。网状带的深面为髓质，细胞排列成短条索状或成团并互相连接成网，其间有较大的静脉血管。

（3）高倍镜观察　球状带细胞呈锥体形，核较小。束状带细胞胞质呈泡沫状，染色较浅。网状带细胞小且不规则，染色较深，细胞网内有血窦。髓质的嗜铬细胞较大且为多边形，胞质含黄褐色嗜铬颗粒，核圆染色较浅，细胞索间有血窦。

（吴炳锐）

实验指导9　感　觉　器

【实验目的】

1. 掌握眼球的大体解剖结构与显微结构。了解眼睑、结膜、泪器和眼外肌的形态和位置。

2. 熟悉耳的大体解剖结构及内耳的显微结构。

3. 掌握表皮及真皮的结构特点，熟悉皮肤附属器的显微结构。

【实验材料】

1. 眼球、耳、内耳、听小骨和皮肤的模型，手电筒。

2. 猪或牛眼球新鲜标本，眼、耳及颅骨标本。

3. 眼球、内耳、指皮和头皮切片（HE 染色）。

【实验内容和方法】

1. 眼球的大体解剖观察

（1）活体辨认　眼睑、上睑缘、下睑缘、内眦、外眦、睫毛、角膜、巩膜、虹膜、瞳孔等结构。可对着镜子自己观察，也可以同学之间相互观察和讨论。

（2）观察猪或牛眼球新鲜标本冠状切面　充满于眼球内的透明胶状物为玻璃体；移去玻璃体，可见晶状体；用镊子轻提晶状体，可见其与睫状体的睫状突之间有纤细的睫状小带；角膜与晶状体之间的间隙为眼房，被虹膜分为眼球前房和眼球后房。继续观察眼球壁，由外向内分为3层：外膜（纤维膜）、中膜（血管膜）和内膜（视网膜）。眼球后方可见视神经。

（3）取眼球模型，观察眼球壁3层及分部　外膜（角膜、巩膜）、中膜（虹膜、睫状体、脉络膜）和内膜（视网膜视部和盲部）；注意辨认视神经盘、黄斑、中央凹；观察玻璃体和晶状体的位置和形态。

2. 眼球切片观察

（1）肉眼观察　前方浅红色弧形条带为角膜；角膜后方两片蓝紫色突起为虹膜；两突起之间的间隙为瞳孔；虹膜后方染成红色的双凸椭圆形结构为晶状体；虹膜后外侧三角形粉红色结构为睫状体；再外后是巩膜、脉络膜和视网膜紧贴形成的眼球壁大部分；最后方可见粗大的视神经。

（2）低倍镜观察　①外膜（纤维膜）：前方曲度较大，染色较浅部分是角膜，约占1/6。后5/6是致密结缔组织构成的巩膜。②中膜（血管膜）：角膜后方对应虹膜，结构疏松，可见较多色素细胞和血管。虹膜根部连接睫状体，呈三角形，内有睫状肌，向晶状体方向发出睫状突。睫状体后方为脉络膜，由富含血管和色素细胞的疏松结缔组织构成。③内膜（视网膜）：贴附于虹膜与睫状体内面的部分很薄，仅由单层立方状的色素上皮细胞构成，称为视网膜盲部。位于脉络膜内面的部分明显增厚，除了色素上皮细胞外还有视细胞层、双极细胞层和节细胞层，称为视网膜视部。

（3）高倍镜观察　重点观察角膜和视网膜分层。角膜由前向后依次分为角膜上皮、前界层、角膜基质、后界层和角膜内皮5层。视网膜由外向内依次是色素上皮层、视细胞层、双极细胞层和节细胞层。

3. 前庭蜗器（耳）的大体解剖观察

（1）活体辨认　观察耳郭的形态，借助手电筒观察外耳道及鼓膜。

（2）观察耳的模型和解剖标本　耳郭的形态，外耳道的分部和弯曲，鼓膜的位置、形态及其与外耳道之间的位置关系。

（3）观察听小骨模型和颞骨锯开标本结合颅骨标本　听小骨的组成和连结关系，乳突小房和咽鼓管的位置及连通关系等。

（4）观察内耳模型　骨迷路和膜迷路的位置关系，骨迷路的骨半规管、前庭和耳蜗，膜迷路的膜半规管、椭圆囊和球囊、膜蜗管，椭圆囊和球囊壁上的椭圆囊斑和球囊斑，耳蜗内的蜗管等。

4. 内耳切片观察

（1）肉眼观察　可见切片不规则。蜗轴为着色较深的三角形结构，其两侧分列3～4个空泡样结构，即为蜗管的横切面。耳蜗下方及周围浅蓝色结构为颞骨，内有半规管和前庭结构。

（2）低倍镜观察　①耳蜗中央为蜗轴，由骨松质构成，蜗轴的骨组织向外伸出骨螺旋板。骨螺旋板根部有螺旋神经节。蜗轴周围的卵圆形空腔为骨蜗管。管内三角形结构为膜蜗管，其上方是前庭阶，下方是鼓阶。②半规管和前庭：受切片角度影响，并非所有切片能看到这些结构。

（3）高倍镜观察　重点观察膜蜗管的基膜、前庭膜、血管纹和盖膜。

5. 皮肤的大体观察　取皮肤模型观察，区分表皮、真皮和皮下组织。识别毛囊和毛乳头的形态、立毛肌的位置、皮脂腺的位置和开口部位，以及汗腺的位置和开口等。

6. 指皮切片观察

（1）肉眼观察　染色较深的区域为表皮，表皮下方为真皮和皮下组织。

（2）低倍镜观察　表皮为角化的复层扁平上皮，角质层较厚。真皮为致密结缔组织，可分为乳头层和网状层。皮下组织位于真皮深面，由疏松结缔组织和脂肪组织构成。

（3）高倍镜观察　①表皮染色较深，细胞排列紧密，由深至浅分为基底层（1层立方形或矮柱状细胞，细胞核呈圆形或椭圆形）、棘层（含4～10层多边形的细胞，胞体较大、胞质弱嗜碱性）、颗粒层（含3～5层棱形细胞，细胞核已趋退化，胞质内有许多嗜碱性透明角质颗粒）、透明层（含2～3层扁平细胞，细胞核和细胞器均已退化消失，细胞界限不清，呈嗜酸性透明均质状）和角质层（细胞界限不清，无细胞核和细胞器）。②真皮：可见各种断面的粗大胶原纤维束。还可见各种断面汗腺及其导管和环层小体等结构。近表皮侧的结缔组织突入表皮基底部呈乳头状隆起，称真皮乳头。乳头层内含丰富的毛细血管，可见椭圆形触觉小体。

7. 头皮切片观察

（1）肉眼观察　表皮薄，呈紫蓝色，其深部的真皮染成红色，可见许多管状毛囊。

（2）低倍镜观察　表皮较薄，真皮乳头层不明显。可见皮脂腺、汗腺、毛根、毛囊、毛乳头。

（3）高倍镜观察　表皮基底层、棘层和角质层明显，颗粒层较薄，无透明层。真皮内可见许多毛囊断面，中间有毛根，其末端有毛球和毛乳头。

（郭家松）

实验指导 10　神 经 系 统

【实验目的】

1. 掌握脊髓的位置、外形；脑的位置、分部、各部外形结构、大脑皮质功能区；脑和脊髓3层被膜的位置关系、硬膜外隙、蛛网膜下隙；各脊神经丛的组成、位置及主要分支分布。

2. 熟悉背侧丘脑、大脑基底核、内囊、分布于脑和脊髓的动脉及其主要分支、大脑动脉环的组成；12对脑神经的连脑部位、走行及分布。

3. 了解脑和脊髓的静脉、神经传导通路；内脏神经。

【实验材料】

脊髓、脑外形和脑血管标本及模型；脑水平面和矢状面、脑干和间脑、神经传导通路、脑和脊髓的被膜、小脑外形、小脑水平切面、脊神经丛及主要脊神经、脑神经、内脏神经标本模型；透明脑干电动模型。

【实验内容和方法】

（一）中枢神经系统

1. 脊髓

（1）在打开椎管的标本上，观察脊髓的位置、颈膨大、腰骶膨大、脊髓圆锥。

（2）利用离体脊髓标本，观察前正中裂、后正中沟、前外侧沟、后外侧沟及脊神经前根与后根。

（3）在脊髓横切面标本上，识别脊髓中央管、白质，灰质的前角、后角及侧角。

2. 脑

（1）在整脑和脑正中矢状切面标本或脑模型上，区分端脑、间脑、中脑、脑桥、延髓、小脑。

（2）观察脑干标本或模型

1）腹侧面：识别延髓前正中裂、锥体、橄榄、与延髓相连的4对脑神经根（舌咽神经根、迷走神经根、副神经根及舌下神经根），脑桥基底沟、延髓脑桥沟、与脑桥相连的4对脑神经根（三叉神经根、展神经根、面神经根及前庭蜗神经根），中脑大脑脚、动眼神经根。

2）背侧面：识别薄束结节、楔束结节、菱形窝、上丘、下丘、滑车神经根。

（3）透明脑干电动模型上观察脑干内部结构　脑神经核、主要传导中继核和脑干内的主要纤维束。

（4）在间脑标本或模型上区分背侧丘脑、下丘脑、后丘脑及第三脑室的位置。识别下丘脑的组成视交叉、灰结节、乳头体、漏斗、垂体。识别后丘脑组成：内侧膝状体、外侧膝状体。

（5）在小脑标本上观察小脑蚓、小脑半球及小脑扁桃体，小脑水平切面上辨认小脑皮质、髓质及齿状核。

（6）端脑　在整脑标本或模型上，辨认大脑纵裂、大脑横裂、胼胝体。

1）在大脑半球标本上识别端脑的3个面：上外侧面、内侧面和底面。主要叶间沟：外侧沟、中央沟和顶枕沟。大脑半球分叶：额叶、顶叶、颞叶、枕叶和岛叶。

2）大脑半球主要沟、回。上外侧面：①额叶：中央前沟、中央前回、额上沟、额下沟、额上回、额中回、额下回。②顶叶：中央后沟、中央后回、缘上回、角回。③颞叶：颞上沟、颞下沟、颞上回、颞中回、颞下回、颞横回。内侧面：胼胝体、扣带回、中央旁小叶、海马旁回及沟、距状沟。底面：嗅球、嗅束。

3）大脑半球内部结构：①利用脑外形标本或模型确定各皮质功能区的位置。②利用脑水平面标本观察各基底核、内囊及侧脑室。

3.脑和脊髓的被膜

（1）利用脑和脊髓被膜标本及相关模型，观察辨认硬膜、蛛网膜与软膜。确认硬膜外隙、蛛网膜下隙的位置。

（2）观察硬脑膜的形成结构　大脑镰、小脑幕、上矢状窦（其内有蛛网膜粒）、下矢状窦、直窦、窦汇、横窦、乙状窦。

4.脑和脊髓的血管

（1）在脑的血管标本或模型上，观察辨认大脑中动脉、大脑前动脉、大脑后动脉、前后交通动脉、大脑动脉环。大脑中动脉中央支的分布。

（2）在脊髓的标本和模型上观察脊髓前、后动脉。

5.神经传导通路　利用神经传导通路模型，熟悉主要神经传导通路路径。

（二）周围神经系统

1.利用脊神经丛标本，辨认颈丛、臂丛、腰丛与骶丛。

2.利用脊神经标本，辨认膈神经、正中神经、尺神经、桡神经、腋神经、肌皮神经、肋间神经、肋下神经、髂腹下神经、髂腹股沟神经、股神经、闭孔神经、臀上神经、臀下神经、阴部神经、坐骨神经、胫神经、腓总神经。

3.利用脑神经标本，辨认嗅神经、视神经、动眼神经、滑车神经、三叉神经、展神经、面神经、前庭蜗神经、舌咽神经、迷走神经、副神经、舌下神经。

4.利用内脏神经标本与模型，辨认交感干、腹腔神经节、肠系膜上神经节、肠系膜下神经、灰交通支、白交通支。

（董　博）

实验指导 11　人体胚胎发育

【实验目的】

1.掌握人胚前8周的发育过程及主要结构的形态特点；胎膜和胎盘的结构。

2.熟悉蜕膜的结构；不同时期胎儿外形的变化。

3.了解常见畸形。

【实验材料】

模型：受精模型、卵裂和胚泡结构模型、植入过程模型、二胚层形成过程模型、三胚层形成及分化过程模型、胚体外形建立的模型、胎盘及胎膜模型。

标本：3个月至足月胎儿标本、胎儿常见畸形标本。

【实验内容和方法】

1. 在受精模型上观察正常受精的部位，辨识精子进入卵的成分，观察受精卵的形态。

2. 在卵裂模型上观察两个卵裂球的受精卵形态，辨识桑葚胚和胚泡，比较桑葚胚和两细胞受精卵的大小及透明带厚度。

3. 在胚泡结构模型上辨识内细胞群、滋养层和胚泡腔，注意观察极端滋养层的位置和形态。

4. 在植入过程模型上观察植入的部位及植入过程中胚泡发生的变化，理解胚泡植入时的边植入边生长过程。

5. 在二胚层形成过程模型上观察二胚层胚盘的形态，注意比较上胚层和下胚层细胞形态的不同，观察羊膜腔和卵黄囊的形态及位置。

6. 在三胚层形成及分化过程模型上观察三个胚层的位置及形态，理解中胚层的形成位置及形成过程；在三胚层胚盘上辨识口咽膜和泄殖腔膜的位置，并理解其后期分化。

7. 在三胚层形成及分化过程模型上观察外胚层和中胚层分化形成的结构，理解内胚层分化较慢的原因。

8. 在胚体外形建立的模型上观察胚胎外观形态，辨识胚体头尾部，理解胚盘卷折过程。

9. 在胎盘模型上观察胎盘的两个面，辨识胎儿面和母体面，观察胎儿面的血管分部。

10. 在胎膜模型上辨识绒毛膜、羊膜、卵黄囊、尿囊及脐带，观察丛密绒毛膜的形态及绒毛分支，观察脐带位置及长度。

11. 观察3个月至足月胎儿标本，理解胎龄与外形的对应关系，学会通过胎儿外形表现判断胎龄的方法。

12. 观察胎儿常见畸形标本，了解无脑畸形、脊柱裂、多指（趾）畸形、唇裂及腭裂、肢体短小、联胎等常见畸形外部表现，理解这些畸形的发生原因。

（马永臻）

参 考 文 献

曹庆景，胡小和，2016. 解剖组胚学（下册）. 4 版 . 北京：科学出版社 .

陈晓杰，孟繁伟，2018. 人体解剖学 . 4 版 . 北京：人民卫生出版社 .

丁文龙，刘学政，2018. 系统解剖学 . 9 版 . 北京：人民卫生出版社 .

董博，付世杰，魏宏志，2016. 解剖组胚学（上册）. 4 版 . 北京：科学出版社 .

董博，孟繁伟，2019. 正常人体结构 . 北京：北京大学医学出版社 .

段相林，郭炳冉，辜清，2012. 人体组织学与解剖学 . 5 版 . 北京：高等教育出版社 .

傅玉峰，余寅，2015. 人体解剖学与组织胚胎学 . 北京：科学出版社 .

高英茂，柏树令，2019. 人体解剖与组织胚胎学词典 . 北京：人民卫生出版社 .

黄河，郭家松，陈晓宇，2019. 组织学与胚胎学 . 北京：科学技术文献出版社 .

李继承，曾园山，2018. 组织学与胚胎学 . 9 版 . 北京：人民卫生出版社 .

秦丽娜，郭家松，2018. 组织学与胚胎学 . 3 版 . 北京：科学出版社 .

王晓冬，陈永珍，祝辉，2018. 组织学与胚胎学 . 3 版 . 北京：科学出版社 .

吴坚，张周林，2015. 人体解剖学与组织胚胎学实验教程 . 北京：科学出版社 .

吴建清，徐冶，2018. 人体解剖学与组织胚胎学 . 8 版 . 北京：人民卫生出版社 .

钟世镇，徐达传，廖华，2018. 系统解剖学 . 4 版 . 北京：高等教育出版社 .

目标检测选择题答案

第1章
1. A 2. C

第2章
1. C 2. C 3. B 4. C 5. E 6. E

第3章
1. D 2. C 3. B 4. B 5. A 6. B 7. C 8. A 9. A 10. C 11. A 12. B 13. C 14. B 15. B
16. A 17. C 18. E 19. B 20. A

第4章
1. A 2. C 3. A 4. B 5. B 6. A 7. A 8. B 9. B 10. D 11. D 12. C 13. B

第5章
1. A 2. D 3. D 4. D 5. A 6. B 7. C 8. E 9. E 10. E 11. A

第6章
1. E 2. C 3. B 4. A 5. C 6. B 7. D 8. B 9. D 10. E

第7章
1. B 2. B 3. C 4. D 5. B 6. C 7. D 8. D 9. B 10. C 11. C 12. D 13. D 14. C

第8章
1. A 2. D 3. A 4. B 5. A 6. A 7. C 8. B 9. D 10. E 11. B 12. C 13. D 14. C 15. C
16. A 17. E 18. E 19. D 20. B

第9章
1. A 2. D 3. E 4. C 5. D 6. C 7. A 8. E 9. D

第10章
1. D 2. A 3. B 4. D 5. E 6. D 7. B 8. E 9. C 10. A

第11章
1. C 2. B 3. E 4. D 5. A 6. B 7. D 8. A 9. E 10. A 11. A 12. C 13. A 14. B 15. A
16. B 17. B 18. B 19. D 20. A

第12章
1. A 2. A 3. B 4. B 5. A 6. B 7. C 8. C